现代检验技术与临床应用

主编◎张　峰　赵俊霞　郭忠燕

曹庆美　杨凤真　陈祥庆

U0339880

黑龙江科学技术出版社

HEILONGJIANG SCIENCE AND TECHNOLOGY PRESS

图书在版编目(CIP)数据

现代检验技术与临床应用 / 张峰等主编. -- 哈尔滨：
黑龙江科学技术出版社，2022.10
ISBN 978-7-5719-1666-4

Ⅰ. ①现… Ⅱ. ①张… Ⅲ. ①临床医学-医学检验
Ⅳ. ①R446.1

中国版本图书馆CIP数据核字(2022)第191428号

现代检验技术与临床应用
XIANDAI JIANYAN JISHU YU LINCHUANG YINGYONG

作　　者	张　峰　赵俊霞　郭忠燕　曹庆美　杨凤真　陈祥庆
责任编辑	单　迪
封面设计	邓姗姗
出　　版	黑龙江科学技术出版社
	地址：哈尔滨市南岗区公安街70-2号 邮编：150007
	电话：（0451）53642106　传真：（0451）53642143
	网址：www.lkcbs.cn
发　　行	全国新华书店
印　　刷	山东道克图文快印有限公司
开　　本	787mm×1092mm　1/16
印　　张	27.5
字　　数	649千字
版　　次	2022年10月第1版
印　　次	2022年10月第1次印刷
书　　号	ISBN 978-7-5719-1666-4
定　　价	128.00元

前　言

医学检验是运用现代物理化学方法、手段进行医学诊断的一门学科。近年来，随着现代科学技术的迅猛发展，大量新技术、新设备、新方法引入到医学领域和临床实验室，检验项目不断增加，检验方法不断更新和发展，新方法的临床应用与现行方法的改进，提高了临床实验室诊断的特异性、灵敏度和准确度。检验技术的发展为临床诊治疾病及检验医学的普及创造了良好的条件，在临床医疗中的作用也日益突出。

本书主要阐述了血液检验，如血液一般检验、血栓与止血的检验等；免疫检验，如免疫球蛋白、循环免疫复合物与补体检测、细胞免疫相关指标检测等；生物化学检验，如蛋白质测定、糖代谢测定等；微生物检验，如细菌检验技术、真菌检验技术等；体液与排泄物检验，如尿液检验、粪便检验等。全书文字简练，条理清楚，内容全面，着重体现理论与实践相结合，为现代检验与临床提供了更科学、更准确的客观依据。可供广大医师参阅。

由于知识水平有限，加之当今社会医疗科技飞速发展，书中失误与不足之处在所难免，恳请广大读者予以批评指正，使本书更趋完善。

编　者

目　　录

第一篇　血液检验

第四篇　微生物检验

第五篇　体液与排泄物检验

第一篇　血液检验

第一章　血液一般检验

第一节　血液标本采集与处理

一、静脉采血法

(一)普通采血法

1.试剂与器材

(1)30g/L碘酊。

(2)75％乙醇。

(3)其他:一次性注射器、压脉带、垫枕、试管、消毒棉签。

2.操作

(1)取试管1支(需抗凝者应加相应抗凝剂)。

(2)打开一次性注射器包装,取下针头无菌帽,将针头与针筒连接,针头斜面对准针筒刻度,抽拉针栓检查有无阻塞和漏气,排尽注射器内的空气,套上针头无菌帽,备用。

(3)受检者取坐位,前臂水平伸直置于桌面枕垫上,选择容易固定、明显可见的肘前静脉或手背静脉,幼儿可用颈外静脉采血。

(4)用30g/L碘酊自所选静脉穿刺处从内向外、顺时针方向消毒皮肤,待碘酊挥发后,再用75％乙醇以同样方式脱碘,待干。

(5)在穿刺点上方约6cm处系紧压脉带,嘱受检者紧握拳头,使静脉充盈显露。

(6)取下针头无菌帽,以左手拇指固定静脉穿刺部位下端,右手拇指和中指持注射器针筒,示指固定针头下座,针头斜面和针筒刻度向上,沿静脉走向使针头与皮肤成30°角,快速刺入皮肤,然后成5°角向前刺破静脉壁进入静脉腔。见回血后,将针头顺势深入少许。穿刺成功后右手固定注射器,左手松压脉带后,再缓缓抽动注射器针栓至所需血量。受检者松拳,消毒干棉球压住穿刺孔,拔出针头。嘱受检者继续按压针孔数分钟。

(7)取下注射器针头,将血液沿试管壁缓缓注入试管中。抗凝血需立即轻轻混匀,盖紧试管塞,及时送检。

3.附注

(1)采血部位通常选择肘前静脉,如此处静脉不明显,可采用手背、手腕、腘窝和外踝部静脉。幼儿可采用颈外静脉。

(2)采血一般取坐位或卧位。体位影响水分在血管内外的分布,从而影响被测血液成分浓度。

(3)压脉带捆扎时间不应超过1min,否则会使血液成分浓度发生改变。

(4)血液注入试管前应先取下注射器针头,然后将血液沿试管壁缓缓注入试管中,防止溶血和泡沫产生。需要抗凝时应与抗凝剂轻轻颠倒混匀,切忌用力振荡试管。

(5)如遇受检者发生晕针,应立即拔出针头,让其平卧。必要时可用拇指压掐或针刺人中、合谷等穴位,或嗅吸芳香酊等药物。

(二)真空采血管采血法

1.原理

将有头盖胶塞的采血试管预先抽成不同的真空度,利用其负压自动定量采集静脉血样。

2.试剂与器材

目前真空采血器有软接式双向采血针系统(头皮静脉双向采血式)和硬接式双向采血针系统(套筒双向采血式)两种,都是一端为穿刺针,另一端为刺塞针。另附不同用途的一次性真空采血管,有的加有不同抗凝剂,或其他添加剂,均用不同颜色头盖标记便于识别。真空采血法符合生物安全措施。

3.操作

(1)消毒:为受检者选静脉与消毒。

(2)采血:①软接式双向采血针系统采血:拔除采血穿刺针的护套,以左手固定受检者前臂,右手拇指和示指持穿刺针,沿静脉走向使针头与皮肤成30°角,快速刺入皮肤,然后成5°角向前刺破静脉壁进入静脉腔,见回血后将刺塞针端(用橡胶管套上的)直接刺穿真空采血管盖中央的胶塞中,血液自动流入试管内,如需多管血样,将刺塞端拔出,刺入另一真空采血管即可。达到采血量后,松压脉带,嘱受检者松拳,拔下刺塞端的采血试管。将消毒干棉球压住穿刺孔,立即拔除穿刺针,嘱受检者继续按压针孔数分钟。②硬连接式双向采血针系统采血:静脉穿刺如上,采血时将真空采血试管拧入硬连接式双向采血针的刺塞针端中,静脉血就会自动流入采血试管中,拔下采血试管后,再拔出穿刺针头。

(3)抗凝血:需立即轻轻颠倒混匀。

4.附注

(1)使用真空采血器前应仔细阅读厂家说明书,严格按说明书要求操作。

(2)尽量选粗大的静脉进行穿刺。

(3)刺塞针端的乳胶套能防止拔除采血试管后继续流血污染周围,达到封闭采血防止污染环境的作用,因此不可取下乳胶套。

(4)带乳胶套的刺塞端须从真空采血试管的胶塞中心垂直穿刺。

(5)采血完毕后,先拔下刺塞端的采血试管,后拔穿刺针端。

(6)使用前勿松动一次性真空采血试管盖塞,以防采血量不准。

(7)如果一次采血要求采取几个标本时,应按以下顺序采血:血培养管,无抗凝剂及添加剂管,凝血象管,有抗凝剂(添加剂)管。

二、毛细血管采血法

(一)试剂与器材

(1)一次性采血针。

(2)消毒干棉球。

(3)75%乙醇棉球。

（4）经过校正的 20μl 吸管。

（二）操作

（1）采血部位：成人以左手无名指为宜，1 岁以下婴幼儿通常用大拇指或足跟部两侧采血。

（2）轻轻按摩采血部位，使其自然充血，用 75% 乙醇棉球消毒局部皮肤，待干。

（3）操作者用左手拇指和示指紧捏刺血部位两侧，右手持无菌采血针，自指尖内侧迅速穿刺。

（4）用消毒干棉球擦去第一滴血，按需要依次采血。

（5）采血完毕，用消毒干棉球压住伤口，止血。

（三）附注

（1）除特殊情况外，不要在耳垂采血。应避免在冻疮、炎症、水肿等部位采血。

（2）皮肤消毒后一定要待乙醇挥发，干燥后采血，否则血液会四处扩散而不成滴。

（3）穿刺深度一般以 2.0～2.5mm 为宜，稍加挤压血液能流出。

（4）进行多项检验时，采集标本次序为：血小板计数、红细胞计数、血红蛋白测定、白细胞计数及涂血片等。

三、抗凝剂的选用

临床血液学检验中常用的抗凝剂有以下 3 种。

（一）枸橼酸钠（柠檬酸钠）

枸橼酸能与血液中的钙离子结合形成螯合物，从而阻止血液凝固。市售枸橼酸钠多含 2 分子结晶水，相对分子质量为 294.12，常用浓度为 109mmol/L（32g/L）。枸橼酸钠与血液的比例多采用 1：9（V：V），常用于凝血象和红细胞沉降率测定（魏氏法血沉测定时抗凝剂为 1：4，即抗凝剂 0.4ml 加血 1.6ml）。

（二）乙二胺四乙酸二钾（EDTA·K_2·$2H_2O$，MW404.47）

抗凝机制与枸橼酸钠相同。全血细胞分析用 EDTA·K_2 1.5～2.2mg 可阻止 1ml 血液凝固。适用于全血细胞分析，尤其适用于血小板计数。但由于其影响血小板聚集及凝血因子检测，故不适合做凝血象和血小板功能检查。

（三）肝素

是一种含有硫酸基团的黏多糖，相对分子质量为 15000，与抗凝血酶Ⅲ（AT-Ⅲ）结合，促进其对凝血因子Ⅻ、Ⅺ、Ⅸ、Ⅹ和凝血酶活性的抑制，抑制血小板聚集从而达到抗凝。通常用肝素钠盐或锂盐粉剂（125U＝1mg）配成 1g/L 肝素水溶液，即每毫升含肝素 1mg。取 0.5ml 置小瓶中，37～50℃烘干后，能抗凝 5ml 血液。适用于红细胞比容测定，不适合凝血象和血液学一般检查，因其可使白细胞聚集，并使血涂片染色后产生蓝色背景。

四、血涂片制备

（一）器材

清洁、干燥、无尘、无油脂的载玻片（25mm×75mm，厚度为 0.8～12mm）。

（二）操作

血涂片制备方法很多，目前临床实验室普遍采用的是手工推片法，在玻片近一端 1/3 处，加一滴（约 0.05ml）充分混匀的血液，握住另一张边缘光滑的推片，以 30°～45°角使血滴沿推片迅速散开,快速、平稳地推动推片至载玻片的另一端。

(三)附注

(1)血涂片通常呈舌状或楔形,分头、体、尾三部分。

(2)推好的血涂片应在空气中晃动,使其尽快干燥。天气寒冷或潮湿时,应于37℃恒温箱中保温促干,以免细胞变形缩小。

(3)涂片的厚薄、长度与血滴的大小、推片与载玻片之间的角度、推片时的速度及红细胞比容有关。一般认为血滴大、角度大、速度快则血膜厚;反之则血膜薄。红细胞比容高于正常时,血液黏度较高,保持较小的角度,可得满意结果;相反,红细胞比容低于正常时,血液较稀,则应用较大角度、推片速度应较快。

(4)血涂片应在 1h 内染色或在 1h 内用无水甲醇(含水量<3％)固定后染色。

(5)新购置的载玻片常带有游离碱质,必须用浓度约 1mol/L HCl 浸泡 24h 后,再用清水彻底冲洗,擦干后备用。用过的载玻片可放入含适量肥皂或其他洗涤剂的清水中煮沸 20min,洗净,再用清水反复冲洗,蒸馏水最后浸洗,擦干备用。使用时,切勿用手触及玻片表面。

(6)血液涂片既可直接用非抗凝的静脉血或毛细血管血,也可用 EDTA 抗凝血制备。由于 EDTA 能阻止血小板聚集,故在显微镜下观察血小板形态时非常合适。

(7)使用 EDTA.K,抗凝血液样本时,应充分混匀后再涂片。抗凝血样本应在采集后 4h 内制备血涂片,时间过长可引起中性粒细胞和单核细胞的形态改变。注意制片前,样本不宜冷藏。

五、血涂片染色

(一)瑞氏染色法

1.原理

瑞氏染色法使细胞着色既有化学亲和反应,又有物理吸附作用。各种细胞由于其所含化学成分不同,对染料的亲和力也不一样,因此,染色后各种细胞呈现出各自的染色特点。

2.试剂

(1)瑞氏染液:

瑞氏染料 0.1g

甲醇(AR)60.0ml。

瑞氏染料由酸性染料伊红和碱性染料亚甲蓝的氧化物(天青)组成。将瑞氏染料放入清洁干燥研钵里,先加少量甲醇,充分研磨使染料溶解,将已溶解的染料倒入棕色试剂瓶中,未溶解的再加少量甲醇研磨,直至染料完全溶解,甲醇全部用完为止。配好后放于室温下,一周后即可使用。新配染液效果较差,放置时间越长,染色效果越好。久置应密封,以免甲醇挥发或氧化成甲酸。染液中也可加中性甘油 2～3ml,除可防止甲醇过早挥发外,也可使细胞着色清晰。

(2)pH6.8 磷酸盐缓冲液:

磷酸二氢钾(KH_2PO_4)0.3g。

磷酸氢二钠(Na_2HPO_4)0.2g。

加少量蒸馏水溶解,再加至 1000ml。

3.操作

(1)采血后推制厚薄适宜的血涂片(见"血涂片制备")。

(2)用蜡笔在血膜两头画线,然后将血涂片平放在染色架上。

(3)加瑞氏染液数滴,以覆盖整个血膜为宜,固定血膜约 1min。

(4)滴加约等量的缓冲液与染液混合,室温下染色 5～10min。

(5)用流水冲去染液,待干燥后镜检。

4.附注

(1)pH 对细胞染色有影响:由于细胞中各种蛋白质均为两性电解质,所带电荷随溶液 pH 而定。对某一蛋白质而言,如环境 pH<pI(蛋白质的等电点),则该蛋白质带正电荷,即在酸性环境中正电荷增多,易与酸性伊红结合,染色偏红;相反,则易与美蓝天青结合,染色偏蓝。为此,应使用清洁中性的载玻片,稀释染液必须用 pH6.8 缓冲液。冲洗玻片必须用流水。

(2)未干透的血膜不能染色,否则染色时血膜易脱落。

(3)染色时间与染液浓度、染色时温度成反比;而与细胞数量成正比。

(4)冲洗时不能先倒掉染液,应用流水冲去,以防染料沉淀在血膜上。

(5)如血膜上有染料颗粒沉积,可加少许甲醇溶解,但需立即用水冲掉甲醇,以免脱色。

(6)染色过淡,可以复染。复染时应先加缓冲液,创造良好的染色环境,而后加染液,或加染液与缓冲液的混合液,不可先加染液。

(7)染色过深可用水冲洗或浸泡水中一定时间,也可用甲醇脱色。

(8)染色偏酸或偏碱时,均应更换缓冲液再重染。

(9)瑞氏染液的质量好坏除用血涂片实际染色效果评价外,还可采用吸光度比值(RA)评价。瑞氏染液的成熟指数以 RA(A650nm/A525nm)＝1.3＋0.1 为宜。

(10)目前已有商品化瑞氏染液及缓冲液供应。

(二)瑞氏－吉姆萨复合染色法

吉姆萨染色原理与瑞氏染色相同,但提高了噻嗪染料的质量,加强了天青的作用,对细胞核着色效果较好,但对中性颗粒着色较瑞氏染色差。因此,瑞氏－吉姆萨复合染色法可取长补短,使血细胞的颗粒及胞核均能获得满意的染色效果。

1.试剂

瑞氏－吉姆萨复合染色液。

Ⅰ液:取瑞氏染料 1g、吉姆萨染料 0.3g,置洁净研钵中,加少量甲醇(分析纯),研磨片刻,吸出上层染液。再加少量甲醇继续研磨,再吸出上层染液。如此连续几次,共用甲醇 500ml。收集于棕色玻璃瓶中,每天早、晚各振摇 3min,共 5 天,以后存放一周即能使用。

Ⅱ液:pH6.4～6.8 磷酸盐缓冲液

磷酸二氢钾(无水)6.64g

磷酸氢二钠(无水)2.56g

加少量蒸馏水溶解,用磷酸盐调整 pH,加水至 1000ml。

2.操作

瑞氏－吉姆萨染色法与瑞氏染色法相同。

第二节　血红蛋白测定

一、氰化高铁血红蛋白(HiCN)测定法

(一)原理

血红蛋白(除硫化血红蛋白外)中的亚铁离子(Fe^{2+})被高铁氰化钾氧化成高铁离子(Fe^{3+}),血红蛋白转化成高铁血红蛋白。高铁血红蛋白与氰离子(CN^-)结合,生成稳定的氰化高铁血红蛋白(HiCN)。氰化高铁血红蛋白在波长540nm处有一个较宽的吸收峰,它在540nm处的吸光度同它在溶液中的浓度成正比。常规测定可从HiCN参考液制作的标准曲线上读取结果。

(二)试剂

HiCN试剂:

氰化钾(KCN)0.050g

高铁氰化钾[$K_3Fe(CN)_6$]0.200g

无水磷酸二氢钾(KH_2PO_4)0.140g

非离子表面活性剂[TritonX-100,Saponic218等]0.5~1.0ml

上述成分分别溶于蒸馏水中,混合,再加蒸馏水至1000ml,混匀。试剂为淡黄色透明溶液,pH值在7.0~7.4。血红蛋白应在5min内完全转化为高铁血红蛋白。

(三)操作

1.标准曲线制备

将市售氰化高铁血红蛋白(HiCN)参考液稀释为四种浓度(200g/L,100g/L,50g/L,25g/L),然后以HiCN试剂调零,分别测定各自在540nm处的吸光度。以血红蛋白浓度(g/L)为横坐标,其对应的吸光度为纵坐标,在坐标纸上描点,绘制标准曲线。

2.常规检测血红蛋白

先将20μl血用5.0ml HiCN试剂稀释,混匀,静置5min后,测定待检标本在540nm下的吸光度,查标准曲线求得血红蛋白含量。

(四)附注

(1)血红蛋白测定方法很多,但无论采用何种方法,都必须溯源至HiCN的结果。

(2)试剂应贮存在棕色硼硅有塞玻璃瓶中,不能贮存于塑料瓶中,否则会使CN^-丢失,造成测定结果偏低。

(3)试剂应置于4~10℃保存,不能放0℃以下保存,因为结冰可引起试剂失效。

(4)试剂应保持新鲜,至少一个月配制一次。

(5)氰化钾是剧毒品,配试剂时要严格按剧毒品管理程序操作。

(6)脂血症或标本中存在大量脂质可产生混浊,可引起血红蛋白假性升高。白细胞数>$20×10^9/L$、血小板计数>$700×10^9/L$及异常球蛋白增高也可出现混浊,均可使血红蛋白假性升高。煤气中毒或大量吸烟引起血液内碳氧血红蛋白增多,也可使测定值增高。若因白细胞

数过多引起的混浊,可离心后取上清液比色;若因球蛋白异常增高(如肝硬化患者)引起的混浊,可向比色液中加入少许固体氯化钠(约 0.25g)或碳酸钾(约 0.1g),混匀后可使溶液澄清。

(7)测定后的 HiCN 比色液不能与酸性溶液混合(目前大都用流动比色,共用 1 个废液瓶,尤须注,意),因为氰化钾遇酸可产生剧毒的氢氰酸气体。

(8)为防止氰化钾污染环境,比色测定后的废液集中于广口瓶中处理。废液处理:①首先以水稀释废液(1:1),再按每升上述稀释废液加次氯酸钠(安替福民)35ml,充分混匀后敞开容器口放置 15h 以上,使 CN－氧化成 CO_2 和 N_2 挥发,或水解成 CO2－ 3 和 NH＋ 4,再排入下水道。②如果没有安替福民,可用"84"消毒液 40ml 代替,除毒效果基本相同。③碱性硫酸亚铁除毒:硫酸亚铁和 KCN 在碱性溶液中反应,生成无毒的亚铁氰化钾,取硫酸亚铁($FeSO_4$ · $7H_2O$)50g,氢氧化钠 50g,加水至 1000ml,搅匀制成悬液。每升 HiCN 废液,加上述碱性硫酸亚铁悬液 40ml,不时搅匀,置 3h 后排入下水道。但除毒效果不如前两种方法好。

(9)HiCN 参考液的纯度检查:①波长 450～750nm 的吸收光谱曲线形态应符合文献所述,即峰值在 540nm,谷值在 504nm。②A540nm/A504nm 的吸光度比值应为 1.59～1.63。③用 HiCN 试剂作空白,波长 710～800nm 处,比色杯光径 1.000cm 时,吸光度应小于 0.002。

二、十二烷基硫酸钠血红蛋白(SLS－Hb)测定法

由于 HiCN 试剂含剧毒的氰化钾会污染环境,对环境保护不利。为此,各国均相继研发不含 KCN 的测定血红蛋白方法,如 SLS－Hb 现已应用于血细胞分析仪上,但其标准应溯源到 HiCN 量值。

(一)原理

除 SHb 外,血液中各种血红蛋白均可与十二烷基硫酸钠(SIS)作用,生成 SIS－Hb 棕色化合物,SLS－Hb 波峰在 538nm,波谷在 500nm。本法可用 HiCN 法标定的新鲜血,再制备本法的标准曲线。

(二)试剂

1.60g/L 十二烷基硫酸钠的磷酸盐缓冲液

称取 60g 十二烷基硫酸钠溶解于 33.3mmol/L 磷酸盐缓冲液(pH7.2)中,加 TritonX－10070ml 于溶液中混匀,再加磷酸盐缓冲液至 1000ml,混匀。

2.SLS 应用液

将上述 60g/L SLS 原液用蒸馏水稀释 100 倍,SLS 最终浓度为 2.08mmol/L。

(三)操作

1.准确吸取 SIS 应用液

5.0ml 置于试管中,加入待测血 20μl,充分混匀。5min 后置 540nm 下以蒸馏水调零,读取待测管吸光度,查标准曲线即得 SLS－Hb 结果。

2.标准曲线绘制

取不同浓度血红蛋白的全血标本,分别用 HiCN 法定值。再以这批已定值的全血标本,用 SLS－Hb 测定,获得相应的吸光度,绘制出标准曲线。

(四)附注

(1)注意选用 CP 级以上的优质十二烷基硫酸钠[$CH_3(CH_2)_3SO_4Na$,MW288.38]。本法

配方溶血力很强,因此不能用同一管测定液同时测定血红蛋白和白细胞计数。

(2)如无 TrionX－100 可用国产乳化剂 OP 或其他非离子表面活性剂替代。

(3)其他环保的血红蛋白测定方法还很多,如碱羟血红蛋白等。

(六)临床意义

生理性增加:新生儿、高原地区居住者。

减少:主要见于婴幼儿、老年人及妊娠中晚期等。

病理性增加:真性红细胞增多症、代偿性红细胞增多症,如先天性青紫性心脏病、慢性肺部疾病、脱水。

减少:各种贫血、白血病、产后、手术后、大量失血。

在各种贫血时,由于红细胞内血红蛋白含量不同,红细胞和血红蛋白减少程度可不一致。血红蛋白测定可以用于了解贫血的程度。如需要了解贫血的类型,还需做红细胞计数和红细胞形态学检查及红细胞其他相关的指标测定。

第三节　红细胞检验

一、红细胞计数

(一)原理

用等渗稀释液将血液按一定倍数稀释,充入计数池后显微镜下计数一定体积内红细胞数,换算求出每升血液中红细胞的数量。

(二)试剂与器材

1.红细胞稀释液

枸橼酸钠 1.0g

36％甲醛液 1.0ml

氯化钠 0.6g

加蒸馏水至 100ml,混匀、过滤两次后备用。

2.其他

显微镜、改良 Neubauer 血细胞计数板等。

(三)操作

(1)取中号试管 1 支,加红细胞稀释液 2.0ml。

(2)用清洁干燥微量吸管取末梢血或抗凝血 10μl,擦去管外余血后加至红细胞稀释液底部,再轻吸上层清液清洗吸管 2～3 次,立即混匀。

(3)混匀后,用干净微量吸管将红细胞悬液充入计数池,不得有空泡或外溢,充池后静置 2～3min 后计数。

(4)高倍镜下依次计数中央大方格内四角和正中共 5 个中方格内的红细胞。对压线细胞按"数上不数下、数左不数右"的原则进行计数。

(四)计算

红细胞数/L＝5 个中方格内红细胞数×5×10×200×10^6

　　　　　　＝5 个中方格内红细胞数×10^{10}

　　　　　　＝5 个中方格内的红细胞数×10^{12}/100

式中：

×5 5 个中方格换算成 1 个大方格；

×10 1 个大方格容积为 0.1μl，换算成 1.0μl；

×200 血液的实际稀释倍数应为 201 倍，按 200 是便于计算；

×106 由 1μl 换算成 1L。

(五)附注

(1)采血时不能挤压过甚，因此针刺深度必须适当。

(2)稀释液要过滤，试管、计数板均须清洁，以免杂质、微粒等被误认为红细胞。

(3)参考范围数值内，两次红细胞计数相差不得超过 5%。

(4)不允许以血红蛋白浓度来折算红细胞数。

(六)临床意义

红细胞增加或减少的临床意义与血红蛋白测定相似。一般情况下，红细胞数与血红蛋白浓度之间有一定的比例关系。但在病理情况下，此比例关系会打破，因此，同时测定二者，对贫血诊断和鉴别诊断有帮助。

二、红细胞形态学检查

各种贫血患者红细胞形态和着色有不同程度的改变，观察外周血红细胞形态有助于贫血的诊断和鉴别诊断。外周血红细胞变化有以下几种类型。

(一)大小异常

正常红细胞大小较为一致，直径为 6～9μm。在各种贫血时，红细胞可出现大小不一。凡直径＞10μm 者称大红细胞，＞15μm 者称巨红细胞，常见于巨幼细胞性贫血、肝脏疾病等；直径＜6μm 者称为小红细胞，多见于缺铁性贫血等疾病。

(二)形态异常

1.球形红细胞

红细胞直径通常＜6μm，厚度增加通常＞2.6μm，因而红细胞呈小圆球形，细胞中心区血红蛋白含量较正常红细胞多，常见于下列疾病。

(1)遗传性球形细胞增多症。

(2)自身免疫性溶血性贫血。

(3)异常血红蛋白病(HbS 及 HbC 病等)。

2.椭圆形红细胞

红细胞呈椭圆形，横径缩短，长径增大，有时可呈畸形。正常人血液中也可见到，但最多不超过 15%。这种红细胞增多见于以下疾病。

(1)遗传性椭圆形细胞增多症，一般要高于 25%～50%才有诊断价值。

(2)其他各类贫血都可有不同程度的增多。

3.靶形红细胞

比正常红细胞扁薄,中心有少许血红蛋白,部分可与周围的血红蛋白连接,边缘部染色较中央深,故呈靶状。主要见于以下疾病。

(1)珠蛋白生成障碍性贫血。

(2)严重缺铁性贫血。

(3)一些血红蛋白病(血红蛋白C、D、E、S病)。

(4)肝病、脾切除后及阻塞性黄疸等。

4.镰形红细胞

细胞狭长似镰刀,也可呈麦粒状或冬青叶样,主要见于遗传性镰形红细胞增多症。

5.口形红细胞

红细胞淡染区呈裂口状狭孔,正常<4%。增高见于以下疾病。

(1)口形细胞增多症。

(2)急性乙醇中毒。

6.棘形红细胞

棘形红细胞是一种带刺状的红细胞,刺呈针刺状或尖刺状,见于以下疾病。

(1)棘细胞增多症(遗传性血浆β脂蛋白缺乏症)时,棘形红细胞可高达70%～80%。

(2)严重肝病或制片不当。

7.锯齿细胞

锯齿细胞也称短棘形细胞,细胞突起较棘细胞短,但分布较均匀。主要见于尿毒症、微血管病性溶血性贫血、丙酮酸激酶缺乏症、阵发性睡眠性血红蛋白尿症等。

8.裂红细胞

裂红细胞指红细胞碎片,包括盔形红细胞等,多见于DIC和心源性溶血性贫血等。其他也见于化学中毒、肾功能不全、血栓性血小板减少性紫癜等。

(三)染色异常

1.着色过浅

红细胞中心淡染区扩大,多见于缺铁性贫血、地中海贫血及其他血红蛋白病。

2.着色过深

中心淡染区不见,着色较深,多见于溶血性贫血及大细胞性贫血。

3.嗜多色性红细胞

红细胞经瑞氏染色染成灰蓝色、灰红色、淡灰色,胞体较正常红细胞稍大,这是一种尚未完全成熟的网织红细胞,多染性物质是核糖体,随着细胞的成熟而逐渐消失,主要见于各种增生性贫血。

(四)结构异常

1.嗜碱性点彩红细胞

用亚甲基蓝染色(或瑞氏染色),成熟红细胞内有散在的深蓝色嗜碱性颗粒,外周血中点彩红细胞增多,表示贫血时骨髓再生旺盛或有紊乱现象,某些重金属中毒时可大量出现。

2.卡波环

成熟红细胞内有染成紫红色的细线状环,呈圆形或 8 字形,可能是残留核膜所致,见于恶性贫血、溶血性贫血、铅中毒等。

3.染色质小体

成熟红细胞中含有紫红色圆形小体,大小不等,数量不一,可能是残留的核染色质微粒。见于增生性贫血、脾切除后、巨幼细胞性贫血、恶性贫血等。

4.有核红细胞

正常成人血片中不会出现,新生儿出生一周内可能有少量有核红细胞出现。溶血性贫血、急、慢性白血病、红白血病、髓外造血及严重缺氧等在外周血片中常见到有核红细胞。

第四节 白细胞计数

一、白细胞计数

(一)原理

血液经白细胞稀释液稀释,成熟红细胞全部被溶解,充入计数池后,在显微镜下计数一定体积内白细胞数,换算出每升血液中白细胞数量。

(二)试剂

白细胞稀释液:

冰乙酸 2ml

蒸馏水 98ml

10g/L 亚甲蓝溶液 3 滴

混匀过滤后备用。

(三)操作

(1)取小试管 1 支,加白细胞稀释液 0.38ml。

(2)用微量吸管准确吸取末梢血 20μl,擦去管外余血,将吸管插入小试管中稀释液的底部,轻轻将血放出,并吸取上清液清洗吸管 2 次,混匀。

(3)待红细胞完全破坏,液体变为棕褐色后,再次混匀后充池,静置 2～3min,待白细胞下沉。

(4)用低倍镜计数四角 4 个大方格内的白细胞数,对压线细胞按"数上不数下、数左不数右"的原则进行计数。

(四)计算

白细胞数$/L=N/4\times10\times20\times10^6=N/20\times10^9$

式中:

N4 个大方格内白细胞总数;

÷4 为每个大方格(即 0.1μl)内白细胞平均数;

$\times 10^1$ 个大方格容积为 $0.1\mu l$,换算成 $1.0\mu l$;

$\times 20$ 血液稀释倍数;

$\times 10^6$ 由 $1\mu l$ 换算成 $1L$。

(五)附注

(1)采血时不能挤压过甚,因此针刺深度必须适当。

(2)小试管、计数板均须清洁,以免杂质、微粒等被误认为细胞。

(3)白细胞总数在参考范围内,大方格间的细胞数不得相差 8 个以上,两次重复计数误差不得超过 10%。

(4)白细胞数量过高时,可加大稀释倍数;白细胞数量过低时,可计数 8 个大方格的白细胞数或加大取血量。

(5)一些贫血患者血液中有核红细胞增多,会当做白细胞计数,应予校正除去。

校正公式:白细胞校正数/L=X×100/(100+Y)

式中:

X:未校正前白细胞数;

Y:在白细胞分类计数时,计数 100 个白细胞的同时计数到的有核红细胞数。

(六)临床意义

1.增加

(1)生理性增加:新生儿、妊娠晚期、分娩期、月经期、饭后、剧烈运动后、冷水浴后及极度恐惧与疼痛等。

(2)病理性增加:大部分化脓性细菌所引起的炎症、尿毒症、严重烧伤、传染性单核细胞增多症、急性出血、组织损伤、手术创伤后、白血病等。

2.病理性减少

病毒感染、伤寒、副伤寒、黑热病、疟疾、再生障碍性贫血、极度严重感染、X 线照射、肿瘤化疗后和非白血性白血病等。

二、白细胞分类计数

(一)原理

把血液制成细胞分布均匀的薄膜涂片,用瑞氏或瑞氏-吉姆萨复合染料染色,根据各类白细胞形态特征予以分类计数,得出各类白细胞相对比值(百分数),同时应观察白细胞的形态变化。

(二)试剂

见第一节血涂片染色。

(三)操作

(1)见本章第一节血涂片染色,操作步骤(1)～(5)。

(2)先在低倍镜下浏览全片,了解染色好坏和细胞分布情况,观察有无异常细胞。

(3)选择涂片体尾交界处染色良好的区域,在油镜下计数 100 个白细胞,按其形态特征进行分类计数。求出各类细胞所占百分数和绝对值。

（四）附注

（1）分类时应从血膜体尾交界处边缘向中央依次上下呈城垛状迂回移动，计数时不能重复和遗漏。

（2）白细胞数明显减少的血片，应检查多张血片。

（3）分类见有核红细胞，不计入 100 个白细胞内，以分类 100 个白细胞过程中见到多少有核红细胞报告，并注明所属阶段。

（4）除某些病理情况（如慢性淋巴细胞白血病）外，破碎细胞或不能识别细胞的数量不超过白细胞总数的 2%。若破碎细胞仍能明确鉴别，如破碎的嗜酸性粒细胞，应包括在分类计数中。在结果报告中应对破碎细胞或不能识别细胞作适当描述。

（5）分类中应注意观察成熟红细胞、血小板的形态、染色及分布情况，注意有无寄生虫和其他异常所见。

（6）白细胞形态变化较大，遇有疑问应请示上级主管或主任进行核实，以减少错误。

（五）临床意义

1.病理性增多

（1）中性粒细胞：急性化脓感染、粒细胞白血病、急性出血、溶血、尿毒症、急性汞中毒、急性铅中毒等。

（2）嗜酸性粒细胞：过敏性疾病如支气管哮喘、寄生虫病，某些传染病如猩红热，某些皮肤病如湿疹，某些血液病如嗜酸性粒细胞性白血病及慢性粒细胞白血病等。

（3）嗜碱性粒细胞：慢性粒细胞白血病、转移癌及骨髓纤维化等。

（4）淋巴细胞：百日咳、传染性单核细胞增多症、慢性淋巴细胞白血病、麻疹、腮腺炎、结核、传染性肝炎等。

（5）单核细胞：结核、伤寒、亚急性感染性心内膜炎、疟疾、黑热病、单核细胞白血病、急性传染病的恢复期等。

2.病理性减少

（1）中性粒细胞：伤寒、副伤寒、疟疾、流感、化学药物中毒、X 线和镭照射、抗癌药物化疗、极度严重感染、再生障碍性贫血、粒细胞缺乏等。

（2）嗜酸性粒细胞：伤寒、副伤寒以及应用肾上腺皮质激素后。

（3）淋巴细胞：多见于传染病急性期、放射病、细胞免疫缺陷等。

第五节　血小板计数

一、原理

将血液用适当的稀释液作一定量稀释，混匀后充入计数池内，在显微镜下计数一定体积内的血小板数量，经过换算出每升血液中血小板数。

二、试剂

1‰草酸铵稀释液,分别用少量蒸馏水溶解草酸铵 1.0g 及 EDTA·Na$_2$0.012g,合并后加蒸馏水至 100ml,混匀,过滤后备用。

三、操作

(1)取清洁小试管 1 支加入血小板稀释液 0.38ml。

(2)准确吸取毛细血管血 20μl,擦去管外余血,置于血小板稀释液内,吸取上清液洗三次,立即充分混匀。待完全溶血后再次混匀 Imin。

(3)取上述均匀的血小板悬液 I 滴,充入计数池内,静置 10～15min,使血小板下沉。

(4)用高倍镜计数中央大方格内四角和中央共五个中方格内血小板数。

四、计算

血小板数/L＝5 个中方格内血小板数×10^9/L

五、附注

(1)血小板稀释液应防止微粒和细菌污染,配成后应过滤。试管及吸管也应清洁、干净。

(2)针刺应稍深,使血流通畅。拭去第一滴血后,首先采血作血小板计数。操作应迅速,防止血小板聚集。采取标本后应在 1h 内计数完毕,以免影响结果。

(3)血液加入稀释液内要充分混匀,充入计数池后一定要静置 10～15min。室温高时注意保持计数池周围的湿度,以免水分蒸发而影响计数结果。

(4)计数时光线要适中,不可太强,应注意有折光性的血小板和杂质、灰尘相区别。附在血细胞旁边的血小板也要注意,不要漏数。

(5)用位相显微镜计数,效果更佳,计数更准确。

六、临床意义

(一)血小板减少(<100×10^9/L)

见于:①血小板生成障碍:再生障碍性贫血、急性白血病、急性放射病等;②血小板破坏增多:原发性血小板减少性紫癜(ITP)、脾功能亢进;③血小板消耗过多:如 DIC 等。

(二)血小板增多(>400×10^9/L)

见于:①骨髓增生综合征、慢性粒细胞性白血病、真性红细胞增多症等;②急性感染、急性失血、急性溶血等;③其他:脾切除术后。

第六节 红细胞沉降率测定

一、魏氏测定法

(一)原理

将枸橼酸钠抗凝血液置于特制刻度血沉管内,垂直立于室温 1h 后,读取上层血浆高度的毫米数值,即为红细胞沉降率(ESR)。

（二）试剂与器材

1.109mmol/L 枸橼酸钠溶液

枸橼酸钠($Na_3C_6H_5O_7 \cdot 2H_2O$，MW294.12)3.2g；用蒸馏水溶解后，再用蒸馏水稀释至100ml，混匀。此液在室温保存不得超过 2 周。

2.血沉管

ICSH 规定，血沉管为全长(300±1.5)mm，两端相通，一端有规范的 200mm 刻度魏氏管（玻璃或塑料制品），管内径 2.55mm，管内均匀误差小于 5%，横轴与竖轴差＜0.1mm，外径(5.5±0.5)mm，管壁刻度 200mm，误差±0.35mm，最小分度值 1mm，误差为＜0.2mm。

3.血沉架

应放置平稳，不摇动，不振动，避免直射阳光，血沉管直立(90°±1°)，不漏血。

（三）操作

(1)取静脉血 1.6ml，加入含 109mmol/L 枸橼酸钠溶液 0.4ml 试管中，混匀。

(2)用血沉管吸取混匀抗凝血液至"0"刻度处，拭去管外附着的血液，将血沉管直立在血沉架上。

(3)室温静置 1h 后，观察红细胞下沉后血浆高度，读取结果。

（四）参考区间

成人：男性＜15mm/h；女性＜20mm/h。

（五）附注

(1)目前全血细胞分析均采用 EDTA.K2 抗凝血。Gambino 提出用 EDTA 抗凝血也可做 ESR，只要检测 ESR 前，用生理盐水或 109mmol/L 枸橼酸钠溶液将 EDTA 抗凝血作 1:4 稀释，立即混匀，置于 Westergren 血沉管内，垂直立于室温 1h 后，读取上层血浆高度的毫米数值。它与魏氏法有良好的相关性。

(2)红细胞在单位时间内下沉速度与血浆蛋白的量和质、血浆中脂类的量和质、红细胞大小与数量，是否成串钱状聚集以及血沉管的内径、清洁度、放置是否垂直、室温高低等因素有关。

(3)抗凝剂与血液比例要准确。抗凝剂与血液之比为 1:4。

(4)血沉标本应在采血后 3h 内测定。测定前要充分混匀。

(5)血沉管要干燥、洁净，符合 ICSH 规定，血沉架必须稳固，放置要垂直。血沉管直立后不允许漏血，污染周围。

(6)室温过低、过高和贫血时，对结果都有影响。为此，血沉测定室温要求为 18～25℃，在测定期内温度不可上下波动，稳定在±1℃之内。室温过高时血沉加快，可以按温度系数校正。室温过低时血沉减慢，无法校正。

二、自动血沉仪测定法

（一）原理

血沉过程可分为三期，第一期为形成串钱期，沉降较慢，一般约为 5～20min，快者 5～10min；第二期为快速期，沉降较快；第三期为堆积期，红细胞堆积管底。全自动血沉仪采用红外线定时扫描检测，可记录血沉全过程，并显示和打印出报告，以便作动态分析。仪器还能对多个标本同时扫描检测。

(二)试剂与器材

1.自动血沉仪

均用红外线扫描检测。根据型号不同,可有 5～100 管同时检测的。有的还有恒温装置。

2.试管

应使用与仪器匹配的试管或一次性专用管。

3.抗凝剂

109mmol/L 枸橼酸钠溶液。

(三)操作

详细阅读说明书,严格按照厂家操作规程进行。有的观察 20min,或 30min,或更短时间,其结果相当于魏氏法(mm/h)。

(四)附注

(1)与魏氏法的要求一致。

(2)检测标本全过程应封闭,避免操作者及实验室污染。

(五)临床意义

1.生理性

增快见于月经期、妊娠 3 个月至产后 1 个月的妇女以及 60 岁以上的老年人。

2.病理性

增快见于急性炎症、结缔组织病、风湿热活动期、组织严重破坏、贫血、恶性肿瘤、高球蛋白和异常球蛋白血症等。

第二章　血栓与止血的检验

血栓与止血的检验在出血病和血栓病的诊断与鉴别诊断、抗凝治疗的监测、疾病预后的判断等方面具有重要价值。内容包括血管壁和内皮细胞的检验、血小板的检验、凝血因子的检验、抗凝和纤溶因子的检验等。上述检查有其各自的特殊性,故严格控制检测条件,保证结果的可比性非常重要。

第一节　血栓与止血检验标本的采集与处理

血栓与止血检验的标本采集以及前处理直接影响实验结果的准确性,因此,要求所有步骤均应规范操作(相关检测项目可参照卫生行业标准 WS/T 359－2011《血浆凝固实验血液标本的采集及处理指南》的要求)。

一、标本的采集

(一)采血前的准备工作

采血时,首先应该确认患者姓名,并且将姓名和编号写在贮血容器上。安慰患者,努力减轻患者的恐惧心理。尽可能地保证每次采血都在同样的条件下进行,即患者处于休息状态,并且在早餐前采血。

服用某些药物或某些生理状况(如怀孕、情绪激动或剧烈运动)会对一些凝血试验结果造成影响。阿司匹林、双嘧达莫等双联抗栓药物能抑制血小板聚集;口服避孕药、雌激素会使血小板黏附功能、聚集功能和纤维蛋白原,凝血酶原及凝血因子Ⅶ、Ⅷ、Ⅸ、Ⅹ、Ⅺ的活性明显增高;剧烈运动或输注肾上腺素时,因子Ⅷ活性快速上升;口服香豆素类抗凝药物,可以使维生素 K 依赖的凝血因子(因子Ⅱ、Ⅶ、Ⅸ、Ⅹ)和抗凝蛋白(蛋白 C、蛋白 S)等活性下降。故一般在进行此类检验时,应停用有关药物 2 周,因故不能停药者,必须注明用药状态。

(二)采血的技术要点

1.患者要求

取血时患者应松弛,环境温暖,防止静脉挛缩,止血带的压力应尽可能小,压力大及束缚时间长可造成局部血液的浓缩和内皮细胞释放组织型纤溶酶原激活物(t－PA),后者将引起纤溶活性增加。

2.部位

除了出血时间(BT)及对新生儿的某些检测外,绝大多数凝血检测均应使用静脉血。

3.采血人员

应技术熟练,"一针见血",以防止组织损伤和外源性凝血因子进入针管。反复静脉穿刺可以导致血小板活化,致使血小板计数(PLT)假性减少;储存时间影响 PLT 标本应保存于室温,低温可激活血小板,储存时间过久可导致 PLT 偏低。因此,标本应置室温,2 小时内完成检测。

4.试管

市售的真空采血管,由于具有采血便捷、定量且有多种抗凝剂可供选择,有的管壁已进行了硅化等优点,因此非常适合于血栓与止血的检验。取血后管内剩余空间应不小于所抽血液体积的 15%。因为采取的样品常含小凝血块及污染的组织液,有时尚可混有经此途径给予的药物,如肝素反流在样品中,导致凝血时间不应有的延长。故从输液管取血的做法不可取。

5.标本放置时间

尽量缩短。这对某些检测很重要,如因子Ⅶ最不稳定,若无法立即检测,可将标本置于一80℃冰箱中。纤维蛋白肽 A(FPA)和 β−血小板球蛋白(B−TG)在稍有组织损伤或标本放置时间较长时即可导致结果改变。血小板功能检测,标本应该储存于 18～24℃,禁止存放于冰箱中。

6.其他

取血时,拉针栓的速度要慢且均匀,使血液平稳地进入注射器,防止气泡的产生。如果抽血过慢或不太顺利,可能激活凝血系统,试验结果将会显示凝血因子活性增高,血小板数假性降低等异常结果。一旦取样完毕,立即与抗凝剂在试管内充分混合。

二、标本的保存

标本保存的温度与时间,可影响凝血因子的促凝活性,因此严格的标本保存措施是分析前质控的重要内容。所采血样原则上应立即检测,若无法满足,试管口应加塞,否则将会因 CO_2 的散失而导致 pH 的改变。如果不能在 4 小时内完成所有试验,应将血浆标本低温保存(−70～−20℃),试验前将血浆于 37℃下快速融化。血小板聚集试验应在采血后 2 小时内完成。

如需要富含血小板的血浆(PRP),可以室温下每分钟 800～1000 转离心 10 分钟;缺乏血小板的血浆(PPP)可用于大多数的凝血试验,制备必须在大于或等于每分钟 3000 转条件下离心 15 分钟。

(一)抗凝剂

因子Ⅴ和因子Ⅷ在枸橼酸盐溶液中稳定性比在草酸盐溶液中好,用于凝血筛查试验、凝血因子检测或血小板聚集功能测定时,抗凝剂必须采用枸橼酸钠。另外,采集于枸橼酸盐溶液中的标本对肝素敏感性高于用草酸盐溶液抗凝时,这对于应用肝素时活化部分凝血活酶时间(APTT)监测十分重要。

枸橼酸钠浓度推荐是 109mmol/L(3.2%)$Na_3C_6H_5O_7 \cdot 2H_2O$ 或 0.129mol/L(3.8%)的 $Na_3C_6H_5O_7 \cdot 5H_2O$ 溶液。抗凝剂与血液比例要求是 1:9。但对于血细胞比容明显异常的患者,抗凝剂与全血的比例应进行调整,或计算抗凝剂的体积(ml)$= 1.85 \times 10^{-3} \times$ 血量 $\times$ (100−血细胞比容)。有研究表明,血细胞比容 45% 的患者,以抗凝剂与血液比例分别为 1:9 和 1:5 采血,其凝血酶时间(PT)的结果分别为 11.7 秒和 18.7 秒,存在显著差异。

若用于血小板颗粒释放产物 β−TG、血小板第 4 因子(PF4)或 P 选择素测定时,由于要尽量避免血小板的体外活化而造成的结果变异,抗凝剂以选择 EDTA−Na_2 为宜,同时抗凝剂中要加入茶碱、吲哚美辛(吲哚美辛)等,以避免血小板活化,抗凝剂与血浆的比例一般情况下也是 1∶9。

(二)检测试剂

各种凝血活酶试剂对因子Ⅶ敏感性各不相同,导致一步法 PT 试验的结果不尽相同;同样活化部分凝血活酶试剂也存在这些问题。所以在选择试剂时应掌握下列原则:

(1)根据试剂对所检测物质不同的敏感性,选择最适的试剂:以 APTT 试剂为例,通常以磷脂作为接触表面,用白陶土、硅藻土或鞣花酸作为激活剂。但上述激活剂对肝素、因子Ⅷ和因子Ⅸ及狼疮抗凝物质缺乏的敏感性各不相同,在检测中就应根据不同的检测对象选择合理的激活剂。

(2)按照仪器性能和厂商指导选用匹配的试剂:某些活化部分凝血活酶试剂不适用于部分仪器,如混浊的或含颗粒的活化部分凝血活酶试剂就不能用在光学法判断终点的仪器上。

(3)商品试剂使用严格遵循产品说明:用于口服抗凝剂监测的 PT 试剂必须按 WHO 的要求进行标化,提供国际敏感度指数(ISI),结果以国际标准化比值(INR)报告。

第二节 血栓与止血自动化仪器检测的通用规则

临床常用血栓与止血检测的仪器有血凝仪、血小板聚集仪、流式细胞仪、血栓弹力图仪、酶标仪等。血栓与止血的检测方法,包括常用的凝固法、磁珠法、发色底物法、光学法和阻抗法(血小板功能检测)、酶联免疫吸附法、流式细胞术、免疫电泳法以及基于基因扩增的分子生物学方法等。无论何种方法,使用何种原理的仪器,均应该遵守实验室的通用规则。

一、设施与环境条件

(1)实验室应具备满足工作需要的空间。

(2)如设置了不同的控制区域,应制定针对性的防护措施及合适的警告预示。

(3)应依据所用检测设备和实验过程对环境温湿度的要求,制定温湿度控制要求并记录。温度失控时应有处理措施并记录。

(4)应有足够的、温度适宜的储存空间(如冰箱),用以保存临床样品和试剂,设置目标温度和允许范围,并有记录。温度失控时应有处理措施和记录。

二、实验设备

(1)所有设备应进行校准,可按制造商校准程序或行业标准的要求进行。

(2)应提供试剂和耗材检查、接收或拒收、储存和使用的记录。商品试剂使用记录还应包括使用效期和启用日期。自配试剂记录应包括:试剂名称或成分、规格、储存条件、制备或复溶的日期有效期、配制人。

(3)必要时,实验室可配置不间断电源(UPS)和(或)双路电源以保证关键设备的正常工作。

(4)设备故障修复后,应首先分析故障原因,如果设备故障影响了方法学性能,可选择以下合适的方式进行结果验证：可校准的项目实施校准或校准验证；质控品检测结果在允许范围内；与其他仪器的检测结果比较；使用留样再测结果进行判断。

三、检验程序

(1)应制定血栓与止血检验各分析项目的标准操作程序。

(2)应规定检测结果超出仪器线性范围时的识别和解决方法(如对样本进行适当稀释和重复检验)。

(3)当检测样本存在影响因素(如溶血、黄疸及脂血标本)时，对仪器检测结果可靠性的判定和纠正措施应有规定。

(4)各种仪器的性能验证内容至少应包括精密度、正确度、可报告范围等。

(5)如使用自建检测系统，应有程序评估并确认精密度、正确度、可报告范围、参考区间等分析性能符合预期用途。

(6)可由制造商或其他机构制定生物参考区间后，由使用相同分析系统的实验室对生物参考区间进行验证或评审。实验室内部有相同的分析系统(仪器型号、试剂批号以及消耗品等相同)时，可调用相同的生物参考区间。当临床需要时，应根据年龄和(或)性别分组建立生物参考区间。

四、检验程序的质量保证

(一)实验室内部质量控制应符合要求

(1)质控品的选择：宜使用配套质控品，使用非配套质控品时应评价其质量和适用性。

(2)质控品的浓度水平：至少使用 2 个浓度水平(正常和异常水平)的质控品。

(3)质控项目：实施的所有检测项目均应开展室内质量控制。

(4)质控频度：根据检验标本量定期实施，检测当天至少 1 次。

(5)质控图；应使用 LeveyJennings 质控图；LeveyJennings 质控图或类似的质量控制记录应包含以下信息：检测质控品的时间、范围、质控图的中心线和控制界线、仪器/方法名称、质控品的名称、浓度水平、批号和有效期、试剂名称和批号、每个数据点的日期、操作人员的记录。

(6)失控判断规则：应规定质控规则，至少使用 13s 和 22s 规则。

(7)失控报告：应包括失控情况的描述、核查方法、原因分析、纠正措施及纠正效果的评价等内容；应检查失控对之前患者样品检测结果的影响。

(8)质控数据的管理：按质控品批次或每月统计 1 次，记录至少保存 2 年。

(9)记录：实验室负责人应对每批次或每月室内质量控制记录进行审查并签字。

(二)所开展的检验项目

应参加相应的室间质评应使用相同的检测系统检测质控样本与患者样本；应由从事常规检验工作的人员实施室间质评样品的检测；应有禁止与其他实验室核对上报室间质评结果的规定；应保留参加室间质评的结果和证书。实验室应对"不满意"和"不合格"的室间质评结果进行分析并采取纠正措施。实验室负责人应监控室间质量评价活动的结果，并在结果报告上签字。

(三)对没有开展室间质评的检验项目

应通过与其他实验室(如使用相同检测方法的实验室、使用配套系统的实验室)比对的方式,判断检验结果的可接受性,并应满足如下要求:①规定比对实验室的选择原则;②样品数量:至少 5 份,包括正常和异常水平;③频率:至少每年 2 次;④判定标准:应有≥80%的结果符合要求。当实验室间比对不可行或不适用时,实验室应制定评价检验结果与临床诊断一致性的方法,判断检验结果的可接受性。每年至少评价 2 次,并有记录。

第三节　血管壁和内皮细胞的检验

一、出血时间测定

(一)原理

出血时间测定(BT)是指皮肤受特定条件的外伤后,出血自行停止所需要的时间。该过程反映了皮肤毛细血管与血小板的相互作用,包括血小板的黏附、活化、释放和聚集等反应。当与这些反应相关的血管和血液因子,如血管性血友病因子(vWF)和纤维蛋白原含量(Fg)等有缺陷时,出血时间可出现异常。

(二)试剂与器材

(1)血压计。

(2)出血时间测定器为双刀片弹簧装置。

(3)干净滤纸。

(4)秒表。

(三)操作

(1)血压计袖带缚于上臂,加压。成人维持在 40mmHg,儿童维持在 20mmHg 处。

(2)在肘前窝凹下二横指处常规消毒,轻轻绷紧皮肤,避开血管、瘢痕、水肿,置出血时间测定器使它贴于皮肤表面,注意刀片的长度与前臂相平行,按其按钮,使刀片由"测定器"内刺入皮肤,见创口出血即启动秒表。

(3)每隔半分钟,用干净滤纸吸取流出血液,直至出血自然停止,按停秒表计时。

(四)参考区间

(6.9±2.1)分钟。

(五)注意事项

(1)采血部位应保暖,血液应自动流出。

(2)由于刺入皮肤的刀片的长度和深度均固定,故本法测定的结果较为准确。

(3)滤纸吸干流出血液时,应避免与伤口接触。

(4)试验前 1 周内不能服用抗血小板药物,如阿司匹林等,以免影响结果。

(5)WHO 推荐的模板法(TBT)或出血时间测定器法,皮肤切口的长度和深度固定,测定结果较为准确。

(6)BT 一般不作为常规筛查试验。对有皮肤及黏膜出血表现、疑为初期止血缺陷的患者,可检查 BT。

(7)试验前一周应停用抗血小板药物,如阿司匹林、氯吡格雷等。

(六)临床意义

1.BT 延长

见于血小板数量异常,如血小板减少症;血小板质量缺陷,如先天性和获得性血小板病和血小板无力症等;见于某些凝血因子缺乏,如血管性血友病(vWD)和弥散性血管内凝血(DIC)等;还可见于血管疾病,如遗传性出血性毛细血管扩张症和单纯性紫癜等。

2.BT 缩短

见于某些严重的血栓病,但不敏感。

二、内皮细胞功能的检验

(一)血管性血友病因子抗原测定

1.原理

血管性血友病因子抗原测定采用酶联双抗体夹心法。

2.试剂与器材

(1)抗 vWF 单抗。

(2)辣根过氧化物酶标记的抗 vWF 单抗。

(3)聚苯乙烯酶标反应板。

(4)牛血清清蛋白(BSA)。

(5)邻苯二胺(OPD)。

(6)正常人混合血浆。

(7)酶标仪。

3.操作

(1)单抗以 0.1mol/L 碳酸盐缓冲液(pH9.5)稀释成 10μg/ml 后加入反应板中,0.2ml/孔,湿盒于 4℃过夜。

(2)0.05%Tween－20,0.01mol/L 磷酸盐缓冲液(pH7.4)(Tween－PBS)洗 3 次后加入用 0.4%BSA－PBS 稀释的待测血浆或培养液上清,0.2ml/孔,37℃温育 2 小时。

(3)同前洗涤 3 次后加入用同上缓冲液稀释的酶联 vWF 单抗,每孔 0.2ml,37℃温育 2 小时。

(4)同前洗涤 5 次后每孔加底物溶液(OPD1mg/ml,用 0.1ml/L,pH4.5 的枸橼酸盐酸缓冲液配制,30%过氧化氢 0.5ul/ml)0.2ml,室温置约 5 分钟后各孔加 3mol/L 硫酸 0.05ml 终止反应。

(5)室温置 10 分钟后测定 492nm 吸光度值。

(6)标准曲线:正常人混合血浆以 0.4%BSA－PBS 按 1∶0、1∶50、1∶100、1∶200、1∶500、1∶1000 六种浓度稀释,与待测样品在相同条件下测定。

4.结果计算

以正常混合血浆 vWF 浓度为 100%或 1U/ml。混合血浆 6 种稀释度的吸光度值与其相对应的浓度值在双对数坐标纸上绘制标准曲线,然后以标本吸光度值查找对应浓度值,也可以线形回归方程计算浓度。

5.参考区间

107.5％±29.6％。

6.临床意义

(1)vWF:Ag 浓度减低是诊断 vWD 的重要指标。

(2)vWF:Ag 浓度增高见于周围血管病变、心肌梗死、心绞痛、脑血管病变、糖尿病、肾小球疾病、尿毒症、肺部疾病、肝脏疾病、妊娠期高血压疾病、大手术后和剧烈运动。

(二)血管性血友病因子瑞斯托霉素辅因子测定

1.原理

在瑞斯托霉素存在的条件下,vWF 通过与血小板膜糖蛋白 Ib(GP1b)相互作用可使正常血小板发生凝聚。洗涤并固定的正常血小板加入瑞斯托霉素和待测样品中,可从血小板凝聚的程度来计算样品中血管性血友病因子瑞斯托霉素辅因子的活性。此反映 vWF 的活性。

2.试剂与器材

(1)甲醛。

(2)正常人混合血浆和受测血浆分别以 0.13mol/L 枸橼酸钠 1:9 抗凝。

(3)瑞斯托霉素。

(4)BSA。

(5)血小板聚集仪。

3.操作

(1)正常人洗涤血小板加等体积 2％甲醛(用 0.01％ mol/LTBS,0.01％ mol/LEDTA,pH7.5配制),4℃置 18 分钟。2500×g 离心 10 分钟上清液,加上述 TBS-EDTA 缓冲液洗涤 3 次,调成 $2×10^8$/ml 的浓度。

(2)待测样品 0.05ml 加血小板悬液 0.2ml,1000r/min 匀速搅拌 1~2 分钟,再加 $10\mu l$ 瑞斯托霉素(终浓度为 1.25mg/ml),血小板聚集仪测定其血小板凝聚程度。

(3)标准曲线:正常混合血浆用含 4％BSA 的上述缓冲液以 1:2~1:32 的比例稀释,并以与测定样品同样的条件测定各自的血小板凝聚强度。

4.结果计算

以正常人混合血浆的 vWF:Rco 活性为 100％。标准曲线各点凝聚强度值及其对应稀释度在双对数坐标纸上绘制标准曲线,然后以受测标本凝聚强度值查出对应 vWF:Rco 活性值(％)。

5.参考区间

50％~150％。

6.注意事项

(1)本试验若以 EDTA 抗凝,测定结果不准。

(2)试管和注射器均应涂硅,或使用塑料制品。

(3)在 vWF 检测中,vWF:Ag 的定量最常用,以前多采用免疫火箭电泳,现已较少用。EUSA 也可用于定量 vWF:Ag,但以胶乳颗粒增强的免疫比浊法最为简便、快速。vWF:A 主要是指 vWF 的 GP Ib 受体分子数量,可在自动凝血仪上与抗原同时测定。计算 vWF:

A/vWF：Ag 比值,对血管性血友病(vWD)的分型有价值。

(4)vWF：Rco 和瑞斯托霉素诱导的血小板凝集试验(RIPA)是最常用的 vWF 功能试验,vWF 多聚体分析是诊断 vWD 最为特异的试验,但检测方法难度较大,一般实验室难于常规检测。对一些疑难病例,在有条件时可进行基因诊断。

(5)测定 FW 的凝血活性(F：C)并计算 FM：C/vWF：Ag 的比值,也有助于血管性血友病(vWD)的诊断与分型。

7.临床意义

大部分 vWD 患者本试验结果降低,表明 vWF 功能减退;若 vWF：Rco 与 vWF：Ag 同时测定,对 vWD 的诊断更有价值。

(三)6－酮－前列腺素 Fla 测定

1.原理

6－酮－前列腺素 Fla 测定采用酶联竞争抗体法。

2.试剂与器材

(1)0.05mol/L 碳酸盐缓冲液(pH9.6)。

(2)0.05mol/L PBS(pH7.2)。

(3)0.1mol/L 柠檬酸盐缓冲液(pH4.5)。

(4)6－酮 PGFla－牛血清清蛋白连接物(6－酮 PGFlα－BSA)。

(5)6－酮－PGFla 标准品。

(6)兔抗 6－酮 PGFla IgG。

(7)羊抗兔 IgG－辣根过氧化物酶联结物(酶标第二抗体)。

(8)邻苯二胺(OPD)。

(9)30％过氧化氢。

(10)明胶(用碳酸盐缓冲液配成 0.3％浓度)。

(11)Tween－20。

(12)3mol/L 硫酸。

(13)酶标仪。

3.操作

用碳酸盐缓冲液将 6－酮－PGFlα－BSA 作一定稀释后包被酶标反应板。用 0.3％明胶封闭。加入标准品(倍比稀释成 12.5～1600pg/ml 浓度)或待测样品、抗 6 酮 PGFlα－IgG 后在 37℃温育 2 小时。洗涤后再加酶标第二抗体在 37℃反应 2 小时。以 OPD－过氧化氢为基质显色 20 分钟,加 3mol/L 硫酸中止反应,在酶标仪上测定 490nm 处的吸光度值。

4.结果计算

B/B$_0$(％)＝A 标准品或样品－A 非特异/A 零标准孔－A 非特异×100％。

以标准品含量为横坐标,B/B$_0$(％)为纵坐标,在半对数纸上做标准曲线。根据样品孔 B/B$_0$(％)值在标准曲线上读出 6－酮－PGFlα 的含量。

样品 6－酮－PGFlα 浓度(pg/ml)＝测定值×10。

5.参考区间

$(17.9 \pm 7.2) pg/ml$。

6.注意事项

(1)配制明胶时,可加热至40℃。

(2)其他与ELISA法测定的注意事项相同。

(3)PGl2半衰期较短,在30分钟内很快转变为无活性稳定的6-酮PGF1α,后者在体内可经肝脏氧化代谢转变为去甲基6酮-PGFlα,测定二者含量可间接反映内皮细胞合成PGI₂的多少。去甲基-6-酮-PGFlα比6-酮-PGFlα能更准确地反映体内PGI₂的生成水平,可作为反映血管内皮早期损伤的指标之一。通过竞争性ELISA或放射免疫分析(RIA)均可进行定量,但以前者更常用。

7.临床意义

6-酮-PGFlα减少见于糖尿病、动脉粥样硬化、急性心肌梗死、心绞痛、脑血管病变、肿瘤转移、周围血管血栓形成及血栓性血小板减少性紫癜(TTP)等。

第四节　血小板的检验

一、血小板功能的有关检验

(一)血小板聚集试验(PAgT)

1.原理

在特定的连续搅拌条件下于富含血小板血浆(PRP)中加入诱导剂时,由于血小板发生聚集,悬液的独度就会发生相应的改变,光电池将浊度的变化转换为电讯号的变化,在记录仪上予以记录。根据描记虚线即可计算出血小板聚集的程度和速度。

2.试剂与器材

(1)血小板聚集测定仪及记录仪(量程10mV电子电位差计)。

(2)富含血小板血浆(PRP)及乏含血小板血浆(PPP)。

(3)100μl微量加液器、硅化试管及注射器或塑料试管及注射器。

(4)血小板聚集诱导剂ADP、肾上腺素、胶原、花生四烯酸、凝血酶等。

3.操作

(1)用硅化注射器从肘静脉顺利取血4.5ml,注入含有0.5ml109mmol/L枸橼酸钠的硅化或塑料离心管中,充分混匀。

(2)PRP(富含血小板血浆)的制备:以1000r/min离心10分钟,小心取出上层血浆,计数血小板并调至$(100 \sim 200) \times 10^9/L$。

(3)PPP(贫含血小板血浆)的制备将剩余血液以3000r/min离心20分钟,上层较为透明的液体即为PPP,其血小板一般低于$(10 \sim 20) \times 10^9/L$。

(4)将PRP标本置于仪器比独管内(体积视聚集仪而定),放入测定孔内并调节透光度为

10，并加搅拌磁棒，在37℃预热3分钟。

（5）打开记录仪走纸开关，描记10秒的PRP基线，随后在PRP中加入诱导剂，同时开始搅拌（1000r/min），测定时间为6～10分钟，记录走纸速度一般为2cm/min，记录聚集波型。

4．参考区间

（1）浓度 $6×10^{-6}$ mol/L 的 ADP 时 MAR 为（35.2±13.5）%，坡度为（63.9±22.2）度。

（2）浓度 $4.5×10^{-5}$ mol/L 的肾上腺素可引起双相聚集曲线，此时第一相 MAR 为（20.3±4.8）%；坡度（61.9±32.9）度。

5．注意事项

（1）避免反复穿刺而将组织液抽到注射器内，或将气泡混入。组织液可使少量凝血酶形成而引起血小板聚集。

（2）时间：实验应在采血后3小时内完成。时间过长会降低血小板的聚集强度或速度。

（3）温度：采血后的标本应放在15～25℃的室温下为宜，低温会使血小板激活，黏附、聚集能力增加或有自发性聚集，故切忌放入冰箱。

（4）血浆的pH：采血后血液中的 CO_2 不断逸出使血浆pH上升。pH 6.8～8.5的标本可获得最佳聚集效果，pH低于6.4或高于10.0时，将会使聚集受抑制或消失。

（5）抗凝剂：Ca^{2+} 是血小板聚集过程中的重要因素。血小板聚集程度随血浆中枸橼酸浓度的降低而增高，因此在贫血患者应按公式（100－细胞比容）×血液（ml）×0.00185调整抗凝剂的用量。EDTA由于螯合 Ca^{2+} 作用强，使ADP不能引起血小板聚集，因此忌用EDTA作为抗凝剂。

（6）红细胞混入、溶血及血浆脂类等因素可降低悬液透光度，掩盖了血小板聚集的变化。因此，采血当天也应禁饮牛奶、豆浆和脂肪性食品。

（7）药物：阿司匹林、氯吡格雷、双嘧达莫、肝素、双香豆素等均可抑制血小板聚集。阿司匹林抑制血小板聚集作用可持续1周，故采血前1周内不应服用此类药物。

（8）血小板接触表面：接触血小板的玻璃器皿如未经硅化，可影响血小板凝聚力，甚至使原来正常者出现异常结果。

（9）诱导剂：ADP在保存中会自行分解产生AMP，所以配制成溶液后应在－20℃冰箱中储存。一般半年内活性不会降低。应用肾上腺素时，应裹以黑纸避光，以减少分解。诱导剂的种类和浓度对血小板聚集结果有影响，因此临床判断时应该注明所用的诱导剂的浓度，以便进行对比。为此各实验室应有自己的参考值。

（10）血小板聚集试验（PAgT）的测定方法较多，包括PRP透射比浊法、全血电阻抗法、剪切诱导法、光散射比浊法、微量反应板法和自发性血小板聚集试验等。PRP透射比浊法最常用，对鉴别和诊断血小板功能缺陷最有价值，但其不足是制备PRP时可因离心作用激活血小板，对小的血小板聚集块不敏感，高脂血症可影响PRP的透光度。全血电阻抗法应用全血标本，不需要离心血液，更接近体内血小板聚集的生理状态，可作为常规的手术前血小板聚集功能评价、血小板聚集功能增高监测、抗血小板药物疗效观察等，但其不足之处是每次测定需要清洗电极、检测时间长、对血小板的小聚集块不敏感等。

（11）PRP透射比浊法测定时血小板的浓度对聚集率的影响较大，一般应调整为（150～

$200)\times 10^9/L$ 较为适宜。当患者全血血小板计数小于 $100\times 10^9/L$ 或更低时,PRP 的血小板浓度较低,可使血小板聚集率减低。

6.临床意义

(1)血小板聚集率降低:见于血小板无力症、贮藏池病及低(无)纤维蛋白原血症、尿毒症、肝硬化、Wilson 病、维生素 B_{12} 缺乏症、服用血小板抑制药物(如阿司匹林、氯吡格雷、双嘧达莫等)。

(2)血小板聚集率增高:见于血栓性疾病,如急性心肌梗死、心绞痛、糖尿病伴血管病变、脑血管病变、高 β-脂蛋白血症、抗原抗体复合物、人工瓣膜、口服避孕药等。

(3)阿司匹林抵抗 AR 标准:用 $10\mu mol/L$ ADP 诱导血小板平均聚集率≥70% 和用 $0.5mmol/L$ 和 AA 诱导血小板平均聚集率≥20%。

(4)在选用血小板聚集试验的激活剂时,应根据目的不同选择不同种类及其浓度。检测血小板聚集功能亢进时,宜选用低浓度($2\sim 3\mu mol/L$)的 ADP。检测血小板聚集功能缺陷时,如诊断血小板无力症,应选用高浓度($5\sim 10\mu mol/L$)的 ADP,并用多种诱导剂均出现聚集减低或不聚集时,才能确定血小板聚集功能缺陷。

(5)服用阿司匹林时,花生四烯酸(AA)诱导的血小板聚集减低更为灵敏,适合于药物剂,量与疗效监测。

(6)瑞斯托霉素(RIS):诱导的血小板凝集试验(RIPA)并不导致血小板的激活,其凝集率的高低不反映血小板的聚集功能,仅与血小板 GPIb 和血浆中 vWF 有关。

(二)血浆 β 血小板球蛋白和血小板第 4 因子(PF_4)测定

1.原理

酶标双抗夹心法。

2.试剂与器材

(1)测定 β-TG ELISA 试剂盒。

(2)测定 PF_4 EUSA 试剂盒。

(3)酶标仪。

3.操作

具体操作详见试剂盒说明书,并严格按说明书步骤操作。

4.注意事项

(1)每次必须同时测定系列标准抗原,以便作标准曲线。

(2)凡 ELISA 测定中应注意的问题均要重视。

(3)血浆 β-TG 和 PF_4 的影响因素较多,当血小板在体外被活化后,可致血浆水平假性增高。即使仅有 1/1000 的血小板在体外释放其 α 颗粒的内含物,血浆 β-TG、PF_4 就可成倍增加,二者比例变化不大;此外,当肾脏排泄功能异常、血小板破坏过多时,血浆 β-TC、PF_4 也可增高。而体内血小板活化,α 颗粒内含物所释放的 β-TC、PF_4 同步升高,但后者可以和内皮细胞表面的硫酸乙酰肝素结合使血浆含量减低,β-TG/PF,比值升高。同时进行血浆 β-TG 和 PF_4 测定,有助于判断血小板是否在体外活化。

5.参考区间

血浆 B-TG 为(16.4 ± 9.8)ng/ml;PF4 为(3.2 ± 2.3)ng/ml。

6.临床意义

血浆 β−TG 和 PF 增高表示血小板被激活及其释放反应亢进,见于血栓前状态和血栓栓塞性疾病,例如急性心肌梗死、脑血管病变、尿毒症、妊娠期高血压疾病、肾病综合征、糖尿病伴血管病变、弥散性血管内凝血、静脉血栓形成。

(三)血浆 P 选择素测定

1.原理

酶联双抗夹心法。

2.试剂与器材

(1)可拆式包被反应条。

(2)酶标抗体。

(3)标准品。

(4)底物 OPD 片剂。

(5)稀释液。

(6)洗涤液。

(7)底物缓冲液。

(8)终止液。

3.操作

(1)静脉采血:以 1/10 体积抽取静脉血置 2‰ED−TA−Na_2 塑料抗凝管,3000rpm 离心 10 分钟,收集血浆。

(2)标准品的稀释:将标准品用 300μl 稀释液准确复溶,用稀释液做 5 次倍比稀释,得六个 (2.5、5、10、20、40、80ng/ml)标准点。

(3)加样:每孔加不同浓度标准品或待测血浆 100μl,空白对照孔中加入稀释液 100μl,37℃孵育 90 分钟。

(4)洗涤:弃去反应孔内液体,用洗涤液注满各孔,静置 3 秒,甩干,反复三次后拍干。

(5)加酶标抗体:每孔加入酶标抗体 100μl,37℃孵育 60 分钟。

(6)洗涤:弃去反应孔内液体,用洗涤液注满各孔,静置 3 秒,甩干,反复三次后拍干。

(7)显色:临用前每片 OPD 用 5ml 底物缓冲液溶解。每孔加底物液 100μl,37℃孵育 15～20 分钟。

(8)终止:每孔加终止液 50μl。

(9)比色:在酶标仪上 492nm 处,以空白孔调零,测定各孔 A 值。

(10)数据计算:以 A_{492}/标准品作标准曲线,随后由标准曲线查出待测样品 P 选择素含量。

4.参考区间

9.4～20.8ng/ml。

5.注意事项

(1)采血过程应严格、仔细,采血后应尽快分离血浆,避免血小板被激活,引起 P 选择素假性增高。

(2)ELISA 试验应严格按操作基本要求进行,否则易造成白板、颜色浅、污染等现象。

(3)实验温度条件以 25℃以下为佳。

6.临床意义

血浆 P 选择素水平增高可反映体内血小板或内皮细胞活化程度,并可为动静脉栓塞等血栓性疾病,糖尿病等代谢性疾病以及免疫炎症性疾病等病程、病情观察及疗效评估,提供较特异判断指标。

(四)11-去氢血栓烷 B(11-DH-TXB$_2$)测定

1.原理

酶联抗体竞争法。

2.试剂与器材

(1)11-DH-TXB$_2$抗血清。

(2)乙酰胆碱酯酶标记的 11-DHTXB$_2$。

(3)11-DH-TXB$_2$标准品。

(4)EIA 缓冲液。

(5)洗涤液。

(6)Tween-20。

(7)包被微量测试板。

(8)Ellman 试剂(Sigma)。

(9)酶标仪。

3.操作

(1)标本:静脉血 1.8ml 以 2‰的 EDTA-Na20.2ml 抗凝,以 3000r/min 离心 15 分钟。取得上层血浆,立即提取或于-20℃储存。

(2)酶标板以纯化的鼠抗兔 IgG 包被(2μg/孔),并用牛血清白蛋白(BSA)封闭。

(3)测定前甩干液体。

(4)依次加入倍比稀释的 11-DH-TXB$_2$标准品(从 125ng/L 开始稀释,共 8 个稀释度)或待测血浆(直接测定)各 50μl/孔、兔抗 11-DH-TXB$_2$抗体 50μl/孔和经乙酰胆碱酯酶标记的 11-DH-TXB$_2$50μl/孔。

(5)混匀后置 4℃过夜。

(6)以洗涤液洗板 5 次后加入酶底物(Ellman)试剂 200μl/孔。

(7)用酶标仪在 410nm 处测定各孔的吸光度值。

(8)用半对数纸绘制标准曲线,样品含量从曲线中查得。

4.参考区间

(4.5±2.5)ng/L。

5.注意事项

血小板花生四烯酸(AA)代谢的主要活性产物是血栓烷 A$_2$(TXA$_2$),TXA$_2$不稳定,半衰期约 30 秒,很快转变为稳定、无活性的 TXB$_2$,因而测定血浆 TXB$_2$可反映血小板的 AA 代谢状态。然而,当血液中血小板在体外被活化后,可致血浆 TXB$_2$水平假性增高。11-DH-

TXB_2 是体内 TXB_2 经肝脏氧化酶或脱氢酶代谢的产物,由肾脏排出,其浓度不受体外因素或操作的影响。因此,比 TXB_2 水平更能准确地反映体内血小板 TXA_2 的合成情况;尿 11－ $DH－TXB_2$ 检测较血液检测更加便利。

6.临床意义

1.11－$DH－TXB_2$ 增高

见于糖尿病、动脉粥样硬化、急性心肌梗死等血栓前状态和血栓病。

2.11－$DH－TXB_2$ 减少

见于服用阿司匹林等非甾体抗炎药或先天性血小板环氧化酶缺陷患者。

二、血小板数量的有关检验

(一)改良 MAIPA 法检测血浆中糖蛋白特异性自身抗体测定

1.原理

羊抗鼠抗体包被酶标板后,俘获特异的抗血小板膜糖蛋白单抗。将患者血浆与血小板孵育后裂解,裂解液加入俘获单抗的羊抗鼠 IgC 包被的 96 孔酶标板上。再加入碱性磷酸酶标记的羊抗人 IgG,显色反应的深浅与患者血浆中抗体水平呈正相关。

2.试剂与器材

(1)1.5% EDTA。

(2)0.01mol/L pH 7.4 PBS。

(3)5% PBS/EDTA 0.01mol/L pH7.4 PBS 94ml＋5% EDTA 6.6ml。

(4)0.1mol/L HCl。

(5)0.2mol/L NaOH。

(6)底物缓冲液:二乙醇胺 48.5ml,1mol/L HCl 30.0ml,ddH_2O_4 21.5ml,$MgCl_2$ · $6H_2O$ 50.0ml,10%NaN31.0ml,pH 调至 9.8。

(7)底物溶液:PNPP(4 － nitrophenylphosphat $C_6H_4NO_6PNa_2$ · $6H_2O$)(Bohringer Mann－heim GmbH)100mg,底物缓冲液 12.25ml。需现配,避光。

(8)溶解缓冲液:Trizma－ HCI 6.61g,Trizma Base 0.97g,NaCl 8.5g,Triton×100 10ml,ddH_2O 加至 1L,pH 调至 7.4;用时加入 10mg/ml 的蛋白酶抑制剂(LeupeptinSigma 公司,25mg 粉剂加 2.5ml ddH_2O 稀释成终浓度 10mg/ml 分装到 EP 管内－20℃冷藏备用)。

(9)稀释缓冲液:Trizma－ HCl 6.61g,Trizma－Base0.97g,NaCl 8.5g,Triton X－100 5ml,Tween－200.5ml,ddH_2O 加至 1L,pH 调至 7.4。

(10)PBS/Tween0.01mol/L PBS 4L,Tween－20 2ml。

(11)单抗稀释液:0.01mol/L PBS/Tween/1% BSA。

(12)封闭液:0.01mol/L PBS/ Tween/3% BSA。

(13)碳酸缓冲液:Na_2CO_3 0.8g,$NaHCO_3$ 1.47g,NaN_3 0.1g,ddH_2O 加至 500ml,pH 调至 9.6。

(14)抗体包被液:17μl 羊抗鼠抗体＋10ml 碳酸缓冲液(亲和纯化的羊抗鼠抗体,1.5mg,浓度 1.8mg/ml,缓冲液 0.01 mol/L Na_3PO_4,0.25mol/LNaCl,pH 7.6,2～8℃保存)。

(15)单抗 CD41:特异性抗血小板糖蛋白(GP)Ⅱb/Ⅲaa。

(16)单抗 CD42b:特异性抗血小板糖蛋白(GP)Ⅰ。

(17)聚苯乙烯酶标反应板。

(18)酶标仪。

3.操作

(1)抗体包被：

1)羊抗鼠抗体包被：抗体包被液 10ml，抗体终浓度 $3\mu g/ml$，加样每孔 $100\mu l$。

2)4℃ 孵育过夜。

3)0.0lmol/L PBS/Tween 洗涤两次，甩干。

4)每孔加 $200\mu l$，封膜，置室温下 30 分钟。

5)去除封闭液，吸干。

6)即用，否则塑料薄膜覆盖，置 -70℃ 备用。

(2)单抗俘获：

1)制备单抗稀释液($4\mu g/ml$)。

2)抗体包被多孔板：每孔加入 $50\mu l$ 单抗稀释液。

3)盖膜，摇床，室温孵育 60 分钟。

4)0.01mol/L PBS/Tween 洗板 3 次。

5)盖膜，待用于 MAIPA。

(3)改良 MAIPA：

1)于两个大塑料离心管中收集 O 型正常人血小板，2000 转 10 分钟，用 $6\sim8$ml PBS/EDTA 洗涤，用吸管吹匀血小板，2000 转，离心 10 分钟。重复 2 次。

2)$2\sim3$ml PBS/EDTA 重新悬浮血小板。

3)调整血小板浓度为 $1\times10^{9}/ml$。移至 1.5ml EP 管中，每管约 $110\mu l$ 左右，含血小板 1×10^{8} 个。

4)每管加入 $110\mu l$ 待测血浆，混匀后，室温孵育 60 分钟。

5)加 0.6ml PBS/EDTA，混匀，$3000Xg$ 离心 2 分钟，弃去上清，此为第一次洗涤；再加 0.6mlPBS/EDTA，吹匀血小板，洗涤离心，再重复 2 次。第 3 次离心后，扣干上清液。

6)每管加入血小板裂解液 110pl 溶解血小板，振荡混匀，置于 4℃ 冰箱，摇床孵育 30 分钟。

7)离心分离，4℃，$26000\times g$，离心 30 分钟以去除不溶解的物质。

8)取上清液 $90\mu l$，用 $360\mu l$ 稀释缓冲液稀释。

9)取上述制备的稀释上清液 $100\mu l$ 加样至俘获单抗的羊抗鼠 IgG 包被的 96 孔板上，设双复孔，摇床，室温孵育 60 分钟。

10)0.01mol/L PBS/Tween 洗涤 4 次。

11)每孔加入 $100\mu l$ 碱性磷酸酶标记的羊抗人 IgC(Sigma 公司)。

12)封膜后，摇床，室温孵育 60 分钟。

13)0.01mol/L PBS/Tween 洗涤 6 次(每孔约加 $300\mu l$ 洗涤液)。

14)加入 $100\mu l$ PNPP/底物缓冲液，37℃ 水浴箱孵育 $2\sim3$ 小时，至显色。

15)405nm、490nm 观察结果。用 405nm OD 值减去 490nm OD 值。每板设 4 个正常对照，OD 值大于正常均值 $+3$ 倍标准差为阳性。

4.参考区间

阴性。

5.注意事项

(1)注射器和试管必须涂硅或用塑料制品。

(2)标准曲线及代测标本均应作双份,如两孔 A 值相差≥0.1,均应重测。

(3)因皮质激素可影响结果,故应停药 2 周以上才能抽血检测。

(4)血小板自身抗体检测的方法较多,MAIPA 是目前检测特异性血小板自身抗体最主要的方法。已有报道用 MAIPA 检测血小板的洗脱液比血浆的自身抗体阳性率更高。用流式微球液相芯片技术可以同时检测多种血小板自身抗体。研究表明血小板自身抗体主要是针对 GPⅡb/Ⅲa 和 GPⅠb/Ⅸ 抗原表位的抗体,其他可见抗 GPⅠa/Ⅱa、GPⅣ、GPⅤ、GMP−140 和 HLA−ABC 等。一般情况下,与循环血小板结合的抗体多为抗血小板膜蛋白的抗体,血浆中游离的自身抗体可有抗血小板内成分的抗体。IgG 型抗体被证实起最重要作用,而 IgM 和 IgA 型抗体较少。

6.临床意义

(1)作为诊断原发免疫性血小板减少症(ITP)的指标之一。

(2)作为 ITP 观察疗效及估计预后的指标。

(3)有助于研究其他一些疾病的免疫机制,如系统性红斑狼疮(SLE)、Evans 综合征,慢性活动性肝炎、恶性淋巴瘤、多发性骨髓瘤和药物性免疫性疾病等。

(二)血小板寿命测定

1.原理

TXB_2 放射免疫法。

2.试剂与器材

(1)血小板分离液(相对密度 1.077)。

(2)TEN 血小板洗涤液。

(3)0.05mol/L PBS(pH7.4),含 0.02mol/L Tris(pH7.4),9mmol/L EDTA−Na_2,0.15mol/L NaCI 溶液。

(4)花生四烯酸。

(5)TXB_2 放射免疫测定试剂盒。

3.操作

(1)一次性口服阿司匹林 0.6g。

(2)服药前和服药后 2 天、4 天、6 天、8 天、10 天、12 天分别取血(0.05mol/L EDTA−Na_2 抗凝),分离血小板,洗涤,并将血小板数调至 10r/L。

(3)取血小板悬液 0.2ml,加花生四烯酸(终浓度 0.33mmol/L)0.2ml,37℃温育 10 分钟,以 3000r/min 离心 10 分钟,取上清液置低温冰箱保存待测。

(4)TXB_2 放射免疫测定。

4.参考区间

(9.3±1.7)天。

5.注意事项

(1)PRP 中血小板浓度宜在 $500 \times 10^9/L$ 以上。

(2)洗涤血小板时应充分洗去血浆蛋白。

(3)血小板寿命测定操作较烦琐,抽血量多,因患者服用阿司匹林后有加重出血的危险性。本检测患者的依从性差,目前已经较少应用。

6.临床意义

血小板生存时间缩短见于血小板破坏增多或消耗过多性疾病,如特发性血小板减少性紫癜、输血后紫癜、脾功能亢进、弥散性血管内凝血、各种血栓病(心肌梗死、糖尿病、外科手术、恶性肿瘤等)。

(三)抗心磷脂抗体测定

1.原理

酶联免疫吸附法。

2.试剂与器材

(1)心磷脂乙醇溶液 20mg/L。

(2)辣根过氧化物酶标记的羊抗人 IgG、IgM 或 IgA。

(3)洗涤液 0.01mol/L PBS,pH7.4。

(4)显色液。

(5)终止液。

(6)酶标仪。

3.操作

(1)包被:每孔加 $30\mu l$ 心磷脂乙醇溶液,置 4℃过夜,次日每孔加 10% 小牛血清 0.2ml 封闭,室温放置 2 小时。

(2)反应:洗涤液洗板 1 次,被检血清用 10% 小牛血清稀释 100 倍。每孔加稀释后的被检血清 $50\mu l$。室温 2 小时后用洗涤液洗板 4 次。加入酶标记的抗人 IgG(或 IgM,或 1gA)100pl,室温 1.5 小时后洗板 4 次。加显色液 $50\mu l/$孔,37℃反应 20 分钟,加 2mol/L 硫酸 $50\mu l$ 中止反应。

(3)测量:用酶标仪在 492nm 处测定各孔的吸光度值。

4.结果判断

大于正常人血清吸光度值加两个标准差时为阳性。

5.参考区间

IgG 型抗心磷脂抗体少于或等于 26%;IgM 型抗体少于或等于 21%;IgA 型抗体少于或等于 25%。

6.临床意义

(1)各种自身免疫性疾病(系统性红斑狼疮、原发免疫性血小板减少症、风湿性关节炎和抗磷脂综合征等)、病毒感染、肝硬化、恶性肿瘤、心肌炎、冠心病、高血压和脑血栓等疾病中增高。

(2)某些药物(如氯丙嗪、吩噻嗪)治疗时,血浆中抗心磷脂抗体浓度升高。

(3)少数正常老年人也能检出抗心磷脂抗体。

第五节　凝血因子的检验

一、凝血因子筛查试验

(一)活化凝血时间(ACT)

1.原理

试管中加入白陶土—脑磷脂的混悬液以充分激活因子Ⅻ、Ⅺ,并为凝血反应提供丰富的催化表面,以提高本试验的敏感性。

2.试剂与器材

(1)4%白陶土,脑磷脂的混悬液。

(2)ACT测定仪。

3.操作

(1)在含白陶土—脑磷脂混悬液0.2ml的小试管中注入受检者全血0.5ml,轻轻混匀。

(2)插入ACT测定仪,观察凝固时间。

4.参考区间

(1.70±0.76)分钟。

5.注意事项

(1)4%白陶土—脑磷脂的混悬液是将脑磷脂用巴比妥缓冲液做1:50稀释,再加等量4%白陶土悬液混合而成。

(2)本试验较敏感,可检出因子Ⅷ:C小于45%的亚临床型血友病患者。

6.临床意义

ACT是监测体外循环肝素用量的常用指标之一。在肝素化后使ACT保持在360～450秒为宜,在肝素中和后ACT应小于130秒。

(二)活化部分凝血活酶时间(APTT)

1.原理

在37℃下以白陶土激活因子Ⅻ和Ⅺ,以脑磷脂(部分凝血活酶)代替血小板提供凝血的催化表面,在Ca^{2+}参与下,观察贫含血小板血浆凝固所需时间。

2.试剂与器材

(1)待测血浆及正常对照血浆:以109mmol/L枸橼酸钠溶液做1:9抗凝,3000r/min离心10分钟,获贫含血小板血浆,应使用塑料试管,防止血小板激活。

(2)40g/L白陶土—脑磷脂的混悬液。

(3)0.025mol/L氯化钙溶液。

3.操作

(1)取待测血浆、白陶土—脑磷脂的混悬液各0.1ml,混匀,置37℃水浴温育3分钟,其间轻轻摇荡数次。

(2)加入经预温至37℃的0.025mol/L氯化钙溶液0.1ml,立即开启秒表,置水浴中不断振摇,约 30 秒时取出试管,观察出现纤维蛋白丝的时间,重复两次取平均值。

(3)同时按上法测定正常对照。

4.参考区间

(1)手工法:男性(37±3.3)秒(31.5~43.5 秒);女性(37.5±2.8)秒(32~43 秒)。待测者的测定值较正常对照值延长超过 10 秒以上有临床意义。

(2)仪器法:不同品牌仪器及试剂间结果差异较大,需要各家自行制定。

5.注意事项

(1)标本应及时检测,最迟不超过 2 小时。血浆加白陶土部分凝血活酶后被激活的时间不得少于 3 分钟。

(2)分离血浆应在 3000r/min 离心 10 分钟,务必去除血小板。

(3)白陶土因规格不一,其致活能力不同,因此参考值有差异。但若正常对照值明显延长,提示白陶土部分凝血活酶悬液质量不佳。

(4)本试验较试管法全血凝固时间敏感,能检出因子 Vl:C<25% 的轻型血友病。

(5)同时按上法测定正常对照值。

(6)ACT 和 APTT 检测的临床意义相同。但对凝血因子缺乏的敏感性依次为 ACT、APTT。ACT 更多用于体外循环肝素化的检测。APTT 是目前最常用的内源凝血系统的筛查试验。但由于活化剂的成分不同,其检测的参考区间差异较大,临床上应该使用正常对照值以利异常结果的判断。对肝素、狼疮抗凝物和凝血因子缺乏症检测所选用的 APTT 试剂应该有所区别。上述试验对高凝状态的检出不敏感。APTT 延长的纠正试验常用,有鉴别诊断的意义。

6.临床意义

(1)APTT:

1)延长:①因子Ⅷ、Ⅸ、Ⅺ和Ⅻ血浆水平减低,如血友病 A.B 及凝血因子Ⅺ、Ⅻ缺乏症;因子Ⅷ减少还见于部分血管性血友病(vWD)患者;②严重的凝血酶原、因子Ⅴ、因子Ⅹ和纤维蛋白原缺乏,如严重肝脏疾病、阻塞性黄疸、新生儿出血病、口服抗凝剂以及纤维蛋白原缺乏血症等;③纤溶活性增强,如继发性(DIC)、原发性(后期)及循环血液中有纤维蛋白(原)降解产物(FDP/D-D);④血液循环中有抗凝物质,如抗因子Ⅷ或Ⅸ抗体,狼疮抗凝物质等;⑤监测普通肝素(uFH)治疗,要求 APTT 延长史正常对照值的 1.5~2.0 倍。

(2)缩短:①高凝状态,如弥散性血管内凝血的高凝血期、促凝物质进入血流以及凝血因子的活性增强等;②血栓性疾病,如心肌梗死,不稳定型心绞痛、脑血管病变、糖尿病伴血管病变、肺栓塞、深静脉血栓形成、妊娠期高血压疾病和肾病综合征以及严重灼伤等。

(3)纠正试验的结果与意义:

以 APTT 延长为例。

(三)血浆凝血酶原时间(PT)

1.原理

在待检血浆中加入过量的组织凝血活酶(兔脑、人脑、基因重组等)浸出液和 Ca^{2+},使凝血酶原转变为凝血酶,后者使纤维蛋白原转变为纤维蛋白。它不仅反映凝血酶原水平。

2.试剂与器材

(1)组织凝血活酶浸出液:常用人或兔脑粉浸出液。

(2)0.025mol/L 氯化钙溶液。

(3)秒表、塑料试管、塑料注射器。

3.操作

(1)在试管内加入 109mmol/L 枸橼酸钠溶液 0.2ml,然后加入待检全血(或正常对照)1.8ml,混匀,低速离心,分离血浆。

(2)取小试管 1 支,加入待测血浆和组织凝血活酶浸出液各 0.1ml,37℃预温,再加入 0.025mol/L 氯化钙溶液 0.1ml(氯化钙溶液也应预温在 37℃水浴中),立即开动秒表,不断轻轻倾斜试管,记录至液体停止流动所需要的时间。重复以上操作 2～3 次,取平均值,即为凝血酶原时间(PT)。

(3)同时按上法测定正常对照。

4.参考区间

(1)PT 值(秒):

1)手工法:男性 11～13.7,女性 11～14.3,男女平均为 12±1;待测者的测定值较正常对照值延长超过 3 秒以上才有临床意义。

2)仪器法:不同品牌仪器及试剂间结果差异较大,需要各实验室自行制定。

(2)凝血酶原时间比值(PTR):0.82～1.15(1.00±0.05)。

(3)INR:依 ISI 不同而异,一般在 1.0～2.0 之间。

5.注意事项

(1)采血后宜在 1 小时内完成,置 4℃冰箱保存不应超过 4 小时,-20℃下可放置 2 周,-70℃下可放置 6 个月。

(2)水浴稳定控制在 37℃±1℃,过高或过低均会影响结果。

(3)抽血要顺利,抗凝要充分,决不可有凝血块,这将影响凝血酶原时间的准确性。

(4)市场上供应的组织凝血活酶制剂应注明 ISI 值,选用 ISI＜2.0 的组织凝血活酶为宜。

(5)在血细胞比容(Het):＜20％或＞55％时,抗凝剂与血液的比例须按公式:抗凝剂(Inl)=(100-Hct)×血液(ml)×0.00185 调整。

(6)PT 是外源凝血系统最常用的筛查试验。由于不同来源、不同制备方法的组织凝血活酶对结果影响很大,造成结果的可比性很差,特别影响判断治疗效果。WHO 提出以人脑凝血活酶 67/40 批号作为标准品,并以国际敏感度指数(ISI)表示各种制剂与 67/40 之间相互关系。67/40 为原始参考品,定 ISI 为 1.0。因此各种制剂必须标以 ISI 值。不同敏感度的试剂,检测的正常参考区间不同。有必要使用正常对照值,以便对异常结果作出判读。PT 对于高凝状态的检出不敏感。

6.临床意义

(1)PT 延长或 PTR 增加:见于先天性因子Ⅱ、因子Ⅴ、因子Ⅶ、因子Ⅹ缺乏症或低(无)纤维蛋白原血症;获得性见于 DIC、原发性纤溶症、维生素 K 缺乏症、血液循环中有抗凝物质如口服抗凝剂、肝素和 FDP 存在。

(2)PT 缩短或 PTR 降低:见于先天性因子 V 增多症、口服避孕药、高凝状态和血栓病等。

(3)监测口服抗凝剂:国人 INR 以 1.8～2.5 为宜,一般不超过 3.0。

(四)因子ⅩⅢ定性试验(FⅩⅢ)

1.原理

在 Ca^{2+} 的参与下,因子ⅩⅢa 能使可溶于 5mol/L 尿素或 2％单氯(碘)醋酸溶液的可溶性纤维蛋白单体聚合物变为纤维蛋白。因此,含因子ⅩⅢ的血浆凝固后不再溶于上述溶液。如果受检血浆中缺乏因子ⅩⅢ,则聚合物可溶于 5mol/L 尿素或 2％单氯(碘)醋酸。

2.试剂与器材

(1)5mol/L 尿素溶液:尿素 30g,蒸馏水加至 100ml;或 2％单氯(碘)醋酸溶液。

(2)0.13mol/L 枸橼酸钠溶液。

(3)0.025mol/L 氯化钙溶液。

3.操作

(1)受检血浆 0.1ml,加入 0.025mol/L 氯化钙溶液 0.1ml,混合后置 37℃水浴中,使凝块形成。

(2)将此凝块移入 5mol/L 尿素或 2％单氯(碘)醋酸溶液中。

(3)先每 5 分钟观察 1 次,共 2 小时;以后 2～4 小时观察一次,共 24 小时。

4.参考区间

24 小时内纤维蛋白凝块不溶解。

5.注意事项

(1)抽血顺利,不应有溶血和凝血。

(2)抽血后立即检测,不宜久置。

(3)0.025mol/L 氯化钙溶液应新鲜配制。

(4)本法简便,对因子ⅩⅢ缺乏的检测的特异性较强,敏感性欠佳。但本试验在纤维蛋白原低于 0.5g/L 的情况,由于无法形成足够的血凝块,结果观察可能受到影响。

6.临床意义

若纤维蛋白凝块在 24 小时内(尤其在 2 小时内)完全溶解,表示因子ⅩⅢ有先天性或获得性缺乏。获得性者见于肝脏病,系统性红斑狼疮、类风湿关节炎、淋巴瘤转移性肝癌、恶性贫血、弥散性血管内凝血及原发性纤溶等。

二、凝血因子活性检查

(一)凝血因子Ⅷ(FⅨ:C)、Ⅸ(FⅨ:C)、Ⅺ(FⅪ:C)、Ⅻ(FⅫ:C)的活性测定(一期法)

1.原理

待检血浆或稀释的正常人血浆分别与缺乏因子Ⅷ:C、Ⅸ:C、Ⅺ:C、Ⅻ:C 的基质血浆混合,作白陶土部分凝血活酶时间测定。将待检血浆测定结果与正常人血浆做比较,分别计算出待检血浆中所含因子Ⅷ:C、Ⅸ:C、Ⅺ:C、Ⅻ:C 相当于正常人的百分率。

2.试剂与器材

(1)缺乏因子Ⅷ:C、Ⅸ:C、Ⅺ:C、Ⅻ:C 的基质血浆可用先天性或人工制备的缺乏这些因子的血浆(要求它们的活性＜1％),也可购自商品(缺乏以上因子)血浆为基质血浆,应于低温

（－80～－40℃）下保存。

（2）脑磷脂悬液：用兔脑或人脑制作脑磷脂悬液，临用时用生理盐水做1：100稀释，必要时可调整稀释度。

（3）5g/L白陶土生理盐水悬液。

（4）0.05mol/L氯化钙溶液。

（5）咪唑缓冲液（pH7.3）。

1）甲液：1.36g咪唑、2.34g氯化钠溶于200ml蒸馏水中，再加0.1mol/L盐酸溶液74.4ml，最后加蒸馏水至400ml。

2）乙液：109mmol/L枸橼酸钠溶液。

咪唑缓冲液可在临用前将甲液5份与乙液1份混合即可。

（6）血液凝固分析仪。

3.操作

（1）空白测定管：取基质血浆、咪唑缓冲工作液、脑磷脂悬液及5g/L白陶土生理盐水悬液各0.1ml，混匀，置37℃预温2分钟，加0.05mol/L氯化钙溶液0.1ml，开动秒表记录凝固时间。要求空白测定管的测定时间在240～250秒。凝固时间的长短可用脑磷脂悬液的浓度来调节。

（2）待检标本测定：待检血浆用枸橼酸钠抗凝，分离后即置于冰浴中，测定前以咪唑缓冲工作液作1：20稀释。取待检稀释血浆、咪唑缓冲工作液、脑磷脂悬液及5g/L白陶土生理盐水悬液各0.1ml，混匀，置37℃水浴预温2分钟整，加0.05mol/L氯化钙溶液0.1ml，开动秒表记录凝固时间，查标准曲线，得出各因子活性再乘以2。若凝固时间过长，应减少稀释倍数，使凝固时间处于标准曲线的线性范围内。

（3）标准曲线绘制：取多个正常人新鲜混合血浆，以咪唑缓冲工作液作1：10、1：20、1：40、1：80、1：100、1：200、1：500、1：1000稀释。将各稀释度的样品分别与缺乏因子Ⅷ：C基质血浆、脑磷脂悬液及5g/L白陶土生理盐水悬液各0.1ml混合，置37℃水浴预温2分钟整，加0.05mol/L氯化钙溶液0.1ml，开动秒表记录凝固时间，以凝固时间的对数和浓度（1：10作为100％）的对数计算出回归方程或以稀释液（或活性）为横坐标，凝固时间为纵坐标，在双对数曲线纸上绘制标准曲线。

4.参考区间

因子Ⅷ：C（103±25.7）％；因子Ⅸ：C（98.1±30.4）％；因子Ⅺ：C（100±18.4）％；因子Ⅻ：C（92.4±20.7）％。

5.注意事项

（1）缺乏某因子的基质血浆的因子水平应＜1％，而其他因子的水平必须正常。该基质血浆应置－80～－40℃冰箱中保存。

（2）待检标本采集后应立即测定或将分离血浆置40～－20℃冰箱内待测，但不能超过2个月。同时避免反复冻融。

（3）每次测定都应做标准曲线。正常人新鲜混合血浆要求至少30人份以上。分装、冻干可保存－40～－20℃以下2～3个月。

（4）在FⅧ：C、FⅨ：C、FⅪ：C、FⅫ：C活性测定中，由于待测血浆均进行了一定比例的稀释,可以避免一些异常抗凝物的干扰。但是高浓度的肝素、纤维蛋白/纤维蛋白原降解产物(FDP)、自身抗体(如因子抑制物)等,仍有可能引起因子活性的假性减低。

(5)发色底物法常用于测定 FⅧ:C、FⅪ:C,测定结果的影响因素比乏因子血浆纠正试验少,准确度和精密度都更高。

(6)血液标本采集不当(如采血不顺利,组织液混入血等),保存不当(如低温保存时引起的冷激活等),可使凝血因子活性呈假性增高。若输血后检测凝血因子,不能排除无因子缺陷症,一般应在输血 7 天后再测定。

6.临床意义

(1)血浆中凝血因子Ⅷ:C、Ⅸ:C、Ⅺ:C 和Ⅻ:C 减低:

1)血浆中凝血因子训Ⅷ:C 减低:见于血友病 A,按减低程度分为:重型(<2%)、中型(2%~5%)、轻型(5%~25%)、亚临床型(25%~45%);其次见于 vWD(Ⅰ型、Ⅱ型)和 DIC;抗Ⅷ:C 抗体所致获得性血友病较为少见。

2)因子Ⅸ:C 减低:见于血友病 B,临床上减低程度分型与血友病 A 相同;其次见于肝脏疾病、维生素 K 缺乏症、DIC、口服抗凝剂和抗 FⅨ 抗体存在等。

3)因子Ⅺ:C 减低:见于因子Ⅺ缺乏症、肝脏疾病、DIC 和抗 FⅪ 抗体存在等。

4)因子Ⅻ:C 减低:见于先天性因子Ⅻ缺乏症、DIC、肝脏疾病以及部分血栓病患者。

(2)血浆中凝血因子Ⅷ:C、Ⅸ:C、Ⅺ:C 水平增高主要见于高凝状态和血栓病,尤其是静脉血栓形成、肾病综合征、妊娠期高血压疾病、恶性肿瘤等。肝病时因子Ⅷ:C 增高。

(二)凝血因子Ⅱ(FⅡ:C)、Ⅴ(FⅤ:C)、Ⅶ(FⅦ:C)和Ⅴ(FⅩ:C)的活性测定(一期法)

1.原理

受检者稀释血浆分别与缺乏因子Ⅱ:C、Ⅴ:Ⅴ、Ⅶ:C、Ⅴ:C 的基质血浆混合,作凝血酶原时间测定。将受检者血浆测定的结果与正常血浆做比较,分别计算受检血浆中所含因子Ⅱ:C、Ⅴ:C、Ⅶ:C、Ⅹ:C 相当于正常人的百分率。

2.试剂与器材

(1)缺乏因子Ⅱ:C、Ⅴ:C、Ⅶ:C、Ⅹ:C 的基质血浆先天性或人工制备的缺乏这些因子的血浆(要求它们的活性小于 1%),冻干保存。

(2)兔脑或人脑浸出液。

(3)0.025mol/L 氯化钙溶液。

(4)血液凝固分析仪。

3.操作

(1)取至少 30 人份正常人的血浆混合,以 10 倍稀释作为 100%,然后进行倍比稀释成50%,25%,12.5%,6.25%。

(2)按上述操作,分别测定各稀释度的凝固时间(秒)。

(3)将所测凝固时间(秒)为纵坐标,正常人混合血浆不同水平因子的活性(%)作横坐标,在双对数纸上绘出标准曲线或建立回归方程。

4.结果计算

受检血浆所测得的凝固时间,通过标准曲线或回归方程,得出相当于正常人因子活性的百分比,将该值乘以 2,即为受检血浆凝血因子活性的水平(%)。

5.参考区间

因子Ⅱ:C(97.7±16.7)%;因子Ⅴ:C(102.4±30.9)%;因子Ⅶ:C(103±17.3)%;因子Ⅹ:C(103±19.0)%。

6.注意事项

同血浆凝血酶原时间测得及因子Ⅷ:C、Ⅸ:C、Ⅺ:C 和Ⅻ:C 测定。

7.临床意义

(1)血浆中因子Ⅱ:C、Ⅴ:C、Ⅶ:C、Ⅹ:C 的水平增高:同因子Ⅷ:C、Ⅸ:C、Ⅺ:C 和Ⅻ:C 测定,但肝脏疾病除外。

(2)血浆中因子Ⅱ:C、Ⅴ:C、Ⅶ:C、Ⅹ:C 的减低:见于先天性因子Ⅱ、Ⅴ、Ⅶ、Ⅹ 缺乏症,但较少见。获得性减低者见于维生素 K 缺乏症、肝脏疾病(最多和最先减少的是因子Ⅶ,其次和中度减少的是因子Ⅱ和Ⅹ,最后和最少减少的是因子Ⅴ)、DIC 和口服抗凝剂等。在血液循环中有上述凝血因子的抑制物时,这些因子的血浆水平也减低。

三、血浆纤维蛋白原含量测定

(一)原理

根据纤维蛋白原与凝血酶作用最终形成纤维蛋白的原理。以国际标准品为参比血浆制作标准曲线,用凝血酶来测定血浆凝固时间,所得凝固时间与血浆中纤维蛋白原浓度呈负相关,从而得到纤维蛋白原的含量。

(二)试剂与器材

(1)凝血酶(冻干)。

(2)参比血浆(冻干)。

(3)血浆稀释液。

(三)操作

(1)蒸馏水复溶凝血酶 2ml。

(2)将待测或参比血浆用血浆稀释液做 10 倍稀释。

(3)取已稀释的血浆 0.2ml 于一小试管中,置 37℃水浴加温 2 分钟,再加入已复溶的凝血酶试剂 0.1ml,即刻观察凝固时间。

(4)再一次重复上述操作,若两次结果差异超过 0.5 秒,则需再重复一次,取两次结果的均值。

(5)如遇有凝固时间长的标本,使两次结果间误差大,可用 1:5 的稀释血浆进行操作,将结果除以 2 再报告结果。

(6)根据凝固时间(秒)查阅标准曲线读数表,即可获得血浆纤维蛋白原浓度(g/L)。

(四)参考区间

2~4g/L。

(五)注意事项

(1)参比血浆应同时与标本一起操作,以核对结果是否可靠。

(2)凝血酶复溶后在 4~6℃可放置 2 天。

（3）凝固时间延长，查得纤维蛋白原浓度降低可有以下情况：①血浆纤维蛋白原浓度真正的降低；②血浆纤维蛋白原浓度假性降低，即由于血浆中出现肝素、FDP 或罕见的异常纤维蛋白原血症所致，属以上情况时应进一步用其他实验方法证实或测定纤维蛋白原的抗原浓度。

（4）Fg 检测的方法学较多，各种方法的检测特性不同综合各种因素，Clauss 法是目前首选的方法。

（5）Clauss 法的检测原理与 TT 相同，但其使用凝血酶的浓度是 TT 的 25 倍，待检样本进行了 10 倍稀释，肝素（<0.6U/ml）和 FDP（<100μg/d）不影响检测的结果。Fg 检测应采用市售商品化的试剂并进行质量控制。若采用自制试剂检测 Fg，需要对凝血酶含量进行严格的标定。Fg 检测中的凝血酶试剂容易氧化失活，严格按照说明书推荐的条件保存，一旦配制要尽早使用。

（6）PT 衍生法在 PT 检测值异常以及 Fg 异常等情况并不适用。

(六)临床意义

1.纤维蛋白原增高（超过 4g/L）

见于糖尿病和糖尿病酸中毒、动脉血栓栓塞（急性心肌梗死发作期）、急性传染病、结缔组织病、急性肾炎和尿毒症、放射治疗后、灼伤、骨髓瘤、休克、老年人外科大手术后、妊娠晚期和妊娠期高血压疾病、轻型肝炎、败血症、急性感染和恶性肿瘤等。

2.纤维蛋白原减少（低于 2g/L）

见于弥散性血管内凝血和原发性纤溶症、重症肝炎和肝硬化等，也见于降纤药治疗（如蝮蛇抗栓酶、去纤酶）和溶血栓治疗（UK，t−PA），故是它们的监测指标之一。

四、可溶性纤维蛋白单体复合物测定

(一)原理

可溶性纤维蛋白单体复合物测定（SFMC）采用酶联免疫分析法。

(二)试剂与器材

（1）氨基醋酸：终浓度为 20g/L。

（2）抑肽酶：终浓度为 500U/ml。

（3）碳酸盐缓冲液：0.1mol/L（pH9.6）。

（4）抗纤维蛋白原 IgG 单抗。

（5）配制含 0.05%Tween−20 的 0.01mol/LPBS 洗涤液。

（6）OPD 溶液（1g/L，含过氧化氢）。

（7）辣根过氧化物酶标记的抗纤维蛋白原单抗。

（8）酶标仪。

(三)操作

（1）采血：取静脉血 5ml，以 0.15mol/LEDTA−Na2 作 1:9 抗凝，并加终浓度为 20g/L 的氨基醋酸和 500U/ml 的抑肽酶溶液，以 3000r/min 离心 15 分钟，制备血浆，置−20℃保存备测。

（2）用 0.1mol/L 的碳酸盐缓冲液（pH9.6）将抗纤维蛋白原 IgG 单抗稀释成 10mg/L，加 0.1ml 于酶标板各孔中，置 4℃过夜。

(3)经含 0.05％Tween－20 的 0.0lmol/L PBS 洗涤后,再于各孔内加入 1％ BSA 0.2ml 封闭,于 37℃温育 2 小时。

(4)将血浆和标准品用 0.01mol/L PBS 系列稀释,分别加 0.1ml 于各孔内,37℃温育 2 小时,洗涤后,加 0.1ml 用洗涤液稀释 3000 倍的辣根过氧化物酶标记的抗纤维蛋白原单抗,37℃温育 2 小时并充分洗涤后,于曾加辣根过氧化物酶单抗的各孔中加入 0.2ml 的 OPD 溶液(1g/L,含过氧化氢),显色 10 分钟,在波长为 492nm 处测各孔吸光度值。

(四)结果计算

以标准品各浓度值为横坐标,相应的吸光度值为纵坐标,在半对数坐标纸上绘制标准曲线。根据样品的吸光度值占最高标准点计数的百分结合率,从相应的标准曲线上查出稀释样品的 sFMC 数值,再乘以稀释倍数即得血浆样品的 sFMC 含量。

(五)参考区间

(48.5±15.6)mg/L。

(六)注意事项

凝血酶生成,无直接检测指标。SFMC 的测定,可以间接反映凝血酶的生成。因此,该项目的检测,可以作为血栓形成的早期辅助诊断指标。

(七)临床意义

SFMC 水平升高,反映凝血酶生成增多。见于 DIC、产科意外、严重感染、肝病、急性白血病、外科手术、严重创伤和恶性肿瘤等。

第六节 抗凝因子检验

一、抗凝血酶测定

(一)抗凝血酶抗原测定

1.原理

抗凝血酶抗原测定(AT:Ag)采用酶联免疫吸附法。

2.试剂与器材

(1)0.1mol/L 碳酸盐缓冲液(pH9.6)。

(2)抗人 AT 单抗。

(3)AT 标准品。

(4)酶标的抗 AT 单抗。

(5)洗涤液:0.01mol/L PBS(含 0.05％Tween－20)。

(6)样品稀释液:0.25mol/L EDTA－Na2－PBS(含 2％ BSA)。

(7)邻苯二胺溶液(1mg/ml):用 pH4.5 0.1mol/L 枸橼酸盐缓冲液配制。

(8)3mol/L 硫酸终止液。

(9)30％过氧化氢溶液。

(10)酶标仪。

3.操作

(1)用碳酸盐缓冲液将抗 AT 单抗配制为适当浓度,加入到酶标板中,每孔 0.1ml,4℃包被过夜。

(2)用洗涤液洗去未结合的单抗。

(3)将经样品稀释液一系列稀释的标准品及待测标本加入含固相抗体的酶标板中,每孔 0.1ml,37℃温育 2 小时,再用洗涤液洗涤 3 次。

(4)每孔加 0.1ml 适当浓度的酶标抗 AT 抗体,37℃再温育 2 小时,用洗涤液洗涤 3 次。

(5)加新鲜配制的含 1mg/ml 邻苯二胺,3%过氧化氢的枸橼酸盐缓冲液,每孔 0.1ml,显色 10 分钟。

(6)每孔加 0.05ml 3mol/L 硫酸溶液终止反应。

(7)在酶标仪上于 492nm 波长测各孔吸光度值。

(8)以标准品的浓度为横坐标,尤其对应的吸光度值为纵坐标,在半对数纸上绘制标准曲线。

(9)以待测样本的吸光度值从标准曲线上查出其对应的 AT 数值,再乘以稀释倍数,得出标本中 AT:Ag 的含量。

4.参考区间

(290±30.2)mg/L。

5.注意事项

(1)样本采用枸橼酸钠抗凝而不能用肝素抗凝血浆。

(2)保存待检血浆从冰箱中取出后应立即置 37℃水浴中融冻,但不能反复冻融。

6.临床意义

(1)先天性 AT 缺陷:按 AT:Ag 及 AT:A 测定结果分为 CRM$^-$型(AT:Ag 与 AT:A 均减低)和 CRM$^+$型(AT:Ag 正常而 AT:A 减低)。

(2)获得性 AT 缺乏,见于肝脏疾病、DIC、应用肝素等。

(二)抗凝血酶活性测定(AT:A)

1.原理

发色底物法。

2.试剂与器材

(1)标准血浆。

(2)底物 S2238 的浓度为 5×107mmol/L。

(3)凝血酶溶液牛凝血酶用生理盐水配成 7.5～7.7U/ml,每 10ml 溶液中加入聚乙二醇 6000(PEG6000)0.5g 混合。

(4)Tris－肝素缓冲液:0.05mol/L Tris,7.5×10^{-3} mol/L,EDTA－Na$_2$ · 2H$_2$O,1.75×10^{-4} mol/L 氯化钠,用 lmol/L 盐酸调节 pH 至 8.4,每升缓冲液中含肝素 3 万单位。

(5)50%的醋酸。

(6)酶标仪。

3.操作

(1)将一系列稀释的标准血浆及待测标本与 Tris-肝素缓冲液混合,于 37℃温育 5 分钟。

(2)加过量的凝血酶 $50\mu l$,混匀,37℃放置 30 秒。

(3)加底物 $150\mu l$,混匀,37℃精确温育 30 秒。

(4)加 50% 的醋酸终止反应后,在 405nm 下测吸光度值。

(5)以标准品 AT:A 为横坐标,以其相应的吸光度值为纵坐标,在半对数纸上作标准曲线。

(6)根据受检者标本的吸光度值在标准曲线上查出其 AT:A,若标本预先经过稀释必须乘以稀释倍数。

4.参考区间

$(108.5\pm5.3)\%$。

5.注意事项

AT:A 的发色底物测定以往常用过多的肝素和凝血酶与待测血浆中 AT 作用后,测定剩余的凝血酶活性来反映 AT 的活性。由于凝血酶易使血浆纤维蛋白凝固,而且活性不如 FXa 稳定,所以在测定中用 FXa 替代凝血酶可以减少干扰和增加结果的稳定性。AT:A 和 AT:Ag 同时测定,有助于 AT 缺陷症分型。

6.临床意义

同 AT:Ag 测定。

二、蛋白 C 测定

(一)蛋白 C 抗原测定

1.原理

蛋白 C 抗原测定(PC:Ag)采用免疫火箭电泳法。

2.试剂与器材

(1)抗人 PC 抗体。

(2)PC 缓冲液:每升溶液中巴比妥钠 1.62g、Tris5.65g、甘氨酸 7.07g、$EDTA-Na_2$ 1.80g、PEG(MW6000)10g,pH 调至 8.8。

(3)生理盐水。

(4)标准血浆。

(5)考马斯亮蓝染色液:取考马斯亮蓝 R-2502.5g,冰醋酸 100ml,乙醇 450ml,蒸馏水 450ml,溶解后混匀。

(6)考马斯亮蓝脱色液:取乙醇 1000ml,冰醋酸 250ml,蒸馏水 1000ml,混匀。

(7)电泳仪。

(8)两分规。

3.操作

(1)用 PC 缓冲液配制 10g/L 的琼脂糖溶液,制板方法与一般免疫火箭法相同。

(2)将标准血浆稀释为原倍、1:2(100%)、1:4、1:8、1:16 共 5 个稀释度。

(3)待检血浆做 1:2 稀释。

(4)电泳:先于 50V 低电压下加样,每孔 15μl,每板必须同时做标准曲线。待加样完后,提高电压至 110 V,在室温不高于 30℃条件下电泳 18 小时。

(5)染色:电泳完毕后关闭电源。取出琼脂糖凝胶板,置于生理盐水中漂洗杂蛋白(12～24 小时),取出后用蒸馏水稍冲一下,除去盐类,用多层滤纸压干,以便吸去大部分水,再用电吹风吹干,然后用考马斯亮蓝染色 3～5 分钟,再用脱色液洗脱至底色白、峰形清晰为止。

(6)测定火箭峰高度:用两分规测定火箭峰高度,以加样孔上缘至峰顶为准。将 5 个标准的各自读数,通过回归得到标准曲线。然后求出各待检样本的 PC:Ag 含量。

4.参考区间

$(102.5\pm20.1)\%$。

5.临床意义

(1)先天性 PC 缺陷

Ⅰ型者 PC:Ag 含量与活性均降低,Ⅱ型者 PC:Ag 正常而活性降低。

(2)获得性 PC 减少

可见于 DIC、肝功能不全,手术后及口服双香豆素抗凝剂等。

(二)蛋白 C 活性测定

1.原理

蛋白 C 活性测定(PC:A)采用发色底物法。

2.器材

(1)缓冲液 A:0.04mol/L 巴比妥缓冲液,pH7.4。

(2)Protac 激活液:每瓶 3U,加缓冲液 A 3ml,分装,置−20℃保存,使用时稀释成 0.15U/m。

(3)发色底物液:用重蒸馏水将 Chromozym−PCA 配成 1.6mmol/L.

(4)正常混合血浆用缓冲液 A 稀释成浓度为原液.80%、60%、40%、20%、10%等。

(5)待检样本用生理盐水做 1:2 稀释。

(6)终止液用冰醋酸溶液。

(7)酶标仪及酶标板。

3.操作

(1)将待测已稀释样本 25μl 加入酶标板孔中,同时也将 6 个不同稀释度正常混合血浆各 25μl 分别加入各孔内,在上述待测样本及标准管各孔加入激活液 100μl,置 37℃水浴温育 8 分钟。

(2)再加入发色底物 chromozym−PCA 100μl,混匀,置 37℃水浴中继续温育 10 分钟,使其充分显色。

(3)以缓冲液 A 为空白管,酶标仪 405nm 读出多孔的 A 值。

(4)以正常人混合血浆的各稀释孔的 A 值为纵坐标,相应的 PC:A 含量为横坐标做出标准曲线。待测样本查标准曲线,结果乘以 2。

4.参考区间

$(100.24\pm13.18)\%$。

5.注意事项

除本法外,尚有血浆凝固法。后者检测可能受到狼疮抗凝物(LAC)、高浓度的 F Ⅷ(＞250％)等的影响。如果存在活化蛋白 C 抵抗(APC－R)时,可出现血浆凝固时间假性缩短,将待测血浆用缺乏 PC 的基质血浆进行 1∶2、1∶4 等适当比例稀释后可以纠正。

6.临床意义

与 PC：Ag 相同。

三、蛋白 S 抗原测定

(一)原理

蛋白 s 抗原测定(PS：Ag)采用免疫火箭电泳法。血浆总 PS(TPS)包括游离 PS(FPS)和与补体 C。结合蛋白结合的 PS(C_{4bp}－PS)。火箭电泳法在琼脂板上可同时检测 TPS 和 FPS。在待测血浆中加一定量聚乙二醇 6000,则 C_{4bp}－PS 会沉淀下来,上清部分即为 FPS。

(二)试剂与器材

(1)抗人 PS 血清。

(2)巴比妥钠缓冲液:每升含巴比妥钠 10.32g、甘氨酸 7.52g、Tris 0.6g、EDTA 1.46g、pH9.0。

(3)25％聚乙二醇 6000(PEG6000)。

(4)余同 FⅧ:Ag 的检测。

(5)电泳仪。

(三)操作

(1)受检血浆用 0.13mol/L 枸橼酸钠抗凝,FPS 处理同标准曲线制作,TPS 与 FPS 均每孔加 10μI,余均同标准曲线。

(2)检测样品的峰高代入公式中 X,Y 为样本的 PS 值。

(3)标准曲线绘制:

1)取抗人 PS 血清,用巴比妥钠缓冲液配制成 1％含 PS 抗血清的琼脂糖凝胶板。

2)TPS 标准血浆稀释为原倍(100％),1∶2(50％),1∶4(25％),1∶8(12.5％),1∶16(6.25％)。

3)每孔加样 10μl。

(4)电泳条件同 PC:Ag 检测。

(5)FPS:吸取 2 支各 300μl 正常混合血浆,每支加 25％聚乙二醇 6000 50μl,充分混匀,室温下放置 30 分钟,然后以 3000r/nun 离心 10 分钟,取上层血浆,一支作原倍(100％);另一支作 1∶2(50％),1∶4(25％),1∶8(12.5％),1∶16(6.25％)稀释。与 TPS 在同一琼脂板上进行电泳。

(6)染色:将电泳后的琼脂板置 1％磷钼酸染色液中数分钟,一般 5～15 分钟(以磷钼酸液新鲜度而定,新鲜则短,使用多次后则相应延长染色时间),即可见清晰的火箭沉淀峰。

(7)采用直线回归,将测得的峰高与相应的血浆稀释度做直线回归处理,Y＝bX＋a。

(四)参考区间

TPs:(96.6±9.8)％;FPS:(100.9±11.6)％。

(五)注意事项

(1)游离 PS 标本,制备好的上层血浆应当天检测,否则会影响实验结果。

(2)同一份标本,同时做 TPS 和 FPS,加样时可以单孔为 TPS 样本;双孔为 FPS 样本,以便分析结果。

(3)血浆中约 60% C4BP－PS,40%为 FPS。只有 FPS 辅助 APC 发挥灭活 FⅤa 和 FⅧa 功能。故检测 FPS 更有临床价值。

(六)临床意义

(1)PS 作为 PC 的辅因子,对因子Ⅴa、Ⅷa 有加速灭活作用。先天性 PS 缺陷者常伴发严重的深静脉血栓栓塞。

(2)获得性 PS 缺乏:见于肝功能障碍、口服双香豆素类抗凝药物。

四、凝血酶,抗凝血酶复合物测定

(一)原理

凝血酶抗凝血酶复合物测定(TAT)采用酶联双抗体夹心法。

(二)试剂与器材

(1)以免抗人凝血酶包被的酶标板。

(2)以过氧化物酶标记的兔抗人 AT。

(3)共轭缓冲液。

(4)TAT 标准血浆 A1～S4(人)浓度范围 2～60μg/L。

(5)TAT 质控血浆(人)。

(6)样本缓冲液(TAT):Tris 缓冲液 100mmol/L,Tween－20 10ml/L,EDTA 37g/L。

(7)洗涤液:磷酸盐缓冲液 90mmol/L,含 Tween18g/L。

(8)底物缓冲液:枸橼酸盐缓冲液含 $H_2O_2 0.3g/L$。

(9)底物邻苯二胺。

(10)终止液 0.5mol/L 硫酸。

(11)酶标仪。

(三)操作

1.试剂准备

(1)洗涤液:用蒸馏水稀释 15ml 浓缩液至 300ml。

(2)工作共轭液:将 200μl 抗人 AT 抗体加至含共轭缓冲液的瓶中(11ml),轻轻振荡混匀。

(3)TAT 标准血浆 S1～S4 和 TAT 质控血浆各加 1ml 蒸馏水稀释,使 S1～S4 中 TAT 浓度分别为 2μg/L、6μg/L、20μg/L、60μg/L。质控血浆 TAT 值如标签示。

2.检测

(1)取所需数量的微量测试排条于托板上,其余的重新封存好,并于其中放干燥剂,保存于 2～8℃。

(2)每孔加 50ul 样本缓冲液(TAT),再分别加入 50pul 标准品、质控血浆或样本,充分混匀。

(3)37℃温育 15 分钟(±2 分钟)。

(4)每孔用 0.3ml 稀释洗涤液洗板 2 次,甩干。

(5)将 100μl 工作共轭液加至各孔。

(6)37℃温育 15 分钟(±2 分钟)。

(7)准备底物液:加 10ml 底物缓冲液(20~25℃)至含底物的瓶中,振荡摇匀。

(8)用洗涤缓冲液洗板 3 次。

(9)每孔加 100μl 新鲜配制的底物液。

(10)20~25℃温育 30 分钟(避光)。

(11)每孔加 100μl 终止液,放置时间同底物液。

(12)1 小时内检测波长 492nm 处吸光度(A)值。

3.标准曲线绘制

标准曲线通过以 TAT 标准血浆的 TAT 浓度(μg/L)对相应吸光度值作图得到。纵坐标为 492nm 吸光度值,横坐标为 TAT 浓度(分别为 2μg/L、6μg/L、20pg/L、60pμg/L)。待测样品中 TAT 的浓度则可比照标准曲线得到。

(四)参考区间

正常成人枸橼酸钠抗凝血浆 TAT:1.0~4.1μg/L(平均 1.5μg/L)。

(五)注意事项

(1)在 2~8℃环境下,共轭缓冲液、工作共轭液和样本缓冲液可保存 4 周,稀释过的洗涤液可在 1 周内使用。

(2)稀释过的标准血浆和质控血浆在 15~25℃下,可放置 8 小时。工作底物液须避光保存,且应在 1 小时内使用。

(3)共轭缓冲液、标准血浆、质控血浆和样本缓冲液在-20℃可保存 3 个月。剩余的工作底物液应在配制后 30 分钟内冻存,2 周内使用。

(4)血浆样本采集不当可影响检测结果。溶血、脂血、含类风湿因子的血浆样本不可使用。

(5)凝血酶形成后迅速被抗凝血酶所抑制。因此,常规方法无法直接测定凝血酶的生成量。TAT 的测定,可以间接反映凝血酶的生成。作为早期血栓形成的一个辅助检测指标。

(六)临床意义

血浆 TAT 含量增高,见于血栓形成前期和血栓性疾病,如 DIC、深静脉血栓栓塞、急性心肌梗死等。

第七节 病理性抗凝物质检验

一、筛查试验

(一)复钙交叉试验

1.原理

延长的复钙时间,如果能被 1/10 量的正常血浆所纠正,表示受检血浆中缺乏凝血因子;如果不能被等量的正常血浆所纠正,则提示受检血浆中有抗凝物质。

2.试剂与器材

(1)0.1mol/L 草酸钠或 0.13mol/L 枸橼酸钠抗凝的正常血浆和待测血浆。

(2)0.025mol/L 氯化钙溶液。

3.操作

放置于 37℃ 水浴中 1 分钟,加 0.025mol/L 氯化钙溶液 0.1ml 混合的同时启动秒表,记录血浆中出现纤维蛋白丝的时间(分钟),重复两次,取平均值。

4.参考区间

若第 3 管的复钙时间不能恢复至正常值(2 分 18 秒～4 分 17 秒),则表示受检血浆中有抗凝物质存在。

5.注意事项

(1)抽血应顺利,不应有溶血及凝血。

(2)取血后应立即检测,血浆在室温中放置不超过 2 小时。

6.临床意义

本试验可区别复钙时间延长的原因,是血液循环中有无病理性抗凝物质的一项筛查试验。

(二)凝血酶时间延长的纠正试验(游离肝素时间测定)

1.原理

甲苯胺蓝可中和肝素的抗凝作用。当凝血酶时间(TT)延长,可在受检血浆中加入甲苯胺蓝,若延长的 TT 恢复正常或明显缩短,则表示受检血浆中肝素或类肝素增多,否则示其他抗凝血酶类物质存在。

2.试剂与器材

(1)0.1％甲苯胺蓝溶液。

(2)0.1mol/L 草酸钠或 0.13mol/L 枸橼酸钠抗凝血浆。

(3)凝血酶溶液:凝血酶加生理盐水稀释,使正常对照血浆的凝固时间在 16～18 秒。

3.操作

(1)取受检抗凝血浆 0.1ml,加 0.1％甲苯胺蓝 0.1ml,摇匀,置 37℃ 水浴中。

(2)随即加入凝血酶溶液 0.1ml,即刻记录血浆凝固时间,重复 2 次或 3 次,取平均值。

4.结果判断

在凝血酶时间(TT)延长的患者,加入甲苯胺蓝后 TT 明显缩短,两者相差大于 5 秒,提示患者血浆中有肝素或类肝素增多;如 TT 并不因为加入甲苯胺蓝而缩短,提示 TT 延长不是由肝素或类肝素物质所致。

5.注意事项

凝血酶溶液在每次操作时都需作校正试验,使正常血浆的 TT 值在 16～18 秒。复钙交叉试验和游离肝素时间检测均为临床常用的病理性抗凝物质存在的筛选试验。前者可以鉴别凝血异常是内源凝血系统因子缺乏还是由病理性抗凝物质存在引起;后者对检测肝素或类肝素物质的存在比较敏感和特异。但二者均只是定性检测试验。

6.临床意义

在过敏性休克,使用氮芥或放疗后,严重肝病,弥散性血管内凝血或肝叶切除后或肝移植术后等患者的血浆中可能有类肝素物质的增多。

二、血浆肝素浓度测定

(一)原理

发色底物法。

(二)试剂与器材

(1)FXa试剂(含冻干牛FXa)。

(2)AT(含冻干人AT和缓冲液0.05mol/L Tris－HCl,0.175mol/L NaCI,7.5mmol/L ED－TA,pH8.4)。

(3)发色底物Spectrozyme FXa。

(4)光电比色仪。

(三)操作

1.标本准备

0.129mol/L枸橼酸钠1:9抗凝血,以3000r/min离心10分钟。为彻底祛除剩余血小板,1小时内再以3000r/min离心10分钟。缺乏血小板血浆须保存在2～8℃,2小时内完成检测,或－20℃保存1个月,用前37℃融化15分钟。

2.试剂准备

(1)FXa试剂:加5ml蒸馏水,2～8℃可保存2周,－20℃可保存4个月。

(2)AT:加5ml蒸馏水,2～8℃可保存2周,－20℃可保存4个月。

(3)发色底物Spectrozyme FXa:加5ml蒸馏水,2～8C可保存2个月,－20℃可保存6个月(勿反复冻融)。

3.标准品准备

用同样的方法采集正常血浆,以制备肝素标准品。以0.9％NaCI配成8USPU/ml的肝素,然后用正常血浆配成下列肝素标准品:

0.8U/ml:900μl血浆＋100μl肝素(8USPU/ml);

0.4U/ml:500μl血浆＋500pl 0.8U/ml标准品;

0.2U/ml:500μl血浆＋500μl 0.4U/ml标准品;

0.0U/ml:500μl血浆。

200plAT,加25μl血浆样品或肝素标准品,混匀,37℃温育2分钟,加200μlFXa并混匀,37℃精确温育1分钟;混合液中加200μl发色底物Spec－trozyme FXa,混匀,37℃精确温育5分钟;加200μl醋酸,混匀;最后,加200ul水。在波长405nm处读取吸光度值,空白对照液可按下列顺序配制:200μl醋酸→200μl AT→25μl正常对照血浆→200μl FXa→200μl发色底物Spectrozyme FXa→200μl水。

4.标准曲线

以吸光度值与对应的肝素标准品浓度绘制标准曲线,纵、横坐标分别为405nm吸光度值和肝素浓度。待测血浆中肝素浓度可从标准曲线上直接查到。标准曲线应每次制备。

(四)参考区间

正常人用本法检测肝素为0。根据抗凝治疗的强度不同,本检测值有相应变化。本法检测肝素的范围是 $0 \sim 0.8 \mathrm{U/ml}$。

(五)注意事项

(1)采血与离心必须细心,以避免血小板激活,导致血小板第4因子(PF_4)释放,后者可抑制肝素活性。

(2)反应中温育时间和温度均应严格按要求,否则将影响检测结果。

(3)严重黄疸患者检测中应设自身对照。

(4)制作标准曲线的肝素制剂应与患者使用的一致。

(5)采血时间必须与用药时间紧密对应,使检测结果可以指导临床的药物剂量调整。

(6)肝素治疗个体差异较大,过量用药可以导致出血,用药不足无法避免血栓形成。肝素浓度的检测可以有效地提供药动学信息,指导临床合理调整药物的剂量。

(六)临床意义

在过敏性休克,使用氮芥或放疗后,严重肝病或DIC,肝叶切除后或肝移植术后等患者血浆中肝素增多。主要应用于肝素治疗的监测。

三、凝血因子Ⅷ抑制物测定(Bethesda法)

(一)原理

将受检血浆与正常人血浆混合,温育一定时间后,检测剩余因子Ⅷ的活性,以Bethesda单位来计算抑制物的含量,1个Bethesda单位相当于灭活50%因子Ⅷ的量。

(二)试剂与器材

(1)0.05mol/L咪唑缓冲液(pH7.3)咪唑0.34g,氯化钠0.585g,加蒸馏水至100ml。

(2)白陶土-脑磷脂悬液。

(3)缺乏因子Ⅷ血浆(FⅧ:C<1%)。

(4)正常人混合血浆。

(5)0.025mol/L氯化钙。

(三)操作

(1)用咪唑缓冲液制备受检者1/2(受检者血浆1份加缓冲液1份)和1/3(受检者血浆2份加缓冲液1份)的稀释血浆。

(2)温育混合物的制备:对照为正常人混合血浆0.2ml加缓冲液0.2ml;受检者1/2稀释血浆0.2ml加对照血浆0.2ml;受检者1/3稀释血浆0.2ml加对照血浆0.2ml。将上述3支含混合物试管置37℃水浴箱中温育2小时。

(3)用测FⅧ:C的方法,检测各管的Ⅷ:C水平。

(四)注意事项

同凝血因子Ⅷ:C测定。当筛查试验如复钙交叉试验、APTT纠正试验出现阳性结果时,患者有血友病A史或因子Ⅷ活性下降,用凝血因子Ⅷ抑制物测定(Bethesda法)可以定量反映抑制物的水平,用于血友病A患者产生因子VⅢ抑制物或获得性血友病A的诊断与疗效的监测。该检测是一种经典的方法。

(五)参考区间

正常人体内无抑制物。

(六)临床意义

本法多用于血友病 A 患者出现抗因子Ⅷ:C 抗体者,也用于获得性血友病 A 者;也可用于测定其他凝血因子所产生的抗体。

四、狼疮抗凝物的检测

(一)原理

用蛇毒试剂激活 FX,加入 Ca^{2+} 和低浓度磷脂,观察血浆发生凝固的时间,称为 RusseU 蛇毒时间(RVVT),作为狼疮抗凝物(LAC)的过筛试验(LAC screen)。着 RVVT 明显延长时,提示有凝血因子缺陷或存在 LAC。加入正常血浆后,RVVT 缩短,为凝血因子缺陷;若 RVVT 仍延长,表明存在 LAC。加入高浓度的磷脂中和 LAC 后,可使延长的 RVVT 缩短或恢复正常,确证血浆中存在 LAC,称为 LAC 确认试验(LAC confrm)。通过计算 LAC screen 或 LAC conflrm 与正常人血浆 RVVT 的比值,得到 LAC 过筛试验比值(SR)和确认试验比值(CR),用筛查除以确认比值,得到标准化 LAC 比值(NLR),根据 NLR 的大小,判断待测血浆中有无 LAC。

(二)试剂与器材

(1)LAC 过筛试剂盒。

(2)LAC 确认试剂盒。

(三)操作

(1)将 LAC 过筛试剂及 LAC 确认试剂各用 2ml 去离子蒸馏水溶解,置室温 30 分钟,颠倒混匀后备用。

(2)将 LAC 过筛试剂及 LAC 确认试剂置于 37℃水浴中预温 1 分钟。

(3)取 2 个试管,各加 0.2ml 缺乏血小板的被检血浆,37℃预温 1 分钟。

(4)LAC 过筛试验,待检试管中加预温的 JAC 过筛试剂 0.2ml,启动秒表,记录血浆凝固时间。若做 LAC 确认试验.待检试管中则加预温的 LAC 确认试剂,体积为 0.2ml,启动秒表,记录血浆凝固时间。

(5)正常人血浆同时进行上述检测。

(四)结果计算

(1)LAC 过筛试验比值(SR)=患者过筛试验结果(秒)/正常人过筛试验结果(秒)。

(2)LAC 确认试验比值(CR)=患者确认试验结果(秒)/正常人确认试验结果(秒)。

(3)标准化 LAC 比值(NLR)=过筛试验比值/确认试验比值。

(五)参考区间

NLR:正常人:<1.2;>2.0 为强阳性;1.5~2.0 为中度阳性;1.2~1.5 为弱阳性。

(六)注意事项

本试验对狼疮抗凝物检测的敏感性和特异性均较高。检测系统内磷脂的含量至关重要。要求待检血浆中尽量祛除血小板成分。在常规离心获得乏血小板血浆后,可以将所得的血浆吸取 2/3,再次 3000 转离心 10 分钟,取后次所得血浆的上 1/3 用于检测。这样,可以避免剩余血小板磷脂参与反应,导致对检测结果的影响。

(七)临床意义

LAC 是一组抗磷脂或磷脂与蛋白(如 β－2－glycoproteinI 和凝血因子)复合物的抗体,可以干扰磷脂依赖的止血反应和体外凝血试验(如 APTT、SCT、RVVT 等)。血浆 LAC 阳性,可见于自身免疫性疾病(如 SLE)、病毒感染、骨髓增生性疾病、复发性流产等,有 24%～36% 患者可发生血栓形成。

第八节 纤溶系统的检验

一、优球蛋白溶解时间

(一)原理

血浆经稀释后,加稀醋酸使 pH 降低至 4.5 时优球蛋白组分即沉淀,经离心可除去纤溶抑制物。而沉淀的优球蛋白组分中含纤维蛋白原、纤溶酶原和纤溶酶原激活物等。将此沉淀物溶解于缓冲液中,再加氯化钙(加钙法)或凝血酶(加酶法)使其凝固,置 37℃ 下观察凝块完全溶解所需时间,即为优球蛋白溶解时间(ELT)。

(二)试剂与器材

(1)109mmol/L 枸橼酸钠溶液。

(2)1% 醋酸溶液。

(3)硼酸盐缓冲液(pH9.0)取氯化钠 9g,硼酸钠 1g,加蒸馏水溶解后,加水至 1000ml。

(4)0.025mol/L 氯化钙溶液。

(三)操作

(1)109mmol/L 枸橼酸钠 0.2ml,加 1.8ml 血液,混匀,并分离血浆。

(2)尖底离心管 1 支,加蒸馏水 7.5ml,加 1% 醋酸约 0.12ml,使 pH 为 4.5,置冰浴中。

(3)取 0.5ml 血浆加到上述置冰浴中的离心管中,混匀,继续置冰浴中 10 分钟,使优球蛋白充分析出。

(4)用 3000r/min 离心 5 分钟,倾去上清液,倒置离心管于滤纸上,吸去残余液体。

(5)加硼酸缓冲液(pH9.0)0.5ml 于沉淀中,置 37℃ 水浴中,轻轻搅拌使之完全溶解。

(6)加入 0.025mol/L 氯化钙 0.5ml,开动秒表记录凝固时间。

(7)置 37℃ 水浴中,观察凝块完全溶解,并记录时间。

(四)参考区间

溶解时间(ELT)大于 120 分钟。小于 70 分钟为异常,是诊断纤溶活性亢进的指标之一;大于 120 分钟提示纤溶活性减低。

(五)注意事项

(1)采血时止血带不宜扎得过紧,时间不得超过 5 分钟。

(2)第 2.3 步骤要在 15 分钟内完成。

（3）观察溶解标本以不见絮状物为准。

（4）当纤溶极度亢进时，体内纤溶酶原基本被耗尽时，本试验可呈假阴性。

（5）ELT测定依赖于血浆中有足够的纤维蛋白原和纤溶酶原，当血浆中优球蛋白浓度较低时，可能仅出现较纤细的纤维蛋白丝或无纤维蛋白凝块形成而影响测定，ELT可延长。肝素抗凝治疗不会影响ELT测定，因为肝素不会在醋酸溶液中发生沉淀。由于ELT的测定时间较长，影响因素多，近年来已较少在临床应用。

（六）临床意义

本试验用以观察总的纤溶活性。当原发性或继发性纤溶亢进（如DIC）时，ELT缩短（小于70分钟有价值）。ELT＞120分钟，提示纤溶活性减低，临床意义不大。

二、纤溶组分检验

（一）组织型纤溶酶原激活剂活性测定（t-PA：A）

1.原理

发色底物法。

2.试剂与器材

（1）抗凝液。

（2）浓酸化液：应用时每支用蒸馏水稀释到10ml。

（3）浓缓冲液：应用时每支用蒸馏水稀释到25ml。

（4）纤溶酶原。

（5）发色底物S2251。

（6）共价物。

（7）标准品（10U）。

（8）终止液。

（9）光电比色仪。

3.操作

（1）标准曲线绘制：

1）t-PA标准品用缓冲液4.0ml溶解，再稀释100倍（取50μl，加缓冲液4950μl），此时t-PA标准品活性为$2.5×10^{-2}$U/ml，按表4-4加入到平底酶标板上。

2）各用缓冲液2ml将发色底物、共价物、纤溶酶原溶解，然后予以混合，在各标准品孔中，每孔加100μl，湿盒中保温150～180分钟（或标准系列中的6号管对应的测定孔的405nm吸光度值为0.8左右）。

3）加终止液20μl终止反应，在酶标仪上检测各孔405nm吸光度值，以标准系列中的1号管调零点（或在检测后减去该孔的值）。

4）以405nm吸光度值为纵坐标，t-PA：A为横坐标，绘制标准曲线。

（2）检测：

1）0.129mol/L枸橼酸钠抗凝血浆200ul，即刻加等体积酸化液，立即混合，2～8℃可保存1～2小时，-20℃可保存1个月。检测前需摇匀。

2）用缓冲液将经酸化的待测血浆再稀释15倍（取50μl，加缓冲液700μl，稀释倍数可根据血浆中 t－PA:A 的高低而增减),用微量取液器取 $100\mu l$ 加入到酶标板的检测孔中。

3)余同标准曲线绘制步骤 2)与 3)。

4)待测样品 t－PA:A 可从标准曲线上查出,结果乘以稀释倍数 15×2×1.1 即可(如果用固体肝素抗凝,则不用乘以 1.1)。

4.参考区间

(0.3～0.6)U/ml。

5.注意事项

(1)因加压后 t－PA 可进入血液,采血标本时最好不用止血带;取后尽快在低温下分离血浆。

(2)样本必须加以酸化处理,以抑制纤溶酶原激活抑制剂(PAI)的作用。

(3)血浆 t－PA 的影响因素较多,可随年龄的增加而升高;在剧烈运动、机体应激反应时增高。此外,血液标本采集时的状况(如压脉带的使用)、标本溶血、血浆中的其他抗体(如嗜异性抗体、类风湿因子)等可影响 tPA:Ag 的测定结果。t－PA 测定方法较多,而且缺乏标准化,不同实验室的报告方式和参考区间有显著不同,每个实验室应根据所使用方法建立各自的参考区间。

6.临床意义

(1)tPA 活性增高:表明纤溶活性亢进,见于原发性和继发性纤溶亢进症(DIC 等)。

(2)t－PA 活性降低:表明纤溶活性减低,见于血栓前状态和血栓病。

(二)组织型纤溶酶原激活剂抗原测定(tPA:Ag)

1.原理

酶联双抗体夹心法。

2.试剂与器材

(1)鼠抗人 t－PA 单抗。

(2)包被液:0.05mol/L 碳酸盐缓冲液(pH9.6)。

(3)辣根过氧化物酶抗体复合物。

(4)基质:邻苯二胺(OPD)。

(5)基质缓冲液:0.2mol/L 枸橼酸,0.2mol/L 枸橼酸钠缓冲液(pH 4.5)。

(6)稀释缓冲液:0.49%清蛋白－0.01 mol/L 磷酸盐缓冲液(PBS BSA,pH 7.4)。

(7)洗涤液:0.025mol/L 氯化钙 Tween－20PBS 缓冲液。

(8)标准 tPA。

(9)0.13mol/L 枸橼酸钠溶液。

(10)30%过氧化氢溶液。

(11)终止液 3mol/L 硫酸。

(12)酶标仪。

3.操作

(1)标准曲线绘制:

1)用包被液稀释 t－PA 抗体后包板,每孔 $200\mu l$,37℃温育过夜,次日用洗涤液洗 3 次,甩干。

2)将标准 t—PA 稀释成 $10\mu g/ml,5\mu g/ml,2.5\mu g/ml,1.25\mu g/ml,0.625\mu g/ml,0.3125\mu g/ml$，每孔加 $20\mu l$(复管)，温育 1 小时后，用洗涤液洗 3 次，甩干。

3)用稀释缓冲液稀释辣根过氧化物酶抗体复合物到应用浓度，每孔加 $200\mu l$，温育 1 小时，洗涤 3 次，甩干。

4)用基质缓冲液 10ml 溶解邻苯二胺($1g/L$)，加入 30％过氧化氢溶液 $10\mu l$(新鲜配制)后，即刻加入各孔，每孔 $200\mu l$，显色 10～15 分钟。

5)目测为最佳显色时，每孔加 $3mol/L$ 硫酸 $50\mu l$，终止反应，于 492nm 处读取吸光度值，以稀释缓冲液调零点。

6)以吸光度为纵坐标，t—PA 含量为横坐标制备标准曲线。

2.检测

1)枸橼酸钠抗凝血浆 1 份加稀释缓冲液 5 份，如果估计 t—PA 值增高，抗凝血浆可作 1:10 稀释，每孔加样 $200\mu l$。

2)余同标准曲线绘制中 2～5。

3)据吸光度读数由标准曲线查得 t—PA 含量。

4.参考区间

$1～12\mu g/L$。

5.临床意义

见 t—PA:A 检测。

(三)纤溶酶原活性测定(PLG:A)

1.原理

发色底物法。

2.试剂与器材

(1)发色底物 S2251，用双蒸水配制成 $5g/L$。

(2)链激酶。

(3)$0.05mol/L$ 的 Tris HCI 缓冲液(pH7.4)。

(4)正常混合血浆。

(5)反应终止液:50％的醋酸。

(6)光电比色仪。

3.操作

(1)将正常混合血浆用缓冲液进行 1:10、1:20、1:40、1:80 稀释，各稀释度取 $50\mu l$ 加入 96 孔的酶标板中，将标本做 1:10 稀释后加 $50\mu l$ 于酶标板中。

(2)每孔加 $50\mu l$ 链激酶，37℃温育 30 分钟。

(3)每孔加发色底物 $20\mu l$ 及缓冲液 $100\mu l$，置于微量振荡器上混合片刻。

(4)37℃温育 1 小时，加 50％醋酸 $50\mu l$ 终止反应。

(5)酶标仪上读取 405nm 的吸光度值。

(6)以标准品中 PLC 的活性做横坐标(1:10 正常人混合血浆为 100％活性)，以 405nm 吸光度值作为纵坐标在半对数纸上绘制标准曲线。

(7)以待测样品的吸光度值在标准曲线上查得 PLG 的含量,再乘以稀释倍数,从而得出待测标本的 PLG 活性值。

4.参考区间

(85.55 ± 27.83)%。

5.注意事项

从链球菌提取的 SK,不能直接激活 PLG,但可与 PLG 形成 1:1 的复合物,使 PLG 结构发生改变,自身降解产生纤溶酶(plasmin)而水解发色底物显色。发色底物法测定 PLG:A 简便、快速,比免疫化学法更适用。除了少数患者外,PLG 活性与抗原测定的相关性较好。由于血浆 PLG 水平受多种因素的影响而出现波动,不能灵敏地反映纤溶亢进。血浆 PLG 减低,可能是因 PLG 消耗而减低,也可能由于合成减少所致。测定血浆 PLG 的抑制物 α_2 抗纤溶酶(α_2-AP)比其更敏感。

6.临床意义

纤溶酶原活性减低,表明其激活物的活性增强,见于原发性纤溶、重症肝炎、肝硬化、肝叶切除、门静脉高压症、肝移植、大型手术、前置胎盘,胎盘早剥、肿瘤扩散、严重感染以及弥散性血管内凝血等。

(四)纤溶酶原激活抑制剂－1 活性测定(PAI－1:A)

1.原理

发色底物法。

2.试剂与器材

(1)抗凝液。

(2)浓缓冲液:使用前用蒸馏水做 1:24 稀释。

(3)纤溶酶原。

(4)共价物。

(5)发色底物。

(6)标准品(10.0U)使用前用缓冲液稀释为 t.PA:A 5.0×10^{-2}U/ml。

(7)终止液。

(8)酶标仪。

3.操作

(1)标准曲线绘制:

1)取活性为 5.0×10^{-2}U/ml t－PA 500μl,加等量缓冲液混匀,使 t－PA 活性为 2.5×10^{-2}U/ml。此时 PAI－1 相对活性为 O 任意单位(AU)。任意单位,为 PAI－1 活性单位,其定义为在 25℃,20 分钟内抑制 1.0U t－PA 的 PAI 酶量,即为 1.0AU。

2)各用缓冲液 2ml 将发色底物、共价物、纤溶酶原溶解,然后予以混合,混合后加入上述孔中,每孔 100ul,将板置湿盒中保温 150～180 分钟(或 3 号孔 405nm 吸光度值为 0.8 左右)。

3)在酶标仪上检测各孔 405nm 吸光度值,用 1 号孔调零点(或在检测后减去该孔的值)。

4)以 405nm 吸光度值为纵坐标,PAI 相对活性为横坐标,绘制标准曲线。

(2)检测:

1)待测血浆用缓冲液稀释 20 倍(取 50μl,加缓冲液 950μ),然后取 200pl,与等量活性为 $5.0×10^{-2}$U/ml 的标准 t-PA 混合,25℃放置 20 分钟,用微量吸液器取 100ul 加入到酶标板的余孔中。

2)余同标准曲线绘制步骤 2~3。待测样品 PAI 活性可从标准曲线上查出,乘以 40,再乘以 1.1(抗凝剂与静脉血 1:9 稀释)即可。

4.参考区间

0.1~1AU/ml。

5.注意事项

(1)试剂一旦溶解应一次用完。

(2)本法的线性范围为 0.005~0.025AU/ml,若标本检测值不在此范围,可视显色深浅调整稀释度。

(3)保温时间可视标准品的显色程度做适当选择。

(4)血浆标本于-20℃中可保存 1 个月。

6.临床意义

(1)PAI-1 活性增高:见于高凝状态和血栓性疾病。

(2)AI-1 活性降低:见于原发性和继发性纤溶症。

(五)纤溶酶原激活抑制剂-1 抗原测定(PA-1:Ag)

1.原理

酶联双抗体夹心法。

2.试剂与器材

(1)6×16 预包被鼠抗人纤溶酶原激活物抑制剂-1(PAI-1)IgG 抗体的微量测试排条。

(2)PET 缓冲液(PBS EDTA-Tween-20 缓冲液)。

(3)PAI-1 血浆标准品"50"(50ng/ml),0.5ml。

(4)PAI-1 血浆标准品"0"(缺乏 PAI-1 血浆),0.5ml。

(5)标记抗体:过氧化物酶标记的羊抗人 PAI-1IgG 抗体。

(6)酶标仪。

3.操作

(1)试剂准备:

1)PET 缓冲液:溶解 PET 缓冲液于 1L 净水中,搅拌 15 分钟,2~8℃可保存 1 个月。

2)终止液(4.5mol/L H_2SO_4):将 5ml 95%~97%的 H_2SO_4 加至 15ml 水中,混匀。

3)PAI-1 血浆标准品:加 0.5ml 水至含 PAI-1 血浆标准品"50"的瓶中(轻轻振荡 3 分钟),配成 50ng/ml PAI-1。加 0.5ml 水至含 PAIHI 血浆标准品"0"的瓶中(轻轻振荡 3 分钟),配成 PAL1 为 0 血浆(0ng/ml)。PAI-1 标准品"50"和"0"也可用小的加塞试管分装,保存于 20℃或温度更低处。

4)标志物:加 7ml PET 缓冲液至标志物瓶中,轻播 3 分钟,2~8℃可保存 1 个月。

5)底物:一片基质溶解于 3ml 水中,再加 21ml 水至 24ml,可分装成每瓶 4ml,-20℃可保存 1 个月。

(2)检测：

1)取出适量微量测试排条并安置于托板上，其余的重新封存好。用 PET 缓冲液洗去所用排条中的防腐剂。

2)制备 PAI-1 血浆标准品：按表 4-6 比例加 PAI-1 标准品"50"(50ng/ml)和 PAI-1标准品"0"(缺乏 PAI-1 血浆)，混匀。

3)制备血浆样本：0.129mol/L 枸橼酸钠 1:9 抗凝的缺乏血小板血浆，可在 -70℃保存 2年。一般无须稀释血浆，仅在 PAI-1 大于 50ng/ml 时，可用 PAI-1 标准品"0"(缺乏 PAIHI血浆)稀释，或用缺乏 t PA/PAI 血浆稀释。

4)样本加法：在第一列各孔加 20μl 对照血浆，剩余的孔可加等量待测样本，25℃放置 1 小时，置摇床混匀(400～500r/min)。

5)标志物：每孔加 50μl 标记液，25℃放置 1 小时，置摇床混匀(400～500r/min)。

6)洗涤：用 PET 缓冲液洗涤，放置 3 分钟，甩干，重复洗板 4 次。

7)底物：如果用 24ml 底物，可在用前加 10μl 30% H_2O_2 至底物中，混匀。如用分装品，则在 4ml 底物中加 3～5μl 30% H_2O_2(均需用前新鲜配制)。每孔加 200μl 底物/H_2O_2 混合液，置 25℃摇床 11～12 分钟。

8)终止：加 50μl 终止液终止反应。

9)在波长 492nm 处检测吸光度值。

(3)标准曲线绘制：

以 PAI-1:Ag 含量(ng/ml)为横坐标，相应 492nm 处吸光度值为纵坐标绘制标准曲线。

4.参考区间

人 PPP 中 PAI-1:Ag 含量为 4～43ng/ml[平均(18±10)ng/ml]。

5.注意事项

(1)本法可用于检测血浆、组织液、细胞培养上清液中 PAI-1:Ag 含量。

(2)须用缺乏血小板血浆样本，否则将影响检测结果。

(3)PAI-1 水平在一天中以 15 时最低，在采集样本时应注意这一点。

(4)该法可检测活化和非活化形式的 PAI-1，t-PA/PAI-I 和 u-PA/PAI-1 复合物。

(5)防腐剂(叠氮化钠)可抑制过氧化物酶的活性，因此在加标志物前应用 PET 缓冲液洗净每孔。

(6)PAI 释放有明显的昼夜节律性，早晨最高、下午最低。一般在上午 8～10 时采血较为适宜，而且采血前患者应休息 20 分钟以上，尽量减少 t-PA 释放，以免影响 PAI 测定。血浆中的 PAI 主要包括 PAI-1 和 PAI-2，前者含量较高，一般主要检测 PAI-1。PAI 的测定方法较多，而且缺乏标准化，不同实验室的报告方式和参考范围有显著不同，每个实验室应根据所使用方法建立各参考范围。由于 t-PA 和 PAI 是一对体内最重要的纤溶活性调节剂，同时测定两者更有意义。

6.临床意义

(1)PAI-1 抗原含量增高：见于深静脉血栓、心肌梗死和败血症等。在正常妊娠后期，PAI-1:Ag 含量可呈 3～6 倍增高。

(2)PAI-1抗原含量降低:见于原发性和继发性纤溶。

(六)α_2-抗纤溶酶活性测定(α_2-AP:A)

1.原理

发色底物法。

2.试剂与器材

(1)纤溶酶。

(2)发色底物 S2251。

(3)标准血浆:20 个以上的正常人混合血浆。

(4)终止液 2mol/L 的硫酸。

3.操作

(1)将代测标本用缓冲液作 20 倍稀释,取 100μl 加入到酶标板中,37℃保温 10 分钟。

(2)将发色底物及纤溶酶分别用 1ml 缓冲液溶解,37℃保温 30 分钟。

(3)吸取 50μl 纤溶酶加入到待测标本中,37℃准确保温 2 分钟。

(4)吸取 50μl 发色底物加至上述孔中,混匀,置室温 1 分钟左右,加终止液 20μl,检测 405nm 吸光度值。

(5)以 405nm 吸光度值为纵坐标,以 α_2-AP:A 为横坐标,绘制标准曲线。

(6)以待测标本的 405nm 吸光度值在标准曲线上查出 ax-AP:A,再乘以稀释倍数就得到标本的 α_2-AP:A。

4.参考区间

(95.6±12.8)%。

5.注意事项

(1)试剂溶解后应一次用完。

(2)样本稀释度,视显色深浅可做适当调整。

(3)底物的作用时间应根据标准曲线各孔的显色程度来决定。

(4)所有试剂都必须新鲜配制。

(5)血浆 α_2-AP 的含量通常较为恒定,α_2-AP 比纤溶酶原测定能更灵敏地反映纤溶活性。对于一些伤口愈合慢,出血时间延长,PT、APTT 正常的患者,可能是由于 α_2-AP 缺乏所致。

6.临床意义

(1)α_2-AP:A 升高:见于动脉和静脉血栓形成、产后、恶性肿瘤等。

(2)α_2-AP:A 降低:见于肝病、手术后、弥散性血管内凝血.先天性 α_2-AP 缺乏症。

(七)纤溶酶抗纤溶酶复合物测定(PAP)

1.原理

酶联双抗体夹心法。

2.试剂与器材

(1)12X8 孔预包被可拆式反应条。

(2)PAP 冻干标准品。

（3）缺乏 PAP 血浆。

（4）标记有辣根过氧化物酶的抗人纤溶酶原抗体。

（5）ABTS 底物 12ml。

（6）终止液 12ml。

（7）洗涤缓冲液（20ml，12.5 倍浓缩液）。

（8）稀释液（20ml，2.5 倍浓缩液）。

（9）酶标仪。

3.操作

（1）试剂准备：：使用前将试剂置于室温中。

1）洗涤缓冲液：20ml 浓缩液加入 230ml 蒸馏水稀释。

2）稀释缓冲液：20ml 浓缩液加入 30ml 蒸馏水。

3）检测抗体：加入 1.2ml 稀释液，混匀，变成 10 倍浓缩液。若一次不能全部用完，则将剩余的分装为每份 100μl，20℃ 冻存。再次使用前 37℃ 融化后应用。

4）缺乏 PAP 血浆：每瓶加入 1.1ml 蒸馏水溶解，放置 15 分钟，混匀。

5）PAP 标准品：加入 0.1ml 蒸馏水，15 分钟静置，混匀。

6）PAP 低水平曲线（A）：13.5ml 稀释缓冲液中加入 1.5ml 缺乏 PAP 血浆，即稀释液 A。

7）PAP 高水平曲线（B）：49.5ml 稀释缓冲液中加入 0.5ml 缺乏 PAP 血浆，即稀释液 B。

（2）标本制备：全血用 0.129mol/L 枸橼酸钠 1:9 抗凝［含有终浓度为 2000kU/ml 抑肽酶和 20mmol/L 的苯甲脒］，4℃ 条件下，5000×g 离心 10 分钟，90 分钟内收集血浆，−70℃ 冻存，使用前 37℃ 快速融化。患者血浆用稀释液 A 做 1：10 稀释（低水平 PAP）或者用稀释液 B 作 1：100 稀释（高水平 PAP）进行检测。

（3）检测：

1）打开银箔袋，撤去酶标板的框架。将不用的板条依旧包好，封紧后重新置 2～8℃ 储存。

2）用洗涤缓冲液洗板 4 次。

3）每孔加 100ul 标准品或稀释血浆标本，并同干净塑料膜封板，在 4℃ 条件下过夜。所有检测均做复管检测。

4）用洗涤缓冲液洗板 4 次。

5）将酶标抗体用稀释液按 1:10 比例稀释并混匀。每孔加 100μl，37℃ 温育 2 小时。

6）用洗涤缓冲液洗板 4 次。

7）每孔加 100μl 底物溶液，室温温育 30 分钟。

8）每孔加 100μl 终止液，将酶标板放入酶标仪，于 405nm 处在 1 小时内读取吸光度值。

（4）标准曲线绘制：

以吸光度平均值与对应的 PAP 标准品浓度绘制标准曲线。稀释标本 PAP 浓度可从标准曲线上直接查到，此值乘以稀释倍数，即可获得患者血浆中 PAP 的浓度。标准曲线应每次制备。

4.参考区间

0～150ng/ml。

5.注意事项

(1)试剂盒仅用于 PAP 测定,不可用于游离纤溶酶原、α_2-抗纤溶酶(α_2-AP)或其他纤溶酶复合物的检测,本检测也不受上述物质的干扰。

(2)酶标板,浓缩液和冻干品应 2～8℃保存,配好的稀释液 2～8℃保存不超过 1 个月。冻干品复溶后置于-20℃冷冻可保存 3 周。

(3)血浆 α_2-AP 的含量通常较为恒定,α_2-AP 比纤溶酶原测定能更灵敏地反映纤溶活性。对于一些伤口愈合慢,出血时间延长,PT、APTT 正常的患者,可能是由于 α_2-AP 缺乏所致。

6.临床意义

用于高纤溶酶血症和溶栓治疗的临床检测。α_2-AP 在溶栓治疗过程中被消耗。PAP 复合物的检测结果可了解纤溶酶血症的程度和出血的可能性。伴随纤维蛋白形成增加和高纤溶酶血症的疾病,PAP 复合物含量也增加。所以,对于许多疾病,纤维蛋白降解产物的水平和 PAP 的水平呈正相关。除溶栓治疗外,一旦 PAP 浓度高于 150ng/ml,则可视为血栓形成倾向或预示纤溶亢进。

三、纤维蛋白(原)降解产物检验

(一)血浆硫酸鱼精蛋白副凝固试验(3P 试验,凝固法)

1.原理

在凝血酶作用下,纤维蛋白原释放出肽 A 肽 B 后转变为纤维蛋白单体(FM),与纤维蛋白降解产物(FDP)形成可溶性复合物。硫酸鱼精蛋白可使该复合物中 FM 游离出来,后又自行聚合呈肉眼可见的纤维状、絮状或胶冻状,它反映了 FDP(尤其是碎片 X)的存在。

2.试剂与器材

(1)109mmol/L 枸橼酸钠溶液。

(2)10g/L 硫酸鱼精蛋白溶液(pH6.5)。

3.操作

(1)取 0.5ml 贫含血小板的枸橼酸抗凝血浆(PPP)放入试管中。

(2)置 37℃水浴中 3 分钟。

(3)加 10g/L 硫酸鱼精蛋白溶液 0.05ml,混匀,置 37℃水浴中 15 分钟,立即观察结果。

4.结果判断

(1)阴性:血浆清晰不变,无不溶解物产生。

(2)阳性:血浆中如有细或粗颗粒沉淀出现、或有纤维蛋白丝(网)或有胶冻形成。

5.参考区间

正常人为阴性。

6.注意事项

(1)本试验不能用草酸盐、肝素或 EDTA 盐等作抗凝剂。

(2)抽血不顺利、抗凝不完全、标本保存于冰箱、到时未立即观察结果等均会导致假阳性结果。

(3)若水浴温度太低或纤维蛋白原的含量过低都会造成假阴性结果。

(4)3P 试验检测血浆中 FDPs 的灵敏度为＞50mg/L,主要反映血浆中可溶性 FM 和 FDPs 中的较大的片段(X 片段)增多,只有二者同时存在时 3P 试验才呈阳性。

(5)采血后及时送检,可以避免假阳性结果。

7.临床意义

(1)3P 阳性:见于 DIC 早期或中期,但在大出血(创伤、手术、咯血)或样本置冰箱后可呈假阳性。

(2)3P 阴性:见于 DIC 晚期和原发性纤溶症。

(二)凝血酶时间(TT)测定

1.原理

在凝血酶作用下,待检血浆中纤维蛋白原转变为纤维蛋白。当待检血浆中抗凝物质增多时,凝血酶时间延长。

2.试剂与器材

(1)109mmol/L 枸橼酸钠溶液。

(2)凝血酶溶液:可将浓凝血酶液加生理盐水,直至正常人对照血浆的凝固时间为 16～18 秒。

(3)秒表。

3.操作

(1)取待检枸橼酸钠抗凝血浆 0.1ml,置于 37℃水浴中温育 5 分钟。

(2)加入凝血酶溶液 0.1ml,记录凝固时间。如此重复 2～3 次,取平均值。

4.参考区间

16～18 秒,若超过正常对照 3 秒以上者为异常。

5.注意事项

(1)采血后宜在 1 小时内完成检测,血浆标本置冰箱保存不应超过 4 小时。

(2)肝素或 EDTA－Na_2 抗凝血浆不宜做本试验。

(3)当血浆中纤溶酶活性增高,导致纤维蛋白/纤维蛋白原降解产物(FDP)增加时,可使 TT 明显延长,故 TT 是一项常用的纤溶活性筛选试验。然而,TT 的长短与血浆中纤维蛋白原的浓度、结构和凝血酶抑制物等抗凝血酶的物质存在密切相关,故 TT 还可用于低/异常纤维蛋白原血症和类肝素物质增多的筛查。

(4)TT 测定时,所加入血浆的凝血酶试剂的浓度对其结果影响极大,将对照血浆的 TT 值调在 16～18 秒,再测标本较为合适。

6.临床意义

(1)凝血酶时间延长:见于肝素增多/类肝素抗凝物质存在,纤维蛋白(原)降解产物 (FDP)/D－D 增多以及低(无)纤维蛋白原血症异常纤维蛋白原血症等。

(2)凝血酶时间缩短:常见于血样本有微小凝块或钙离子存在时。

(三)血清纤维蛋白(原)降解产物定性试验

1.原理

胶乳凝集法。

2.试剂与器材

(1)鼠抗人 FDP 单抗包被的胶乳颗粒悬浮液。

(2)甘氨酸缓冲液。

(3)FDP 阴性对照液。

(4)FDP 阳性对照液。

(5)专用纸片板。

(6)混匀用塑料小棒。

3.操作

(1)待测样本需先作两个稀释度,1∶2(血浆 50μl 加甘氨酸缓冲液 50μl),1∶8(血浆 50μl 加甘氨酸缓冲液 350μl),混合。

(2)每个稀释度各取 20μl,加于纸片板的相邻环行圈内。

(3)阳性对照、阴性对照各取 20μl 于各自环行罔内。

(4)每个环行圈内各加经摇匀的单抗胶乳悬液 20μl。

(5)每圈取一根混匀用小棒,将两液混合,然后轻巧地旋转纸片板 3 分钟。

(6)观察结果待测样本与阳性、阴性对照比较,若两个稀释度均与阴性对照一样不产生凝集,则 FDP 值小于 5mg/L;若 1∶2 出现凝集而 1∶8 不凝集,则 FDP 在 5～20mg/L;若两个稀释度均与阳性对照一样产生凝集,则 FDP 值大于 20mg/L。本法的 FDP 检测阈值为 2.5mg/L。超过 1∶8 阳性时,则检测值为大于 2.5×8(稀释倍数)。

4.参考区间

小于 5mg/L。

5.注意事项

(1)试剂储存于 2～8℃,用前取出置于室温中。

(2)包被抗体的乳胶悬液,每次用前需处于充分混悬状态。

(3)待测血浆用 109mmol/L 枸橼酸钠抗凝,以 3000r/min 离心 15 分钟。保存时间:20℃ 8 小时,2～8℃ 24 小时,−20℃ 1 个月。

(4)当类风湿因子强阳性存在时,可产生假阳性反应。

(5)FDPs 增高,间接反映纤溶活性亢进,可作为纤溶活性的筛查指标之一,具有较高的灵敏度。临床可用手工胶乳凝集试验半定量检测 FDPs,该法较为简便,适合于少量标本测定。目前,已经有在全自动凝血仪上使用的乳胶凝集免疫比浊法试剂,使检测的速度和敏感性有较大的改善。

6.临床意义

(1)原发性纤溶亢进时,FDP 含量可明显增高。

(2)高凝状态、弥散性血管内凝血、肺栓塞、器官移植的排斥反应、妊娠期高血压疾病、恶性肿瘤、心、肝、肾疾病及静脉血栓、溶栓治疗等所致的继发性纤溶亢进时,FDP 含量升高。

(四)D 二聚体(D−dimer,D−D)测定

1.原理

酶联双抗体夹心法。

2.试剂与器材

(1)已包被抗体的酶标板。

(2)酶标抗体。

(3)酶抗体反应助剂,使用前与酶标抗体等量混合。

(4)样品稀释液。

(5)D-二聚体标准品。

(6)洗涤液。

(7)底物邻苯二胺,临用前加底物缓冲液 2ml,蒸馏水 3ml,加 30％过氧化氢溶液 4µl。

(8)底物缓冲液。

(9)30％过氧化氢溶液。

(10)终止液。

(11)酶标仪。

3.操作

(1)标准曲线绘制:

1)标准品用样品稀释液 0.5ml 精确复溶。

2)将已包被有抗体的酶标板揭去封口膜后,倾去保护液并用洗涤液洗涤 1 次,甩干。

3)在酶标板的右侧两排孔 11A～H,12A～H 中,11A、12A、11B、12B 加标准品各 100pl。用样品稀释液(各孔 100µl),从 11B、12B 开始按倍比稀释法进行连续稀释(每一稀释度都是双孔)至 11H、12H,每孔最终体积为 100µl,37℃温育 1.5 小时。

4)甩去液体,用洗涤液洗 4 次。

5)加酶标记 D-二聚体单抗,每孔 100ul,温育 30 分钟。

6)甩去酶标抗体,洗涤 4 次,拍干。

7)加底物,每孔 100µl,37℃温育 15 分钟。

8)每孔加终止液 50ul,于 495nm 波长读取吸光度值,空白对照孔调零点。

9)在半对数坐标纸上,以 D-二聚体含量为纵坐标,吸光度值为横坐标,绘制标准曲线。

(2)检测:

1)检测孔每孔加 90µl 样品稀释液、10µl 待测样品,加毕轻轻振荡酶标板,使混合均匀。37℃温育 1.5 小时。

2)余同标准曲线绘制步骤 4)～8)。

3)用样品孔双孔吸光度的平均值,查曲线得 D-二聚体含量,乘稀释倍数获最初含量。

4.参考区间

0～0.256mg/L。

5.注意事项

(1)D-D 的检测方法有多种,主要是基于胶乳凝集原理的定性或半定量试验以及基于ELISA 原理的定量测定,也有一些方法采用免疫浊度原理或免疫荧光原理。对于基于胶乳凝集原理的快速检测方法来讲,敏感度低是其最大的缺点,且由于其结果判断以阴性和阳性表示,无法通过降低临界值水平来提高敏感性。另外,由于结果需肉眼观察,不可避免地存在不同观察者之间的差异。现在已经发展了数种快速的、可检测单份标本的高灵敏度检测方法。

(2)D－D是继发性纤溶亢进诊断的重要依据,是机体活动性血栓形成的特异性分子标志物。其报告的两种形式 DDU 和 FEU 之间不能转换。由于各种试剂所检测的抗原决定簇的差异,不同试剂间结果的差异显著。由于其检测敏感性高,特异性低,故是排除血栓性疾病尤其是静脉血栓最常用的指标,但要注意用于排除静脉血栓栓塞症的试剂敏感度和阴性预测值应符合要求,且试剂应有临界值标示并经产品注册审批部门审核批准。

(3)较为理想的 D－二聚体检测方法应该具有以下特点:①可以定量检测;②具有较高的敏感性和阴性预测值;③具有较好的可重复性;④结果处于临界值水平时的变异系数低;⑤方法简便,快速。ELISA 可准确定量 D－D,但操作步骤多、耗时长,临床较少用。目前临床多用乳胶凝集免疫比浊法在全自动血凝仪上进行定量检测。

(4)D－二聚体参考区限的限定对于静脉血栓形成的排除诊断至关重要。传统的以正常人群测定结果分布的 95％置信区间作为参考区限的方法对临床帮助不大。应以可获得深静脉血栓形成诊断最佳敏感性或阴性预测值作为临界值的判断指标。各实验室应该以对疑诊深静脉血栓形成的患者经过客观影像学检验证实的临床研究中确立针对该特定检测方法和特定人群的检测界限。手术后、肿瘤、妊娠、产后和高龄人群均可以出现 D－二聚体的水平增高,这些情况下对深静脉血栓形成的阴性排除值应该单独设定。当 D－二聚体值检测目的为排除 VTE 时,若排除 VTE 阈值与参考区间上限值不同,最好报告阈值。当不明确 D－二聚体检测的原因或需要评估临床疾病时,建议同时报告参考区间及阈值。

(5)D－D 阴性患者(假阴性),仍有极少数患者(<2％)伴静脉血栓,其原因:①血栓体积很小/远端小血栓;②放射线/超声检查出现假阳性;③临床表现与标本采集时间相隔太长;④纤溶活性降低。

(6)随着妊娠期的发展,孕妇的 D－D 值随之逐渐升高,可高至基础值的 3～4 倍。故结果判断时尤其要引起注意。妊娠期发生 VTE,可干扰 D－D 排除 VTE 的有效性。若 D－D 结果阴性,仍有排除 VTE 的价值。

(7)D－D 检测对抗凝治疗的监测:抗凝治疗过程中(3～6 个月),D－D 值逐渐减低。若停用抗凝剂,D－D 值水平正常则对复发 VTE 有较高的阴性预测值(NPV),所以 D－D 检测对监测抗凝治疗有指导意义。

6.临床意义

(1)D－二聚体是交联纤维蛋白降解中的一个特征性产物,在深静脉血栓、肺栓塞、弥散性血管内凝血、重症肝炎、肺栓塞等疾病中升高。

(2)也可作为溶栓治疗有效的观察指标。

(3)陈旧性血栓患者 D－二聚体并不升高。

(4)凡有血块形成的出血,本试验均可阳性,故其特异性较低。

第三章　输血检验

第一节　交叉配血试验

交叉配血试验又称血液相容性试验,是确保患者安全输血必不可少的试验。完整的操作规程应包括:查阅受血者以前的血型检查记录,如与这次检查结果有所不同,可以及时分析原因;对受血者血样进行 ABO 正反定型和 RhD 抗原检测,必要时可增加其他血型抗原的检查;选择预先进行血型检查的合格供血者作交叉配血试验。

交叉配血主要是检查受血者与供血者血液之间有没有相应的抗原－抗体反应,包括主侧与次侧配血。使用受血者血清加供血者红细胞的一管称为"主侧";使用供血者血清加受血者红细胞的一管称为"次侧"。

除非在紧急用血的情况下,任何一次输注红细胞之前都要进行交叉配血试验。

对于当前或是以往筛查出含有临床意义抗体的患者,即便是看上去没有抗原－抗体反应,也要选择缺少相应抗原的血液进行输注。除了盐水介质交叉配血,还要进行可检出 lgG 类血型同种抗体的交叉配血试验,如抗人球蛋白介质检测。抗人球蛋白介质交叉配血可以采用与抗体筛选及抗体鉴定一致的方法,也可以采用不同的方法。例如,使用试管法与柱凝集法来进行交叉配血。

一、盐水介质交叉配血试验

(一)原理

红细胞上携带有 ABO 抗原,当和相应的抗体结合(如 A 型红细胞遇到含有抗 A 的 B 型血清)之后,就会产生肉眼可见的凝集。所以当受血者和供血者细胞经混合并离心后,如有 ABO 不配合问题,就会很快显示出来,所以常称为"立即离心"(IS)配血试验。用来检测供者红细胞与受血者血清之间的 ABO 相容性。

(二)试剂

生理盐水。

(三)操作

(1)用生理盐水将受血者红细胞制备 2%～5% 盐水悬液。

(2)从供血者血液保存袋上的辫子中获取少量血样,分离血清,生理盐水三洗红细胞,并用生理盐水将供血者红细胞制备 2%～5% 盐水悬液。

(3)取洁净小试管(10mm×60mm)2 支,1 支标明受血者血清(PS)＋供血者细胞(DC)或"主侧";另 1 支标明供血者血清(DS)＋受血者细胞(PC)或"次侧"。

(4)按标记"主侧"管加受血者血清 2 滴,加供血者红细胞悬液 1 滴。"次侧"管放供血者血清 2 滴,加受血者红细胞悬液 1 滴。混匀,以 3400r/min(1000xg)离心 15 秒,轻轻晃动试管,肉眼观察结果。

(四)结果判定

(1)肉眼观察,如果试管中出现任何红细胞凝集或溶血,则判读为阳性,无凝集为阴性。

(2)对于不能明显判定为阴性而并未达到阳性凝集的反应,可通过显微镜进一步判读。镜下有红细胞凝集的反应为阳性,无凝集的为阴性。

(3)如果试验在室温进行,若有凝集产生,可置37℃放置2分钟后观察凝块是否散开,以排除冷凝集素造成的凝集影响测定结果。

(五)注意事项

如盐水介质配血结果阴性,可将原标本接着做抗球蛋白法配血。若输注洗涤红细胞,可以只做"主侧"配血而不做"次侧"配血。

二、抗球蛋白交叉配血试验

(一)原理

一些针对红细胞上血型抗原的IgG类不完全抗体,结合到红细胞上之后,必须通过抗球蛋白试剂的连接,才能形成肉眼可见的凝集。当供血者或受血者血液中存在相应的不规则抗体时,可能会导致迟发型溶血反应的发生。所以,抗球蛋白交叉配血试验常用来检测IgG抗体引起的不相容性。抗球蛋白介质交叉配血可以使用试管法、固相化方法来进行。

(二)试剂

抗人球蛋白试剂,对照试剂:IgG致敏红细胞悬液,0型红细胞悬液,AB型血清。

(三)操作

(1)取试管2支,分别标明"主侧"和"次侧","主侧"管加受血者血清2滴和供血者2%～5%红细胞盐水悬液1滴;"次侧"管加供血者血清2滴和受血者2%～5%红细胞悬液1滴。

(2)混合,置37℃水浴致敏30分钟,取出后用生理盐水洗涤红细胞3次,在吸水纸上扣干残余液体。

(3)加抗人球蛋白试剂1滴,混匀,3400r/min(1000×g)离心15秒,观察结果。

(4)阳性对照:2%～5%IgG致敏红细胞悬液1滴,加抗人球蛋白试剂1滴;阴性对照:2%～5%。型红细胞悬液1滴,加抗人球蛋白试剂1滴;盐水对照:1管供血者2%～5%红细胞盐水悬液1滴加生理盐水1滴;另1管受血者2%～5%红细胞盐水悬液1滴加生理盐水1滴。

(四)结果判定

如阳性对照管凝集,阴性对照管、盐水对照管不凝集,"主侧"、"次侧"配血管都不凝集,表示受血者与献血者相匹配,可以进行输注。

三、柱凝集法交叉配血试验

(一)原理

柱凝集法交叉配血是通过抗原-抗体在凝胶卡的反应室中反应后,离心通过预先装填有抗IgG的凝胶柱。凝集的红细胞将会被截留在凝胶柱的顶部或柱体中,而不凝集的红细胞则将在凝胶柱的底部。

（二）试剂

柱凝集配血卡。

（三）操作

（1）取凝胶抗球蛋白微柱卡,标记1号（"主侧"）,2号（"次侧"）。

（2）主侧:配制细胞悬液,通常情况下使用供应商提供的稀释液将献血者红细胞配成1%的悬液（根据厂商的操作说明书而定）50μl轻轻滴入1号微管反应池中,再加25μl受血者血清。

（3）次侧:配制细胞悬液,通常情况下使用供应商提供的稀释液将受血者红细胞配成1%的悬液（根据厂商的操作说明书而定）50μl轻轻滴入2号微管反应池中,再加25μl献血者血清。

（4）阴性对照:配制细胞悬液,通常情况下使用供应商提供的稀释液将受血者红细胞配成1%的悬液50μl轻轻滴入2号微管反应池中,再加25μl AB型血清。

（5）将已加好反应物的凝胶卡放入37℃孵育15分钟。

（6）取出凝胶卡,立即用专用离心机离心,通常离心的速度被设定在1000/min（80×g～100×g）离心10分钟后,观察结果。

（四）结果判定;

（1）若对照管细胞沉淀在管底,检测管凝集块在胶上或胶中判读为阳性。结果判断参照图示。

（2）若对照管和检测管的细胞沉淀均在管底判读为阴性。

（3）若对照管细胞在胶上或胶中说明试验失败,应重新试验。

（五）注意事项

（1）每种柱凝集卡都分为反应室和凝胶柱两部分,操作时,向反应池内要先加红细胞悬液,后加血清或抗体。

（2）不同的厂商所提供的柱凝集试验要求的细胞与血清的比例不同,一般50μl 1%红细胞悬浮加25μl血清;50μl 0.8%红细胞悬浮加40μl血清。

（3）除上述两种配血方法之外,常用的还有快速的聚凝胺介质配血、LISS介质配血以及增强反应的酶法配血等。这些方法具有一些局限性,通常用于特殊情况下的配血。

四、聚凝胺法交叉配血试验

（一）原理

聚凝胺试验。

（二）试剂

Polybrene试剂。

（三）操作

（1）主侧配血:向试管中加入患者血清2滴和献血者2%～5%红细胞悬液1滴。次侧配血:向试管中加入献血者血清2滴和患者2%～5%红细胞悬液1滴。

（2）立即以1000×g离心,观察结果。如果阴性则继续试验;如果阳性,需分析原因排除干扰后继续后续试验。

（3）加 0.6ml LIM 试剂，室温放置 1 分钟。

（4）加入 2 滴 polybrene 试剂，立即以 1000×g 离心 1 分钟，弃去试管中液体，轻摇试管，肉眼判断红细胞凝集情况。如果有凝集出现则继续操作。如果没有凝集出现则该试验无效。

（5）加入 1 滴重悬液，轻摇试管，肉眼观察结果。

（四）结果判定

1 分钟内凝集消失为聚凝胺试验阴性，1 分钟内凝集不消失为聚凝胺试验阳性。

（五）注意事项

（1）通常情况下，使用 LISS 和 LIM 试剂作为缩短抗原—抗体的反应时间是同时有效的。

（2）加入重悬液后，应尽快观察结果，以免弱反应消失。

（3）肝素会中和聚凝胺的作用，应避免用肝素抗凝的血样。

（4）聚凝胺方法不适合 Kell 系统抗体的检测，所以对阴性结果需进行抗球蛋白试验，以免漏检。黄种人中 Kell 系统抗体极罕见。

（六）临床评价

盐水法交叉配血简单、方便、快速，但不能检出不完全抗体引起的交叉配血不配合。而且盐水法对于操作人员的操作技能与专业判断能力有一定的要求。有一定概率会导致试验结果出现假阴性。试管法抗球蛋白质交叉配血是一种安全可靠的交叉配血方法。在盐水法的基础上，抗人球蛋白介质增加了对不完全抗体（IgG 抗体）引起的检测。但试管法抗球蛋白介质交叉配血试验操作复杂、时间长，很难应用于紧急配血试验。同样对于操作人员的操作技能与专业判断能力有一定的要求。柱凝集法能对微弱的抗原或抗体进行反应，大大提高了试验的敏感度，便于自动化、标准化，重复性好，结果稳定，结果观察直观。但孵育、离心时间较长，不适用于特别紧急的配血。

第二节　血小板血型抗原

血小板表面的血型抗原，在自身免疫、同种免疫和药物诱导的血小板免疫反应中起重要作用。血小板血型抗原主要有两大类，即：血小板相关抗原和血小板特异性抗原。血小板表面存在的与其他细胞或组织共有的抗原，称为血小板相关抗原，又称血小板非特异性抗原或血小板共有抗原，包括组织相容性抗原（HLA）和红细胞血型系统相关抗原，如 ABO、Lewis、I、P 等血型抗原。通常将血小板表面由血小板特有的抗原决定簇组成，表现出血小板独特的遗传多态性，并且不存在于其他细胞和组织上的抗原称为血小板特异性抗原，即人类血小板抗原（HPA）。血小板特异性抗原是构成血小板膜结构的一部分，是位于血小板膜糖蛋白（GP）上的抗原表位。

一、血小板相关抗原

（一）红细胞血型抗原

血小板上的 ABH 抗原物质，包括机体所产生的以及由血浆中黏附在血小板表面的两类抗原构成。这些抗原物质在不同的机体血小板表面的含量有极大的差异。部分非 O 型个体血小板膜上有着极高水平的 A 或 B 物质,其血清中的糖基转移酶有较高水平表达。在 ABO 血型非配合输注时,O 型受者的高滴度 IgG 抗-A、抗-B 可以与 A 或 B 型血小板表面的抗原物质作用,导致血小板输注无效。在 A 或 B 血型抗原高表达的血小板,比较容易导致 O 型受血者的血小板输注无效。在 ABO 次侧不相容的血小板输注(如 O 型血小板输注至 A 型受者),由于抗-A 可能和受者血清中的可溶性 A 物质结合形成抗原-抗体复合物,后者可以通过 Fc 受体结合至血小板表面,加速血小板的破坏。因此,目前普遍推荐血小板应该 ABO 血型同型输注。尽管其他红细胞血型抗原物质(Le^a、Le^b、I、i、P、Pk)也可以在血小板表面表达,没有证据显示这些物质可以导致血小板输注后在体内的寿命缩短。

(二)HLA 系统血型抗原

血小板表面存在 HLA-A、HLA-B 和 HLA-C 位点等 HLA-I 类抗原,迄今未发现血小板表面存在 HLA-DR、HLA-DP 和 HLA-DQ 等 II 类抗原。血小板上的大部分 HLA 抗原是内源生成的完整膜蛋

白,较少量可从血浆中吸附。多种因素可以影响多次血液输注后 HLA 抗体产生的可能性,这些因素对于多次接受血小板输注的患者来说有重要的临床意义。人们发现,在广泛使用去白细胞措施以前,第一次接触血小板制品后 10 天或第二次(先前接受过输血或妊娠)接触后的 4 天,就可以产生 HLA 同种免疫性抗体,其产生率在 18%～50%。输注相关的 HLA 同种免疫抗体的产生,与基础疾病、免疫抑制剂的使用以及制品中是否含有足量的白细胞等因素有关。供体的白细胞含有 HLA-I、II 类抗原,对于制品输注后的 HLA 的初期同种免疫起着重要作用。HLA 抗体可以导致输入血小板的破坏。

二、血小板特异性抗原

血小板特异性抗原是构成血小板膜结构的一部分,是位于血小板膜糖蛋白(GP)上的抗原表位。至少 5 种糖蛋白[GPIa,Ib(α 和 β),IIb,IIIa,and CD109]具有多态性并与同种免疫有关。3%～5% 的亚洲人和黑种人缺乏第 6 种血小板糖蛋白(GPIV,CD36),在输血或妊娠后可以导致对该种糖蛋白的致敏。迄今,已经有 23 种血小板抗原被报道,包括在血小板糖蛋白结构上的位置、血小板表面的抗原密度、编码抗原的 DNA 多态性均已阐明。最新的研究发现,血小板特异性抗原并非为血小板特有,一些特异性抗原也分布于其他细胞上,如 HPA-1 和 HPA-4 也存在于内皮细胞、成纤维细胞、平滑肌细胞上,HPA-5 存在于长效活化的 T 淋巴细胞和内皮细胞上等。

血小板特异性抗原系统按发现时间顺序排列如下:Duzo、PI^A(Zw)、PI^E、Ko(Sib)、Bak(Lek)、Yuk(Pen)、Br(He、zav)、PL^T、Nak、Gov、Sr 等。1990 年国际血液学标准化委员会/国际输血协会(ICSH/ISBT)血小板血清学研讨会统一了血小板特异性抗原系统国际命名方法:①血小板特异性同种抗原系统一律命名为人类血小板抗原系统(HPA)。②不同的抗原系统按发现顺序用数字编号。③对偶抗原按其在人群中的频率由高到低,用字母命名,高的为 a,低的为 b。④今后发现新的 HPA 系统,须经该工作会议(workshop)批准,方能取得正式国际命名。1990 年被国际输血协会确认的血小板特异性抗原有 5 个系统共 10 种抗原,正式命名为 HPA-1～HPA-5。2003 年国际输血协会(ISBT)和国际血栓与止血协会(ISTH)在 1990

年命名的基础上,对血小板抗原系统的命名进一步完善。至今被 ISBT 确认的血小板特异性抗原已有 22 个,其中 12 个抗原归入 6 个。HPA 系统(HPA－1、HPA－2、HPA－3、HPA－4、HPA－5、HPA－15),各包括 2 个对偶抗原;其余 10 个抗原仅通过同种抗体鉴定到相应的抗原,未发现其对偶抗原。在已知其分子机制的 22 个血小板抗原中,其基因多态性大多是由于相应血小板膜糖蛋白结构基因中的单核苷酸多态性(SNP)引起,而致相应位置的单个氨基酸变异所致,唯一的例外是 HPA－14bw(由 3 个核苷酸缺失导致 1 个氨基酸残基缺失)。

(一)HPA－1 血型系统(PI^A、Zw 系统)

HPA－1 是最早被人们认识且具临床意义的血小板同种特异性抗原,定位于 GPⅢa 分子上。GPⅢa 多肽链上第 33 位氨基酸的变化(Leu33Pro)决定了 HPA－1a/HPA－1b 的特异性,这一特异性是由 HPA cDNA 链上 T176C 多态性决定的。HPA－1a 与 HPA－1b 的基因频率,在白种人中分别为 89% 和 11%,在中国汉族人中分别为 99.6% 和 0.4%,中国汉族人 HPA－1a 的基因频率明显高于白种人。HPA－1 特异性抗体与输血后紫搬综合征以及大多数新生儿同种免疫性血小板减少性紫癜有关。

(二)HPA－2 血型系统(Ko、Sib 系统)

血小板特异性抗原 Ko 是由 van der Weerdt 等发现的。Saji 发现的在日本人中引起血小板输注无效的 Sib^a 抗原,现已证实与 Ko^a 特异性相同。Ko 抗原定位于 GPⅠα 链上,抗－Ko 多为 IgM 型抗体,可直接使血小板凝集。KC^a 为低频等位基因,基因频率为 7%~9%(白种人);而 Ko^b 为高频等位基因,基因频率为 91%~93%(白种人),中国汉族人与白种人的 HPA－2 基因频率相差不大。HPA cDNA C482T 核苷酸的突变导致 GPⅠbα 多肽链 Thr145Met 转变,产生 HPA－2a 和 HPA－2b 抗原。

(三)HPA－3 血型系统(Bak、Lek 系统)

HPA－3 的抗原决定簇位于 GPⅡb,是由于单核苷酸 T2621G 变异引起多肽链 lle843Ser 的转变,产生 HPA－3a 和 HPA－3b 抗原。Bak 是由 von dem Borne 在荷兰人中发现的,发现的第一例抗－Bak^a 引起了新生儿血小板减少症。MeGrath 等报道抗－Bak^b 也与新生儿血小板减少有关,家系调查证实 Bak^a 和 Bak^b 呈等位基因分布。Boizard 等报道的血小板抗原 Lek^a 与 Bak^b 特异性相同。

(四)HPA－4 血型系统(Pen、Yuk 系统)

HPA－4 的抗原决定簇位于血小板膜糖蛋白 GPⅢa,单核苷酸 G506A 变异引起多肽链 Arg143Glu 的转变,产生 HPA－4a 和 HPA－4b 抗原。抗原 Pen 是由 Friedman 等报道的,相应的同种抗体发现于患新生儿血小板减少症孩子的母体血清中。Shibata 等报道,Yuk^a 引起 2 例新生儿血小板减少症,同年又报道 Yuk^a/Yuk^b 为一个新的血小板血型抗原系统,后来证实 Yuk^b 与 Pen^a 的特异性相同。

(五)HPA－5 血型系统(Br、Hc、Zav 系统)

HPA－5 抗原定位于 GPⅠa,HPA－5 系统抗原的特异性在于 eDNA G1 600A 多态性引起 Glu505Lys

替换。Br^a 抗原是由 Kiefel 等报道的,后来证实 Br^a 与 Woods 等报道的 Hc^a 和 Smith 等报道的 Zav^a 抗原特异性相同,在淋巴细胞上也有表达,并统一命名为 HPA－5 系统。

(六) HPA－15 血型系统(Gov 系统)

HPA－15 系统抗原的特异性在于 cDNA C2 108T 多态性引起 Ser703Tyr 替换,进一步的实验显示相应的抗原位于 CD109 糖蛋白上。Gov[a] 及其对偶抗原 Gov[b] 是由 Kehon 等报道的,在一个多次输血的肾移植患者血清中发现了抗－Gov[a],导致血小板输注无效;在另一例子宫出血异常多次输血的患者血清中发现了抗－Gov[b],也导致血小板输注无效。

(七) 其他 HPA 血型抗原

1.HPA－6w 血型(Tu、Ca)

KeKomoki 等在 GPⅢa 上发现一个低频抗原,命名为 Tu[b](HPA－6bw),它与 McFarland 等发现的 Ca[a] 抗原特异性相同。HPA－6w 系统的多态性位于 GPⅢa 的 Arg489Gln 上,是由其 cDNA 的 G1 544A 突变引起。

2.HPA－7w 血型(Mo)

位于 GPⅢa 上,其多态性的产生在于 cDNA 的 C1297G 突变,导致氨基酸 Pro407Ala 的替换。

3.HPA－8w 血型(sr)

Sr[a](HPA－8bw)位于 GPⅢa 上,多态性的产生在于 eDNA 的 C1 984T 突变,导致氨基酸 Arg636Cys 的替换。

4.HPA－9w 血型(Max)

HPA－9w 抗原位于 GPⅡb 上,Max[a] 是低频抗原,多态性的产生在于 cDNA 的 G2 602A 突变,导致氨基酸 Val837Met 的替换。

5.HPA－10w 血型(La)

HPA－10w 抗原位于 GPⅢa 上,多态性的产生在于 cDNA 的 G263A 突变,导致氨基酸 Arg62Gln 的替换。

6.HPA－11w 血型(Gro)

HPA－11w 抗原也位于 GPⅢa 上,多态性的产生在于 cDNA 的 G1 976A 突变,导致氨基酸 Arg633His 的替换。

7.HPA－12w 血型(Iy)

HPA－12w 抗原位于 GPⅠbβ/Ⅸ 上,ly 是低频抗原,多态性的产生在于 cDNA 的 G119A 突变,导致氨基酸 Gly15Glu 的替换。

8.HPA－13w 血型(Sit)

HPA－13w 抗原位于 GPⅠa 上,多态性的产生在于 cDNA 的 C2 483T 突变,导致氨基酸 Thr799Met 的替换。

9.HPA－14w 血型(Oe)

HPA－14w 抗原位于 GPⅢa 上,多态性的产生在于 cDNA 的 1909～1911 缺失 AAG,导致氨基酸 611Lys 缺失。

10.HPA－16w 血型(Duv)

HPA－16w 抗原位于 GPⅢa 上,多态性的产生在于 cDNA 的 C497T 突变,导致氨基酸 Thr140lle 的替换。另外,曾经报道的血小板抗原尚有 Mou[a] 尚未被定位,其等位基因结构多态性和蛋白结构多态性也尚不了解,故暂时未被归入 HPA 命名法。

第三节　血小板血型的临床应用

一、血小板输注无效

多次接受输注的血小板减少症患者有可能出现输注后血小板上升低于预期值,血液系统恶性肿瘤的患者比较容易出现这种情况。判定血小板输注的效果可以通过校正的血小板上升数(CCI)或血小板输注后的回收率来衡量。一般认为,当两次连续的血小板输注后,1h CCI 低于 $5000 \mathrm{m}^2/\mu\mathrm{l}$,可以视为血小板输注无效。

CCI＝体表面积(m^2)×血小板上升数×10^{11}输入的血小板数

(一)血小板输注无效的种类

血小板输注无效通常由免疫性和非免疫性因素所导致。

1.免疫因素导致血小板输注无效

反复输注血小板,可以导致受者体内产生针对 HLA 和 HPA 的血小板同种抗体。HLA 致敏是最常见的血小板输注无效的免疫因素,HLA 的抗原性较强,输血 10 次以上抗体的阳性率可达 30％～85％;通过在接受输注患者体内测得显著升高的抗 HLA－Ⅰ类抗体的含量,可以明确诊断。用群体反应抗体(PRA)可以反映受者对输入的血小板产生细胞毒抗体,后者可以导致血小板被破坏。一般认为,对于随机血小板 PRA 达到 20％,即可认为血小板输注无效由同种免疫所导致。血小板抗体与输入的血小板反应,导致血小板减少,患者可以出现畏寒、发热等症状。

2.非免疫因素导致血小板输注无效

非免疫因素如弥散性血管内凝血(DIC)、脓毒血症、严重出血、脾脏肿大、异基因移植、输注前血小板储存不佳、静脉使用两性霉素 B、血栓性血小板减少性紫癜等均可导致血小板输注无效。在接受造血干细胞移植的患者,病情的不同(进展与否、肝功能好坏)及处理方式(辐照剂量)的不同均可以造成血小板输注疗效的差异。

(二)同种免疫性血小板输注无效的处理

HLA 抗体出现时,可以选择 HLA－Ⅰ类抗原与患者相合的供者单采血小板;供者 HLA－Ⅰ类抗原分型可以采用如微量淋巴细胞毒试验等血清学方法或分子生物学方法。需要注意的是,对 HLA 抗体选用相配的 HLA 表型的供者并不意味着供、受体的 HLA－Ⅰ类抗原完全相同。

由于供、受者之间 HLA－Ⅰ类抗原相匹配,导致受者无法发起对供者淋巴细胞的攻击;为避免输血相关性移植物抗宿主病(TA－GVHD),HLA 匹配的血小板应该给予核素辐照。另一个被称为抗体特异性预测(ASP)的血小板输注法是通过检测受者 HLA 抗体的特异性,避免供者血小板含有受者抗体所对应的抗原决定簇。有报道证实,AST 选择可以获得与 HLA 匹配及交叉试验相同的输注效果,比随机选择血小板的输注有着更好的效果。而用 ASP 方法可以比传统的 HLA 匹配标准获得更多的血小板供者。

对于同种免疫性血小板输注无效者,输注前的血小板交叉配合试验可以使血小板输注的效果大大提高。该法还可以用来预测及避免可能的血小板输注无效。每个将给患者输注的血小板均需提前与患者血清进行交叉配合性测试。简易致敏红细胞血小板血清学试验（SEPSA）或固相红细胞黏附法（SPRCA）是最常用的方法学。实践证明测试结果和输注后的血小板计数之间有良好的关系。SEPSA 和 SPRCA 不仅可以避免排院 HLA 不匹配但却是相容的供者，而且可以检测出直接针对血小板特异性抗原的抗体。然而，当患者被高度同种免疫，如 PRA 超过 50%，血小板交叉配合试验就往往难以成功。这种情况下，比较难以获得足够的相容性血小板。后者可以通过选择 HLA 匹配的血小板来解决。尽管由于血小板特异性抗体所导致的血小板输注无效比较少见，但若发现患者存在血小板特异性抗体，在寻找相应抗原缺乏的供血者的同时，也应该积极检测患者家庭成员的血小板表型，以便及时发现合适的供者。

（三）血小板同种免疫的预防

一旦发生血小板同种免疫，给临床处理带来很大困难。为预防这种情况的发生，可以选择：①紫外线照射血小板制品。②白细胞滤器减少血小板制品中的白细胞含量。上述方法可以有效地减少 HLA 抗体的产生，由此可以使血小板输注无效率的发生大大减少。

二、输血后紫癜

输血后紫癜（PTP）多发生在女性，有输血和妊娠史。起病往往在输注红细胞、血浆或血小板后约 5～10 天，大部分患者有血小板减少性紫癜，血小板减少的特点是突然发生、显著性减少及自限性，主要表现为皮肤瘀点、瘀斑和黏膜出血，严重者有内脏甚至发生颅内出血而危及生命。与出血同时发生的是血小板特异性同种抗体的出现，与 PTP 有关的抗体通常是抗 HPA-1a，其他涉及的是 HPA-1b、HPA-2b、HPA-3a、HPA-3b、HPA-4a 等在 GPⅡb/Ⅲa 上的抗原所针对的抗体。中国人 HPA-1a 的抗原频率＞99.99%，至今尚未发现该抗原阴性者。因此，HPA-1a 的抗原对中国人意义不大。与红细胞抗体不同，PTP 自身的抗原（通常 HPA-1a）阴性的血小板，与输入的抗原阳性的血小板一起也被破坏。这种导致自身血小板破坏的机制目前仍未完全阐明。诊断时可检测血清中的血小板相关抗体结合血小板抗原定型，患者的血小板基因分型可以在急性期提供本病的诊断依据。该病恢复期为 6～100 天（平均 24 天），超过 40 天者往往较严重，可用血浆交换法配合静注免疫球蛋白治疗，急性期可以选择抗原阴性的血小板输注，但需注意的是后者在体内的存活时间也是明显缩短的。

三、新生儿同种免疫性血小板减少性紫癜

新生儿同种免疫性血小板减少性紫癜（NAITP）与新生儿溶血病（HDN）的发病机制相似，妊娠期间由于母婴间血小板血型不同，胎儿的血小板抗原刺激母体产生血小板相关抗体，后者通过胎盘导致胎儿和新生儿血小板减少。NAITP 是最常见的胎儿或新生儿血小板减少的原因，最严重的并发症是颅内出血。该病在白种人中的发生率约为 1/（1000～2000），80% 左右的 NAITP 是由 HPA-1a 抗体引起的；但是在黄种人中，由于 HPA-1a 抗原频率极高，推测 HPA-3a 和 HPA-4a 抗体可能是引起 NAITP 的主要原因。对母体和胎儿进行 HPADNA 分型可为 NAITP 的产前诊断提供依据，其实验诊断原理基本同 HDN：①母亲血清血小板特异性抗体测定以鉴别是否血小板减少是由血小板特异性抗体的反应引起。②母亲和父亲血小板抗原的基因分型以证实前者体内的抗体产生机制。本病的治疗主要是静脉注射免

疫球蛋白配合血小板输注。一旦 NAITP 的诊断确立,母亲再次妊娠时有同样的患病风险。此时给予静脉注射免疫球蛋白或类固醇激素的治疗可以达到比较好的效果。

四、特发性血小板减少性紫癜

特发性血小板减少性紫癜(ITP)是由于自身免疫系统失调,机体产生针对自身血小板相关抗原的抗体,从而引起免疫性血小板减少。慢性 ITP 在临床上最为常见,往往在明确诊断前已经有数月至数年的隐匿性血小板减少,女性患者较为多见。疾病罕有自发缓解,治疗上可以采用类固醇激素或静脉注射免疫球蛋白,有效的免疫抑制剂和脾脏切除术可以作为二线治疗措施。急性 ITP 主要是在儿童出现的病毒感染后的突发性血小板减少,患者在发病 2~6个月后多数会自行缓解。静脉注射免疫球蛋白或抗－D 抗体在提升血小板数量上往往有效。对患者血清和洗涤血小板的研究,发现患者的 lgG、IgM 和 IgA 同种抗体与一种或多种血小板膜表面的糖蛋白(Ⅱb/Ⅲa、Ⅰa/Ⅱa、Ⅰb/Ⅸ、Ⅳ和Ⅴ)作用。

迄今为止,尚未发现血小板抗体特性与疾病的严重性和预后的相关性。尽管许多实验在检测总的及血小板细胞表面血小板相关免疫球蛋白方面比较敏感,但这些检测在诊断和治疗方面的特异性还有待提高,血小板抗体检测对本病的诊断还是有一定的价值。多数较新颖的实验主要用于检测结合到血小板糖蛋白(GPⅡb)Ⅲa,GPⅠa/Ⅱa,GPⅠb/Ⅸ)特异表位上的免疫球蛋白。这些糖蛋白特异性检测提高了与非特异性免疫导致血小板减少的鉴别能力,但其敏感性却有下降。在血小板数量非常低时,由于难以得到足够的血小板,方法学的应用也受到限制。患者的血小板洗脱液与固相的系列血小板糖蛋白－单克隆抗体复合物作用,用酶联抗人免疫球蛋白可以检测结合在该复合物上的血小板抗体。患者血浆中的抗体可以用相同的方法检测,但后者的检测阳性频率要低于洗脱液中抗体的检测。

由于巨核细胞表面存在与血小板相同的抗原成分,所以血小板自身抗体不仅可与自身或同种血小板结合,还能与巨核细胞结合而可能引起血小板的生成障碍。

体内的同种抗体是血小板减少的主要原因。因此,在 ITP 的治疗上血小板的输注仅在血小板计数低至可能引起导致生命危险的出血时(20×10^9/L)考虑应用。

第四节　人类白细胞抗原系统

一、HLA 基因结构

HLA 基因位于第 6 号染色体短臂 21.3 区域,是调控人体特异性免疫应答的主要基因系统,全长为 3600kb,约为人类基因组基因碱基数的 0.1%,是目前所知的最富多态性的遗传系统,共有 224 个基因座位,其中 128 个为功能性基因,96 个为假基因。按编码分子的特性不同,可将 HLA 基因分为三类:HLA－Ⅰ、Ⅱ、Ⅲ类基因,每一类基因均含有多个座位。

(一)HLA－Ⅰ类基因

HLA－Ⅰ类基因包括经典 HLA－Ⅰ类基因和非经典的 HLA－Ⅰ基因,长度为 2000kb。HLA－Ⅰ类基因位于 6 号染色体顶端,从中心侧开始依次为 MICB、MICA、HLA－S、HLA－

B、HLA－C、HLA－E、HLA－N、HLA－L、HLA－J、HLA－W、HLA－A、HLA－U、HLA－K、HLA－T、HLA－H、HLA－G、HLA－P、HLA－V、HLA－F 等。其中 HLA－H、HLA－J、HLA－K、HLA－L 和 HLA－N 为假基因,尚未检测出表达的产物。

1.经典 HLA－Ⅰ类基因(classical HLA－Ⅰ,HLA－Ⅰa)

HLA－A、HLA－B、HLA－C 座位基因为经典的 HLA－Ⅰ类基因,所编码的分子称为经典 HLA－Ⅰa 类分子。HLA－Ⅰa 基因具有高度遗传多态性,广泛表达在各种有核细胞表面。经典的 HLA－Ⅰa 类抗原分子由非共价键连接的两个多肽链 α 链和 β 链组成,α 链由第 6 号染色体上的 HLA－Ⅰ类基因编码,β 链由第 15 号染色体上的基因编码。编码 HLA－Ⅰ类 α 链的基因具有相似的基因结构,一般含有 7 个内含子和 8 个外显子,其大小约为 3.5kb。第 1 外显子编码前导链,第 2、3、4 外显子分别编码 α 链的 α_1、α_2、α_3 结构域,第 5 外显子编码连接多肽和跨膜区蛋白,第 6、7、8 外显子分别编码胞内区域和非翻译区蛋白。HLA－Ⅰa 基因第 5 外显子编码基因缺失或在 RNA 水平上变位剪接去除后,可产生分泌型 HLA。研究发现,HLA－Ⅰa 类的多态性主要由编码 α_1、α_2 区的第 2、3 外显子决定,但是在第 1、4、5、6、7 外显子上也有一定的多态性。

2.非经典 HLA－Ⅰ类基因(non－elassical HLA－Ⅰ,HLA－Ⅰb)

HLA－E、HLA－F、HLA－G 三个座位基因为非经典 HLA－Ⅰ类基因,所编码的分子称为非经典 HLA－Ⅰ类分子(HLA－Ⅰb)。这些基因的多态性程度不高,到 2009 年 7 月发现 HLA－E 有 9 个等位基因,HLA－F 有 21 个等位基因,HLA－G 有 44 个等位基因。其中 HLA－E、HLA－F 在多种胚胎和成人组织表达,HLA－G 特异性表达于母胎界面的滋养层。

(二)HLA－Ⅱ类基因

HLA－Ⅱ类基因靠染色体着丝点,从中心侧开始依次为 DP、DOA(A 代表编码 α 链的基因)、DMA、DMB(B 代表编码 β 链的基因)、LMP2、TAP1、LMP7、TAP2、DOB、DQ 和 DR 基因亚区域。其中 HLA－DR、DQ、DP 位点编码的分子为经典的 HLA－Ⅱ类分子,而 LMP、TAP 和 DM 为与抗原加工和提呈有关的基因,这类基因编码的分子称为非经典的 HLA－Ⅱ类分子。

经典的 HLA－Ⅱ类抗原分子由 α 多肽链和 β 多肽链通过非共价键连接而成。编码 α 链的基因有 5 个外显子,大小约 6kb。第 1 外显子编码主导序列和第 1 活性区(α_1 区)最初的几个氨基酸,第 2、3 外显子编码仪链的 α_1 和 α_2 区,第 4 外显子编码连接多肽和跨膜蛋白的一部分,第 5 外显子主要编码细胞内区域和非翻译区域蛋白。编码 B 链的基因有 6 个外显子,大小约为 8kb,其编码的顺序与 α 链相同,HLA－DR、DQ、DP 的特异性由 β 链基因决定,主要由编码 β 链基因的第 2 外显子决定,但是在第 1、3、4、5 外显子上均有一定的多态性。

(三)HLA－Ⅲ类基因

HLA－Ⅲ类基因是人类基因组中密度最大的区域,在Ⅰ类区与Ⅱ类区之间,长度为 1000kb。HLA－Ⅲ类基因结构和功能与Ⅰ类和Ⅱ类基因并不相关,包括补体 C2、C4a、C4b、补体备解素 B、21－羟化酶基因、淋巴毒素基因、肿瘤坏死因子基因、热休克蛋白基因等。这些基因在功能和结构上与 HLA 并无密切的关系,只是习惯上将它们列为 HLA－Ⅲ类基因。HLA－Ⅲ类基因表达产物一般不是细胞表面的膜分子,而是分布于血清及其他体液中的可溶性分子。

二、HLA 命名

HLA 命名可分为血清学命名和基因命名。

(一)血清学命名

在第十一届国际组织相容性专题研讨会后,命名委员会决定,新的血清学特异性首先必须是已获得认可的等位基因序列的产物,新的血清学命名将同其等位基因名称紧密结合,如与 HLA—A * 0210 顺序相应的新的 HLA—A2 特异性被命名为 HLA—A210。为了简便,委员会同意在命名由血清学鉴定的 DRB1 的产物时,可省略 B1。如对应 DRB1 * 0103 的产物将被命名为 DR103。而 DR52 和 DR53 分别指由血清学鉴定 DRB3 和 DRB4 座位的产物,DR51 是 DRB5 的基因产物。

(二)HLA 等位基因命名

HLA 复合体包括多个基因座位,每一个座位上有多个等位基因,随着分子生物学技术在 HLA 分型上的应用,发现的等位基因已超过 3750 个,目前仍不断在发现新的等位基因。关于 HLA 等位基因的命名,WHO 的 HLA 系统命名委员会已建立一系列的命名原则,2002 年在加拿大召开的专题讨论会对原有命名体系进行了增补和修订。由于 HLA 新等位基因的不断发现,在 2008 年的第 15 届国际组织相容性专题讨论会对命名原则又进行了新的调整,并于 2010 年 4 月开始实施,新的 HLA 基因命名原则继承了以往 HLA 基因命名原则的基本要素,对原有不足的部分进行了补充和调整,现将 HLA 基因命名的原则介绍如下。

1.HLA 等位基因命名

2002 年 HLA 系统命名委员会建议当 HLA—A * 02 和 HLA—B * 15 家族超过 100 个等位基因时采用 HLA—A * 92 和 HLA—B * 95 系统。但是随着 HLA 的深入研究,不断发现新的等位基因,越来越多的 HLA 组的等位基因可能超过 100 个,这给命名增加了难度,单纯从命名的名称之间很难体现其关联性,因此 HLA 系统命名委员会决定采用新的命名原则。新的命名原则在原有 2002 年 HLA 基因命名基础上增加冒号(:)的使用,冒号间的数字按照等位基因发现的次序依次增加,同时在个位数字前强制性增加 0 以减少混淆,这样可以基本,上解决原有命名原则中的每组等位基因出现 100 个后难以命名的不足,当出现超过 100 个等位基因的组可以依据本原则进行命名。新的等位基因命名原则中,等位基因中的数字表达含义参照 2002 年制定的基本原则,即第 1 个冒号前的数字用来指定该等位基因所属的等位基因家族,尽可能与血清学家族相对应;第 2 个冒号前的数字表示编码区改变的等位基因,第 3 个冒号前数字用来区分同义突变的等位基因,第 4 个冒号前数字表示内含子或 5′或 3′区域的变异。例如 2002 年的原命名为 HLA—A * 01010101,新的命名为 HLA—A * 01:01:01:01。

2.HLA—C 位点的抗原和等位基因命名

HLA—C 在描述等位基因时删除"w",但在描述抗原时仍旧保存"w",以避免与补体混淆。因此新的命名中原 HLA—Cw * 0103 将命名为 HLA—C * 01:03。依次类推 HLA—Cw * 020201 为 HLA—C * 02:02:01,HLA—Cw * 07020101 为 HLA—C * 07:02:01:01 等。

3.HLA 基因分型结果指定歧义状态的报告方式

常规的 HLA 基因分型过程中,由于分型技术的限制以及检测区域的有限性,整个群体 HLA 基因分型过程会存在分型结果歧义指定的形式,即 HLA 基因分型的结果可能出现多种组合方式,难以将检测结果明确为每个单一的组合形式;常规的检测中它们往往只能指定为某些具有关联性的等位基因组合,这些关联性的等位基因被称为等位基因字符串。为解决常规HLA基因分型检测中歧义结果的表达方式,新的命名原则中采用某些代码来表示特定的字符串。

(三)提交新等位基因

HLA的研究或常规HLA分型过程中可能遇到新的等位基因,随着分子诊断技术的广泛应用,现已发现越来越多的新等位基因,正式命名一个新的等位基因所需序列需符合以下条件:①来源于cDNA序列分析或PCR产物经克隆后的测序分析,需要进行多个克隆测序。②测序需要正反双向同时进行。③PCR产物直接测序,至少对两管独立的PCR反应产物进行测序。④如果个体在座位上为杂合子,其中一个为新发现的等位基因,则必须先将新的等位基因与另一个已知等位基因分离后再进行测序。尽管直接采用测序分型(SBT)技术对新等位基因进行测序,但是SBT测序是对杂合的两个等位基因同时测序,不能作为正式命名指定新的等位基因的依据。⑤递交的序列中不应该包含测序的引物序列。⑥如可能,应采用PCR-sso或PCR-SSP等方法从基因组DNA水平确认新的序列。新的序列如果有新的突变点或以前未见的核苷酸序列的组合(基元序列),则必须对这些变异采用DNA分型技术进行确认。这可能需要设计覆盖新的突变点的探针或引物,提交序列时应对所用的试剂做详细的说明。⑦序列提交的数据库必须在数据库获得序列号。⑧推荐提供全长的序列,但并非必要的条件。对于HLA-Ⅰ类基因至少应包括第2和3外显子,HLA-Ⅱ类基因至少应包含第2外显子。⑨尽可能提交发表该新等位基因的论文。⑩实验所用的DNA或其他材料,最好是细胞株并尽可能在公共资料库中可以获得,或者至少在报告的实验室内。递交序列经验证后,HLA系统命名委员会根据命名原则进行新的等位基因命名。

(四)HLA等位基因和HLA抗原特异性的对应关系

HLA命名有血清学和基因命名两种方式,血清学命名指HLA抗原特异性,而基因命名为HLA等位基因核苷酸序列的情况。HLA等位基因和HLA抗原特异性存在一定的关系,但是也有区别。尽管等位基因名称中第1个冒号前的数字与其血清学家族尽量相对应,但是血清学命名针对的是抗原(基因表达产物),而等位基因命名针对的是基因核苷酸序列。在整个HLA基因命名中,已采用后缀N、L、S、C、A表示等位基因的异常表达,同时某些等位基因由于碱基突变可完全不表达相应的抗原(无效等位基因),这在实际工作中应引起重视。在临床HLA分型工作中,HLA基因分型结果与血清学方法结果有一定的关系,但存在区别,血清学分型检测的是细胞表面HLA抗原,其分型结果表示为HLA抗原特异性或分解物特异性;基因分型直接检测基因的核苷酸序列本身,得到的结果代表HLA基因型。两种分型方法在大多数情形下会相符合,但是在某些情况下可能出现不一致的现象(如无效等位基因,其基因序列上发生突变可导致转录和翻译的终止。当采用基因分型方法时,可通过分析序列情况而提示存在某一等位基因;但是采用血清学方法检测时,在细胞表面并不能检测到抗原)。应当注意到在移植和实际工作中,患者免疫系统所识别的外来入侵物是供者的HLA抗原,而不是供者HLA基因核苷酸序列。

随着HLA广泛的研究和基因分型方法的发展和完善,HLA等位基因数据库不断扩大,现已很难保证由核苷酸序列命名的等位基因与由编码蛋白质决定的血清学特性之间完全保持一致,这一困难一方面是由于技术原因,另一方面由于 HLA 系统本身的遗传生物学特性所决定。技术方面的原因主要是:①由于强调了基因分型技术,使得随后许多新发现的等位基因缺乏血清学的描述,特别是新近发现的新等位基因。②是指发现新的抗原不能合适地归入任何已知的血清学中。虽然希望所有等位基因均有明确的血清学特性,但实际上常不可能,大约 70％ 的 HLA 等位基因可以找到 HLA 抗原特异性对等物。需要指出的是:其余 30％ 的 HLA 等位基因尚未找到相应抗原特异性,它们都属于低频率基因,有的在数万人中仅发现 1 例,因此这些等位基因对整个移植配型影响甚微。

三、HLA 抗原的结构和分布

(一)HLA－Ⅰ类分子

HLA－A、HLA－B、HLA－C 分子的一级到四级结构均已阐明,所有的 HLA－Ⅰ类分子均由一条重链(α 链,44000)和一条轻链(β 链,12000)通过非共价键连接而成。α 链由 6 号染色体上的 MHC 基因编码,β 链(β2－微球蛋白)由 15 号染色体上的基因编码。α 链由胞外区、跨膜区和胞内区组成,胞外区形成三个结构域 α_1、α_2、α_3,每个结构域约含 90 个氨基酸残基。跨膜区含疏水性氨基酸,排列成 α 螺旋,跨越细胞膜的脂质双层,约含 25 个氨基酸残基。胞内区有 30 个氨基酸残基,其氨基酸常被磷酸化,有利于细胞外信息向胞内传递。β_2－微球蛋白分子量为 12000,人体中的 β_2－微球蛋白以两种形式存在:一种与 HLA－Ⅰ分子重链相结合,另一种游离于血清中。B_2－微球蛋白通过非共价键与 α 链的 α_3 结构域相连。B_2－微球蛋白无同种异体特异性,其功能有助于Ⅰ类分子的表达和稳定。

X 线衍射晶体分析技术揭示 HLA－Ⅰ类分子在胞外区具有两对结构相似的功能区:$\alpha_1 \sim \alpha_2$ 和 $\alpha_3 \sim \beta_2 m$。其中 α_1、α_2 两个结构域位于Ⅰ类分子的顶部,共同组成肽结合凹槽,肽结合凹槽由八个反向排列的 β 片层和两个平行的 α 螺旋所组成,是分子的可变区和抗原性多肽识别的部位。$\alpha_3 \sim \beta_2 m$ 具有 Ig 恒定区样结构,α_3 为 CD8 的识别结合部位。

(二)HLA－Ⅱ类分子

HLA－Ⅱ类分子是膜糖蛋白,是一条 α 多肽链和 β 多肽链通过非共价键连接而成,其中 a 链分子量为 34000,由 220 个氨基酸残基组成。β 链分子量为 29000,由 230 个氨基酸残基组成。α 链和 β 链可分为四个区域:细胞外活性区(肽结合区)、免疫球蛋白样区、跨膜区、胞浆区。每一条链从其氨基酸末端的前导链开始合成,在运送至细胞表面后该前导链被去除,因此在成熟的蛋白上并不表现前导链。

HLA－Ⅱ类分子与 HLA－Ⅰ类分子具有类似的空间结构,α_1 和 β_1 结构域共同组成类似于Ⅰ类分子的肽结合槽,β_1 相当于Ⅰ类分子中的 α_2 区。肽结合凹槽是结合抗原性物质的结构基础,凹槽两端开放,可接纳 13～18 个氨基酸残基的抗原肽,凹槽也由八条反向排列的 B 片层和两个平行的 a 螺旋组成,其中 α_1 和 β_1 各有一个 α 螺旋组成肽结合槽的两个侧壁,其余部分折叠成 B 片层形成槽底部分。HLA－Ⅱ类分子多态性残基主要集中在 α_1 和 β_1 片段,这种多态性决定了肽结合部位的生化结构。Ig 样区由 α_2 和 β_2 片段组成,两者均含有链内二硫键,属于免疫球蛋白(Ig)基因超家族,其 β2 结构域上具有与 CD4 结合的部位,在抗原提呈过程中发挥着重要的作用。跨膜区和胞浆区与Ⅰ类分子的 α 链一样,α 链和 β 链均形成螺旋样结构跨越细胞膜的脂质双层,并伸向细胞质内,有利于细胞外信息向胞内传递。

(三)HLA 分子分布

经典 HLA－Ⅰ类分子表达广泛,以糖蛋白形式几乎在所有有核细胞表面表达,包括血小板和网织红细胞。但是不同细胞上 HLA 分子数量变化很大,HLA－Ⅰa 类分子表达量最高的是淋巴细胞。巨噬细胞、树突状细胞、中性粒细胞也高表达 HLA－Ⅰ类分子,血小板和网织红细胞也表达此类抗原。而成熟的红细胞、神经细胞和母胎表面的滋养层细胞不表达Ⅰ类分子。体内淋巴细胞随着成熟度增加,HLA 抗原浓度递减。人体存在少量的可溶性Ⅰ类分子(sHLA－Ⅰ,sHLA－Ⅰ)见于血清、体液、乳汁、汗液和尿液中。

非经典 HLA－Ⅰ类分子的表达有别于经典 HLA－Ⅰ类分子,HLA－E 是人类组织和细胞系广泛转录的 Ib 基因,以静息的 T 细胞表达最高。HLA－F:胎儿主要是在肝脏表达,而成人则主要在免疫器官表达。HLA－G 主要表达于孕卵着床期植入母体子宫内膜的胎盘组织中,而此处恰恰不表达经典的 HLA－A、HLA－B 及 HLA－DR、HLA－DQ 和 HLA－DP 分子。HLA－G 可能与胎儿的存活有关,涉及胎母免疫反应。

HLA－Ⅱ类分子的分布较窄,主要是抗原递呈细胞,如 B 细胞、单核细胞、巨噬细胞、树突状细胞、激活的 T 细胞等。中性粒细胞、未致敏的 T 细胞、肝、肾、脑及胎儿滋养层细胞等均不表达 HLA－Ⅱ类分子。有些组织在病理情况下可表达Ⅱ类分子,血清和某些体液也可检测到可溶性Ⅱ类分子。

四、HLA 的遗传特点

(一)单体型遗传

连锁在一条染色体上的 HLA 各位点的基因组合称为 HLA 单体型。两个同源单体型构成 HLA 基因型。由于 HLA 是一组紧密连锁的基因群,这些连锁在一条染色体上的等位基因很少发生同源染色体之间的交换。根据家系内调查发现,当亲代的遗传信息传给子代时,HLA 单体型作为一个单位遗传给子代。子代可以随机地从亲代双方各获得一个 HLA 单体型,组成子代的基因型。因此子女的 HLA 基因型中,一个单体型与父亲的单体型相同,另一个与母亲相同。同胞之间 HLA 基因型完全相同的概率为 25%,完全不相同的概率为 25%,一个单体型相同的概率为 50%。在临床同种器官移植时需选择合适的供受者,因此从家庭内部中寻找器官移植的供体,其供、受者 HLA 抗原相同的概率比随机无血缘关系的供受者高得多,这一遗传特点在器官移植供者的选择和法医学亲子鉴定中得到了应用。此外,在亲代单体型遗传给子代时,两条单体型可以发生交换,这在 HLA 分型工作中应引起注意。

(二)多态性现象

多态性是 HLA 复合物最显著的遗传特点。多态性是指在随机婚配的群体中,同一基因位点可存在两个或两个以上的等位基因。对于一个基因座位,一个个体最多只能有两个等位基因,分别出现在来自父母双方的同源染色体上。然而 HLA 的多态性是一个群体概念,指群体中不同个体在等位基因上存在差别。HLA 复合物是目前已知的人体最复杂的基因复合物,它是多位点的共显性复等位基因系统,具有高度多态性。HLA 的多态性现象由于下列原因所致:①复等位基因:由于各个座位上等位基因是随机组合的,故人群的基因型呈现非常庞大的数据。②共显性遗传:每对等位基因所编码的抗原都表达于细胞膜上,无隐性基因,也无等位基因排斥现象。这就增加了 HLA 抗原系统的复杂性和多态性。因此,除单卵双生外,无关个体间 HLA 型别完全相同的可能性极少。HLA 的高度多态性具有人类遗传背景的多样性,赋予机体具有适应多变内、外环境的巨大的潜力,具有重要的生物学意义;但是在器官移植中,给选择理想的供者造成极大的困难。

(三)连锁不平衡

连锁不平衡是指在某一群体中,不同座位上某两个等位基因出现在同一条单体型上的频率与预期值之间有明显的差异。HLA 复合物上各复等位基因在人群中都有一定的基因频、率出现。所谓基因频率是指群体中,每个等位基因出现的机会占该群体全部等位基因的比例。在随机婚配的群体中,在无新的突变和自然选择的情况下,基因频率维持不变。如果 HLA 单体型各位点的基因是随机组合,那么某一单体型出现的频率应等于各个基因频率的乘积,但实际上检测结果与理论计算不一致,这意味着连锁的基因不是随机组合,而是某些基因总是在一起出现(如 HLA-A＊33 和 HLA-B＊58),而另一些又较少地出现在一起。这种单体型基因非随机分布的现象称为连锁不平衡。连锁不平衡的数量值以连锁不平衡参数表示,它等于单体型实测值减去单体型理论值。HLA 系统中经典的Ⅰ类区域座位和Ⅱ类区域座位均存在连锁不平衡。产生连锁不平衡的机制尚不清楚,但可能与以下原因有关:①某些单体型具有选择优势。②群体迁移和混杂。③基因随机漂移。④近亲繁殖。连锁不平衡现象在一定程度上限制了群体中 HLA 单体型的多样性,这给器官移植寻找 HLA 相容性供体提供了机会,但却给 HLA 与疾病关联研究中寻找原发性关联成分增添一定麻烦,因为所发现的某个 HLA 易感基因,很可能仅是与该原发性易感基因处于连锁不平衡中,属于次级关联成分。

第五节 HLA 在医学中的应用

一、HLA 分子的主要生物学功能

(一)参与对抗原处理、运输及抗原提呈

HLA 分子在多个环节参与对抗原的处理、运输、提呈等。抗原加工处理是指天然蛋白质抗原转变成和 HLA 分子相结合的肽链的过程,这一过程主要在细胞内完成。加工后的抗原肽段被转运到细胞表面与 HLA 分子结合并被 T 细胞识别,称为抗原提呈。细胞对抗原的加工与提呈是激活机体免疫应答的关键步骤。通常外源性蛋白质抗原由提呈细胞加工后与 HLA-Ⅱ类分子结合,呈递给 CD4 辅助细胞;内源性蛋白质抗原由靶细胞处理后与 HLA-Ⅰ类分子结合,呈递给 CD8 细胞毒性细胞。根据抗原处理过程可分为内源性抗原处理和外源性抗原处理过程。

1.内源性抗原处理过程

内源性抗原是指细胞内产生的非己成分,它可以是感染的病毒基因整合到宿主 DNA 中后,通过转录和翻译在细胞质中形成的病毒蛋白,也可能是细胞内基因发生突变后产生的蛋白质抗原。被加工的内源性抗原肽与 HLA-Ⅰ和Ⅱ类分子都能结合形成复合体,但目前研究比

较清楚的为与 HLA－Ⅰ类分子相结合的途径。内源性抗原处理过程需要以下几个步骤：①抗原运送到蛋白酶体。②在蛋白酶体被降解为 8～10 个氨基酸的免疫性多肽片段。③免疫性多肽片段运送到内质网腔与新合成的 HLA－Ⅰ类分子结合。④免疫性多肽片段 HLA－Ⅰ类分子转运到细胞膜被 T 细胞识别。

大多数内源性抗原在三磷腺苷(ATP)依赖的抗原加工转运蛋白体(TAP)的协助下，免疫性多肽片段运送到内质网腔，TAP－多肽复合物与 HLA－Ⅰ类接触，TAP 移交多肽片段给HLA－Ⅰ类分子，在一系列辅助因子作用下，HLA－Ⅰ类－多肽片段性形成稳定的复合物，再通过高尔基体转运到细胞膜表面，并呈递给 CD8 细胞毒性细胞。少数为非 TAP 依赖途径，可有两种情况：①部分外源性蛋白质进入细胞质，经蛋白酶降解后形成多肽与被转运至细胞质中细胞器内的 HLA－Ⅰ类分子结合，再转运到细胞表面。②部分内质网腔合成的蛋白质经蛋白酶体原位降解后与腔内新生的 HLA－Ⅰ类分子结合而被转运。

2.外源性抗原处理过程

外源性抗原在专业的抗原提呈细胞(APC)内被降解成免疫原性多肽，并与 HLA－Ⅱ类分子结合成稳定的复合物，从而保证多肽不被进一步降解为氨基酸。外源性抗原加工与呈递抗原的过程较复杂，外来蛋白质抗原被机体的抗原提呈细胞提呈后，通过胞饮作用进入胞质中特定的细胞器内体。在体内酸性环境中，抗原被附着于内体膜上的蛋白酶水解成抗原片段。同时内质网中合成 HLA－Ⅱ类抗原分子的 α 和 β 链，与另一条不显示多态性的 γ 链(Ii 链)一起装配成三链复合物，送到高尔基体转运网，在 γ 链导向下三链复合物进入内体，同时 γ 链被内体的蛋白酶降解，它在三链复合物中的位置由酶解的抗原肽段取代，形成抗原肽－HLA－Ⅱ类分子复合物。最后内体膜与细胞膜融合，抗原肽－HLA－Ⅱ类分子复合物即表达于 APC表面。研究发现 DM 和 DO 分子参与外源性抗原肽转运过程。DM 分子是 HLA－Ⅱ类分子的伴侣分子，介导外源性抗原肽的运输，帮助Ⅱ类分子与肽结合过程中进行必要的折叠，促进经典的Ⅱ类分子与外源性抗原肽结合。DO 分子也参与抗原肽的转运，DO 能与 DM 分子结合，抑制 DM 的转运功能。

(二)MHC 的限制作用

20 世纪 70 年代中期发现细胞毒性 T 细胞只能杀伤具有同一表型的病毒感染的靶细胞，这意味着 T 细胞在识别细胞表面抗原决定簇的同时，还需识别细胞上的 MHC 分子。以后证实在诱发免疫应答过程中，无论是 Te 细胞间、Th－B、Th－Tc 间的相互作用也受 MHC 的限制。这一现象，即具有同一 HLA 表型的免疫细胞才能有效地相互作用，称为 MHC 的限制作用。

巨噬细胞与 Th 细胞间的相互作用受 HLA－Ⅱ类抗原的约束。Th 细胞的 TCR 联合识别免疫原性多肽性片段的表位以及 HLA－Ⅱ分子 α_1、α_2 功能区的多态性决定簇。Tc 细胞表面的 CD8 分子识别 HLA－Ⅰ分子 α_3 区的非多态性决定簇。

(三)参与对免疫应答的遗传控制

机体对某种抗原物质是否产生应答以及应答的强弱是受遗传控制的。控制免疫应答的基因称为 Ir 基因，一般认为人的 Ir 基因位于 HLA－Ⅱ类基因区内。由于 HLA－Ⅱ类基因编码分子的多肽结合部位构型各异，故与不同抗原多肽结合并刺激 Th 细胞的能力也不相同，由此实现 Ir 基因对免疫应答的遗传控制。即具有不同 HLA－Ⅱ类等位基因的个体,其对特定的抗原的免疫应答能力各异。

(四)调节 NK 细胞的活性

自然杀伤细胞(NK)是一种连接天然免疫和获得性免疫的"桥梁"细胞,通过多种方式发挥其细胞毒效应,一个重要的机制是 NK 细胞表面表达 MHC－Ⅰ类分子特异的活化性及抑制性受体,能识别及杀伤 MHC－Ⅰ类分子结构改变或下调的靶细胞。研究发现某些病毒如人类免疫缺陷性病毒(HIV)、单纯疱疹病毒(HSV)和巨细胞病毒(CMV)可以选择性下调感染细胞上某些 MHC－Ⅰ类分子,从而逃避 CD8$^+$T 淋巴细胞和 NK 细胞的杀伤,这种"双重逃避"是通过杀伤细胞免疫球蛋白样受体(KIR)家族的活化性和抑制性受体的作用而实现的。Shimizu 等通过转染证实,HLA－Ⅰ类分子的表达调节 NK 细胞的活性。HLA－B 和HLA－C 等位基因编码的分子通过 NK 细胞的受体抑制 NK 细胞的杀伤活性,激活的受体包括 CD16、CD2、CD28、CD69、CD44 等,抑制的受体有 CD94/NKG2A 等,CD94/NKC2A 可识别HLA－E 及其递呈的免疫原肽。

(五)参与妊娠免疫调节

妊娠过程中胎儿能够免受母体免疫的攻击,研究表明胎盘组织的滋养层细胞不表达HLA－A、HLA－B 抗原,而高度表达 HLA－G 抗原。经典的 HLA－Ⅰ和Ⅱ类抗原不表达,使胎盘组织成为生理性屏障,避免 T 细胞活化,防止母体对胎儿产生免疫应答。但是经典MHC 分子表达数量的改变可能使细胞遭受 NK 的攻击,NK 细胞可杀伤 HLA－Ⅰ类分子缺失的靶细胞,然而 HLA－G 和 HLA－E 的高度表达可以抑制 NK 细胞的这种作用。HLA－G 是一种免疫耐受分子,与母胎耐受及抗感染免疫有关。胎儿细胞表面 HLA－C 分子可能通过与母体 NK 细胞表面 KIR 结合,抑制 NK 细胞杀伤活性,从而导致母体对 HLA 半异源性胎儿产生免疫耐受。HLA－G 分子引导序列的肽片段可与 HLA－E 分子结合而被递呈至细胞表面,通过和 NK 细胞表面 CD94/NKG2 受体结合,产生 NK 细胞抑制信号。HLA－G 分子还可通过与细胞毒性 T 细胞(CTL)作用,保护胎儿免受母体 CTL 细胞杀伤。

二、HLA 的临床实际应用

(一)HLA 系统与临床输血

HLA 系统与输血反应密切相关,主要是由于 HLA 同种免疫引起的反应。由于 HLA 抗原具有高度免疫原性,通过妊娠、输血、移植等途径免疫机体可产生 HLA 抗体。HLA 抗体与血小板输注无效(PTR)、发热性非溶血性输血反应(FNHTR)、输血相关性急性肺损伤(TRA－LD)、输血相关性移植物抗宿主病(TA－GVHD)等密切相关:

1.血小板输注无效

血小板输注无效在临床上比较常见,患者在接受足够剂量的血小板输注后,仍处于无反应状态,即临床出血表现未见改善、血小板计数未见明显增高等,多次输血患者容易发生 HLA同种免疫,血小板输注无效的可能性为 20%～70%。多种因素均有可能导致血小板的输注无效,其原因分为非免疫性原因(脾肿大伴脾功能亢进、感染、发热、药物作用、弥散性血管内凝血等)和免疫性原因。免疫性因素可分为 HLA、血小板特异性抗原、红细胞血型抗原、药物免疫性等。研究发现血小板输注无效的免疫性原因大多为 HLA 抗体引起,约占免疫因素的 80%,

少数为血小板特异性抗体(HPA抗体)、ABO抗体或药物免疫性抗体。血小板表面上有HLA抗原,它只存在HLA-Ⅰ类抗原,没有HLA-Ⅱ类抗原。血小板上的HLA-Ⅰ类抗原是血小板膜表面的固有结构成分,另外血小板表面还有血浆中吸附的可溶性HLA-Ⅰ类抗原。HLA抗原性较强,输注HLA抗原不配合的血小板可以引起血小板同种免疫和血小板输注无效。现常规临床输血一般不做血小板配型,因此容易发生供、受者HLA抗原不合,从而产生相应的抗体,再次输入血小板就会因同种免疫而导致血小板破坏和输注无效。对于一些接受化疗、放疗的癌症患者或骨髓移植患者,可以在同胞或随机人群中选择血小板交叉配型相合的供者解决血小板输注无效问题。目前国内已开始建立血小板捐献者基因数据库,以提供相配合的血小板,减少免疫原因引起的血小板输注无效。

2.发热性非溶血性输血反应

发热性非溶血性输血反应(FNHTR)是输血反应中较为常见的一种反应。HLA抗体、粒细胞抗体或血小板特异性抗体、血液保存中产生的细胞因子均可能引起发热性非溶血性输血反应。临床上发热性非溶血性输血反应主要是由于白细胞抗原与抗体反应,白细胞被破坏后释放细胞因子等热源性物质(如白介素-1)所引起。受血者临床表现为有皮肤潮红、心动过速,继而发生寒战、体温升高,发热可持续数小时,血清中常存在HLA抗体。发热性非溶血性输血反应可以通过输注少白细胞的血液制品进行预防。

3.输血相关性急性肺损伤

输血相关性急性肺损伤(TRALD)是临床输血并发的急性呼吸窘迫综合征,是一种严重的输血不良反应,患者可发生急性呼吸困难、低氧血症、非心源性肺水肿、低血压和发热。一般认为TRALI的发生机制是供者血浆中存在抗-HLA或者粒细胞特异性抗体(抗-HNA)引起中性粒细胞在受血者肺血管内聚集,激活补体,导致肺毛细血管内皮损伤和肺水肿等临床症状,其死亡率较高。大多数情形下供者体内可检测到HLA抗体或者HNA抗体,多见于经产妇供者。少数TRALI检测不到HLA抗体或HNA抗体,表明TRALI的发生可能存在其他的机制。由于抗-HLA可引起TRALI,因此可选择HLA抗体阴性供者降低TRALI的发生,临床上可以在输血前做交叉淋巴毒试验选择和输注HLA相合的血液。此外,可以选择无输血史的男性和(或)低初产妇作为献血者。

4.输血相关性移植物抗宿主病

输血相关性移植物抗宿主病(TA-GVHD)是输血的最严重并发症之一,它是受血者输入含有免疫活性的淋巴细胞(主要是T淋巴细胞)的血液或血液成分后发生的一种与骨髓移植引起的宿主病类似的临床症状群。TA-GVHD的发生取决于多种因素:受者免疫抑制的程度、输注制品中淋巴细胞的数量和活性及供、受者HLA相配的程度。HLA系统在TA-GVHD中起一定的作用,TA-GVHD见于某些非免疫功能受损害的患者,此类患者多见于直系亲属之间(父母与子女)的输血,即供血者与患者之间有一个HLA单倍型相同。若患者是HLA杂合子,而供血者是HLA纯合子,并与患者的一个单倍型相同,则患者不能识别供者的T淋巴细胞为外来物,也就不能排斥,供者T淋巴细胞得以在受者体内存活并增生。此后供者的T淋巴细胞将受血者组织视为异物而予以排斥、攻击,造成严重组织、器官损害,产生致命的移植物抗宿主反应。例如父母HLA有一条单体型相同,如父亲HLA单体型为A1-

B8－DR12,A3－B46－DR11;母亲为 A1－B8－DR12,A2－B60－DR9;其子女的单体型第 1 个为 A1－B8－DR12 纯合,第 2 个为 A1－B8－DR12,A2－B60－DR9 杂合。如果第 1 个孩子的血液输注给父母或第 2 个孩子,则受者

不会将输注的淋巴细胞当成外来的抗原(均含有 A1－B8－DR12 单体型);相反,供者的细胞识别受者为外来抗原,供者细胞被激活、增生、攻击受者。因此直系亲属间直接献血,TA－GVHD 发生的风险明显增加。为了预防 TA－CVHD,有效措施是用 γ 射线照射血细胞的活性淋巴细胞成分。

(二)HLA 检测与器官移植

HLA 抗原与同种器官移植的排斥反应密切相关,故又称为移植抗原。器官移植术后,移植物能否存活很大程度上取决于供者与受者之间 HLA 型别是否相合。HLA 位点对选择合适的供体、降低移植物抗宿主病(GVHD)的发生率、提高移植物的存活率均有重要意义。因此 HLA 配型能显著改善移植物的存活,如供者和受者间组织相容性差别越大,将激活更多的 T 细胞克隆参与对移植物的破坏和排斥。

1.造血干细胞移植

造血干细胞移植广泛用于治疗白血病、再生障碍性贫血等疾病。造血干细胞移植对于供、受者 HLA 的配合度的要求比任何器官移植都要严格,这是由于造血干细胞移植的移植物中含有大量的免疫细胞,尤其是成熟的 T 细胞。造血干细胞移植中 HLA－A、HLA－B、HLA－C、HLA－DR、HLA－DQ 抗原比较重要。研究表明,供、受者之间 HLA 位点的相合程度与造血干细胞移植的效果呈正相关,HLA－A、HLA－B、HLA－DRB1 位点全相合的存活率显著高于不同者,等位基因

高分辨水平上相合比低分辨水平相合的存活率要高。HLA 位点完全相合移植后发生 GVHD 的可能性低,随着不相合位点的增加,GVHD 发生率增高。在造血干细胞移植中,首选 HLA 全相同的家庭供者或非血缘关系的无关供者,也可选用脐带血造血干细胞移植。我国建立了中国造血干细胞捐献者资料库,专门负责国内非血缘关系骨髓志愿供者的管理,于 1992 年在中国红十字会的领导和安排下开始工作,近 5 年取得了长足的进步,目前库内容量登记的捐献者已达到 100 万人次。

2.肾移植

HLA 配型对提高肾移植的短期存活和长期存活均有重要意义。第 1 次肾移植,供、受体间相合的 HLA 抗原数越多,或已检出的抗原错配数越少,移植肾存活率越高。影响肾移植的最主要的基因座位依次为 HLA－DR、HLA－B、HLA－A。也有报道 HLA－Cw 的错配也在很大程度上会引起移植排斥反应。HLA－Ⅰ类抗原与移植肾的早期排斥反应有关,且 HLA－Ⅱ类相配程度越好,移植。肾存活率越高,早期排斥反应发生率越低。HLA－Ⅰ类抗原主要影响移植肾的长期存活,特别是 HLA－B 抗原,HLA－Ⅱ类抗原对移植肾的短期和长期存活均有影响,但以对 1～3 年存活率的影响最大。对于再次或多次。肾移植,HLA 对移植肾长期存活率的影响更大。肾移植前输血可诱导受者对免疫反应产生非特异性的抑制作用,从而减轻对移植物的排斥反应,延长存活期。目前 HLA 在器官移植中的应用,已从单纯的配型发展到 HLA 型已知的血液做计划输血,以使患者对移植物产生免疫耐受,而又不降低患者的免疫

防御功能。

如患者有针对供者特异的淋巴细胞毒抗体时,移植肾被迅速破坏,引起超急性排斥反应。为选择合适的供者,需要采用交叉配合试验测定患者的 HLA 同种抗体。同种抗体可以用补体依赖的淋巴细胞毒试验、ELISA 和流式细胞仪的方法进行检测,常用群体反应性抗体(PRA)的百分率来指示患者致敏的程度。临床肾移植一般以 PRA 30%~40% 作为可移植的阈值,PRA 高时,肾移植容易产生超急排斥,可对患者进行血浆置换、免疫吸附和诱导免疫耐受等方法降低体液中 HLA 抗体,提高肾移植存活率。

选择 HLA 相同或相容的供者将提高移植的成功率,但是由于 HLA 高度多态性难以找到匹配的供者,在肾移植中可利用交叉反应组(CREG)的方式选择供者。由于 HLA-I 类抗原具有多态性,但是这些抗原的结构类似,可以归属于一个交叉反应组。利用交叉反应,可以选择在同一交叉组且交叉配合为阴性的供者进行肾移植。

3.其他实体器官移植

肝脏移植、胰腺、心脏、肺或心肺联合移植,移植前需进行 ABO 血型相容性试验。是否进行 HLA-A、HLA-B、HLA-DRB 位点的检测目前观点并不一致,但是移植前必须进行交叉配型。心脏移植的结果受 HLA 配型的影响,供、受者 HLA 相配程度与移植物的存活率呈正相关。角膜移植中,HLA-A、HLA-B 配型可以降低排斥反应的发生率。HLA 对肝脏移植的影响虽然不如肾移植,但其重要性仍不可忽视,供、受者间 HLA 配合度的提高仍可显著改善移植物的存活率。

(三)HLA 与肿瘤的关系

HLA 在免疫应答中发挥重要作用,包括抗原提呈、免疫识别和细胞毒作用,其中任何一个环节的改变都可能影响肿瘤的发生与发展。1997 年发现人类肿瘤细胞可丢失:HLA 分子,随着越来越多抗 HLA 单克隆抗体的出现,已检测到脑癌、结肠癌、乳腺癌等多种瘤组织中都存在这种现象。免疫组化方法显示正常细胞多为 HLA-I 类阳性,而 25%~75% 的肿瘤细胞则存在不同程度的表达缺失。

HLA 表达异常与肿瘤免疫逃避的关系研究较多,目前普遍接受"丢失自我"假说,即肿瘤细胞 HLA-I 类分子表达的普遍下调,是肿瘤细胞针对 HLA 分子具有向 T 细胞递呈免疫原性多肽而选择的逃避机制。现证实许多肿瘤中 HLA-I 类分子有失表达和低表达现象,发生的频率在不同肿瘤中差异较大,主要的机制包括重链及 $\beta_2 m$ 的基因突变、表达调控异常和抗原加工相关转运体(TAP)、低分子质量蛋白(LMP)异常等。HLA-I 类分子和 TAP 的低表达常预示着肿瘤的临床进程加快和预后不良,在体内外研究中能导致肿瘤细胞对 CTL 的敏感性丧失或降低,能明显影响患者进行 T 细胞免疫治疗的效果。因此,在肿瘤的特异性主动免疫治疗中应考虑 HLA 的表达情况。MHC 分子表达数量的改变可能使肿瘤细胞遭受自然杀伤细胞(NK)的攻击,近年来研究发现 NK 细胞表达的 MHC 识别受体可分为抑制性受体(KIR)和活化性受体(KAR)两大类,经典与非经典的 HLA-I 类家族成员都可通过与 KIR 相识别而抑制 NK 细胞的细胞毒性。NK 细胞可杀伤 HLA-I 类分子缺失的靶细胞,肿瘤或病毒感染的细胞由于细胞表面的 HLA-I 类分子表达的下调,不能与相应 NK 细胞抑制性受体结合,从而使其对 NK 细胞介导的细胞毒活性更为敏感。

（四）HLA 与疾病的关联

由于发现小鼠 H－2 系统存在与 Gross 病毒诱发的白血病的易感基因，因此推测作为 H－2对应的 HLA 系统是否也存在与疾病的关联。Amiel 首先报道霍奇金病与 HLA－B5、B35 存在弱关联，后来 Brewerton 和 Terasaki 等分别发现强直性脊椎炎与 HLA－B_{27} 抗原有非常强的关联，这些发现大大推动了 HLA 与疾病关联的研究。关联是指与表型的联系，个体携带某种抗原者易患某种疾病，称阳性关联；个体携带某种抗原对某种疾病具有一定的抵抗力，称为阴性关联。HLA 与疾病的关联程度采用相对危险度（RR）来表示，RR 值越大，相关程度越大。HLA 系统以功能有区别的多座位基因及各基因的复等位性参与和调节机体免疫应答，决定疾病易感性的差异。强直性脊椎炎（AS）与 HLA－B_{27} 呈现明显的关联，已证实不同地区、不同人种的强直性

脊椎炎都表现与 HLA－B_{27} 呈现明显的关联，但并非所有的 HLA－B_{27} 等位基因均与强直性脊椎炎关联。AS 患者中 90％～95％带有 HLA－B_{27} 抗原，而正常人群 HLA－B_{27} 的基因频率较低，因此对于临床上怀疑为 AS 的患者检查 HLA－B_{27} 抗原具有诊断价值。

（五）HLA 与亲子鉴定、个体识别的关系

应用医学和生物学的理论和技术判断父母与子女之间是否存在亲生的关系称为亲子鉴定，亲子关系的鉴定主要依据遗传特征。HLA 系统具有高度遗传多态性，在亲子鉴定和法医学中具有一定的作用。HLA 是人类最具遗传多态性的血型系统，其表型数以亿计。除同卵双生子外，两个个体间 HLA 全相合的概率极低，而且终生不变，可以作为遗传性标记。HLA 检测在法医学亲子鉴定和个体识别方面意义主要表现在：由于 HLA 具有单体型遗传的特点，每个子代均从其父母处得到一条单体型，可用于亲子鉴定；如用分子生物学的检测方法，尚可对极少量的血痕进行检测，可用于法医学方面。

单独采用 HLA 分型可以有 90％的排除率，结合红细胞血型和红细胞酶学检测，准确率可以达到 99％，但是判断时应考虑 HLA 的种群分布特点和 DNA 重组的可能性。近年来随着分子生物学的发展，目前已较少通过 HLA 系统做亲子鉴定和法医个体识别，而更多的是采用短串联重复序列检测或线粒体 DNA 的测序分析。

（六）HLA 与人类学研究

由于 HLA 具有连锁不平衡的遗传特点，某些基因或单体型在不同的民族或地区人群的频率分布存在明显的不同，人种和地区不同而出现 HLA 基因频率的变化可能是长期进化的结果，可作为不同种群特征性的基因标志。不同等位基因在人群中的分布不一致，具有一定的应用价值，表现在：首先，在造血干细胞库中，高频率抗原比较容易在无关供者库中找到相同 HLA 基因的供者；其次，不同等位基因产物所选择和提呈的抗原肽不同，结果可能造成不同等位基因个体对同一病原体所启动的免疫应答不同，直接导致个体对疾病抵抗力的差异。此外，分析 HLA 等位基因群体频率变化，有利于了解人种的演化和迁移规律。

第六节 HLA血清学分型技术

血清学分型方法是用一系列已知的抗HLA抗原的标准分型血清来检测未知淋巴细胞表面的HLA抗原型别。Gorer等创建补体依赖的淋巴细胞毒试验检测小鼠的同种抗体；Terasaki等将此方法改良，并将这一技术微量化，建立了微量淋巴细胞毒试验应用于人类HLA血清学检测。HLA－Ⅰ类和Ⅱ类抗原均可采用血清学方法检测，HLA－Ⅰ类抗原采用血清学分型相对便捷，而HLA－Ⅱ类抗原分型困难较大，这是由于HLA－Ⅱ类抗原在未激活T淋巴细胞上不表达，需要分离和纯化B淋巴细胞。此外，HLA－DPB1、DQA1其抗原表达弱而很难采用血清学确定抗原型别。Opelz等曾将来自58个移植中心的4000份冰冻组织标本进行回顾性分析，结果HLA－DR血清学方法分型错误率在25%以上，而且许多被血清学确定为空白HLA的型别实际上均存在特异性等位基因。

血清学方法在HLA的研究中起到了重要的作用，它是HLA分型的经典技术，需要有活力的T和B淋巴细胞，以及特异性明确的HLA分型标准血清。由于HLA抗血清本身的交叉反应、弱反应以及额外反应等特性，造成HLA血清学分型错误率高。此外，由于淋巴细胞的保存相对比较困难，以及高质量的单价HLA分型血清特别HLA－DR分型血清来源有限，这些因素导致血清学方法被逐步淘汰。最常用和经典的HLA血清学分型方法是Terasaki等建立的微量淋巴细胞毒试验，该方法目前仍在实验室使用，用于指定HLA抗原。

一、微量淋巴细胞毒试验

微量淋巴细胞毒试验又称微量补体依赖的细胞毒试验。该技术是由美国UCLA的Terasaki等引入人类HLA的分型研究，此后几经改良于1970年被美国国立卫生研究院（NIH）指定为国际通用的标准技术。这一技术是研究HLA系统的基本试验方法，该方法由于仅用1μl抗血清、1μl淋巴细胞、1μl补体、1h孵育时间，故称为快速微量淋巴细胞毒试验方法。

微量淋巴细胞毒试验方法的基本原理是淋巴细胞膜表面具有HLA抗原，而分型血清中含有抗特定HLA抗原的细胞毒抗体，该抗体与淋巴细胞膜上相应的HLA抗原结合后，在补体的参与下损伤细胞膜，经染料（如曙红）染色后，通过观察细胞是否被染色来判断待测细胞是否损伤或死亡，进而可判断抗原、抗体反应的强度。损伤死亡的细胞经染色后，由于曙红进入细胞被染色呈灰黑色，无折光性，细胞肿胀，体积变大，死亡细胞数与抗原、抗体反应强度呈正比。当淋巴细胞不带有相应的抗原，则无此抗原、抗体的作用，染料不进入，细胞基本保持原有的大小，因不被着色而明亮，折光性强。死细胞和活细胞在相差显微镜下可清楚区分。实验应设置阴性和阳性对照，阳性对照死细胞应大于80%，阴性对照死细胞应小于2%。计算死细胞占全部细胞的百分比，可以反映出抗原、抗体反应的强度。目前通用的判断方法为NIH计分法。

微量淋巴细胞毒试验仍是目前HLA抗原鉴定的标准方法，该技术的准确性在很大程度上取决于抗血清的质量以及淋巴细胞的活性。现在由于淋巴细胞分离技术的完善以及可获取单克隆抗血清，使该方法的准确性有所提高。但是由于HLA抗体存在交叉反应性、个体细胞表面抗原表达强度不一以及反应板中某些抗体的缺陷,在一些情况下采用微量淋巴细胞毒试验指定个体 HLA 座位的抗原存在一定的困难或指定偏差。此外,在人群中部分 HLA 等位基因存在不表达的现象(无效等位基因),即个体拥有该等位基因但在相应的细胞表面并不表达其抗原,这在 HLA 血清学分型过程中会出现某一座位上只能检测到一个抗原的情况,但实际上个体该 HLA 座位上存在两个等位基因。因此,当出现血清学方法和基因分型不一致时,应考虑到存在无效等位基因的可能。

二、抗血清的来源和标准

血清学分型方法需要 HLA 抗体作为分型试剂,HLA 抗体大部分是 IgG,少数为 IgM。机体通过免疫途径可产生 HLA 抗体,常见 HLA 抗体产生的途径包括:①通过妊娠、输血和同种器官移植等免疫作用,产生 HLA 同种抗体。②使用纯化的 HLA 抗原免疫动物,可产生 HLA 异种抗体。③使用杂交瘤技术,可获得单克隆抗体。④曾发现极少数存在天然的抗体。HLA 抗体最简单而有效的来源途径是从孕妇或经产妇的血液中进行筛选,胎母血型不合的妊娠可使母亲产生相应的抗体,HLA 抗体可发生在第 1 胎,最早可在妊娠后 6 个月检测出。HLA 抗体的一个重要特点是与相应抗原反应时,表现出剂量效应和抗体之间的协同效应,这些特点可能造成淋巴细胞毒试验的假阴性和假阳性结果。

关于分型血清质量标准主要包括两个方面:①血清特异性程度,常用对阴性细胞的假阳性反应率(FP)和对阳性细胞的假阴性率(FN)来表示。分型血清应满足 FP≤3% 和 FN≤14%。②血清的强度,采用强度指数 SI 表示。强阳性反应时死细胞大于 80%,一般要求 SI≥70%。

三、血清学分型方法的影响因素

HLA 系统的交叉反应是造成 HLA 血清学错综复杂的主要原因,HLA 抗血清的交叉反应、弱反应以及额外反应等特性以及其他的影响因素,容易引起 HLA 血清学分型出现错误。血清学方法分型的主要影响因素可归纳为以下几个方面。

(一)抗血清

(1)HLA 抗血清中如存在纤维蛋白以及其他杂质等颗粒,则可以影响反应和读数。此种情况可通过高速离心等方法去除。抗血清被细菌污染,可导致抗体效价降低或产生细菌毒素,可产生假阳性或假阴性。

(2)抗血清效价降低,反应结果难以判断。造成抗血清效价降低的原因有:抗血清多次冻融、运输过程中温度过高、冻干过程活力受到损失、冻存时间偏长。

(3)HLA 抗体之间的剂量效应和协同效应,会影响实验的重复性。

(二)淋巴细胞

1.淋巴细胞活性下降易发生假阳性反应

分离出的淋巴细胞必须具有高活性,造成淋巴细胞活力下降的原因有:保存和运输过程中细胞悬液介质的 pH 值发生变化、外界温度变化以及剧烈摇动、处理标本不及时、人为损伤等。

2.淋巴细胞悬液污染

常见为红细胞污染,主要见于白血病患者的标本。此类标本分离淋巴细胞时,部分红细胞与淋巴细胞分层不明确而引起红细胞污染,红细胞污染严重时可造成读数和判断上的困难,可用 8.3g/L 氯化铵溶液处理破坏红细胞。

3.淋巴细胞数量不当

抗原、抗体反应有一定的最适比例,比例不当可引起抗原、抗体反应的改变。淋巴细胞数太少时,易造成假阳性;淋巴细胞数过多时,易造成假阴性。

4.淋巴细胞上抗原表达异常

部分白血病患者 HLA 抗原可出现减弱甚至缺失,少数患者则可能出现抗原增多现象,这将引起 HLA 分型错误。

(三)孵育的时间和温度

鉴定 HLA 抗血清特异性的实验条件,都是通过选择而确认的。使用 HLA 抗血清分型如孵育的时间不足,将使某些抗体反应不显示,特别是弱抗体,可产生假阴性结果;孵育的时间过长,有可能使某些弱交叉反应产生假阳性结果。孵育的温度以 20～25℃ 最为适宜。淋巴细胞和 HLA 抗体的相互作用,25℃ 比 37℃ 更为敏感,但温度过低会出现细胞毒冷抗体的干扰。

(四)补体活性

补体对细胞毒试验的影响主要表现在三个方面:①补体具有天然细胞毒性,不论是否存在 HLA 抗原和抗体之间的相互作用,淋巴细胞总要被杀死一部分,造成假阳性结果。②补体活性偏低,HLA 抗原和抗体的反应不能被充分显示,易出现弱反应甚至假阴性结果。③试验系统中,补体量的不足或过多均会影响结果。血清学分型试验前应先对补体进行预实验,确认补体量的最适方案。

(五)染色和固定

在初次使用某一批次的曙红时,应先检查该产品能否对死细胞进行有效染色。使用涨红的染色时间一般为 2～10min,不要超过 15min。由于曙红采用蒸馏水配制,长时间染色将使活细胞死亡而着色。使用曙红染色时,必须配合使用甲醛固定反应结果。甲醛能使活细胞有更大的折光性,从而容易与死细胞区别。

四、HLA 抗体检测

通过妊娠、输血或器官移植等同种免疫作用可产生 HLA 抗体,HLA 抗体在临床上有重要的意义,可诱发移植的超急性排斥反应、发热性非溶血性输血反应和血小板输注无效等。在肾移植开始的早期,临床医生就观察到体内预存的循环抗体是诱发超急性排斥反应的主要原因,因而常规采用淋巴细胞毒交叉配合试验作为术前筛选抗体的一种方法。

肾移植中常监测群体反应性抗体(PRA),该抗体是患者 HLA 抗原致敏的结果,常因怀孕、输血或接受器官移植而产生,它与移植物排斥反应及存活率密切相关。PRA 分析是反映移植受者体内抗 HLA 抗体水平的实验方法,借助对患者预致敏状态的分析可识别受者不能接受的 HLA 基因。近年来的一些实验研究结果显示,真正对移植物存活和排斥反应有显著影响的 PRA 抗体为:IgG 抗体,移植中对 PRA 检测技术的灵敏度、特异性等要求相当高。目前用于 HLA 抗体或 PRA 检测的方法有多种,可分为两大类:淋巴细胞毒方法和非淋巴细胞毒方法(流式细胞仪方法、ELISA 或其他方法)。常见的方法为淋巴细胞毒方法、流式细胞仪方法、ELISA 方法,其中流式细胞仪和 ELISA 方法比淋巴细胞毒试验方法敏感,特异性要好,它可用于指定抗体的特异性或抗体的免疫球蛋白型。

(一)补体依赖的淋巴细胞毒方法

补体依赖的淋巴细胞毒方法(CDC)有多种,常见的有经典的 Amos 方法、抗人球蛋白方法、微量淋巴细胞毒交叉配合试验方法。国内主要采用微量淋巴细胞毒交叉配合试验和 OneLambda 细胞板方法。微量淋巴细胞毒试验可以检测血清中存在的 HLA－Ⅰ类、Ⅱ类抗体,包括 IgG 和 IgM 抗体。其原理是被检血清中的抗体与供体淋巴细胞膜表面相应抗原结合后激活补体,引起细胞膜破损或细胞死亡,细胞膜通透性增加,染料得以进入细胞,使细胞染上颜色,根据着色的死细胞数目,可以估计淋巴细胞毒的强度,依此判定受检者血清中是否存在 HLA 抗体。补体依赖的淋巴细胞毒方法需要活的 T、B 淋巴细胞,为了保证实验结果的长期稳定,使实验标准化,许多实验室采用冰冻保存的细胞,但是冰冻细胞容易溶解和变脆,导致假阳性。本方法灵敏度较低,只能检测补体结合的抗体,对非补体依赖的抗体不能检测;同时本方法不能区分 HLA 特异性抗体和非特异性抗体,常由于自身抗体或免疫复合物而产生假阳性。

(二)ELISA 方法

ELISA 方法(ELISA)筛选抗 HLA 抗体已有多个厂家的试剂,ELISA 方法比淋巴细胞毒方法更敏感,特异性好,仅检测 HLA 特异性抗体,能够区分非 HLA 抗体。1995 年美国 Sangstat 公司联合美国、德国、荷兰和巴西等 6 个著名实验室联合研制,推出 ELISA 筛选抗 HLA－Ⅰ类抗体的方法;1998 年美国 One Lambda 公司先后推出微量 ELISA 筛选 HLA－Ⅰ类、Ⅱ类抗体的方法。ELISA 方法检测原理根据试剂的不同,可有下列两种:①将抗 HLA－Ⅰ类(或Ⅱ类)单克隆抗体直接包被在酶联检测板孔并捕获可溶性 HLA 抗原后制成 ELISA 反应板,当标本中存在抗 HLA－IgG 抗体时,发生抗原、抗体特异性结合,加入抗人 IgG 酶联试剂,发生酶显色反应,从而检出是否存在抗 HLA－IgG 抗体。②将纯化的可溶性 HLA 抗原直接包被在 ELISA 板上,加入待测血清,如果待测血清中存在 HLA 抗体,则在相应的孔内将发生抗原、抗体反应,然后加入酶标记的二抗,经显色后测定各孔的吸光度值,根据抗原包被的情况获得相应的抗体结果及其百分比。该技术可测定补体依赖的 HLA 抗体和非补体依赖的 HLA 抗体,而且结果不受 IgM 的干扰和感染等因素的影响,根据包被的抗原不同可鉴定出 HLA－Ⅰ类或Ⅱ类抗体,同时可区分免疫球蛋白型和进行定量分析。

(三)流式细胞术

流式细胞检测技术较早开始应用到 HLA 抗体筛选中,与传统的血清学方法相比,其进一步提高了抗体检测的精确度和灵敏度,并且还可区分 IgG 或 IgM 类 HLA 抗体以及检测非补体依赖性抗体。流式细胞术包括普通流式细胞仪分析方法和免疫磁珠流式细胞仪分析方法,可利用淋巴细胞作为靶细胞或者纯化 HLA 抗原包被的微球作为靶细胞。

普通流式细胞仪分析方法于 1983 年开始应用于 HLA 抗体检测,以淋巴细胞作为靶细胞,能同时检测所有的免疫球蛋白型(IgG、IgM、IgA 等),但不能区分 HLA 特异性和非特异性抗原,也不能区分 HLA－Ⅰ和 HLA－Ⅱ抗体,可能产生 5%～10%的假阳性反应。

免疫磁珠流式细胞仪分析方法以微球磁珠作为靶细胞,利用单克隆抗体从 EB 病毒转换的细胞株中纯化 HLA 抗原,包括所有常见的和稀有的 HLA－Ⅰ、Ⅱ类抗原。抗原分别包被在数十个免疫磁珠上。当加入待测血清于室温下孵育时,包被不同的 HLA 抗原的磁珠即与相应的抗体结合,再加入荧光标记的抗人 IgG 二抗孵育,终止、固定,通过流式细胞仪检测和分析血清标本中 HLA 抗体的强度和特异性。本方法可区分 HLA－Ⅰ和 HLA－Ⅱ抗体,同时可进行抗体强度的计算。

(四)三种方法的比较

补体依赖的淋巴细胞毒方法是最早的方法,在 20 世纪 80 年代已广泛应用于临床。该方法检测敏感性低,操作费时而且人为误判多,肾移植后易发生超急性排斥反应。ELISA 方法有多种检测试剂,具有快速、简便,并能同时检测 HLA－Ⅰ和 HLA－Ⅱ抗体,但很难指定抗体的抗原特异性。普通流式细胞术操作烦琐,技术难度大,该技术重复性不稳定,难以检测 HLA－Ⅱ抗体。免疫磁珠流式细胞仪分析方法是目前最新的技术,基于荧光流式细胞仪和免疫标记技术相结合,该技术敏感性高、特异性好,而且能指定 HLA 抗体的抗原特性,但有需要特殊的设备以及价格贵等不足。

第七节　HLA 的分子生物学分型技术

个体 HLA 遗传学差异的本质在于编码其抗原产物的基因上,所以分析个体 HLA 的基因型无疑是对 HLA 型别分析的最准确的方法,其准确性远高于血清学与细胞学分型。自 1996年第 12 届国际组织相容性研讨会后,以 DNA 为基础的 HLA 基因分型技术日趋成熟,并逐渐取代血清学方法和细胞学分型技术。基因分型方法需要的血样少,标本可长期保存,相应的分型试剂可大量制备,来源不受限制,特别重要的是基因分型精确、可靠,重复性好,其分型错误率远低于血清学方法,基因分型技术已在实际工作中得到了广泛的应用。但需注意,HLA 基因分型检测是检测个体 HLA 座位上的等位基因序列情况,而 HLA 血清学技术和细胞分型技术检测是检测 HLA 座位上的抗原情况。

HLA 基因分型中,一般将检测到 * 后第 2 位称为低分辨分型,或抗原分解物水平分型;检测到 * 后第 4～8 位,叫高分辨分型或等位基因水平分型。介于高分辨分型与低分辨分型之间的为中间分辨分型。HLA 的基因分型方法目前有多种,基本上可分为两种类型:一类是以鉴别 HLA 基因序列不同为基础的 HLA 分型技术,如 PCR 限制性片段长度多态性、序列特异性引物 PCR、PCR 序列特异性寡核苷酸探针分型技术、PCR 单核苷酸序列分析、基因芯片、流式细胞术等;另一类基于不同 HLA 等位基因在聚丙烯酰胺凝胶电泳中具有不同的构象而设计的,如 PCR 指纹技术、单链构象多态性分析技术、参比链介导的构象分析。在实际工作中一般采用 PCR－SSP、PCR－SSO、PCR－SBT、基因芯片、流式细胞术等技术。

一、HLA 的分子生物学检测方法

(一)PCR 指纹技术

1991 年召开的国际组织相容性专题研讨会上,PCR 指纹技术被正式列为 HLA 基因型别鉴定方法之一。这一技术是基于在特异性扩增 DNA 最后一个循环阶段的退火期,其单链DNA 除形成同一个体的完全互补的同质双链外,某些单链 DNA 还可以与不同个体的单链

DNA形成不完全的互补异质双链,不同个体有不同分子构象,在非变性的聚丙烯酰胺凝胶电泳中呈现特异的电泳图谱,这些电泳图谱称为PCR指纹。PCR指纹技术可以像混合淋巴细胞培养方法一样,无须知道供、受体的确切型别或等位基因的特异性,即可通过PCR扩增后,在非变性聚丙烯酰胺凝胶电泳中直接判断供、受体相应基因的相容性,且耗时较短,也无须使用探针、限制性核酸内切酶、核素等,具有快速、简便、经济、直接等优点。本方法无法确切指定HLA的等位基因型别,仅作为器官移植配型的补充技术,目前在常规检测中一般不使用。

(二)PCR单链构象多态性

PCR单链构象多态性(PCR-SSCP)方法是指在不含变性剂的中性聚丙烯酰胺凝胶中电泳时,单链DNA形成一定的空间结构,具有一定的构象。单链DNA因碱基顺序不同或碱基不同所形成的构象不同,泳动速度也不同,通过PCR扩增HLA等位基因的碱基的置换部位及两侧DNA片段,变性后进行SSCP分析,可有效检出DNA碱基的差异。PCR-SSCP法可作为检测是纯合子还是基因缺失的补充实验。该法仅能探知基因变异的存在,而无法确定变异的确切位置及内容。本方法主要用于检测供、受者基因是否相配,常作为HLA其他基因分型方法的补充,用于区分纯合基因和空白基因,同时可用于发现和确认新的等位基因和变异体,本方法的缺点为不能确切指定HLA的等位基因型别。

(三)参比链介导的构象分析

参比链介导的构象分析(RSCA)是根据不同基因扩增产物与荧光标记参比链(FLR)杂交后产生具有不同构象的稳定DNA双链,经过非变性聚丙烯酰胺凝胶后,采用激光扫描技术和分析软件来检测和分析HLA等位基因。

1.RSCA的基本流程

①提取人外周血细胞DNA。②位点特异性引物PCR扩增HLA各位点。③荧光标记参比链,对于同一位点可用几种不同的染料标记不同的参比链。④荧光标记参比链与待测PCR产物杂交。⑤电泳。⑥DNA参照Ladder及Marker的建立。⑦激光检测仪扫描电泳结果。⑧软件分析,通常将荧光引物峰值定为1,将FLR同源双链峰值定为1000,而FLR异源双链峰值定为2000。根据不同的等位基因与FLR杂交,形成不同杂交双链峰值对等位基因进行分型指定。

2.RSCA分析系统的优点

①分辨率及准确率高:RSCA系统对每一位点设计两条或更多条参照链,其中一条参照链与位点中的其他参照链的序列差异较大或同源性较差,杂交时可以产生尽可能多的构象变异体,从而有利于等位基因的分离。同时为了尽可能增加其分辨性能,实验中将位点任意一条等位基因产物作为第2条参照链,将两条参照链与扩增产物分别杂交,产生不同构象的参照链PCR产物二聚体,从而可将不同组合的HLA等位基因分辨开,并可以检测到一个碱基的差异,可发现新的等位基因。②重复性好:RSCA是一个半自动化的分型系统,根据FLR与标本杂交后在电泳中的不同迁移率,经激光检测系统扫描,最后用计算机软件分析结果,这可减少许多人为因素及因电泳条带密度差别等所致结果判断不一致的弊端。同时因电泳时具有不同迁移率的杂交双链,在电泳中移动相同距离所用时间不同,所以在固定的位点用激光探测仪检测不同杂交双链与固定位点之间的距离,这样得出的结果准确率更高、重复性更好。

本方法使用时应注意到等位基因的确认要依赖于参比链确定的标准梯度,选用不同的参比链所得的结果准确性是不一样的;结果中的杂交双链峰值的荧光强度由标本的 PCR 产物决定,如果标本的 PCR 产物较少,则结果难以确定。HLA 基因分型中存在内含子的多态性干扰。研究资料表明,不同人种的同一等位基因的内含子序列存在突变现象,因此,RSCA 方法可将同一等位基因指定为不同基因。该方法在测序技术尚未完全成熟前,曾在多个实验室应用于 HLA 的分型。但是由于 HLA 等位基因的高度多态性以及新的方法的出现,目前实验室一般不使用 RSCA 技术进行常规的 HLA 分型检测。

(四)PCR 限制性片段长度多态性

20 世纪 80 年代末开始利用 PCR 限制性片段长度多态性(PCR－RFLP)进行 HLA－DR、DQ 基因水平上分型。PCR－RFLP 的原理是 HLA 等位基因存在多个核酸内切酶位点,由于不同的 HLA 等位基因之间存在核苷酸的差异,用相同的限制性核酸内切酶去消化特异性等位基因的差异位点,会得到不同长度、不同数目的 DNA 片段。经电泳紫外照射成像后可出现不同的 DNA 条带型,从而鉴定 HLA 基因型别。PCR－RFLP 法准确性好,但选择核酸内切酶来消化和区分所有等位基因是该技术的关键问题。现可通过计算机软件辅助解决该问题,但是如果等位基因 PCR 扩增片段中只有 1~2 个核苷酸差别时,可能找不到能对它们加以区分的特异性的限制性核酸内切酶,需做 PCR－Sss0 补充区分,而且 PCR－RFLP 有时由于实验条件等原因,扩增产物有不被内切酶消化的可能。PCR－RFLP 由于其技术复杂与 HLA 本身高度多态性,其限制性片段格局表现异常复杂,使其在 HLA 研究领域内的应用受到一定程度的限制,目前该方法较少使用。

(五)PCR 序列特异性引物

PCR 序列特异性引物(PCR－SSP)是目前大多数临床实验室常用的方法之一。PCR－SSP 的原理是根据 HLA 等位基因各型别核苷酸碱基序列的差异性,设计出一系列特异性引物。因 laq DNA 聚合酶没有 3′→5′核酸内切酶活性,引物 3′端最后一个碱基是否与模板配对起关键性作用,决定着能否扩增出产物。若将引物的 3′端最后一个碱基设计在各特异性之间有差异的碱基序列上,则可直接扩增出有序列差异的各等位基因特异性片段,通过琼脂糖电泳直接判断有无扩增产物来确认基因的多态性。该方法操做比较简单、快速,耗时较短,适合小批量标本,一般在 3h 内可取得分型结果。PCR－SSP 技术的关键是特异性引物的设计和 PCR 反应体系的准确无误,可通过提高退火温度、加入内源性阳性对照等措施确保产物的特异性和反应体系的特异性。

与 PCR－Ss0、PCR－RFLP 相比较,PCR－SSP 具有三个特点:①高度特异性:利用 3′端引物的差异进行特异性扩增,提高退火温度可加强这种特异性。②结果判断简便:分型结果的判断相对简单,可实现自动化。③高度分辨率:每对引物仅对特定序列片段进行扩增,产物分辨率高。但是由于 PCR－SST 技术采用多对引物进行扩增,实验成本相对较高,而且由于特异性引物的有限性以及实验条件的影响,如标本 DNA 含量,特别是为了操作的方便将所有反应体系设置在同一扩增条件下进行,这将可能出现假阳性带或漏带现象,同时某些罕见的 HLA 特异性难以用此方法检出。本方法被大多数实验室选择接受,有低分辨和高分辨分型试剂。

(六)PCR 序列特异性寡核苷酸探针

PCR 序列特异性寡核苷酸探针(PCR－SS0)是核酸杂交的代表性技术。该方法是采用特异性引物对目的 DNA 片段进行扩增,将 PCR 扩增产物与已知序列特异性探针(SSO)进行特异性杂交,通过分析杂交结果和分型格局得出标本 HLA 基因型别。该方法灵敏度非常高,1个碱基的差异都能被检测出来,可分为正向 PCR－sso0 和反向 PCR－SSO。

(1)正向 PCR－SsoPCR 扩增的产物直接点于固相载体上,常为硝酸纤维素膜或尼龙膜,再用一系列标记的序列特异性寡核苷酸作为探针进行杂交,通过显影检测杂交信号,根据杂交结果确定产物基因特异性。该方法操做比较烦琐,但分辨率高,适合大量标本的检测。

(2)反向 PCR－Sso 与正向 PCR－Sso 相反,反向杂交是将一系列的序列特异性寡核苷酸探针直接交联于固相载体(如尼龙膜)上,然后加入标记的 PCR 扩增产物进行杂交,经适当的洗膜和显影检测杂交信号,根据杂交结果确认 HLA 等位基因。

PCR－ss0 其分型灵敏度与特异性均很高,常可分为高分辨方法和低分辨方法。PCR－Ss0 技术涉及探针或引物的标记,可分为核素标记和非核素标记。早期采用核素标记探针存在许多缺点:半衰期短、环境污染、对人体有害以及需要自显影设备等,已逐步淘汰。近年来已采用非放射性标记探针,主要有酶类标记、地高辛标记、生物素标记、荧光素或化学发光剂标记等,这些标记在一定程度上克服了放射性标记的缺点,并在临床得到了应用。经典的 PCR－SsO 的高效性与特异性使 HLA 配型更加精细和准确,方法更加简单,是应用较多的基因分型方法之一,但是本方法需要的时间较长。

(七)流式细胞术检测技术

流式细胞术检测技术基于 1997 年美国 Luminex 公司开发出来的 xMAP 技术。流式细胞术检测 HLA 在技术上有很大的改进和突破,该方法用免疫磁珠作为载体,在同一微孔内进行反应,利用流式细胞仪检测杂交信号和区分探针的种类。本技术使用的免疫磁珠具有一定的特性,磁珠可利用颜色进行标记。当免疫磁珠上两种颜色混合的比例不同时,经流式细胞仪检测后即可区分定义为不同种类的免疫磁珠,目前两种颜色的组合在流式细胞仪上最多可区分成为 100 种不同的免疫磁珠。本方法的基本原理和主要流程如下:①采用特定的免疫磁珠作为载体,将已知序列特异性探针(SSO)固定在免疫磁珠上,每一种特异性探针固定在已知颜色比例的免疫磁珠上。由于免疫磁珠上颜色比例的不同,在流式细胞仪红色激光束下可进行区分,根据事先设计的标记情况,通过流式细胞仪检测后可确认特定颜色比例免疫磁珠上携带的特异性探针的种类,从而达到将探针区分的目的。②利用标记的特异性引物对目的 DNA 进行扩增,将 PCR 扩增产物与免疫磁珠上的序列特异性探针(SSO)在同一孔内进行特异性杂交,再加入荧光显色剂,然后利用流式细胞仪的绿色激光束检测杂交信号,红色激光束区分探针的种类,利用软件分析杂交结果得出标本的 HLA 基因型别。

该方法与 PCR－Sso 有相似的地方,但是技术上有重大的突破。本方法灵敏度非常高,在96 孔微板上可进行大规模的检测,实现了所有探针的杂交于液相条件下在同一个孔内进行,而且采用免疫磁珠作为载体,具有快速、简便、可靠的优点,平均每个孔在流式细胞仪上检测的时间不到 30s。目前已有商品化的试剂供应,同时该技术也广泛应用于其他方面(如传染病指标等)的检测和研究。由于其原理与 PCR－Sso 类似,有时也将其归属于 PCR－SSO 方法,是目前造血干细胞捐献者分型中最常见的方法之一。

(八)PCR－直接测序分型

HLA 分型的直接测序方法(PCR－SBT)是最详尽确认 HLA 基因型的方法。本方法通过扩增目的 DNA 片段,采用引物直接检测 HLA 基因多态性位点的核苷酸序列,再结合软件分析与已知可能的等位基因的序列进行比较,从而指定 HLA 等位基因型别。该方法可保证高度准确的基因分型结果,为高分辨的结果。对于 HLA－Ⅰ类分型获取的序列一般为第 2、第 3 和第 4 外显子,对于 HLA－Ⅱ类基因分型主要为第 2 外显子,现已有商品试剂盒。该方法分型准确,为高分辨能力,但是需要特殊的仪器设备,耗时较长。PCR－SBT 可分为双链扩增技术和单链扩增技术,该方法是直接检测基因的核苷酸序列,因此准确性高,但是由于 HLA 存在高度多态性,PCR－SBT 测序过程中会存在歧义指定的情形,这在实际分型中应引起重视,避免指定错误。

(九)基因芯片技术

基因芯片技术是 20 世纪 90 年代发展起来的一项前沿生物技术,是对传统生物技术如检测、DNA 杂交、分型和测序技术重大的飞跃和创新,具有高通量、程序化、规模化等特点。基因芯片利用核酸杂交原理检测未知分子,它是指将许多特定的寡核苷酸片段或基因片段作为探针,有序地、高密度地(点与点间距一般小于 $500\mu m$)排列在玻璃、硅等载体上,然后与待测的标记过的标本基因进行特异性杂交,通过激光共聚焦荧光检测系统对芯片进行扫描,并配以计算机系统对每一个探针上的荧光信号进行检测,从而得出大量信息进行 HLA 分型的指定。Sheldon 用芯片技术检测 HLA 的可变区,现在国内外许多实验室与多家公司都在积极致力于 HLA 基因芯片的开发,已有部分产品,但大多为低分辨结果。基因芯片能够一次进行大量靶基因的杂交探测,具有快速、高效、高通量、性能稳定、重复性好等优点,但是 HLA 的基因芯片分型技术还存在着仪器设备价格昂贵、方法有待标准化以及信号检测不完美等不足。

(十)单核苷酸多态性检测技术

单核苷酸多态性(SNP)是指:DNA 序列中单个核苷酸的差别,存在于编码区内的称为 CSNP。SNP 被誉为继 STR 之后的第三代遗传标记,开发 HLA 区域的 SNP 有利于免疫相关疾病的准确定位及 HLA 单体型的研究等,目前在 HLA－Ⅰ类区域内已发现 SNP 密度是 1 个 SNP/400bp,远大于基因组内其他区域已发现的 SNP 密度,第 13 届国际组织相容性专题研讨会上的目标是制作 HLA 区域内高密度 SNP 图,用目前存在的方法发展 HLA－SNP 分型试剂盒。

HLA 基因分型准确率高,有关 HLA 的基因分型方法很多,但是在实际分型工作中常见的分型方法主要为 PCR－SSP、PCR－SSO、流式细胞术、PCR－SBT、基因芯片等。不同的实验室可根据实际情况选择分型方法,但是不论何种方法,都需要有一定数量的已知标本或标准品做质量控制,以保证分型结果的准确与可靠。

二、HLA 高分辨分型中歧义结果的原因及区分对策

HLA 具有高度遗传多态性。在 HLA 基因分型方法中,由于分型方法本身的特性,有时会得到歧义的分型结果,不能明确地指定为某一基因型。它们基本上发生在高分辨率分型,即等位基因分型后 4 位分型。在低分辨分型方法中歧义的问题,一般可以通过增加引物或探针来克服。

(一)歧义结果产生的原因

1.PCR－SSP 中的歧义结果

PCR－SSP 分型的引物特性类似于血清学分型的抗体,可有"单价"和"多价"之分。前者只扩增某独一无二的基因,而后者可扩增数个等位基因,因此会产生歧义的分型结果,难以定型,特别是某些引物可干扰结果的判断,最终得不到明确的结果。

2.PCR－SSO 中的歧义结果

HLA 的每个等位基因都具有各自独特的基元序列。PCR－Sso 方法使用一系列序列特异性探针,与相应的等位基因杂交。这些探针有的类似"单价抗体",只与某一等位基因的基元序列杂交,因此凡与此探针杂交呈阳性反应,即可明确无误地指定相应等位基因。但是其他大多数探针类似"多价抗体",能够与一种以上的基元序列杂交,产生错综复杂的杂交格局。在相应探针无法区分时,导致产生歧义的分型结果。

3.PCR－SBT 中的歧义结果

PCR－SBT 结果是一个高分辨结果,但是某些时候并不能完全区分等位基因的混合,因此 PCR－SBT 可能引起歧义的结果。PCR－SBT。结果的准确性取决于等位基因以及引物的特异性和位置。歧义的结果主要表现为测序分析获得的序列与多种等位基因的组合序列完全匹配。有三种情况可能引起歧义的结果:①单一等位基因不能区分,主要由于等位基因核苷酸的区别在测序区域外,这可以通过扩增其他区域的序列进行解决,如 A＊0207 和 A＊0215N 在第 2 和 3 外显子序列完全相同,但在第 4 外显子存在差别(第 843 位)。②部分等位基因的序列未被全部测定,如 HLA－B＊270503 缺乏第四外显子序列,当其他等位基因仅在本区域与其有差异时则无法区别,解决方法为不完整的序列进行完全测序。③多种等位基因组合导致相同的杂合序列,如 DRB1＊040101.0406,DRB1＊0421.0403 和 DRB1＊0413.0420 的组合在 2 号外显子表现为相同的杂合序列。

(二)歧义结果区分的策略

分型方法产生歧义结果后不能得到明确的 HLA 分型结果,对于歧义的结果可以通过以下方法进行区分:①采用 PCR－SSP 进行低分辨检测,结合低分辨的结果可加以区分。②采用型特异性引物进行扩增,然后在组内进行分析。③改用其他厂家的试剂,由于每一个厂家探针或引物的组合不同,改用其他厂家后可能能够区分。④增加测序的范围或杂交的探针数。⑤克隆转染后形成单链后检测。⑥多种方法结果进行综合判断。以下介绍三种常见的解决歧义结果的方法。

1.单链 DNA 抽提技术

利用碱基序列互补的原则,通过设计带有生物素标记的特异性探针,在适当的条件下直接与基因组 DNA 结合,通过变性处理后可形成单一等位基因:DNA－特异性探针复合物,再利用与生物素标记探针结合的特定磁珠(链亲和素标记磁珠),形成单一等位基因 DNA－特异性探针复合物－磁珠复合物,经过合适条件的洗涤后,溶液中只含有单一等位基因。DNA－特异性探针复合物－磁珠复合物,从而有效将个体两个等位基因进行分离,可直接获得个体特定基因的某个等位基因,从而解决 HLA 直接测序中歧义的结果,提高组织配型的能力和准确性。

2.单链扩增技术

类似于 PCR-SSP 技术原理。该技术通过利用 HLA 座位组或型的核苷酸碱基序列差异性,设计出一系列特异性引物,引物只能特异性扩增 HLA 特定座位上的某些等位基因或某组等位基因,通过选择合适的引物对,可有效将个体两个等位基因进行分别扩增而不干扰,从而达到对单一等位基因直接测序分析的目的。

3.组特异性测序引物技术

利用特异性测序引物进行测序反应,类似于:PCR-SSP。在基因组 DNA 双链扩增后的测序过程中,首先利用 HLA 等位基因的核苷酸碱基序列的差异性,选择和设计特异性的测序引物,该引物在测序反应中只能与某一个等位基因的序列互补,而与另外一个等位基因的序列存在差异,因此测序反应时该引物只与其中一个等位基因的序列互补,测序序列为与引物序列互补的某个特定等位基因的序列,从而实现对单一等位基因的测序分析。

第八节　HLA 细胞学分型技术

1975 年,在第 6 届国际组织相容性研讨会上提出细胞分型技术。细胞学分型技术指的是通过纯合分型细胞(HTC)及预致敏淋巴细胞试验(PLT)对 HLA-D 抗原特异性分型。其基本原理均是判断淋巴细胞在识别非己 HLA 抗原决定簇后发生的增生反应。在 HLA 研究发展过程中,曾利用细胞分型技术指定了多个 HLA-D 抗原,但是由于分型细胞来源困难以及操作烦琐,细胞学分型技术指定 HLA-D 抗原现在已逐渐被淘汰。以下介绍纯合分型细胞、预致敏淋巴细胞试验和混合细胞培养方法的基本原理。

一、纯合细胞分型方法

该方法的原理为带有 A/A 纯合抗原的细胞(HTC)作为刺激细胞,带有未知抗原 X/X 的检测细胞作为应答细胞,在两种细胞组成的单向混合淋巴细胞培养反应(MLC)中,如果发生刺激反应,表明受检细胞能够识别 A 抗原当成外来抗原,所以受检细胞不具有 A 抗原。如果不发生刺激反应,表明受检细胞本身具有 A 抗原,因此受检细胞可能是 A 抗原的杂合子或纯合子。在纯合细胞分型方法中,当受检细胞与 HTC 反应是阴性时,才能指定抗原,也称为阴性分型。

二、预致敏淋巴细胞试验

1975 年,Sheley 等建立了预致敏淋巴细胞试验。原理为在应答细胞 A 与刺激细胞 B 的初次混合淋巴细胞培养反应(MLC)中,经过 9~12 天的培养,应答细胞 A 增生为淋巴细胞后又回到小淋巴细胞,这种处于休止状态的小淋巴细胞即为预致敏淋巴细胞(PL)。当 PL 细胞与初次 MLC 中的刺激细胞进行二次 MLC 时,在 20~24h 内将产生很高的应答反应,在此过程中,刺激细胞称为预处理作用细胞。根据这一原理,PLT 试验结果取决于预处理作用的细胞和应答细胞两个方面。因此在进行 PLT 分型时,必须使用经过仔细挑选的 PL 细胞配组,同时在鉴定一个 PLT 抗原时要使用一个以上的 PL 细胞。

三、混合淋巴细胞培养

两个无关个体的淋巴细胞,在体外适当的环境下混合培养后可以相互激发,使细胞活化并向母细胞转化,产生分裂增生现象,即为混合淋巴细胞培养方法(MLC)。现 MLC 主要用于实体器官移植前的快速相容性检测,它可以分为双向 MLC 和单向 MLC。

(一)双向 MLC

双向 MLC 是直接将未经任何处理的两个个体的淋巴细胞混合培养,如果它们的抗原相同或相容,则刺激作用很小,细胞无变化;反之,如双方抗原不相容,则刺激作用就大,细胞被活化并产生增生,增生的程度与两个个体的抗原不配合程度呈正比。

(二)单向 MLC

两个个体的淋巴细胞,其中一个个体的细胞先用特定方法(丝裂霉素或 X 线照射等)处理使其失去应答能力,但仍保持刺激能力。由于刺激细胞通过处理不再增生,而没经过处理的应答细胞能识别外来刺激细胞的抗原发生增生,由于细胞增生过程中存在 DNA 合成,通过检测:DNA 合成原料胸腺嘧啶的情况,可以准确反映出细胞增生程度。单向 MLC 能分别测出单一个体淋巴细胞的刺激强度和应答程度,但操作较双向 MLC 复杂。

第九节　HLA 抗体检测

HLA 抗体检测方法多种多样,各有其特点。从临床实用和我国国情出发,本节重点介绍淋巴细胞毒交叉配合试验(LCT)、酶联免疫 ELISA 方法和免疫磁珠流式细胞仪方法。

一、补体依赖淋巴细胞毒试验

补体依赖淋巴细胞毒试验(CDLCT)。

(一)检验原理

被检血清中的抗体与供体淋巴细胞膜表面相应抗原结合后激活补体,引起细胞膜破损,这种抗体称细胞毒抗体。如将含有此抗体的血清与淋巴细胞和补体共同温育,淋巴细胞将被杀死,细胞膜通透性增加,染料得以渗入,使细胞染上颜色。根据着色的死细胞数目,可以估计淋巴细胞毒的强度。

(二)微量淋巴细胞毒试验方法

1.器材和试剂

(1)微量反应板(Terasaki 板)。

(2)淋巴细胞分离液:比重 1.077。

(3)抗淋巴细胞血清。

(4)补体:标准补体为 6 只以上健康家兔混合血清(−80℃保存)。

(5)5%曙红水溶液:用生理盐水配制。

(6)肝素抗凝剂:125U/ml。

2.操作

(1)淋巴细胞制备:取供者肝素化全血 3ml,用 PBS 或生理盐水作等量稀释,沿管壁滴加预先加有 2ml 淋巴细胞分离液的 10ml 试管内,水平式离心机 350g/min,离心 20min,吸取白膜层之淋巴细胞于 6ml 洗涤液中,60g/min,离心 3min,弃上清液,调整细胞浓度至 2000个/μl。

(2)微量淋巴细胞毒试验方法:

1)第一步:微量反应板每孔滴加 5μl 矿物油,再加入待检受者血清和制备的供者淋巴细胞各 1μl,229℃孵育 30min。

2)第二步:5μl 加入兔补体,22℃孵育 60min 后加 5%曙红水溶液 3μl,室温放置 2~6min,用 8μl12%中性甲醛固定。

(3)结果观察:使用相差显微镜观察,被染色的死细胞呈黑色,无折光,细胞肿胀,活细胞具有很强的折光能力,呈明亮状,两者很容易区分。

(三)淋巴细胞毒结果解释

当试验所设之阳性对照死亡细胞大于 90%,阴性死亡:细胞数小于 2%时,表明此试验结果可靠。临床将细胞毒低于 10%作为阴性,大于 10%则为移植禁忌。

二、酶联免疫 ELISA 方法

(一)检验原理

抗 HLA－Ⅰ类(或Ⅱ类)单克隆抗体(抗 α－3)包被酶联板并捕获可溶性 HLA 抗原制成 ELISA 试剂板;当样本中存在抗 HLA－1gG 抗体时,发生抗原抗体特异性结合;加入抗人 IgG 酶交联剂及底物,发生酶显色反应,从而检出是否存在抗 HLA－IgG 抗体。

(二)器材和试剂

(1)ELISA 板(sHLA 抗原包被板):一个对照条带,用作阳性和阴性参考;一个无抗原条带作为自身血清对照;其他条带每孔含有不同 sHLA 抗原包被。

(2)阳性对照(PR):含有 HLA－Ⅰ类 IgG 抗体:1 管<(0.2ml)。

(3)阴性对照(NR):不含抗 HLA－Ⅰ类抗体的人血清:1 管(0.2ml)。

(4)样本/交联稀释液:浓缩洗涤液。

(5)浓缩冻干交联剂:为标记有过氧化物酶的羊抗人 IgG 二抗。

(6)底物缓冲液。

(7)底物(OPD)。

(8)终止剂 1N HCl。

(9)ELISA 板封片。

(10)酶标洗板机。

(11)酶标仪(波长:490~500nm,600~650nm)。

(12)其他:12 头移液器、玻璃试管、去离子水、定时器等。

(三)试剂储存与运输

(1)试剂盒储于 2~8℃,不能冻存。

(2)4h 后的工作交联液丢弃。

（3）10min 后的底物液丢弃。

（4）24h 后洗涤液丢弃。

（5）1×样本交联稀释液稀释后可存于 2～8℃ 3 周。

（6）所有试剂和板条在使用前应在室温(18～23℃)平衡。用完放回 2～8℃。可以常温下运输。

（四）样本采集与储存

无菌技术采集全血,离心分离血清。血清样本可在室温储存 24h,2～8℃可存放 3 天,长期储存必须置－20℃以下。每次测定需要 70μl 样本,同一份血清避免反复冻融。

（五）检测

1.仪器和试剂准备

（1）平衡试剂:用前在室温(18～23℃)放置 1h。

（2）1×样本交联稀释液准备:用去离子水 1:4 稀释(3 份水,1 份 4×原液)。

（3）洗涤缓冲液准备:用去离子水溶解浓缩的洗涤剂。

（4）交联储存液准备:在冻干交联剂中精确加入 1.5ml 去离子水,2h 内完全溶解。

（5）交联工作液准备:用 1×样本交联液稀释交联储存液。

（6）备板:用 96 孔酶标板,包括阴阳性对照和无抗原对照。

（7）底物液准备:底物液必须在 15min 内使用完(新鲜配制)。

（8）酶标仪准备:使用吸收波长 492nm(490～500nm),参考波长 620nm(600～650nm)。

2.检测程序

（1）精确稀释每份样本。用 1×样本交联稀释液将血清作 1:101 倍稀释(70μl 血清加入到 7ml 稀释中),混匀。每份样本要更换 Tip,所有样本和对照品在加入微孔前必须完全稀释好。

（2）用 1ml 1×样本交联液精确加入 10μl 阳性对照,混匀;用 1ml 1×样本交联液精确加入 10μl 阴性对照,混匀。

（3）对照带的 A1,B1,C1,D1,E1 和 F1 孔加入稀释好的阳性对照 100μl;G1 和 H1 加入阴性对照 100μul。

（4）样品加样孔加入稀释好的样本 100μl(用多头移液器加样)。注意:对照条带不能加样本。

（5）微板置室温(18～23℃)孵育 2h±5min(时间从最后一孔加完后算起)。

（6）交联工作液准备:用 1×样本交联液稀释交联储存液。分两步:①精确加 100μl 交联储存液到 0.9ml 样本交联稀释液中,混匀。②取 50μl 上述 1:10 稀释之交联液与 45ml 样本交联液混合。

（7）孵育到时间后,去除封片。

（8）洗板:每孔用(325±25)μl 洗涤缓冲液洗 3 次。每次洗涤时,孔要用洗涤缓冲液完全充满;手工洗板时,每次要用洗涤缓冲液充满到孔的顶部,然后吸去或倾倒。

（9）用多头加样器,每孔加入 100μl 上作交联液,封片覆盖。置室温(18～23℃)孵育(60±5)min(时间从最后一孔加完后算起)。

（10）底物准备:1 包 OPD 加入 30ml 底物缓冲液内(4 份样本),完全溶解并混匀(大约在第九步孵育结束前 5min 临时配制,避光保存至使用)。

(11)孵育结束,移去封片。

(12)重复第八步,洗板。

(13)用多头加样器,每孔加 100μl 底物液。室温(18～23℃)避光(15±1)min。

(14)用多头加样器,每孔加 100μl 终止剂。加终止剂的顺序必须和加底物的顺序相同。

(15)终止反应 10min 内测定。使用吸收波长 492nm(490～500nm),对照波长 620nm(600～650nm)。

(六)结果解释

1.有效测定包括

(1)每个阳性对照值必须在 0.6 和 1.6 之间。

(2)每个阴性对照值必须<0.6。

(3)阳性对照平均值计算:阳性对照值平均值必须大于或等于 0.70。

2.计算 T 值

计算每份样本 SHLA 抗原的 T 值。T＝每孔 OD 值－同一排无抗原孔的 OD 值。

3.计算 Cut－off 值

Cut－off 值＝阳性对照平均值×0.35。

4.测定数据的解释

(1)比较每孔的 T 值和 Cut－off 值:如果 T＞Cut－off 值,表明此孔含有 sHLA－IgG 抗体,为阳性结果;如果 T＜Cut－off 值,表明此孔不含有 sHLA－IgG 抗体,为阳性结果。

(2)计算群体反应抗体(PRA)百分比:PRA－阳性孔数/46×100。

三、免疫磁珠流式细胞仪法

(一)检验原理

免疫磁珠流式细胞仪法:采用单克隆抗体从 EB 病毒转染的细胞株纯化 HLA 抗原,包括所有常见的和稀有的 HLA－Ⅰ、Ⅱ类抗原。抗原分别包被在数十个微粒免疫磁珠上。当加入待检血清室温孵育时,包被不同的 HLA 抗原的磁珠即与相应的抗体结合,再加入荧光交联的 Fab 段的羊抗人 IgG 二抗孵育,终止、固定,通过流式细胞仪检测和分析血清标本中 HLA 抗体的强度和特异性。

(二)操作

1.HLA 抗原纯化与免疫微磁珠包被,选市售试剂,如美国莱姆德公司商品化试剂。

2.采用Ⅰ类磁珠法和Ⅱ类磁珠法筛选 HLA 抗体

(1)Ⅰ类磁珠或Ⅱ类磁珠 5μl,加入待检血清 20μl,混合,20～25℃孵育 30min,轻微震荡。

(2)用流式群体细胞反应抗体洗液洗涤,离心 10000g,2min,重复 3 次。

(3)加入 100U 异硫氰酸荧光素(FTTC)交联的羊抗人 IgG(二抗),室温(20～25℃)孵育 30min。

(4)用流式群体细胞反应抗体洗液洗涤,离心 10000g,2min,重复 2 次;加入 500μl 固定液。

（5）在流式细胞仪上检测，参照检测 FITC 的常规方法，分析 5000 个 FL－1 荧光。

3.读数分析结果。

第十节　梅毒螺旋体抗体检测

梅毒是梅毒螺旋体（TP）引起的慢性传染病，属于性病的一种，主要通过性接触和血液传播，也可通过胎盘传给下一代。实验室中检测梅毒除直接于暗视野显微镜下检查梅毒螺旋体外，还采用了多种血清学方法进行筛选和确认实验。

一、酶联免疫吸附试验

（一）标本

静脉取血 2ml，常规分离血清或血浆。

（二）原理

当人体感染梅毒螺旋体后，机体可产生抗密螺旋体特异性抗体。本实验采用 ELISA 双抗原夹心法检测血清或血浆中梅毒螺旋体抗体（TP－Ab）。在微孔条上预包被基因表达梅毒抗原（分子量 17000、47000），用酶标记基因重组梅毒抗原，与血清中抗梅毒螺旋体抗体反应，然后用底物作用显色。呈色强弱与标本中的 TP－Ab 含量成正相关。

（三）器材

加样器（50μ、100μl）、37℃水浴箱、酶标比色仪、振荡器、吸水纸、洗板机等。

（四）试剂

（1）包被梅毒抗原的 8 孔×12 反应板。

（2）TP 酶标记抗原。

（3）底物 A 液（3,3′,5,5'－四甲基联苯胺，TMB）；底物 B 液（0.1mol/L 枸橼酸－0.2mol/L 磷酸氢二钠缓冲液）。

（4）洗涤液 pH7.4 的 Tris－HCl－Tween20。或运用试剂盒中浓缩液，使用前用蒸馏水 25 倍稀释。

（5）质控品：阴性、阳性对照血清。

（6）终止液：2mol/L H_2SO_4。

（五）操作步骤

（1）将微孔条固定于支架，按序编号。

（2）分别用加样器在对照孔中加入待测样品及阴阳性对照血清各 50μl 于相应孔中。

（3）分别在每孔中加入酶标记抗体 100μl，振荡混匀。

（4）置 37℃温育 60min，室温平衡 5min。

（5）用洗涤液充分洗涤 5 次，洗涤完后在吸水纸上扣干（每次应保持 30～60s 浸泡时间），亦可用洗板机自动洗涤。

（6）每孔加底物 A、B 各 50μl，振荡混匀，置 37℃避光 20min。

(7)每孔加终止液 50μl,混匀。

(8)用酶标仪单波长 450nm 或双波长 450/630nm 测定各孔 OD 值(用单波长测定时需设空白对照孔,30min 完成测定,并记录结果)。

(六)结果判断

1.目测阳性孔呈橘黄色,阴性孔为无色。

2.比色

(1)阴性对照:正常情况下,阴性对照孔 OD 值≤0.1,阴性对照 OD 小于 0.05 时以 0.05 计算。

(2)阳性对照:正常情况下,阳性对照 OD 值≥0.5。如果所有阳性对照孔 OD 值都超出正常范围,应重新测试。

(3)临界值(CO)计算:临界值＝阴性对照孔 OD 均值 N×2.1。

(4)结果判定:标本 OD 值为 S,如果 S/C0≥1 者为 TP－Ab 阳性;S/C0＜1 者为 TP－Ab 阴性。

(七)注意事项

(1)从冰箱中取所需数量微孔条固定于支架,按顺序编号,置室温平衡 10min。

(2)使用前应将试剂摇匀,同时弃去前 1～2 滴再使用。

(3)设空白对照时,不加样品及酶标记抗体,其余各步与标本检测相同。

(4)洗涤时各孔均须加满洗涤液,防止孔口有游离酶未能洗净。

(5)加酶标记抗原时,注意勿使加样器接触血清,避免血清间交叉污染。

(八)临床意义

ELISA 法检测梅毒螺旋体 IgG/IgM 抗体具有较高的敏感性和特异性,本方法适合于大样本的筛查和确诊,因其也存在假阳性结果,故阳性标本还应继续做确证试验,如梅毒螺旋体血凝试验(TPHA)、梅毒螺旋体颗粒凝集试验(TPPA)和荧光螺旋体抗体吸收试验(FTA－ABS)等。因为本实验同时检测 IgM 型和 IgG 型抗体,而 IgG－型抗体在抗原消失后很长时间,仍可通过记忆细胞的作用继续产生,甚至终身携带,因此其结果不能作为疗效观察和判断复发的指标。

二、明胶颗粒凝集试验

(一)标本

静脉血 2ml,常规分离血清。

(二)原理

将梅毒螺旋体的精制菌体成分包被在人工载体明胶粒子上,这种致敏粒子和标本中的梅毒螺旋体抗体进行反应发生凝集,由此可以检测出血清和血浆中的梅毒螺旋体抗体。本实验可作为梅毒确认试验。

(三)器材

微量振荡器、微量反应板、加样器(0～100μl)等。

(四)试剂

(1)标本稀释液。

(2)致敏粒子液。

(3)未致敏粒子液。

(4)阳性对照效价 1：320。

(五)操作步骤

(1)从冰箱中取出试剂及微量反应板,编号 2 排 4 孔,置室温平衡 10min。

(2)在 2 排微量反应板的第 1 孔加入标本稀释液 100μl,从第 2 孔至第 4 孔每孔加 25μl。

(3)用微量加样器取标本 25μl 至第一排第 1 孔中,稀释后取 25μl 至第 2 孔中,依次稀释到第 4 孔。

(4)用微量加样器取阳性对照血清 25μl 至第二排第 1 孔中,稀释后取 25μl 至第 2 孔中,依次稀释到第 4 孔。

(5)在第 3 孔中加 25μl 未致敏粒子,在第 4 孔中加 25μl 致敏粒子。

(6)用微量振荡器混合 30s,加盖后于室温(15～30℃)下水平静置。2h 后观察结果。放置至次日可能也不影响结果判定。

(六)结果判定

(1)阴性粒子成纽扣状聚集,呈现出外周边缘均匀且平滑的圆形。

(2)弱阳性粒子形成小环状,呈现出外周边缘均匀且平滑的圆形。

(3)阳性粒子环明显变大,其外周边缘不均匀且杂乱地凝集在周围。

(七)临床意义

常用的梅毒确认试验 TPHA,其试剂是用梅毒螺旋体为抗原致敏醛化的禽类红细胞制成,由于红细胞具有生物活性易产生非特异性凝集,且保存时间较短,故近年来推出 TPPA 试验。TPPA 以纯化的梅毒螺旋体抗原致敏惰性的人工明胶颗粒替代 TPHA 试验中的致敏红细胞,使结果更为稳定,敏感性和特异性更高。TPPA 检测的是梅毒螺旋体特异性抗体,其中包括 IgM 型和 IgG 型,本实验可作为梅毒的确证试验,但不适合用作治疗效果的监测。

第四章　骨髓细胞学检验

俗称的骨髓细胞学检验是以涂片为标本进行诊断的传统细胞学检查的代表。骨髓涂片采用推片使细胞在载玻片上适度平铺而放大,染色后细胞色彩明亮、结构清晰;另一个长处是在涂片尾部易于浓集大细胞而便于观察和评判,这些优点是其他方法所不能比拟的。故以骨髓涂片进行的细胞学检查依然是血液病诊断和疗效评估的主要方法,但是了解相关学科的基础、密切结合疾病的临床特征和相关实验室检查的信息变得更为紧密和重要。

以细胞学为学科基础而逐渐建立起来的诸如细胞遗传学(细胞学与遗传学的结合)、细胞分子生物学(细胞学与生物学和分子技术的结合)等现代诊断技术,用于血液肿瘤检测的标本也常用骨髓,而且与形态学具有密切的联系,这里将骨髓细胞学检验作为一个整体,分别介绍骨髓细胞形态学检验、细胞遗传学检验、细胞分子生物学检验,以及整体上的临床应用。

第一节　骨髓细胞形态学检验

骨髓细胞形态学检验以骨髓涂片为主,但因骨髓穿刺常受血液稀释和组织病变特性(如骨髓纤维化和异常巨核细胞与淋巴细胞不易被抽吸)以及髓液特性(如涂片红细胞形态常不易观察)的影响,有若干欠缺。如有可能,与骨髓组织印片、血片和骨髓活检进行互补检验。

一、适应证与禁忌证

(一)适应证

1.血细胞变化和形态异常

①血细胞减少(尤其是不易临床解释)的各种贫血、白细胞减少症和血小板减少症;②疑似的脾功能亢进(简称脾亢)、浆细胞骨髓瘤(PCM)、类脂质代谢障碍性疾病等;③血细胞增加的白血病类白血病反应、感染,以及骨髓增殖性肿瘤(MPN)和淋巴瘤等,包括这些疾病的可疑病例;④血细胞形态明显异常者。

2.经一定检查原因未明或不明的相关体征

①脾和(或)肝大;②淋巴结肿大;③发热;④骨痛或骨质破坏;⑤血沉明显增高,尤其是>35岁者;⑥胸腔积液;⑦高钙血症和皮肤病损;⑧年龄较大者的蛋白尿及肾脏受损;⑨紫癜、出血或黄疸等。

3.需作血液病病期诊断和治疗观察

前者诸如对淋巴瘤病期的评估;后者如造血和淋巴组织肿瘤化疗前后的骨髓评估。

4.评估体内铁的储存

骨髓细胞内外铁检查仍是目前评价体内铁含量多少的金标准,加之直观的细胞形态学所见,是其他方法所不能比拟的。

5.疑难病例

疑难病例中,一部分是由隐袭的造血和淋巴组织疾病所致。对就诊于其他临床科而诊断不明、治疗无效者,尤其是有血液检查改变的疑难病例。

6.以骨髓细胞为样本的其他检查

造血细胞培养,骨髓细胞(分子)遗传学检查,骨髓细菌培养、骨髓细胞流式细胞仪免疫表型检查等。

7.其他

如临床需要了解骨髓造血功能,需要排除或需要作出鉴别诊断的造血和淋巴组织疾病;因患者明显的心理、精神因素经解释仍怀疑自己患有血液疾病者。

(二)禁忌证

除了血友病等凝血因子中重度缺陷外,均可进行骨髓穿刺和活检,但局部有炎症(如褥疮)或畸形应避开。

二、标本采集、涂片与染色

(一)骨髓采集

骨髓采集一般以临床居多。考虑到标本质量的保证、直面患者了解病况对诊断的需要,专门的骨髓检查科室应参与骨髓采集与标本制备。许多血液病骨髓穿刺与活检一起进行,故采集标本除了髓液涂片外,还常有骨髓印片和组织固定与血片的制备。

1.取材部位

成人患者首取髂后上棘,其次是髂前上棘。胸骨也是采集部位之一,常被用于髂骨穿刺获取的标本不能解决诊断,以及需要更多地了解造血功能时。3岁以下患儿常选取胫骨。

2.抽吸骨髓

抽吸骨髓液,一般以 0.2ml 为宜。也可以将骨髓液放入 EDTA－K:干燥抗凝管(2%ED－TA－K2 溶液 0.5ml)抗凝后,按需制备涂片。

3.推制涂片

建议使用一端有磨砂区的载玻片,推片前在磨砂区写上患者的姓名和标本号等识别标记。将抽吸的骨髓液置于载玻片上立即制片,一般涂片 6～8 张;对疑似急性白血病者涂片 8～10张。因部分需要细胞化学和免疫化学染色的血液病不能预见,所以涂片张数宜多。一般应同时采集血片 2 张。推制的涂片应有头、体、尾部分。

(二)标本染色

国际血液学标准化委员会(ICSH)推荐的细胞普通染色为 Romanowsky 染色,由于该染色剂组成的天青 B 质量不易达到要求,故使用最多最广并被许可的是 WrightGiemsa 混合染色。

(三)原理

Wright 染料中含有碱性亚甲蓝和酸性伊红 2 种主要成分,分别与细胞内的各种物质具有不同的亲和力,使之显现不同的色调以利于分辨。血红蛋白、嗜酸性颗粒是碱性蛋白,与Wright 染料中的酸性伊红有亲和力,染成红色;淋巴细胞胞质和细胞核的核仁含有酸性物质,与碱性亚甲蓝有亲和力,染成蓝色。当酸性和碱性物质各半时则被染成蓝红色或灰红色。胞核有 DNA 和碱性的组蛋白、精蛋白等成分,与染料中的酸性染料伊红有亲和力,但又含微量弱酸性蛋白与亚甲蓝反应,故胞核被染成紫红色。Giemsa 染色原理与 Wright 染色相似。Wright 染液对胞质成分着色较佳,Giemsa 染液对胞核着色较佳,故采用两者的混合染色可使细胞着色获得较为满意的效果。

(四)试剂

1.染色液

(1)WrightCiemsa 混合染液配制:Wright 染料 0.5g、Giemsa 染料 0.5g,加入 500ml 的优级纯甲醇中混匀备用。

(2)分别配制 Wright 染液和 Giemsa 染液后混合:取 Wright 染料 0.84g,倒入含 500ml 的优级纯甲醇瓶中,振荡溶解(在配制的 3～4 周内,每隔数日振摇一次)。取 Giemsa 染料 4.2g 加入已加温于 37℃ 的 280ml 甘油中,振荡数分钟,待基本溶解后加入优级纯甲醇 280ml,混合(在配制的 3～4 周内每隔数日振摇一次)。

2.磷酸盐缓冲液

磷酸二氢钾 0.3g.磷酸氢二钠 0.2g,加入 1000ml 蒸馏水中溶解,调 pH6.8 左右。

(五)操作

将干燥的涂片平放于有机玻璃染色盒或染色架上,滴满 Wright 染液;30～60 秒后滴加 Giemsa 染液 2 滴;分次加 2 倍于染液的磷酸盐缓冲液混合;染色 10～15 分钟后用水冲洗,置于晾片架上晾干。

染液配制和染色方法的改良很多,实验室可以根据各自的经验适当地灵活掌握,但染色的细胞必须符合要求。

(六)评判的基本标准

细胞膜、核膜.染色质结构清晰,红细胞完整、染色微杏红色。ICSH 推荐的染色要求:染色质为紫色,核仁染为浅蓝色,嗜碱性胞质为蓝色,中性颗粒为紫色,嗜酸颗粒为橘红色,嗜碱颗粒为紫黑色,血小板颗粒为紫色,红细胞为红色至橘黄色,中毒性颗粒为黑色,Auer 小体为紫色,Dohle 小体为浅蓝色,Howell－Jolly 小体为紫色。

三、检验方法

有核细胞数量检验和细胞形态观察是镜检的两个主要内容。先用低倍镜检查,确认微小骨髓小粒和油滴的有无、染色的满意性,有核细胞的多少、有无明显的骨髓稀释、有无明显的异常细胞、涂片尾部有无特征细胞和异常的大细胞。然后用油镜进一步观察、确定细胞类型和分类,并随时与临床表现和相关检查相联系,对异常细胞进行定性和解释。

(一)油滴和小粒检验

1.操作

油滴为带有发亮感的大小不一的空泡结构,骨髓小粒为鱼肉样至油脂样,大小不一。当油滴和小粒细小以及检查小粒内细胞时,需要镜检判断。

2.结果判定

油滴"－"示涂片上几乎不见油滴;"＋"示油滴稀少,在涂片上呈细沙状分布,尾端无油滴;"＋＋"为油滴多而大,尾端有油滴;"＋＋＋"为油滴聚集成堆,或布满涂片。小粒"－"示涂片上不见小粒;"+"示小粒稀小,眼观涂片尾部隐约可见,镜下有明显的小粒结构;"++"为小粒较密集,在尾端明显可见;"+++"为小粒很多,在尾部彼此相连。

3.参考区间

正常骨髓涂片油滴为"+~++";骨髓小粒为"+"。

4.临床意义

油滴在造血功能减退时增加,白血病等有核细胞增多时减少。鱼肉样小粒增多是造血旺盛的表现;检查小粒内细胞可以评估一些血液病的病变,如再生障碍性贫血(AA)小粒内缺乏造血细胞而由条索状纤维搭成网架和基质细胞构成的空巢。骨髓小粒明显存在是穿刺成功的标记。

(二)有核细胞数量检验

1.操作

检查骨髓涂片有核细胞的数量有无明显变化。我国多采用中国医科院血液学研究所五级分类法,在涂片厚薄均匀的区域根据有核细胞与红细胞的比,计算有核细胞的数量,即所谓的骨髓(细胞)增生程度。也可以取 EDTA－K。抗凝骨髓液同白细胞计数法进行计数。

2.参考区间

增生活跃(镜检五级分类法),$(36\sim124)\times10^9/L$(有核细胞直接计数法)。

(三)巨核细胞检验

1.操作

(1)巨核细胞数量:通常用低倍镜计数适宜大小[参考区间$(2\sim2.5)cm\times(3\sim3.5)cm$]的全片巨核细胞或以片为单位,通过换算成一般认为的"标准"涂片面积($1.5cm\times3cm$)中的巨核细胞数。

(2)分类计数:低倍镜下的巨核细胞转到油镜确认其成熟阶段,分类 25 个,不足时增加涂片累计分类,计算百分比;小于 10 个时可以不用百分比表示。

(3)形态观察:检查巨核细胞有无大小异常、核叶异常(多少和异型性)、胞质空泡和病态造血。

(4)涂片上血小板:观察涂片上散在和成簇的血小板是否容易检出。

2.参考区间

(1)全片巨核细胞:为 10~120 个;"标准"涂片面积($1.5cm\times3cm$)巨核细胞数 7~35 个。

(2)巨核细胞阶段:原始巨核细胞 0,幼巨核细胞<5%,颗粒型 10%~27%,产血小板型 44%~60%,裸核 8%~30%。

(四)细胞分类计数和粒红比值计算

骨髓细胞分类,分为有核细胞(ANC)、非红系细胞(NEC)分类和单系细胞分类等。

1.ANC 分类

ANC 分类为骨髓有核细胞(不包括巨核细胞)的分类方法。一般分类计数 200 个 ANC,必要时增加至 500 个,如需要确切判断骨髓增生异常综合征(MDS)还是急性髓细胞白血病(AML)时。

2.粒红比值

ANC 分类后,以百分数为基数,计算总的粒系细胞和有核红细胞,求出粒红比值(G:E),G:E 与 M:E 不同,2008 年 ICSH 在骨髓标本和报告标准化指南中,所指的 M:E 为所有粒单系细胞(原始单核细胞除外)与有核红细胞的比值。

3.NEC 分类

NEC 为去除有核红细胞(E)、淋巴细胞(L)、巨噬细胞(M)、浆细胞(P)和肥大细胞(MC)(FAB),或去除有核红细胞、淋巴细胞和浆细胞(WHO)的分类方法。对 AML 的部分类型(如伴成熟和不伴成熟的 AML、急性红系细胞白血病)和 MDS 幼红细胞>50% 的患者,除了 ANC 分类外,还要进行 NEC 分类,以确认原始细胞是否≥20%(AML)或<20%(MDS)、≥90%(不伴成熟的 AML)或<90%(伴成熟的 AML)。

NEC 分类取决于原始细胞及其成熟状态,有核红细胞和淋巴细胞的百分数。ANC 分类后某一细胞(用 x 表示)百分数可通过公式换算成 NEC 分类中某一细胞的百分数。公式如下:

$$NEC = x \div [100 - (E + L + P)] \times 100\% (WHO 分类法)$$

4.单系细胞分类

当前,尚需要单系细胞分类用于部分髓系肿瘤,需要对髓系三个系列中的单系细胞异常程度做进一步评价时。如 MDS、AML 和骨髓增生异常—骨髓增生性肿瘤(MDS-MPN)是否存在明显的病态造血,就需要用单系细胞分类。评判有无粒系病态造血为病态粒细胞占粒系细胞、红系病态造血为病态有核红细胞占有核红细胞、巨核系病态造血为分类 30 个巨核细胞计算病态巨核细胞占巨核细胞的百分比。参考区间为无病态造血细胞,或一般疾病中所占比例都<10%;>10% 指示明显的病态造血存在。在急性单核细胞白血病细胞分类中,也需要单系细胞分类,以确定原始单核细胞是否>80%(急性原始单核细胞白血病)与<80%(急性单核细胞白血病);反之,幼单核细胞是否;>20% 或<20%。

5.其他

髓系肿瘤与非髓系肿瘤并存时,如慢性中性粒细胞白血病(CNL)与 PCM 并存,细胞分类不能包括非髓系肿瘤细胞。即去除非髓系肿瘤细胞后,再进行 ANC 分类,以反映髓系细胞的增生情况。

(五)细胞形态检验

细胞形态检验有两层含义:其一是单指细胞的形态变化,如高尔基体发育、颗粒多少、细胞毒性变化、细胞大小变化和病态造血性异常等;其二包括增多的幼稚细胞或正常情况下不出现的异常细胞,如原始细胞增加及其成熟障碍和找到转移性肿瘤细胞。观察的涂片区域,应选取厚薄均匀、细胞展开并有一定立体感的区域。形态与涂片厚薄显著相关,涂片厚细胞小,有颗粒者可以不见颗粒、不规则者可呈规则状。

(六)细胞化学染色检验

在细胞学检验的同时,根据细胞学异常和临床要求有选择地进行细胞化学染色。如贫血的铁染色,急性白血病的过氧化物酶、苏丹黑 B、醋酸萘酯酶、氯乙酸 ASD 萘酚酯酶和丁酸萘酯酶、糖原染色。此外,中性粒细胞碱性磷酸酶等方法也有助于某些疾病的鉴别诊断。检查方法见后述。

四、检验结果分析与报告

细胞形态学检验结果分析是形态学诊断中一个极其重要的过程。通过镜检有核细胞数量、细胞系列、比例及其形态变化等项目，判断骨髓病变的存在与否、病变的性质与程度或检查是否不足，同时结合临床，合理地评估并做出解释，最后按形态学诊断报告的要求给出恰当的诊断意见和（或）提出进一步检查的建议。

(一)骨髓细胞形态学(骨髓象)检验分析

通常在骨髓细胞形态学检验前，阅读患者的临床信息，从中找出需要检查的目的与解决诊断的要求，随后有重点兼顾其他进行细胞形态学的检查和分析。

1.有核细胞数量分析

有核细胞数量检验虽是一项不精确的项目，但在明显变化的标本中有重要的评判意义。如细胞的明显增多与减少(排除稀释)，可以反映许多疾病骨髓的主要病变。

(1)急性白血病：白血病确认后，首先评判有核细胞量。WHO 和 FAB 分类与诊断要求中，都需要按细胞多少做出是高细胞性(增生性)和低细胞性(低增生性)急性白血病的评判。然后，按形态特点和细胞化学反应进一步鉴定类型。对于低增生性则要求骨髓切片提供证据。

(2)MDS：普遍的血液和骨髓异常为血细胞减少与骨髓细胞增多的矛盾，即相悖性造血异常，有评判意义。这一异常还常伴随细胞形态上的改变，即病态造血，又称增生异常或发育异常。

(3)骨髓增生性肿瘤和 MDSMPN：MPN 中，经典类型的真性红细胞增多症(PV)、特发性血小板增多症(ET)和原发性骨髓纤维化大多见于中老年人。骨髓为与年龄不相称的过度造血，即高细胞量(骨髓增殖异常)，有评判意义。同时在外周血中有一系或多系细胞增多，这恰与 MDS 不同。MDSMPN 骨髓造血细胞量不但增多而且有明显的病态造血细胞。

(4)贫血和其他疾病：通过细胞量检查将贫血粗分为增生性与低增生性，典型的例子是AA 和巨幼细胞贫血(MA)。脾亢、继发性或反应性骨髓细胞增多等也都是通过对有核细胞量的检验结合临床作出诊断的。由于骨髓穿刺涂片受许多因素影响，评判有核细胞数量，尤其是减少者，有时会失去真实性。一般，评判有核细胞数量骨髓活检最可靠，骨髓印片其次，骨髓涂片较差。

2.ANC 分类和 G:E 比值分析

有核细胞数量检查，又称增生程度评判。我国常用方法是根据涂片红细胞与有核细胞之比。由于这一方法精度很差，骨髓涂片上又多不能正确计数红细胞。故实际上大多是一个大体判断。ANC 中各阶段细胞和 C:E 的参考值，各家报告差异很大，国内外都缺乏统一的标准，实验室需要加强或建立健康人的参考范围。如 G:E 的参考区间为 2:1～4:1，有报道 16 例健康成人志愿者髂后上棘骨髓液涂片的参考区间为 1.5:1～3.5:1。通常，当 G:E 达到 3.5:1以上时常指示粒细胞增多或者有核红细胞减少；当达 4:1 以上时全是异常骨髓象。此外，分析G:E 需要注意细胞增高、减低与相对性变化的关系。

(1)原始细胞百分比：分析原始细胞多少是评判有无血液病的重要指标。原始细胞是一个泛指的术语，一般在髓系肿瘤中被特指，参考区间<2%。

在髓系肿瘤中，原始细胞增多分几个层次，>2%、>5%、>10%与>20%。当>2%时，结合细胞学的其他检查并排除其他原因所致者,需要疑似髓系肿瘤,如 MDS。当>5%结合临床可以基本评判为原始细胞克隆性增生,如 MDS;在 MPN 和 MDS-MPN 中则指示疾病进展。当>10%时,在 MDS 中可以评判为更高危的类型,在 MPN、MDS-MPN 中可以指示疾病加速。类白血病反应可见原始细胞增加,一般<5%。当>20%时,不管原发还是继发,都可以诊断为 AML。婴幼儿患者,骨髓原始细胞比成人为多见,患病时又会相应增高。

(2)幼红细胞百分比:在急性白血病和 MDS 诊断中,除了原始细胞量界定外,幼红细胞(红系前体细胞)亦是重要的一个定量指标。

在贫血中,分析幼红细胞量的意义同样重要,如增生性与低增生性贫血的评判。一般,骨髓有核红细胞约占 20%~35%,<15%时可视为减少,<5%~10%可考虑红系造血减低。红系为主的造血减低多见于慢性肾衰竭、某些病毒感染等疾病时。纯红细胞再生障碍(PRCAA)幼红细胞显著减低,通常<5%。红血病有核红细胞常在 60%以上。MA、缺铁性贫血(IDA)、难治性贫血(RA)和铁粒幼细胞贫血(SA)有核红细胞增高,但>60%少见。

(3)粒细胞百分比:粒系细胞所占有核细胞的比例,约为 50%~60%。通常当<45%为减少,>65%为增多。在各阶段中,原始粒细胞>2%,早幼粒细胞>5%,中幼粒细胞>10%~15%,晚幼粒细胞>15%,杆状核粒细胞和分叶核粒细胞分别>20%左右时,可以视为增多。同时注意细胞成熟是否正常,但具体意义还要参考细胞形态、临床和血象。粒细胞减少见于许多疾病,当粒系细胞总和<10%~15%应考虑特发性纯粒细胞再生障碍(PGA)或其他原因所致粒系造血严重受抑时。

(4)细胞成熟性及其数量变化:在确定有核细胞量、原始细胞量、幼红细胞量、粒细胞量、有无病态造血细胞及其程度后,还需要评判细胞的成熟性。如伴成熟的 AML 需要早幼粒细胞及其后阶段粒细胞>10%,不伴成熟的 AML 则为<10%;FAB 分类的 M2 和 M5b 等类型为原始细胞增多伴随细胞成熟,而 M1、M5a、M7 和 ALL 常不伴原始细胞的向下成熟;治疗相关白血病、MDS、MPN 和 MDS-MPN 转化的 AML,大多有明显的细胞成熟特性。

(5)病态造血细胞数量:病态造血是通过对有核细胞形态的观察进行评判,用于髓系肿瘤粒红巨三系有核细胞特定的异常形态(非造血物质铁、叶酸与维生素 B_{12} 缺乏和非继发性原因所致)的描述,是诊断髓系肿瘤及其分类诊断的重要指标。如诊断伴病态造血 AML、原始细胞不增加的 MDS 和 MDS-MPN,都需要明显病态造血的存在。AML 中的明显病态造血是指单系细胞分类中,病态细胞占该系细胞的 50%以上。MPN,尤其是 PV、ET、CML、CNL,都是无病态造血的慢性髓系肿瘤,但在病情中出现则指示疾病加速。

(6)嗜酸性粒细胞和嗜碱性粒细胞增多与减少:嗜酸性粒细胞参考区间为<5%。5%~10%为轻度增多,>20%为明显增多。嗜酸性粒,细胞增多的原因十分复杂,除了嗜酸性粒细胞白血病(CEL)和一部分特发性嗜酸性粒细胞增多症外,其原因常不能很好地反映在骨髓涂片上。但骨髓检查时仍需仔细检查其增多和成熟的程度以及有无伴随原始细胞增多,并注意嗜酸性粒细胞增多的时间以及伴随的相关症状。

骨髓嗜碱性粒细胞参考区间为偶见或不见。>1%为增多,>5%为明显增多。CML 嗜碱性粒细胞多在 3%~10%,>20%时需要疑似急变趋向或急变。>40%病例可以考虑嗜碱性粒细胞白血病。当不能解释嗜碱性粒细胞持续增加的中老年患者,需要考虑 MPN 等慢性髓系肿瘤,与不明原因的单核细胞增多一样,常是一个不良依据。

嗜酸性粒细胞和嗜碱性粒细胞减少的临床重要性相对较低,但有一些疾病有提示意义,如CNL为不见或少见嗜碱性粒细胞和嗜酸性粒细胞。

(7)淋系细胞百分比:原始淋巴细胞不见或偶见(婴幼儿可以稍增多),幼淋巴细胞偶见或不见,淋巴细胞12%～24%(婴幼儿可以更高),浆细胞0～2%。通常淋巴细胞增多意义大于减少,当外周血三系细胞减少,骨髓增生减低而淋巴细胞相对增多时便有造血减低的评价意义;较多病毒感染时淋巴细胞增多,还常伴有不典型形态和单核细胞增多;当白细胞增高及外周血和骨髓淋巴细胞增多,且年龄35岁以上义无其他原因解释时,需要考虑慢性淋巴细胞白血病(CLL)或其早期表现。偶见原始淋巴细胞或易见(低百分比)幼淋巴细胞是否异常需要视其他条件。若为淋巴瘤则可能为极早期浸润的信号,需要密切随访;有脾大的非恶性疾病可以易见幼稚淋巴细胞。一般,对于淋巴细胞肿瘤,都需要分析淋系细胞的数量,对肿瘤负荷性或有无淋巴瘤侵犯或其侵犯的程度做出评判。

(8)单核巨噬细胞百分比:单核细胞≥2%为增多。单核(系)细胞>10%为明显增多,巨噬细胞≥1.0%时为增多。单核细胞增多需要结合临床信息,评估是肿瘤性增多还是继发性。形态学改变(如明显空泡和转化型巨噬细胞是继发性的特征)是评估的一个方面,但分析患者年龄、起病方式、三系血细胞的组成等通常更为重要。伴有血细胞增减而无明显感染,或不能用现病史解释的单核细胞持续增多,需要考虑(慢性)髓系肿瘤,尤其是中老年患者。如慢性粒单细胞白血病(CMML)定义的一个指标即是单核细胞增多。

(9)基质细胞和少见的其他细胞:网状细胞、纤维细胞、内皮细胞等骨髓支架细胞,又称基质细胞,骨髓象中少见。增多时见于两种情况,造血明显减退和造血明显亢进时。肥大细胞一般为不见或偶见,部分AA、类癌综合征等易见,较多出现时应考虑肥大细胞增多症或髓系肿瘤伴随的肥大细胞增多。对于不典型肥大细胞可用甲苯胺蓝染色鉴定。

(10)红细胞和血小板:可以反映红细胞数量的指标是红细胞在涂片上的密度分布。当涂片上红细胞密集分布时,结合临床和血常规,可以疑似真性增多还是继发性增多。涂片上血小板的多少,通常是观察血小板簇的易见性。如巨核细胞生成血小板不佳,包括免疫性(如特发性血小板减少症)和(或)继发性因素,涂片上簇状血小板减少;ET等MPN常见簇状血小板显著增多。

3.细胞形态分析

检查细胞数量改变和形态异常通常先后或同时进行,但需要注意疾病的特点,有的以量变为主,如原始细胞>20%、浆细胞>30%,不管形态如何都可以诊断AML和浆细胞肿瘤。有的以质变为主,如显著畸形和幼稚的浆细胞虽只有5%,不符合诊断要求,但仍可以提示诊断;唯有明显病态造血的存在才是诊断原始细胞不增多类型MDS的条件。但是,在多数情况下是细胞数量和形态都有改变。

形态观察有两个重要的要求:一是低倍与油镜之间的灵活运用,熟悉两镜下的细胞形态;二是发现问题细胞的异常和意义。因此,能否发现异常是极其重要的。低倍镜检常被用来发现问题细胞,油镜被是用来鉴定问题细胞的性质。

(1)原始细胞形态:髓系原始细胞形态,当前主要有四家协作组或机构(FAB、WHO、ELN

和 IWGMMDS)的描述。

1)FAB 协作组修正的原始细胞:这一形态标准也适用于其他髓系肿瘤原始细胞。FAB 的 I 型和 II 型原始细胞不是全指原始粒细胞。I 型原始细胞多见于 AML 的 M1、M2。II 型原始细胞相当于过去认为的早期早幼粒细胞(颗粒在 20 颗左右),而不能认为是等于早幼粒细胞。

①修正原始细胞范畴:包括一些胞质含有颗粒者,不包括正常早幼粒细胞和可以辨认的幼单核细胞,原始红细胞和原始巨核细胞;②I 型原始细胞:包括与原始粒细胞不易区分的大小不一的无法分类者,胞质内常无颗粒,核仁明显,染色质浓集不佳,较小的原始细胞核胞质比例高(0.8:1),较大的可稍低;③II 型原始细胞:胞质内含有几颗及少许原始的嗜苯胺蓝颗粒,其他似 I 型,但胞核胞质比例偏低而胞核仍在中间;④早幼粒细胞:出现下列特征为早幼粒细胞而不再认为 II 型原始细胞:胞核偏位;高尔基体发育;染色质较致密或结块;颗粒很多和低核质比例。

2)WHO 分类中描述的原始细胞:包括 APL 的颗粒过多早幼粒细胞(原始细胞等同意义细胞)。幼红细胞不包括在原始细胞中,但在纯红细胞白血病中与原始细胞意义等同;小的病态巨核细胞和微小巨核细胞不计入原始细胞;幼单核细胞在急性(原始)单核细胞白血病、急性粒单细胞白血病中的意义与原始单核细胞等同。原始细胞也分为有颗粒和无颗粒。原始(粒)细胞明显大小不一,比成熟淋巴细胞稍大到大如单核细胞。大原始(粒)细胞有丰富的灰蓝色胞质;细胞核圆形、卵圆形,染色质细颗粒状,常见几个核仁;胞质中可见少许嗜苯胺蓝颗粒,Auer 小体是髓系最特异的证据。

3)ELN 共识原始细胞:欧洲白血病网(ELN)在 FAB 和 WHO 的形态基础上,确认原始细胞分为无颗粒和有颗粒。有颗粒的比 FAB 的 II 型原始细胞为多,但其他仍具有原始细胞特征者。对不能识别某一系列的原始细胞指定为"原始细胞,不另做分类"。

4)IWCM－MDS 共识原始细胞:MDS 形态学国际工作组(IWGM MDS)介绍原始细胞的主要认识三条:一是将有颗粒(100 颗左右)和无颗粒的原始细胞替代过去的 I 型、I 型和 II 型原始细胞;二是从颗粒原始细胞和正常形态早幼粒细胞中区分出病态的早幼粒细胞;三是应有足够的细胞分类数来提高 MDS 中原始细胞增加的可靠性。

这四个描述的形态虽有差异,但最具特征的依然是三个:Auer 小体、胞质颗粒和胞质浅红色区域。因此观察到这些形态是指证髓系肿瘤粒单系原始细胞(大多指原始粒细胞)的依据。

(2)病态造血细胞形态:确认病态造血细胞是检验其量变化的前提,但在形态把握上尚需要研究。一般来说,在分析中不能将轻度异常的病态造血细胞归类为病态造血细胞,因它见于许多良恶性疾病和部分正常骨髓象。

(3)细胞变性形态:有中性粒细胞的毒性颗粒、Dohle 小体、空泡变性、淡染的嗜酸性变性胞质、细胞溶解和坏死等,检出这些形态需要结合临床作出正确的评判。如细胞空泡既见于感染,也见于多种原因所致的其他病理改变。酒精中毒和服用氯霉素后,常见幼红细胞空泡。部分髓系肿瘤和淋系肿瘤细胞也多见空泡形态。

(4)细胞大小异常:观察细胞大小变化也是常见的观察指标。感染时,中性粒细胞可出现小型细胞;IDA 时出现不同阶段的红系小型细胞;MA 时出现多种细胞的显著巨变;急性造血停滞时可见巨大原始(粒)红细胞;低增生白血病和 MDS 时可见小型原始细胞;部分感染、粒细胞缺乏症和给予粒细胞集落因子时可见大型早、中幼粒细胞等。

(5)胞核(核象)异常:胞核的大小、形状、染色、染色质的粗细,紧松,核叶的多少,核仁的大小和染色,核小体和核的其他形状突起,核的分裂象等,有无异常,属于核象形态学。分析中也需要结合其他信息。如检出增多的核小体和(或)核的其他畸形性形态时,主要意义有二:一是造血和淋巴组织肿瘤,为细胞的肿瘤性改变;二是少数重症感染的感染性核异质和良性造血显著异常的造血紊乱。

(6)胞质成分和染色异常:评判光镜下可见的细胞器增加、减少和不正常性出现。比如MDS 的粒细胞颗粒缺乏、胞质匀质性红染及其核质发育不平衡,感染时巨噬细胞胞质中的吞噬体或微生物。

(7)细胞异质性形态:分析细胞大小和异型性有无同时存在。例如 IDA 时低色素性为主的红细胞常伴有异型性;骨髓纤维化时红细胞除了泪滴形外几乎都伴其他红细胞的异型性;一部分重症感染患者也可见粒红细胞的显著异质性和畸形性。

(8)类似组织结构性形态:分析骨髓涂片上有无簇状细胞(≥3 个细胞围聚者)。原始细胞簇,如见于白血病和 MDS;浆细胞簇,见于浆细胞肿瘤和免疫反应亢进时;巨核细胞簇,见于巨核细胞异常增生时;有核红细胞岛,如见于红系造血旺盛和噬血细胞综合征;幼粒细胞簇,如见于重症感染和噬血细胞综合征。

(9)其他:骨髓象分析的形态很多,对每一份标本任一细胞不同程度的异常,都需要分析评估。检查血液寄生虫,除了认真,仔细外,结合临床或寻找病史中信息十分重要。在红细胞中检出疟原虫、贝巴虫,巨噬细胞中检出组织胞浆菌和单核巨噬细胞(或中性粒细胞)内查见利杜小体和马尔尼菲青霉,均可明确诊断。

4.细胞化学染色分析

(1)ICSH 推荐的白血病细胞化学染色:国际血液学标准化委员会(ICSH)推荐用于急性白血病的细胞化学染色。髓过氧化物酶(MPO)是髓系成熟的特异性酶,原始粒细胞呈颗粒状阳性,且常聚集于高尔基体区域,原始单核细胞阴性或呈分散的颗粒状阳性,原始淋巴细胞和原始巨核细胞阴性。SBB 反应物较恒定,灵敏度高于 MPO。特异性方面则相反,故 SBB 和MPO 应同步检验。MPO 和(或)SBB 阳性>3% 可以评判为 AML 的 M1~M5,MO、M7,ALL 为阴性或<3% 阳性。酯酶中,CE、NBE 和 NAE 最为常用。

(2)其他常用细胞化学染色:NAP 被用以鉴别 CML 与类白血病反应,前者 NAP 积分降低,后者常增高;辅助白血病类型鉴别,淋系肿瘤 NAP 活性可以增高,AML 常不增高;辅助鉴别间变性大细胞淋巴瘤骨髓浸润与反应性组织细胞增多症,前者 NAP 降低,后者一般增高。

骨髓可染色铁染色是评判铁负荷和缺铁的指标,在 MDS 分类中则是类型诊断指标。伴环形铁粒幼细胞难治性贫血是铁负荷性贫血的典范,诊断时需要可染色铁增加,环形铁粒幼细胞>15%。AA、MA 也是铁增加性贫血。IDA 是典型的铁缺乏(细胞外铁阴性、细胞内铁减少)性贫血,在分析中,首要指标是贫血和缺铁的存在,其次才是其他条件(如缺铁的原因和其他铁代谢指标)。脾亢和阵发性睡眠性血红蛋白尿也常有缺铁,但它们的缺铁常是形态学诊断中的次要条件。还有一种异常,为外铁增加(也可正常)而内铁减少的铁代谢反常,见于许多慢性病性贫血。

(二)骨髓细胞形态学检验报告

通过以上各个步骤的检验、分析与梳理,对骨髓细胞和形态的有无变化、意义如何有了基本的了解,结合临床特征和其他实验室的信息对所给出的形态学诊断有了基本的意见或结论,最后通过图文报告单发出报告。

1.报告单格式、内容与填写要求

(1)报告单的内容:包括患者的基本信息,检验骨髓小粒和油滴、巨核细胞计数与分类、有核细胞分类、粒红比值、细胞化学染色结果、细胞形态学特征描述和诊断意见等。

(2)报告单格式与填写要求:图文报告单基本上有竖式和横式两种,但不管式样如何,报告单格式和填写栏目应具有简明、使用方便和重点项有醒目标志的特质。

报告单内容的填写,需要突出关键性文字信息,如报告单位,患者姓名、年龄、性别、科别、床号、住院号(病案号),接收和报告的日期,标本号的数字,诊断病名的文字,都需用大一些的粗体醒目字号并做适当的色彩点缀,而患者姓名、年龄等小标题式栏目的文字,采用不醒目的小字号。对细胞图像应凸显代表性图像与报告单上的位置,并可以按需插入大小不一的多幅图像。

2.细胞形态学特征描述

在描述中应重点突出、符合逻辑、简明扼要。突出有核细胞总量的变化、变化细胞的系列、阶段和形态,尤其注意有无病态造血,有无原始细胞增加,有无特征性形态学。对有改变而不能下结论的异常更应着重描述。描述的基本内容如下。

(1)骨髓小粒和油滴:表述骨髓小粒丰富、少见或不见,是油脂性小粒(非造血细胞为主)还是鱼肉样小粒(幼稚造血细胞或肿瘤细胞为主);描述骨髓小粒内造血成分的多少。类似表述油滴增多、一般和少见。也可用"＋、－"方式半定性表示。

(2)有核细胞量:表述有核细胞量增多、大致正常和减少的范围。有核细胞增生程度是一种比细胞量多少描述更为客观的指标,宜慎重表述。

(3)增减细胞的系列:表述增加或减少有核细胞的系列。如 AA 常为粒红巨三系造血细胞均减少,而脾亢则相反。

(4)增减细胞系列的阶段:表述增加或减少有核细胞系列的阶段。如 CLL 为淋巴细胞增多为主,原始淋巴细胞和幼淋巴细胞少见或不见;急性白血病为原始细胞明显增多,而其后阶段及其正常的造血细胞均减少。

(5)增减细胞的形态:表述增加或减少有核细胞系列阶段的形态,如 IDA 为红系中晚幼红细胞呈细胞小、核小深染、胞质少蓝染性改变。

(6)其他:对无明显变化的其他系列细胞简略表述,还有涂片标本与染色的质量,以及在特定情况下提及无转移性肿瘤细胞、无血液寄生虫等。由于骨髓细胞学检验常需要与血片同步和参考,故在报告单中也需要描述血片有无幼稚细胞,有无异常形态包括红细胞大小、异型性及染色性变化,散在性和簇状血小板的多少。

3.诊断意见或结论

以证据为基础,必须客观、全面、慎重地评价。疾病临床期诊断意见按级报告,对非肯定性诊断需要提出进一步检查的建议。对不符合要求的标本而可能影响检验结果或诊断意见者,在报告单中予以说明。此外,应注意诊断性和检验性术语的恰当使用。

(1)肯定性结论:为细胞形态学所见有独特的诊断价值者。譬如找到典型转移性肿瘤细胞(骨髓转移性肿瘤)、增多的幼稚和异型浆细胞(PCM)或原始细胞(急性白血病)、红细胞内找到形态典型疟原虫(疟疾感染)。

(2)符合性结论:为临床表现典型而细胞形态学所见和其他实验室检查基本符合者。诸如形态典型而数量众多的幼红细胞巨幼变(MA),中晚幼红细胞和红细胞均有明显的小细胞性改变和可染色铁缺乏(IDA),与临床特点和血常规检验异常相符者。

(3)提示性或疑似性结论:为临床表现典型而细胞形态学所见和其他实验室检查尚有不足,或细胞形态学所见较为典型但特异性尚有欠缺而临床表现和其他实验室所见尚有不符合者。

(4)描述性结论:以细胞形态学所见的结论提供临床参考。为临床缺乏明确的证据而细胞形态学有一定的特征性所见或倾向性异常者。如巨核细胞增多伴生成血小板功能减退,而临床为不典型的原发免疫性血小板减少症(ITP)或不能明确是否继发性者(如 SLE、干燥综合征、肝硬化等)。

(5)其他或例外报告:其他,如无临床特征又无细胞形态学改变,却有可染色铁减少或缺乏者(隐性缺铁)。造血细胞或有核细胞少见骨髓象也可作为特殊的例外报之,便于临床参考和解释。造血细胞或有核细胞少见骨髓象是指骨髓涂片造血细胞或有核细胞少见,而尚不能确认是否为骨髓稀释所致。

4.报告时间

发出骨髓细胞形态学报告各地长短不一。2008 年 ICSH 指南中介绍的报告时间(工作日时间):骨髓涂片口头报告 3 小时,书面报告 24~48 小时;骨髓切片报告为 5 个工作日。考虑我国的情况,包括接收标本日在内,建议骨髓细胞形态学报告以 3 个工作日(至第 3 个工作日下午四时前发出),骨髓切片(塑料包埋超薄切片)以 6 个工作日发出报告,急需时可以口头形式报告。

五、各系统细胞形态

(一)正常形态学

1.红系细胞

在光镜下可以识别的有核红细胞形态的基本特征是胞体、胞核的圆形和规则(形状大体一致,轮廓分明),而细胞大小和胞质染色性(细胞生化与结构的体现)有显著变化。

(1)原始红细胞:胞体(直径约为 $15\sim25\mu m$)、胞核大(约占细胞的 3/4 以上)而规则(圆形或卵圆形);胞核多居中或稍偏位,核染色质均匀、粗粒状紫红色,常见核仁 2~3 个,有时见核旁小的淡染区;胞质丰富深蓝色(大量多聚核糖体的存在而显强嗜碱性着色)不透明(为形态学评判的一个典型特征),时有瘤状凸起,无颗粒。

(2)早幼红细胞:胞体(直径为 $12\sim20\mu m$)、胞核(约占细胞的 2/3 以上)稍为收缩变小,染色质趋向浓集,核仁消失或偶见,胞质嗜碱性减弱,瘤状突起消失,细胞边缘常呈棉絮样。

(3)中幼红细胞:一般,在经历了二次分裂后,胞体(直径为 $10\sim15\mu m$)和胞核(约占细的一半)进一步缩小,核染质呈块状(异染色质致密块状),块间显示空白点,胞质呈多色性(常见灰红色,由于血红蛋白量的增加所致)。

(4)晚幼红细胞:细胞进一步成熟,细胞直径约为 $8\sim12\mu m$,胞核固缩,胞质呈灰红色或红色调中兼有灰色(仍含有多聚核糖体)。胞质完全血红蛋白性着色(正色素性)少见。

2.粒系细胞

粒系细胞成熟过程中最显著的特点是核形的变化和颗粒,前者是细胞阶段划分的主要依据,后者区分颗粒属性以及鉴别于其他细胞的主要证据。

(1)原始粒细胞:胞体(直径为 $12\sim22\mu m$)和外形较为规则,可见小而不明显的突起。胞核圆形或椭圆形(占胞细的 3/4~4/5),在胞核偏位的一面略显平坦。核仁常见、多少不一,部分核染色质较为细致均匀,故有细沙状描述。胞质较少,有浊感,常呈浅灰(蓝)色或带点淡红色,高尔基体发育不良,有时可见 MPO 阳性的少许嗜苯胺蓝颗粒。

(2)早幼粒细胞:典型者胞体较原始粒细胞为大(直径为 $14\sim25\mu m$),胞质丰富或较为丰富。胞核偏位,核仁消失或隐约,常在靠近细胞中间一边胞核收缩(未超过假设圆形胞核直径的 1/4),在核旁有发育良好的高尔基体(浅染区)和细少的特异性颗粒。胞质含有较多的嗜苯胺蓝颗粒和核旁浅染区是区分原始粒细胞的特征。

(3)中性中幼粒细胞:胞体为 $11\sim18\mu m$,胞核占细胞的 1/2 左右,核形演变成馒头状,核仁消失或隐约可见;胞质位于一边,含许多不易辨认的中性颗粒,呈杏黄色或浅粉红色或浅紫红色,靠近细胞边缘有少量嗜苯胺蓝颗粒。胞核收缩和胞质出现较多特异性颗粒是区分早幼粒细胞的特征。

(4)中性晚幼粒细胞:为中幼粒细胞胞核收缩内凹呈肾形者。胞质中高尔基体变小呈不活跃状态,但出现大量糖原颗粒和更多的特异性颗粒。

(5)中性杆状核和分叶核粒细胞:中性杆状核粒细胞为中性晚幼粒细胞成熟、胞核凹陷超过假设核圆径的 3/4,同时核的两端变细,当细长胞核进一步收缩为细丝相连或呈分叶(大多为 3~4 叶)者则划分为中性分叶核粒细胞。

(6)嗜酸性粒细胞和嗜碱性粒细胞:胞核形态与相应的中性粒细胞相似,区别在于颗粒的特性。在早幼粒细胞晚期和中幼粒细胞阶段可以区分特殊颗粒。通常,成熟嗜酸分叶核呈哑铃状,颗粒粗大,有中空感,常被染成暗褐色或棕黄色,在中、晚幼嗜酸性粒细胞中还易见双染性颗粒。嗜碱性粒细胞胞核结构常模糊,颗粒少而散在于胞核上,呈紫黑色至紫红色,也可见细小的嗜碱颗粒。

3.巨核系细胞

(1)原始巨核细胞:细胞明显大小不一,直径在 $10\sim35\mu m$,外形很不规则,常呈毛刺样和棉球样凸起或细丝状、花瓣样、分离状凸起;胞核大、轻度偏位,常见豆子状大小对称的双核或小叶状胞核,染色质凝集较为致密,着色常较暗,核仁小、多少不一;胞质量少,含有丰富的核糖核酸而呈不均性浑厚的嗜碱性着色,无颗粒,可有浓紫红色伪足突起。

(2)幼巨核细胞:大小 25~50pm,外形不规则;胞核大或巨大,由多个、分叶状核紧缩在一起,染色质致密粗糙,核仁不清晰或消失;胞质较多,嗜碱性仍较明显,但深浅浓淡不一;高尔基体发育良好,可在其附近(近核处)淡粉红色,或胞核附近(或在胞质的一端)出现少量颗粒,也可在明显蓝染的胞质区有少量血小板生成。

（3）颗粒型巨核细胞：胞体巨大至 $100\sim150\mu m$ 以上，外形不规则、边缘不清晰；胞核多分叶状，胞质成熟为嗜酸性，含有丰富细小的紫红色颗粒；胞质明显丰富，高尔基体合成若干细小颗粒，含有聚集 $10\sim20$ 个为一组的细小嗜天青颗粒，由分界膜包裹，聚集产生血小板。

（4）产血小板型巨核细胞：颗粒型再成熟，胞质呈粉红色，紫红色颗粒充盈于其中，并在胞质周边颗粒凝聚生成血小板（$\geqslant3$ 个），形成产血小板型巨核细胞。

（5）裸核巨核细胞：胞质中血小板脱下或胞质脱完后成为裸核巨核细胞。

（6）血小板：胞体大小 $2\sim4\mu m$，圆形或椭圆形凸盘状、不规则或多突状，常成群出现。胞质周围染淡蓝色，称为透明区；中央部分含有细小紫红色颗粒，类似胞核，为颗粒区，含有多种生物化学物质。

4.单核系细胞

（1）原始单核细胞：细胞大小不一，大者可达 $25\mu m$，胞体胞核不规则状明显，胞质丰富，灰蓝色无颗粒；小者，可小至 $12\mu m$，胞体较规则，胞质比例高，易与原始粒细胞混淆。染色质纤细，淡紫红色，核仁大而清晰。

（2）幼单核细胞：胞体多不规则，直径为 $15\sim25\mu m$；胞核常呈扭折，核染色质浓集，核仁隐约可见或染色质纤细但无核仁，胞核常横向于细胞中，但常偏于一侧；有时胞核（包括原始单核细胞）虽为圆形，但不同于早期粒细胞的圆形胞核，其胞核为核膜圆度不完整；胞质丰富，呈灰蓝色，常见少许紫红色尘样颗粒。

（3）单核细胞：胞体圆形或不规则状，直径为 $12\sim20\mu m$；胞核呈扭、折、曲特征，染色质明显浓集和粗糙。胞质丰富浅灰蓝色，有时因胞质薄而呈毛玻璃样，也可呈浅红色，含有尘样颗粒，常见伪足样凸起。

（4）巨噬细胞：胞体比单核细胞为大，由于处于不同的转化过程而明显大小不一，胞体直径约为 $15\sim40\mu m$；胞核不规则状，明显偏位；胞质丰富，淡灰（蓝）色，细胞边缘不完整（明显伸突与细胞活跃有关），胞质常有空泡形成和被吞噬的细胞碎屑、凋亡细胞等。

5.淋系细胞

包括淋巴干细胞和祖细胞（光镜下还不能识别）、原始淋巴细胞、幼淋巴细胞和淋巴细胞，并按免疫性质分为 TB 和 NK 细胞几个系列。B 细胞在抗原刺激下转化和发育为浆细胞，T 细胞也可发生转化。

（1）原始淋巴细胞：胞体大小不一，$10\sim20\mu m$，较规则。胞膜、核膜较厚而清晰。核仁 $0\sim3$ 个，染色质常呈粗粒状染成紫红色。核质比例高，胞质少，浅（灰）蓝色，常无颗粒。

（2）幼淋巴细胞：胞体大小凸 $10\sim18\mu m$，核仁消失或模糊，染色质有浓集倾向，胞质可见颗粒。

（3）淋巴细胞：大淋巴细胞直径 $10\sim15\mu m$，胞核圆形或肾形，常偏位，染色质明显浓集，可见核仁痕迹；胞质丰富，淡（灰）蓝色，可见少许颗粒；有颗粒者相当于 NK 细胞。小淋巴细胞大小 $6\sim10\mu m$，胞核圆形，可轻度不规则，染色质紧密块状，深紫红色，胞质少，多位于细胞一侧，一般无颗粒。

（4）浆细胞：原幼浆细胞胞体较大，$15\sim35\mu m$，胞核圆形、偏位，可见核仁，染色质细致均匀,胞质丰富,嗜碱性较明显,并有浊感或泡沫状;浆细胞直径 $12\sim20\mu m$,外形可不规则状,胞核圆形或椭圆形,约占细胞的 1/2,偏位明显,染色质粗而浓集,间有空隙,故部分为车轮状结构。胞质丰富,深蓝色、灰蓝色或呈多色性,常有泡沫感。

6.其他细胞

(1)网状细胞:胞体大小不一,呈星形或多突状。胞核圆形,染色质细腻疏松呈网状。胞质丰富,浅灰(蓝)色,近核处常深,细胞周边淡染,常不易看清其边界,用 NAP 染色可显示其细长和枝权状胞质。

(2)内皮细胞:胞体呈梭形或长轴形,胞核圆形或椭圆形,染色质粗粒状,常排列成与胞核长轴一致的索状,无核仁。胞质一般,浅灰色或浅红色,位于胞核两边。在骨髓小粒或涂片中,有时血管尚未能完全破损,可见圆圈状或血管两边长条状。

(3)成纤维细胞:类似内皮细胞,但胞体大,长轴更长。胞核圆形或椭圆形,染色质粗网状,核仁隐约可见。胞质丰富,浅蓝色至浅红色不等。

(4)肥大细胞:胞体直径 $8\sim25\mu m$,外形变化大,可呈圆形、蝌蚪状、菱形等形状。胞核小而居中或偏位,染色质常被颗粒掩盖而结构不清。胞质丰富,常充满大小不一的深(蓝)紫(黑)色或暗紫红色颗粒,排列紧密。

(5)组织嗜酸细胞:胞体较大,直径 $15\sim30\mu m$,外形不规则,胞核圆形或椭圆形,染色质网状,常见核仁,胞质丰富,含有明显的嗜酸颗粒,有时细胞膜破损颗粒呈散开状。

(6)成骨细胞:胞体较大,直径 $20\sim40\mu m$,长椭圆形或不规则形,单个或多个簇状出现。胞核圆形,偏于一侧,可见 $1\sim3$ 个核仁。胞质丰富,暗蓝色或蓝色,不均匀,离核较远处常有一淡染区。

(7)破骨细胞:胞体大,直径 $20\sim100\mu m$,胞核数个至数十个,圆形或椭圆形,多有核仁,染色质均匀细致,胞质丰富,呈灰蓝色或浅蓝色,含有粗大的暗红色或紫红色溶酶体颗粒。

(二)异常形态学

1.红系细胞

(1)巨幼红细胞:为叶酸或维生素 Br2 缺乏所致的具有特征的异型幼红细胞。胞体明显增大,胞核增大为主,染色质疏松,显示核幼质老的不同步现象。原早幼红细胞,染色质明显细疏似烟头丝样,副染色质明显,胞质嗜碱性常增强,尤其是原始红细胞;中、晚幼红细胞染色质虽为块状,但非常松散。

(2)类巨变幼红细胞:与叶酸或维生素 B12 缺乏无明显关系的不典型幼红细胞巨变,主要见于髓系肿瘤。多见于晚幼红和中幼红细胞,胞体增大常明显于胞核,核染色质松散不明显或致密状,胞质血红蛋白着色显明。

(3)侏儒幼红细胞和炭核幼红细胞:侏儒幼红细胞为胞体偏小、胞质发育不良、血红蛋白合成不足(量少和染色偏蓝),胞核相对固缩显老(所谓"核老质幼"),主要见于 IDA 和珠蛋白生成障碍性贫血。炭核幼红细胞有类似形态,不过炭核幼红细胞重在胞核的高度致密,见于 AA,SA 和珠蛋白生成障碍性贫血等。

(4)双核、多核幼红细胞:大多见于原始细胞和早幼红细胞,见于许多疾病,也偶见于正常骨髓,但大小不一和畸形双核大多见于髓系肿瘤;多核幼红细胞,细胞大或巨大,胞核 2 个以上,可大小不一和畸形,多见于原早幼红细胞,并常为核质发育常不平衡,见于造血和淋巴组织肿瘤,也见于特殊感染或重症感染(对骨髓的严重刺激所致)。

(5)核碎裂和核芽幼红细胞:多见于晚幼红和中幼红细胞,胞核呈分叶状、梅花样及花瓣状,胞体常增大。见于 MDS、MA、红血病和慢性(遗传性)HA 等疾病。

(6)Howell-Jolly 小体和嗜碱性点彩幼红细胞:Howell-Jolly 小体除了幼红细胞外也见于红细胞,见于 MA、HA 或骨髓无效造血时,多颗出现时更有参考价值。也见于少数 IDA (1~2 颗 Howell-Jolly 小体)和某些特殊感染等疾病(可见高比例和颗粒众多)。嗜碱性点彩为胞质出现多少不一的嗜碱性点彩颗粒。正常人嗜碱性点彩红细胞约占红细胞的 0.01%,除经常提及的铅中毒增多外,临床上常见的是慢性肾功能不全和 MDS。

(7)空泡变性幼红细胞:多见于原早幼红细胞,胞质和(或)胞核上出现空泡。见于服用某些药物后,乙醇和化合物中毒等。

(8)红系病态造血细胞:包括前述的类巨变、多核和核碎裂幼红细胞,Howell-Jolly 小体、点彩、空泡、铁粒增多和其他畸形的幼红细胞。

(9)异常红细胞:有红细胞大小异常和形态异常。泪滴形等异型性红细胞,除了见于 PMF 外,少量出现还见于许多疾病病情严重(主要原因为血栓形成)时。

2.粒系细胞

(1)白血病性原始(粒)细胞:髓系肿瘤时可见四种原始细胞:①正常;②胞核异常;③胞质异常(如 Auer 小体、多形性凸起);④大小异常。FAB、WHO、ELN 和 IWGM-MDS 描述的髓系肿瘤原始细胞见骨髓象分析。

APL 颗粒过多早幼粒细胞是与原始细胞等同意义的细胞,为胞质中含有或粗或粗细不一的密集颗粒。粗颗粒被染成紫红色,细小颗粒为颗粒细小或被染成浅(紫)红色均匀一片;有时因颗粒密集酷似胞核,有时由于颗粒排列有序而形成"内"、"外"胞质,"内"胞质为颗粒区,"外"胞质常无颗粒呈瘤状或花瓣状凸起和蓝染;胞质中可见数量不等的柴棒状 Auer 小体。胞核多偏位,单核样或呈分叶状。另有一种胞膜不完整状和多颗粒网状样细胞,胞核幼稚呈网状,常可在胞质中检出更多的柴棒状 Auer 小体。

(2)胞核胞质发育不同步早、中幼粒细胞:为胞核幼稚,可见核仁,胞质特异性颗粒常较明显,而表现为"核幼胞质老"现象,多见于髓系肿瘤,尤其是 MDS 和 MDS MPN。

(3)胞体巨大和颗粒增多早、中幼粒细胞:胞体常较大,胞质非特异性颗粒增多,中性颗粒较少,主要见于脾亢、粒细胞缺乏症、感染性疾病、MA。受继发性因素刺激时,早、中幼粒细胞还可出现胞核和胞质的形状变异(生长活跃),给予粒(单)细胞集落刺激因子者,还可见粒细胞空泡和核分叶过少。早、中幼粒细胞胞体大、规则、颗粒较多、胞质浊感大多是反应性或刺激性粒细胞形态学的重要特征。

(4)中性颗粒缺乏粒细胞:见于不同阶段粒细胞,为胞质内颗粒稀少或缺如,胞质染色固有的杏黄(红)色减退,胞质有清淡感。见于 MDS、MDS-MPN、AML 等。

(5)双核幼粒细胞:见于不同阶段,特点为双核,多为大小、形状对称,呈"八"字形或镜形;一部分为胞核大小不一和异型。见于反应性粒细胞增多症、粒细胞相对增多的 MDS 和 AML;对称性双核者多见于良性血液病,大小不一和异型双核且胞质非特异性颗粒常少以血液肿瘤居多。

(6)多核幼粒细胞:为胞核出现三个或更多者,早、中幼粒细胞中比晚幼粒细胞多见。通常细胞较大,胞核可呈异型性,非特异性颗粒常多,可有变性空泡;此异常幼粒细胞对诊断某些感染,尤其是特殊感染或重症感染有帮助;白血病和 MDS 也可见多核幼粒细胞,但胞质非特异性颗粒常偏少。

(7)胞质红染幼粒细胞:多见于中、晚幼粒细胞,为胞质着色过度红染者,非特异性颗粒缺少或缺乏,胞质呈均匀一片的浓杏红色,细胞边缘可见少量无颗粒的蓝色"外"胞质。主要见于 MDS、AML 和 MDSMPN,但须与 APL 的细颗粒早幼粒细胞相鉴别。

(8)巨变粒细胞:见于不同阶段,但晚幼和杆状核粒细胞巨变尤其醒目,胞核肥大伴畸特形状(如扭、折、叠、转、鼓)。巨变幼粒细胞众多出现见于 MA,少量出现也见于粒细胞生成增多的感染性疾病,不典型形态或偶见典型者也常见于粒细胞(相对)增多的 MDS、AML 等。

(9)中性多分叶核粒细胞:核分叶多至 6 叶者,多见于 MA,也见于其他许多疾病,如感染、MDS、AA、PMF。

(10)毒性变粒细胞:主要为中性分叶核和杆状核粒细胞的毒性颗粒和空泡,也可见胞质嗜酸性变和胞膜退化变,细胞常肿大,也可固缩变小。严重时还可见 Dohle 小体。Dohle 小体为中性粒细胞胞质内出现的淡蓝色囊状包涵体(蓝色斑状小体),1 个或多个,常分布于胞质边缘。

(11)PelgerHuet 异常粒细胞:为中性粒细胞少分叶或不分叶。常为两叶、肿胀如眼镜状,单个核者呈花生形,也见棒状、哑铃形和夹鼻眼镜状。见于显性遗传的 PelgerHuet 病,但临床上最常见于 MDS、AML 和 MDSMPN。

(12)环形杆状中性粒细胞:胞体比同期杆状核粒细胞大,胞核凹陷呈环状或锁状,中间为含颗粒的胞质。锁状为胞核一边变小出现成熟性收缩,形成胞核三面核径大致等宽而一面胞核收缩后留下一条常向外鼓起的相连核膜。最常见于 MA,其次为 MDS、AML、CML、重症酒精中毒、PMF 等。

(13)核染色质松散菊花样中性粒细胞:又称粒细胞核染色质异常,为不同阶段中性粒细胞的胞核染色质呈现松散不紧密的粗粒状、小块状,染色质均匀浅紫红色。典型者染色质酷似菊花样,但又非早期有丝分裂和核碎裂,菊花瓣与瓣之间间隙分明。见于 MDS、AML、aCML 等髓系肿瘤。

(14)其他:①Chediak-Higashi 畸形,见于 Chediak-Higashi 综合征,为细胞膜结构缺陷的异常导致粒细胞变形和运动功能异常和形态异常。形态学为中性粒细胞至早幼粒细胞胞质内出现嗜天青颗粒伴假性空泡,有时颗粒连缀在一起或融合一体的淡灰色块状物,MPO 阳性。患者多为小儿,中性粒细胞减少,反复感染,畏光,暴露部位皮肤灰色或色素过度沉着,肝脾淋巴结肿大。②MayHegglin 畸形,为类似于 Dohle 小体的粒细胞异常浅蓝斑形成,也见于单核细胞和淋巴细胞,临床上有白细胞减少和血小板减少,可见颗粒稀少的巨大血小板。③Alder-Reilly 畸形或异常,为黏多糖性白细胞异常,是由于白细胞内溶酶体不能分解黏多糖,使黏多糖沉聚于白细胞内形成许多人而粗糙类似非特异性的颗粒,也类似包涵体,亦像嗜酸性和嗜碱性异常颗粒,这一异常颗粒除了成熟中性粒细胞外,也见于嗜酸性粒细胞和嗜碱性粒细胞、淋巴细胞和单核细胞,患者常有骨和关节畸形。

(15)粒系病态造血细胞:包括前述的核质发育不同步幼粒细胞、颗粒缺乏中性粒细胞、PelgerHuet 异常粒细胞、双核粒细胞、环形杆状核粒细胞、多分叶核粒细胞、核染质松散菊花样中性粒细胞、红染幼粒细胞、不典型巨变粒细胞,以及不易归类的其他异常。

3.巨核系细胞

(1)空泡变性巨核细胞:为巨核细胞胞质边缘出现空泡,见于 1TP、MDS 和感染等。

(2)白血病性原始巨核细胞:胞体大小悬殊,常为多形态与大小不一并存;胞核规则圆形,多偏位,染色质紫红色粗颗粒状;胞质常较丰富、嗜碱性无颗粒,呈空泡状、花瓣状、棉球样、龟甲状、分离状,并有云雾状、层状感和脱落状。

(3)病态巨核细胞:包括:①微小巨核细胞(胞核圆形或椭圆形,一般无核仁;胞质少、浅红色或灰蓝色,常含有少量紫红色颗粒或血小板,可见不规则分离状或脱落感);②小圆核巨核细胞(大小在 $20\sim40\mu m$,胞核小,$1\sim2$ 个,圆形或椭圆形;胞质多少不一,含细小紫红色颗粒或血小板);③多小圆核巨核细胞(大小 $40\sim100\mu m$,核小、多个、圆形或类圆形、分散、核间无丝相连);④低核叶巨核细胞(胞体偏小,胞核 $1\sim3$ 个),检出较多的低核叶巨核细胞常具有提示意义,5q−MDS巨核细胞具有这一形态特征。

(4)异常血小板:包括大小变化(巨大型和衰老小型血小板),染色变化(如蓝染的年轻血小板),聚集异常(如见于血小板无力症的单个散在血小板),颗粒多少及密度异常,形状改变。

4.单核细胞和巨噬细胞

(1)白血病性原幼单核细胞:显著大小不一,多有明显的胞体和(或)核的异型性,胞质中可见尘样颗粒和吞噬的细胞。一部分原始单核细胞缺乏不规则性,与原始粒细胞鉴别需要细胞化学或免疫化学检查。WHO 描述的原始单核细胞形态为胞体大、胞质丰富、浅灰色至深蓝色、有时有伪足凸起、胞质空泡和细小颗粒,胞核通常圆形,亦呈卵圆形和不规则形、染色质细致、有 1 个至多个明显的核仁;幼单核细胞胞核呈卷、折、凹状,染色质稀疏、核仁小或不明显,胞质有细小颗粒。

(2)刺激性异型和转化中单核细胞:常见胞质增多、嗜碱性明显增强和突起者为细胞受刺激的活跃形态;胞体增大,胞质空泡,可含有吞噬物者,意味着单核细胞向巨噬细胞转化。这些细胞多见于感染,也可见于应激反应显著时。

(3)印戒状巨噬细胞:为胞核呈类圆形、豆形或肾形,明显偏位,染色质较单核细胞疏松;胞质丰富,呈裙边样或泡状吹起,常有许多空泡环胞膜存在,靠近胞核的中央部分胞质常显厚实的内容物,如含有细小紫红色颗粒(内突外挤状)和吞噬的少量血小板及红细胞。常见于伤寒等感染性疾病。

(4)吞噬异常巨噬细胞:胞体大小明显不一(多为 $15\sim50\mu m$),常呈不规则圆形,胞膜可呈裙边状,胞质丰富,染色反应不一,可同时或单独吞噬多量红细胞、血小板、粒细胞、有核红细胞、淋巴细胞和单核细胞等细胞。见于细菌和病毒感染所致的噬血细胞综合征和淋巴瘤与癌症等伴随的噬血细胞综合征。

(5)Gaucher 细胞:胞体大小 $20\sim80\mu m$,外观圆形或不规则圆形;胞核较小,偏位于一旁,偶见核仁;胞质丰富,多为浅红色,有条索状或葱皮样结构为其形态特征。见于 Gaucher 病,

CML 等病可见不典型形态。

(6)Niemann－Pick 细胞:胞体大小 20～80μm;胞核较小,偏位,染色质呈网状;胞质极丰富,淡蓝色,充满大小不一的有透明感或泡沫感或蜂窝状磷脂颗粒。见于 Niemann－Pick 病,CML 等病可见不典型形态。

(7)海蓝组织细胞:胞体大小 20～50μm;胞核小,偏位,染色质粗网状,可见核仁;胞质丰富,嗜碱性,含有多少不一般的海蓝、蓝黑色或蓝紫色颗粒,呈石榴籽或桑葚样排列,可有泡沫感。见于特发性和继发性海蓝组织细胞增多症。

5.淋系细胞

(1)白血病性原始淋巴细胞:原始淋巴细胞可见以下几种:①小原始淋巴细胞,直径＜12μm,染色质均匀细致,常无核仁,核质比例高;②大原始淋巴细胞,胞体＞12μm,染色质均匀但粗细不一,核形可不规则状,部分凹陷、折叠和切迹,核仁明显,1 个以上;胞质常丰富,嗜碱性,可见空泡,多者似蜂窝状(多见于 Burkitt 细胞白血病);③核型明显不规则伴少量嗜碱性胞质者,多见于 T 原始细胞 ALL;④含颗粒原始淋巴细胞,多见于大原始淋巴细胞,颗粒较少(5～10 颗居多),较清晰,有集积倾向,分布于细胞一侧;⑤手镜型原始淋巴细胞,为胞质位于一侧,呈阿米巴样、蝌蚪状或手镜状,此细胞对化疗有抵抗性。

(2)原、幼淋巴瘤细胞:侵犯骨髓和血液的淋巴瘤细胞形态变异很大,除部分同 ALL 形态外,为胞体大小明显不一,胞核异型(如核长芽和凸起),胞质较丰富,周边胞质嗜碱性强,一般无颗粒。过去描述的恶性组织细胞,大多为异常的幼稚 T 淋巴瘤细胞,一部分为弥散性大 B 细胞淋巴瘤等细胞。

(3)肿瘤性成熟 T 细胞:成熟型 T 淋巴瘤/白血病细胞,共性特点常是高核质比例,不规则核形、轻至中度嗜碱性胞质和无颗粒,临床上多见于中老年,常有明显浸润性(肝脾和淋巴结肿大、骨损害等)。如成人 T 细胞白血病为中等至大的肿瘤细胞,常有显著的胞核多形性(可见盘、绕、曲或脑回形胞核的巨大细胞),核染色质明显粗糙块状,有时可见明显核仁,胞质嗜碱性。外周血中肿瘤细胞常为多核叶,故又称为花细胞。Sezary 综合征(SS)血液和骨髓中瘤细胞一部分为显著旋绕为特征的胞核(Sezar 细胞)。花细胞和 Sezar 细胞为特指的异常 T 细胞。

(4)肿瘤性成熟 B 细胞:多与 T 细胞相反:胞体核质比例低,胞体较大或小,核形规则而多偏位,胞质较丰富、常偏位和(或)凸起(如毛发样、绒毛状)。临床上 B 细胞肿瘤多有孤立性脾大。

多毛细胞被特指为多毛细胞白血病(HCL)的肿瘤细胞,细胞有成熟特征,胞质丰富或较丰富,周围有细长绒毛;有短绒毛的脾性淋巴瘤细胞浸润血液和骨髓时的形态学特点为胞核偏位,胞质位于一侧并有短小的绒毛。

淋巴样浆细胞为胞质偏于一侧,典型者似鞋形。见于淋巴浆细胞淋巴瘤(LPL)/Waldenstrom 巨球蛋白血症(WM)外,也见于继发性体液免疫异常反应时。

(5)不典型淋巴细胞(异型淋巴细胞):基本形态是胞体增大和胞质嗜碱性改变。此外,胞核增大和染色质细疏。按细胞形状可分为浆细胞型、幼稚细胞型和单核细胞型,有助于形态学上的认识,但一般不具有临床意义上的差异。出现少量不典型淋巴细胞,除了病毒感染外,也见于病情较重的许多疾病。

(6)变异淋巴细胞：与细胞因子刺激有关的活化细胞，形态变异大。主要为胞质嗜碱性，形变显著（如蝌蚪状花生形、鱼尾样），部分胞质含嗜天青颗粒；胞质凸起和分离（或脱落）常见。多见于感染（成熟为主）和淋巴瘤（幼稚为主）。

(7)反应性浆细胞和骨髓瘤细胞：反应性浆细胞常见一般性异常，如双核、三核，但无明显异型。PCM浆细胞为多形性和畸形性，有原始与成熟，有巨大与小型，有胞核规则与畸形。偶见胞质无色或紫红色的条状晶体和Russell小体（异常浆细胞胞质含有大量肉红色，浅蓝色的圆形小体）。幼稚性和异型性特点是肿瘤性浆细胞的可靠依据。

六、细胞化学染色

(一)铁染色

铁染色是评判体内铁缺乏的金标准，也是评估细胞铁利用障碍的最佳方法。通过铁染色可以发现早期IDA和无贫血的隐性缺铁，明确是缺铁性、非缺铁性还是铁利用障碍性、铁代谢反常性的贫血。

1.原理

骨髓内含铁血黄素的铁离子和幼红细胞内的铁，在盐酸环境下与亚铁氰化钾作用，生成蓝色的亚铁氰化铁沉淀（普鲁士蓝反应），定位于含铁粒的部位。

2.试剂

铁染色液（临用时配制）：200g/L亚铁氰化钾溶液5份加浓盐酸1份混合；复染液：1g/L沙黄溶液。

3.操作

取新鲜含骨髓小粒的骨髓涂片，于铁染色架上，滴满铁染色液；室温下染色30分钟，流水冲洗，复染液复染30秒；流水冲洗，晾干后镜检。

4.结果判定

细胞外铁至少观察3个小粒。细胞外铁呈蓝色的颗粒状、小珠状或团块状，细胞外铁主要存在于巨噬细胞胞质内，有时也见于巨噬细胞外。"一"为涂片骨髓小粒全无蓝色反应；"＋"为骨髓小粒呈浅蓝色反应或偶见少许蓝染的铁小珠；"＋＋"为骨髓小粒有许多蓝染的铁粒、小珠和蓝色的片状或弥散性阳性物；"＋＋＋"为骨髓小粒有许多蓝染的铁粒、小珠和蓝色的密集小块或成片状；"＋＋＋＋"为骨髓小粒铁粒极多，密集成片。

铁粒幼细胞为幼红细胞胞质内出现蓝色细小颗粒（Ⅰ型含有1～2颗铁粒，Ⅱ型含有3～5颗，Ⅲ型含有6～10颗，Ⅳ型含有10颗以上，Ⅲ型和Ⅳ型又称病理性铁粒幼细胞）。铁粒红细胞为红细胞内出现蓝色细小颗粒。环铁粒幼红细胞为胞质中含有铁粒≥6粒，围绕核周排列成1/3圈以上者；WHO标准为沉积于胞质铁粒≥10颗，环核周排列≥1/3者；IWGM－MDS标准为铁粒≥5颗，以任何形式比较有规则环绕胞核排列者。

5.参考区间

细胞外铁染色阳性（＋～＋＋），细胞内铁阳性率为25％～90％（上限有异议），铁粒≤5颗，不见Ⅱ型和Ⅳ型铁粒幼细胞。

6.注意事项

操作中，需要排除一些干扰因素，如标本不能污染铁质。铁染色液配制，组成的亚铁氰化钾溶液和盐酸的比例取决于后者的实际浓度,当久用的浓盐酸浓度下降时,需要适当增加浓盐酸溶液的量。新鲜配制的亚铁氰化钾溶液为淡黄色,放置后亚铁被氧化成三价铁离子而变成绿色时,不宜使用。陈旧骨髓涂片染色或染色后放置数日观察都可造成细胞外铁阳性强度增加。复染液中,习惯用沙黄溶液,但容易产生沉渣,也可用中性红和碱性复红溶液复染。

7.临床意义

主要用于协助以下疾病的诊断和鉴别:IDA 为外铁消失内铁减少。铁利用障碍性贫血(SA、AA、MA、MA、MDS、红血病等)为外铁增加(部分正常),内铁增加(Ⅲ型、Ⅳ型增多,可见环形铁粒幼细胞)。铁代谢反常性慢性贫血为外铁增加(也可正常)而内铁减少。此外,了解体内铁的贮存和利用情况,细胞外铁减少或消失表示骨髓储存铁已将用完。若患者为小细胞性贫血,而细胞内外铁正常至增多,则提示铁利用障碍。

(二)中性粒细胞碱性磷酸酶染色(Kaplow 偶氮偶联法)

1.原理

中性粒细胞碱性磷酸酶(NAP)在 pH9.5 条件下能水解磷酸萘酚钠,释放出萘酚,后者与重氮盐偶联形成不溶性的有色沉淀定位于胞质酶活性处。

2.试剂

10%甲醛－甲醇固定液(甲醛 10ml、甲醇 901ml,混合后置 4℃冰箱);0.05mol/L 缓冲液(二氨基二甲基－1,3 丙二醇 2.625g,蒸馏水 500ml,溶解混合后置 4℃冰箱);基质液(a－磷酸萘酚 35mg 溶于 0.05mol/L 缓冲液 35ml,而后加入重氮盐坚牢蓝 B 35mg 溶解;复染液(1%苏木精溶液)。

3.操作

将新鲜涂片浸于 4℃固定液中 30 秒,水洗后晾干;入基质液中温育 30 分钟,水洗 5 分钟后晾干;复染液复染 2 分钟,水洗后,晾干镜检。

4.结果判定

中性粒细胞胞质内出现灰褐色至深黑色颗粒状或片状沉淀为阳性反应。“－”为胞质内无阳性产物(0 分);“＋”为胞质内显现灰褐色阳性产物(1 分);“＋＋”为胞质内显现灰黑色至棕黑色沉淀(2 分);“＋＋＋”为胞质内基本充满至棕黑色至黑色颗粒状沉淀色(3 分);“＋＋＋＋”为胞质内全为深黑色阳性沉淀产物,甚至遮盖胞核(4 分)。

5.参考区间

参考区间阳性率为 30%～70%,阳性细胞积分为 35～100 分。积分为各阳性细胞分值百分比的乘积之和。

6.注意事项

基质液配制后需要即刻使用,且显示阳性的色泽因重氮盐的种类而不同。涂片厚薄对结果有影响,通常涂片薄处的阳性细胞及其积分低于涂片厚的区域。染色中,同时选择前 1～2天骨髓检查而无明显改变和无临床可疑血液病的标本作为质控对照,也可选择骨髓网状细胞、网状纤维及骨髓小粒内支架成分作为监控对象,若这些细胞或反应物呈阴性反应或阳性反应强度明显减弱时,可考虑失控现象,也可在整批染色(10 份标本以上)时,分析染色后的整体结果积分是否全高或均低,若有此现象应考虑偏倚结果。

7.临床意义

NAP 主要用于鉴别诊断或诊断参考(见骨髓象分析)。

(三)过氧化物酶染色(ICSH 推荐法)

1.原理

粒系和单核系细胞含有的过氧化物酶(POX)能将二氨基联苯胺的氢原子转移给过氧化氢,产生有色染料沉淀于胞质酶活性处。

2.试剂

甲醛丙酮缓冲液(pH6.6):磷酸氢二钠 20mg,磷酸二氢钾 100mg,蒸馏水 30ml,丙酮 45ml,400g/L 甲醛溶液 25ml(配制后 4C 保存);50mmol/L Tris－HCI 缓冲液(pH7.6):基质液:3,3 二氨基联苯胺 20mg,TrisHCI 缓冲液 50ml,3％过氧化氢溶液 0.2ml,振荡混合后过滤(临时配制)。

3.染色

新鲜涂片用冷甲醛、丙酮缓冲液固定 30 秒(4℃),流水冲洗;人基质液温育 10～15 分钟(20℃＋5℃),流水冲洗;Giemsa 染液复染 30 分钟,流水冲洗,晾干,镜检。

4.结果判定与细胞反应

阳性产物为棕黄色颗粒。"－"为胞质中无阳性颗粒;"±"为胞质中细小阳性颗粒;"＋"胞质中阳性颗粒较粗大,常呈局限性分布;"＋＋"为阳性颗粒粗大密集,约占胞质的 1/2～2/3;"＋＋＋"为阳性颗粒粗大几乎布满胞质;"＋＋＋＋"阳性颗粒呈团块状,充满胞质,可覆盖核上。

一般,粒系和单核系细胞 POX 阳性,并与细胞成熟有关,故早期原始粒细胞和原始单核细胞可呈阴性反应,而分化好的原始粒细胞及其以下阶段细胞随细胞成熟而阳性反应增强。衰老中性粒细胞阳性强度减弱。嗜酸性粒细胞阳性,嗜碱性粒细胞阴性。单核系细胞为弱阳性反应。淋巴细胞、有核红细胞和巨核细胞阴性。

5.注意事项

POX 染色方法有 Wasburn 法、二氨基联苯胺法、四氨基联苯胺法和 Pereira 法等。ICSH 推荐三种方法:二氨基联苯胺法(DAB 法)、氨基甲基卡巴唑法和二盐酸联苯胺法中,二氨基联苯胺法为常用方法。

染色中,同时选择前 1～2 天骨髓检查而无明显改变和无临床可疑血液病的标本作为质控对照,尤其要重视受检标本中非白血病细胞的反应特性,它是自身质量监控的重要手段,如残余的应该阳性反应的正常细胞(对照的背景细胞)出现阴性(除非白血病细胞阳性),或阴性的正常细胞出现阳性,首先应考虑技术原因或试剂因素造成的失控。在观察中,还需要重视显微镜的质量和镜检技巧的把握,尤其注意位于核旁的微弱阳性颗粒。

6.临床意义

主要用于急性白血病类型之间的鉴别诊断。通常阳性＞3％考虑为 AML,＜3％考虑为 ALL,但 AML 的 M0、M7 阳性细胞也为＜3％,在 M5a 中亦易见阴性病例。在 AML 中,M3 白血病细胞强阳性,AML 的 M2、M4 阳性,M1 弱阳性或阳性,M5 弱阳性或阴性。成熟粒细胞或单核细胞 POX 阴性或活性降低为其酶缺乏,主要见于 AML 和 MDS。

POX 反应呈弱阳性者,不仔细检查易于遗漏。弱阳性产物常位于原始细胞胞核收缩处或凹陷处,或细小点状散布于胞质。注意后者与细小染料沉着物区别,染料沉着物在涂片上无区域性,而细小阳性产物仅分布在胞质中,而与胞质外的沉积物无关。

(四)苏丹黑 B 染色

1.原理

苏丹黑 B(SBB)是一种脂溶性染料,可溶解细胞内的含脂结构,将中性脂肪、磷脂、胆固醇和糖脂等成分被着色为棕黑色至深黑色的颗粒,定位于胞质。

2.试剂

固定液(40％甲醛或 10％甲醛生理盐水);SBB 贮存液(SBB0.3g 溶于 100ml 无水乙醇);SBB 缓冲液(酚 16g 溶于 30ml 无水乙醇,另取 12 水分子磷酸氢二钠 0.3g 溶于 100ml 蒸馏水中,取两液等量混合);SBB 染色液(取贮存液 60ml 和 SBB 缓冲液 40ml 混合);复染液(Wright－Giemsa 染液或 1g/L 沙黄溶液)。

3.染色

涂片 40％甲醛蒸气固定或 10％甲醛生理盐水中固定 5～10 分钟;流水冲洗,晾干后入SBB 染色液温育 1～2 小时;取出快速流水冲洗后复染复染液;流水冲洗,晾干。

4.结果判定与细胞反应

同 POX,但可见 SBB 阳性而 POX 阴性的同类细胞。正常细胞反应与 POX 基本相同。

5.注意事项

SBB 染色时间应根据实际染色效果而定,一般情况下染色 30 分钟至 2 小时。采用不同复染液,需达到阳性和阴性细胞结构和涂片背景清晰。染色质控和结果观察的技巧同 POX染色。

6.临床意义

SBB 的阳性率较 POX 为高,在 AML 的 M5 中可见 POX 阴性而 SBB 阳性。因此,两者可以互补。通常 AML－M5 阳性产物为细小和局限,AML－M1 和 M2 阳性颗粒较为粗大,AML－M3 白血病细胞几乎全呈强阳性反应。

(五)醋酸萘酯酶染色和氟化钠抑制试验

1.原理

造血细胞内的醋酸萘酯酶(NAE)在近中性条件下可水解底物 a－醋酸萘酯,使底物释放 a－萘酚,后者再与重氮盐偶联,生成不溶性有色沉淀定位于胞质。氟化钠抑制试验为基质液中加入氟化钠后,单核系细胞即出现明显的 NAE 活性被抑制。

2.试剂

固定液(10％甲醛生理盐水溶液);1％a－NA 溶液(a－NA lg 溶于 50ml 丙酮和 50ml 蒸馏水);0.05mol/L(pH 7.4)磷酸盐缓冲液和重氮盐(坚牢蓝 RR 或其他相应重氮盐,如坚牢蓝B);基质液[0.05mol/L(pH 7.4)磷酸盐缓冲液 100ml,一边充分振荡一边缓慢滴入 2mla－NA溶液,最后加入重氮盐 100mg,溶解后过滤,分为两份,一份加入氟化钠,终浓度为 1.5g/L]或者采用以下方法配制:a－NA 100mg 溶解于 50％丙酮水溶液后,加入 0.05mol/L(pH 7.4)磷酸盐缓冲液 100ml,最后加入重氮盐 100mg,溶解。复染液(10g/L 甲基绿溶液或 1g/L 沙黄溶液)。

3.染色

新鲜涂片 2 张,10％甲醛生理盐水溶液固定 5 分钟,流水冲洗,晾干;1 张置入基质液,另 1 张置入加入氟化钠的基质液,各温育 37℃1 小时;流水冲洗,复染液复染 2 分钟,流水冲洗。

4.结果判定与细胞反应

在基质液中以坚牢蓝 RR 为重氮盐,阳性反应为胞质内出现灰黑色至棕黑色弥散性或颗粒状沉积。"－"为胞质中无阳性颗粒;"±"为胞质中可见细小阳性颗粒;"＋"胞质显现均匀浅色阳性反应,占胞质<1/4;"＋＋"为胞质显现均匀灰黑色阳性产物,占胞质<1/2;"＋＋＋"为胞质充满棕黑色阳性产物;"＋＋＋＋"胞质充满致密黑色阳性产物呈团块状。

加入氟化钠后的阳性酯酶抑制率为未加氟化钠酯酶阳性率或积分减去加氟化钠酯酶阳性率或积分,除以加氟化钠酯酶阳性率或积分,再乘以 100％。

正常细胞中,单核细胞呈弥散性絮状阳性,加入氟化钠后阳性酯酶被抑制;粒系细胞、巨核细胞和淋巴细胞多呈细小颗粒状阳性,不为加入氟化钠所抑制。

5.注意事项

NAE 染色满意是否,关键之－－是配制基质液的技巧,滴入 a－NA 溶液需要缓慢地一滴一滴滴入又要小心防止滴入的试管触及母液或在振荡中母液玷污试管头。氟化钠抑制试验中,氟化钠浓度很重要,微量称取要准。在染色中,同时选用前 1～2 天骨髓检查未见明显变化和临床无可疑血液病的骨髓涂片标本或前几天检查而保存的阳性白血病标本作为质控对照。在镜检中,更需要注意标本中自身质控对照的细胞是否应该阳性或阴性。

6.临床意义

NAE 染色用于辅助鉴定急性白血病类型,当白血病细胞 NAE 呈明显的阳性反应,且其阳性产物为氟化钠抑制时,应考虑为 M5,部分阳性并被氟化钠抑制时应考虑为 M4,白血病细胞阴性或(弱)阳性,且其阳性产物不被氟化钠抑制者则考虑其他类型白血病。APL 有些例外,NAE 可呈明显的阳性反应且可被氟化钠抑制。

(六)氯乙酸 ASD 萘酚酯酶(CE)染色

1.原理

粒细胞内的 CE 能水解基质中的氯乙酸 ASD 萘酚产生 ASD 萘酚,后者与重氮盐偶联生成不溶性红色沉淀,定位于胞质酶活性处。

2.试剂

同定液(10％甲醛甲醇溶液,4℃保存);六偶氮对品红(或六偶氮副品红)溶液[取 4％对品红溶液(4g 对品红溶于 2mol/L 盐酸 100ml)和 4％亚硝酸钠水溶液(临时配制)各 0.125ml 等量混合分钟];底物溶液(取底物氯乙酸 ASD 萘酚 5mg,溶于 2.5ml N,N 二甲基甲酰胺溶剂);0.067mol/L(pH6.7)磷酸盐缓冲液;基质液(先将临时配制的 2.5ml 底物溶液加到 47.5ml 磷酸盐缓冲液中,而后加入临时配制的 0.25ml 六偶氮对品红溶液);复染液(10g/L 甲基绿溶液)。

3.染色

将涂片入固定液固定 30 秒,或蒸气固定 5 分钟,流水冲洗,晾干;入基质液于染色湿盒 37℃温育 1 小时,流水冲洗;入复染液 5 分钟,流水冲洗,晾干。

4.结果判定与细胞反应

阳性产物为红色颗粒或弥散性沉淀,定位于胞质酶活性处。根据阳性产物强弱,参考NAE 阳性产物分级标准进行分级。

正常细胞,粒系细胞阳性。原始粒细胞多呈不同程度的阳性反应,早期原始粒细胞可呈阴性反应,早幼粒细胞至成熟中性全呈阳性反应,但酶活性不随细胞的成熟而增强。

5.注意事项

染色在染色盒内进行比基质液直接滴加于涂片上的效果为佳。标本新鲜和对品红溶液新鲜配制是染色结果良好的前提。在染色中,同时选用前1～2天骨髓检查未见明显变化和临床无可疑血液病的骨髓涂片标本或前几天检查而保存的阳性白血病标本作为质控对照。在镜检中,更需要注意标本中自身质控对照的细胞是否应该阳性或阴性。

6.临床意义

CE 为粒细胞酯酶,与 POX、SBB 一起为粒细胞阳性反应的染色项目,是鉴别 ALL 与 AML,M4 与 M5 的辅助性诊断指标。CE,AML 的 MI 和 M2 原始细胞呈阳性反应,阳性常在30％以上,M3 颗粒过多早幼粒细胞强阳性,M5 和 ALL 阴性,M4 粒系细胞阳性,单核系细胞阴性。CE 也是肥大细胞的特异酯酶,有助于肥大细胞疾病的诊断和鉴别诊断。CE 染色可以帮助鉴别嗜碱性粒细胞与肥大细胞,前者阳性或阴性,后者强阳性。

(七)丁酸萘酯酶染色

1.原理

血细胞内的丁酸萘酯酶(NBE)在碱性条件下,将基质液中的 aT 酸萘酯水解,释出 a－萘酚,再与六偶氮对品红偶联,形成不溶性红色沉淀,定位于胞质酶活性处。NBE 主要位于单核系细胞,可被氟化钠抑制,宜同时做氟化钠抑制试验。

2.试剂

固定液(甲醛);基质液[0.1mol/L(pH8.0)磷酸盐缓冲液 95ml,加入溶于 5ml 乙二醇,甲醚的 a－丁酸萘酚 100mg 的底物溶液,而后加入六偶氮对品红溶液 0.5ml(配制同 CE),混合液充分混匀,过滤后均分于两个染色缸(各 50ml)中,其中一缸加氟化钠 75mg];复染液(10g/L 甲基绿溶液)。

3.染色

涂片甲醛蒸气固定 5 分钟,水冲洗,晾干;入染色基质液,37℃温育 45 分钟,流水冲洗;入 10g/L 甲基绿复染液复染 10 分钟,水洗;晾干。

4.结果判定与细胞反应

阳性产物为定位于胞质的不溶性棕红色或棕红色沉淀。NBE 属于碱性非特异性酯酶,阳性产物的色泽还视重氮盐而不同,若用坚牢蓝 BB 盐为蓝色。

正常细胞中,单核系细胞的幼单核细胞和单核细胞阳性,原始单核细胞部分阳性,巨噬细胞阳性。单核系细胞阳性反应可被氟化钠抑制。粒系细胞阴性,但可见细小点状阳性。

5.注意事项

涂片新鲜和基质液配制即时应用,是保证染色良好的前提。基质液含酯量高,37℃水浴后要连缸冲洗 3 分钟左右,保持涂片背景干净。在染色中,同时选用前1～2天骨髓检查未见明显变化和临床无可疑血液病的骨髓涂片标本或前几天检查而保存的阳性白血病标本作为质控对照。在镜检中,更需要注意标本中自身质控对照的细胞是否应该阳性或阴性。

6.临床意义

单核系细胞 NBE 可呈弥散性阳性,被认为是鉴定 M5、M4 和 CMML 中单核细胞增多的有效指标。M5 阳性,M4 单核系细胞阳性,其阳性反应被氟化钠抑制。M1、M2 和 M3 常为阴性,但可见点状阳性反应,并不被氟化钠抑制。

(八)过碘酸 Schiff(糖原)染色

1.原理

细胞内的糖类可用过碘酸 Schiff 染色(PAS)显示,含有乙二醇基的糖类在过碘酸氧化作用下产生双醛基,后者与 Schiff 试剂作用,使无色品红变为紫红色染料沉积,定位于含有多糖成分的部位。在过碘酸氧化前,用麦芽糖淀粉酶或唾液淀粉酶处理标本,再作 PAS 染色,可鉴别是糖原还是其他多糖类物质,如被消化是糖原。

2.试剂

固定液(95%乙醇);10g/L 过碘酸溶液;Schiff 试剂(碱性品红 1g 溶于 200ml 煮沸的蒸馏水,冷却至 60℃时加入 1mol/L 盐酸 40ml,冷却至 25℃时置于棕色瓶内再加入偏重亚硫酸钠 2g,避光过夜,加入 1g 活性炭,吸附过滤后为无色透明液体,保存于 4℃冰箱);复染液(20g/L 甲基绿溶液)。

3.染色

涂片入固定液固定 10 分钟,流水冲洗,晾干;浸入过碘酸溶液氧化 10 分钟,流水冲洗,晾干;置于 Schiff 试剂作用 1 小时,流水冲洗;复染液复染 10 分钟,流水冲洗,晾干。

4.结果判定与细胞反应

胞质中出现红色或紫红色颗粒沉积或弥散者为阳性。正常细胞中,糖原含量原始粒细胞低,但随细胞成熟而逐渐增加。中性粒细胞和嗜酸性粒细胞的 PAS 阳性颗粒可被淀粉酶水解。嗜碱性粒细胞的 PAS 阳性颗粒不能被淀粉酶水解为糖胺聚糖。单核细胞糖原含量较少,呈细粒状。淋巴细胞糖原常凝聚成颗粒或块状。巨核细胞和血小板含有丰富的糖原,PAS 反应呈粗大的紫色颗粒或团块。正常红系细胞不含糖原。

5.注意事项

PAS 可显示血细胞多糖类的含量,其中糖原是主要成分。在染色中,同时选用前 1～2 天骨髓检查未见明显变化和临床无可疑血液病的骨髓涂片标本或前几天检查而保存的阳性白血病标本作为质控对照。在镜检中,更需要注意标本中自身质控对照的细胞是否应该阳性或阴性。

Schiff 试剂应严置暗处,一旦受空气和光氧化后无色的亚硫酸品红分解,试剂变红,染色效力随之降低。配制 Schiff 试剂用的碱性品红因商品不一,效果不同。若遇到质量差的品红可适当等比例提高品红和偏重亚硫酸钠的量。

6.临床意义

主要用于白血病的鉴别诊断:①M7,白血病原始细胞呈显著的块状或弥漫性强阳性时,结合多形性嗜碱性胞质和凸起的特点,可疑似此型白血病;②M6 与 MA,M6 幼红细胞 PAS 染多呈阳性反应,而 MA 几乎全为阴性;③原始粒细胞、原始淋巴细胞与原始单核细胞白血病,糖原成分以原始粒细胞最低,原始淋巴细胞最高,原始单核细胞最强;④其他,MDS 幼红细胞可出现 PAS 阳性。Gau-cher 细胞 PAS 强阳性,Niemann-Pick 细胞 PAS 为阴性或弱阳性,可用于两者的鉴别。

第二节　细胞遗传学检验

染色体是基因的载体,染色体异常是染色体数量和结构发生的变异(染色体畸变)。基因随染色体异常而发生改变,由基因控制的遗传性状也发生相应变化。白血病的细胞遗传学研究发现了许多有诊断和预后意义的染色体异常,也为分子学研究提供了重要线索,它对于造血和淋巴组织肿瘤(尤其是细分类型)的诊断分型,预后评判和检测微小残留病(MRD)具有很大的应用价值,是细胞形态学诊断不足诊断技术的补充和延伸。

血细胞遗传检查是通过采集合适的标本,制备染色体并对染色体染色显带后,进行染色体核型分析,确定染色体数目和结构等有无异常。

一、标本来源及采集

骨髓、血液(肝素抗凝)以及体液或穿刺液标本,均可用于细胞遗传学检查。白血病的染色体检查通常以采用骨髓为宜,当白细胞$>10×10^9$/L 和原幼细胞$>10\%$时,也可采用外周血细胞进行短期培养。淋巴瘤则采用淋巴结穿刺液或淋巴结活检标本制备染色体,只有当晚期侵犯骨髓时方可采用骨髓进行检查。

二、染色体制备

常用直接法、短期培养法和同步法。直接法是指骨髓自体内取出后不经培养立即予以各种处理后制片,短期培养法是指骨髓液接种到培养基内,经 37℃ 培养 24 小时或 48 小时培养后再收获细胞制片。同步法是用氟脱氧尿嘧啶核苷等处理细胞,使其同步化,再用秋水仙素短时间作用后进行常规制片。

(一)原理

染色体检验的关键是获得足够的分裂中期细胞,应用秋水仙素,阻留中期分裂象,使染色单体收缩,形态典型并易于观察和分析。再通过低渗、固定和气干法滴片使染色体获得良好的分散度及清晰的带型。

(二)试剂

1640 培养液、磷酸缓冲液、0.2% 肝素、秋水仙素(碱)溶液、0.075mol/L 氯化钾溶液、3:1甲醇、冰醋酸溶液.10% Giemsa 染色液、氟脱氧尿嘧啶核苷。

(三)操作

1.细胞接种培养

用肝素湿润的针筒抽取一定量的骨髓液,立即注入含 1640 培养基的标本瓶中,将培养瓶放入 37℃ 温箱持续培养 24 小时或 48 小时(直接法无须培养)。

2.中止细胞分裂

向培养后的骨髓细胞(培养法)或含有骨髓液的小牛血清 1640 培养基(直接法)中加入秋水仙素(碱)(终浓度为 0.05μg/ml)处理 1 小时(同步法处理 10～30 分钟)离心,弃上清。

3.低渗处理

用 37℃预温的 0.075mol/L 氯化钾溶液处理细胞,离心,弃上清。

4.固定

加入 3∶1 甲醇、冰醋酸固定液,反复多次固定后,制作细胞悬液。

5.制片

用吸管将细胞悬液轻轻打匀后吸取少量,从 10cm 高处滴至一端倾斜 150 的经冰水或20％乙醇浸泡过的洁净无脂的玻片上,每片滴 2～3 滴,然后在酒精灯火焰上来回通过数次,使其干燥。

6.染色

用 10％ Ciemsa 染色液染色,流水冲洗,待干,镜检。

(四)注意事项

直接法操作简单,但直接快速制备的标本分裂象数量较少,而且染色体的质量也较差(常为短小、分叉甚至发毛),不利于异常核型检出。短期培养法可提高分裂象的数量,也能使染色体质量得到某种程度的改善,可以提高异常核型的检出率,是普遍采用的方法。同步法可以获得长度适合、形态良好及显带清晰的染色体,但操作技术要求高、分裂指数低。在不同类型的血液系统恶性疾病中,应用不同方法制备染色体,成功率以及阳性检出率也各有不同,应结合具体疾病具体分析,如 AML 以培养法为首选,而 ALL 则可选择直接法。

三、染色体显带

中期染色体经固定制片后,直接用吉姆萨染液染色仅能识别染色体形态,不能使各条染色体的细致特征完全显示出来。使用显带技术即用荧光染料染色或染色体经特殊预处理后以吉姆萨染料染色,可使染色体不同区段显示明暗条纹的染色体。常用染色体显带技术有以下 4 种:①喹吖因荧光法(Q 带);②胰酶 Giemsa 法(C 带);③逆向 Giemsa 法(R 带);④着丝粒异染色质法(C 带)。其中 Q 带因荧光很快褪色,标本不易保存,故很少应用;C 带为染色体着丝粒显带法,对染色体识别帮助不大,一般也不作常规使用;国内应用较为广泛的是 G 带和 R 带技术。G 带带纹与 Q 带纹一致,因其带纹细致、清晰,重复性好且易于保存而得到广泛应用,其不足之处是多数染色体末端呈浅带,不利于该区异常的识别;R 显带与 G 显带、Q 显带带纹正好相反,染色体末端显深带,与 G 显带相比,有助于确定染色体末端缺失和易位,但是其带纹不如 G 带精细,不易识别微小异常。

四、染色体核型分析

染色体核型分析是根据染色体的长度,着丝点位置臂比、随体的有无等特征,并借助染色体分带技术对染色体进行分析比较,确定有无染色体的数目及结构异常,通常要求分析 20～25 个中期分裂象。

第三节　细胞分子生物学检验

细胞分子生物学检验(基因诊断),通过基因检测技术可发现染色体畸变所累及的基因位置及其表达产物,检出遗传学方法不能发现的异常,还能发现癌基因突变、抑癌基因失活、凋亡基因受抑与DNA-染色质空间构型改变。因此,在造血和淋巴组织肿瘤中,尤其是白血病的诊断、评估患者预后和指导治疗,都能提供较为精细的证据。

一、检测技术

常用技术有聚合酶链反应法(PCR)、荧光原位杂交(FISH)、基因表达谱分析、比较基因组杂交和光谱核型分析等。

二、临床意义

在诊断上,基因检验也已作为常规项目用于特定类型的诊断,并为临床提供更好的提示预后的信息。

(一)AML和ALL重排(或融合)基因检查的意义

在AML和ALI细分的特定类型中,需要通过基因检查确认特定的融合基因(包括基因重排后癌基因异位高表达)。如AML的RUNXI-RUNXItl(FAB分类的M2,少数为M4、M1)、CBFB-M YH11(M4,少数为M2等)、PML RARa(M3)、MLLT3-ML/(M5,少数为M4)、RBM15-MKLI(M7)、DEK-NUP214(M2、M4)、CML和ALL的BCR-ABL1,ALL的ML/重排、ETV6-RUNXI、超二倍体(特定的染色体异常类型)、低二倍体(特定的染色体异常类型)、IL3-IGH(癌基因异位高表达)、TCF3-PBX1等。因此,评估中还需要考虑所谓分子标记与一些疾病的交叉现象。

(二)慢性白血病中重排(或融合)基因检查的意义

慢性白血病中,最重要和最有价值的是CML的BCR-ABL1检查。其主要临床意义有三:用于诊断(检查阳性,对于形态学疑难病例有独特价值)、排除诊断(检查阴性)和作为治疗监测指标。

(三)突变基因检查的意义

一些急性白血病,遗传学检查核型正常,部分病例融合基因检查也为正常,却检出一些与细胞行为和患者预后有关的基因突变。如与AML相关的突变有RUNX1、NPM1、FLT3、KIT、NPM1、CEBPA、RAS、DNMT3A、TET2和IDH1与IDH2等。常见的弧FLT3基因突变,见于1/3核型正常的AML患者,可以预示不良预后;NPMI突变见于50%正常核型AML(核型异常者中只有10%～15%),FAB类型的M4(77%)、M5a(71%)、M5b(90%)都有高突变率,M3、M4E0和M7则尚未检出此突变;AML1(runt结构域)点突变见于M0和M7等。CEBPA突变约见于9% AML病例,但其中70%为正常核型,预后良好。

(四)扩增(高表达)基因检查的意义

在白血病中,基因产物高表达也是分子病理的一个形式,对于预后和诊断也有参考意义。常见扩增基因有MYC、BAALC、MN1、ERG、WT1、TAL、TTG、TAIV、/YL等。APL、ALL

(L3)和 CML 急变等,都可见 MYC 基因扩增,与细胞高周转相一致。ALL(T 系)的 TAL、TTC、TAN、LY/等都是染色体易位基因并置时,原癌基因被激活而在异位的高表达,是白血病/淋巴瘤的促发因素。

(五)抑癌基因失活检查的意义

抑癌基因失活也是肿瘤普遍存在的一个特征,主要原因是抑癌基因的缺失、点突变、磷酸化及其产物被癌基因蛋白结合。急性白血病、CML 急变和 MDS 等可见 P53、P/6 和 RB 失活。最有意义的是用于 CML 急变及其演变类型的预测,急粒变往往与 P53、急淋变常与 P/6、巨核细胞变与 RB 的失活或缺失有关,而Ⅳ.RAS 突变则是 aCML 急变的特点。AML 中,FAB 分类的 M5 和 M4 类型 RB 基因表达低而预后差。

(六)凋亡基因受抑检查的意义

凋亡基因主要有 BCL-2 家族、P53、MYC、WT-1、BAX、ICE、TRPM-2、FAS(APO-j)、REL 和某些融合基因(如 BCR-ABL1)。CLL 等 B 细胞肿瘤常见 BCL-2 蛋白高表达以及 CML 的 BCR-ABLI,被认为是细胞蓄积性增加的一个因素;AML 的 M1 和 M2 患者 BCL-2 表达高于 M3、M4 和 M5,且生存期短、化疗差。

(七)细胞表观遗传学异常检查的意义

通过检查 DNA 甲基化,组蛋白共价修饰(包括乙酰化、甲基化和磷酸化),核(小)体重塑和 mi-croRNA,可以提供诊断和预后的新信息。如 AML、ALL 和 MDS 患者都有 P151NK4b 启动子区域 DNA(过度)甲基化(在 APL 中提示预后不良,在 MDS 中提示疾病进展);参与造血的 TEL 经组蛋白脱乙酰化而抑制转录,融合基因 PML-RAR 通过阻遏物组蛋白脱乙酰化而抑制维 A 酸作用,AMLlETO 通过 ETO 组蛋白脱乙酰化而瓦解 AMLI 靶基因功能等,都是组蛋白脱乙酰化参与了白血病发生或影响了药物治疗效果的例子。

第二篇　免疫检验

第一章 免疫球蛋白、循环免疫复合物与补体检测

第一节 IgG、IgA 和 IgM 检测

IgG 分子量约 150kD,多为单体,少为多聚体,有 $IgG_1 \sim IgG_4$ 4 个亚类,在正常人体内含量最多且分布广泛,是机体再次免疫应答的主要抗体,亦是自身抗体的主要类型。IgA 分子量约 160kD,血清型 IgA 为单体,有 IgA、IgA22 个亚类,含量 $2 \sim 2.5g/L$,约占总 Ig 的 10%。分泌型 IgA 在局部(如呼吸道、消化道、泌尿生殖道黏膜)免疫中发挥重要作用。IgM 又称巨球蛋白,属五聚体,有 IgM、、IgM2 两个亚类,血清含量 $1 \sim 1.25g/L$,主要功能是凝集病原体和激活补体经典途径,在早期抗感染免疫中发挥重要作用。

IgG、IgA 和 IgM 的检测方法有单向环状免疫扩散法(SRID)和免疫比浊法。

一、单向环状免疫扩散法检测 IgG、IgA 和 IgM

(一)原理

将抗体(抗 Ig)与热溶解的琼脂糖凝胶混匀,倾注平板,凝固后,在适当的位置打孔,孔内加入待测血清(含 IgG、IgA 或 IgM),血清中的 Ig 在含抗体的琼脂内呈辐射状扩散并形成可见沉淀环。在一定浓度范围内,沉淀环直径与血清中 Ig 含量呈正相关。

(二)试剂

专用商品化试剂盒,内含抗 Ig 血清琼脂板和已知浓度的 IgG、IgA 或 IgM 标准品等配套试剂;亦可以自己浇注琼脂糖凝胶平板。

(三)操作

按试剂盒使用说明书或实验室制定的 SOP 进行操作,主要操作流程如下:抗体琼脂板的准备→稀释标准品及待测血清→打孔→加样→温育(扩散反应)→观察结果。

(四)结果判定

(1)用游标卡尺准确测量沉淀环直径;椭圆形环时,则取最大直径与最小直径的均值。

(2)以不同 Ig 含量的标准品为纵坐标,沉淀环直径为横坐标,绘制标准曲线。

(3)依据待测孔直径从标准曲线查出相应待测血清的 Ig 含量,乘以稀释倍数即待测血清中 Ig 的实际含量。

(五)注意事项

(1)方法学特点:SRID 法不需要特殊设备,但该法敏感度较低,检测耗时,重复性差,每次试验须同时做参考血清的标准曲线。

(2)严格按照试剂盒说明书或 SOP 操作。不同厂家,不同批号的试剂不可混用,并必须在有效期内使用。

(3)加样力求准确,勿溢出孔外,避免孔内产生气泡。

（4）扩散时琼脂板应保持水平，以防扩散圈产生偏移。

（5）必须准确测量沉淀环直径，若沉淀环不清晰，可用1‰鞣酸浸泡10分钟。

（6）每批实验应同时制备标准曲线，以保证结果准确。

二、免疫比浊法检测 IgG、IgA 和 IgM

（一）原理

免疫比浊法是目前临床检测 IgG、IgA 和 IgM 最为常用的方法。该法是利用沉淀反应的基本原理，即可溶性抗原、抗体能在特殊的缓冲液中特异性结合，并可在抗体稍过量以及增浊剂作用的情况下，形成免疫复合物，使溶液浊度发生变化，在一定范围内，其混浊程度与待测抗原含量呈正相关。免疫比浊法可分为免疫透射比浊法、免疫散射比浊法和胶乳增强免疫比浊法，其中免疫散射比浊法又分为终点法和速率法，其中后者最常用。

（二）试剂

购买与仪器配套的专用商品化试剂盒，主要包括：

1.标准品

使用能够量值溯源至国际或国内上一级参考物质的标准血清。

2.质控品

含配套的两个浓度的质控品。

3.抗血清

选用高效价、高亲和力、高特异性的多克隆抗 Ig（IgG、IgA、IgM）血清，一般选用 R 型抗血清。经滤膜过滤或高速离心除去颗粒物质。

4.稀释液

用于稀释血清样本，主要成分为 NaCl 和 NaN，用 3 号玻璃滤器过滤备用。

5.缓冲液

除稀释液外含促聚剂（如 PEG、Tween-20、NaF），经 3 号玻璃滤器过滤备用。

（三）操作

按仪器和试剂盒操作说明书或按实验室制定的 SOP 设定参数，仪器全自动化运行。

（四）结果计算

以 Ig 标准品的浓度为横坐标，相应的光散射值为纵坐标，制备标准曲线。待测血清中各类 Ig 浓度可从标准曲线获得，通常由仪器直接打印报告。

（五）注意事项

（1）定期校准：每年一次由生产厂家专业工程师提供校准服务，对影响结果的仪器的关键部分，如光源系统、温育系统和加样系统进行校准，以确定仪器处于正常的工作状态。

（2）定期维护保养：定期做好仪器的每日、每周和每月保养，确保仪器处于正常的工作状态，保证仪器的寿命。

（3）定标和质控：按照仪器说明书的要求，定时做好仪器的定标和质控，确保质控在控，发现失控应及时纠正。

（4）不同厂家、不同批号试剂不可混用，并须在有效期内使用，特别注意开启后的试剂应在开瓶稳定期内使用。使用新批号的试剂需要重新定标。

（5）轻度溶血、脂血、黄疸的标本不影响本法的测定。

（6）应注意干扰物（如凝块、颗粒等）对检测结果的影响。

（7）抗原过量导致的钩状效应可引起 Ig 检测结果偏低，具有抗原过量检测功能的仪器可以避免钩状效应。

（六）临床意义

1.年龄与性别

不同年龄、性别组血中 Ig 含量不同。新生儿可通过胎盘获得母体 IgC，故血清含量较高，近于成人水平，婴幼儿其体液免疫系统尚未成熟，Ig 含量低于成人。女性稍高于男性。

2.血清 Ig 降低

有原发性降低和继发性降低 2 种类型。原发性降低见于体液免疫缺陷和联合免疫缺陷病：一种是各类 Ig 全部减少，见于 Bruton 型无 Ig 血症，血中 IgG 常＜1g/L，IgM 与 IgA 含量也显著降低；另一种情况是三种 Ig 中缺一种或两种，或仅缺少某一亚类，如缺乏 IgG 易患化脓性感染；缺乏 IgA，患者易出现呼吸道反复感染；缺乏 IgM 易患革兰染色阴性细菌引起的败血症。引起继发性降低的原因较多，如淋巴系统肿瘤（如恶性淋巴肉瘤和霍奇金病等）、有大量蛋白丢失的疾病（剥脱性皮炎、肾病综合征等）、免疫损伤或免疫抑制治疗患者、AIDS 等。

3.血清 Ig 增高

多克隆性增高常见于肝脏疾病（慢性活动性肝炎、原发性胆汁性肝硬化、隐匿性肝硬化）、结缔组织病、各种慢性感染及某些自身免疫性疾病等。单克隆性增高见于多发性骨髓瘤、巨球蛋白血症、浆细胞瘤等单克隆 Ig 增殖病。

三、血清 IgG 亚类检测

（一）原理

IgG 亚类的检测方法有免疫比浊法、酶联免疫吸附测定（ELISA）、单向环状免疫扩散法等，原理可参见本篇相关章节。临床上常采用速率散射比浊法进行检测。

（二）试剂

使用与仪器配套的专用商品化试剂盒，内含缓冲液、系列标准品、稀释液、抗血清等。

（三）操作

按仪器和试剂盒操作说明书或按实验室制定的 SOP 操作，仪器全自动化运行。

（四）结果计算

以 IgC（$IgG_1 \sim IgG_4$）标准品浓度为横坐标，相应的吸光度（光散射值）为纵坐标，制备标准曲线。待测血清中各类 IgG 浓度可从标准曲线获得，通常由仪器直接打印报告。

（五）注意事项

（1）仪器的定期校准、定标和质控、定期维护保养、性能验证等同 IgG 等的测定。

（2）不同年龄患者的参考区间不同，应向患者和医生提供相应年龄的参考区间；实验室应该对试剂盒提供的参考区间进行验证。

（3）不同厂家，不同批号试剂不可混用，并须在有效期内使用，特别注意开启后的试剂应该在开瓶稳定期内使用。每批试剂均需严格定标。

（4）需注意干扰物（如凝块、颗粒等）对检测结果的影响。

（5）抗原过量导致的钩状效应可引起 Ig 检测结果偏低，具有抗原过量检测功能的仪器可以避免钩状效应。

(六)临床意义

IgG 亚类缺陷与年龄和性别有关，儿童期男童比女童多 3 倍，以 IgG_2 缺陷最常见；青春期男女发病比例约为 4：2，以 IgG_1 和 IgG_3 缺陷最常见；IgC 亚类缺陷常见于反复的细菌感染（如肺炎、鼻窦支气管综合征、脑膜炎等）、支气管扩张、内源性支气管哮喘、抗支气管哮喘治疗、抗癫痫治疗、免疫性缺陷性疾病等，也可见于卡马西平、磺胺类、类固醇治疗后复发的患者；IgA 缺乏症者常伴 IgG_2 缺陷；糖尿病患者和肾病综合征患者以 IgG_1 下降最为常见。

IgG 亚类异常升高见于慢性抗原刺激。HIV 感染 IgG_1、IgG_3。显著升高；一些超敏性疾病、自身免疫性胰腺炎和自身免疫性肝炎患者血清 IgG_4 升高。过敏性肺泡炎常伴 IgG_2 升高。

四、脑脊液 IgG 鞘内合成率/24 小时检测

脑脊液（CSF）IgG 鞘内合成率（IgG－Syn）/24 小时是指中枢神经系统在 24 小时内合成的 IgG 量，IgG－Syn 是衡量 IgG 鞘内合成的定量指标。

(一)原理

IgG－Syn 的检测方法有免疫比浊法、免疫扩散法和免疫电泳法等。IgG 和抗 IgC 抗体在凝胶内或缓冲液中形成免疫复合物，根据凝胶内沉淀环直径或缓冲液浊度的变化定量检测 IgG 含量。需要注意的是，CSF 中的 IgG 浓度较血清低，因此在自动化仪器上检测时应设置不同的稀释倍数。

(二)试剂

使用 IgG 和清蛋白（Alb）的专用商品化试剂盒。免疫比浊法试剂盒内含缓冲液、系列标准品、稀释液、抗血清等。

(三)操作

按仪器和试剂盒操作说明书或按实验室制定的 SOP 操作，仪器全自动化运行。

(四)结果计算

以 IgG 标准品浓度为横坐标，相应的光散射值为纵坐标，制备标准曲线，血清和 CSF 中的 IgG 浓度可从标准曲线获得。IgG－Syn 的推算尚需同时检测血清和 CSF 中 Alb 含量（见本规程 Alb 检测），按 Tourtellotte 公式计算：$IgG－Syn = [(IgG_{CSF} － IgG_S/369) － (Alb_{CSF} － Alb_S/230) \times (IgG_S/Alb_S) \times 0.43] \times 5$

注：IgG_{CSF}：CSF 中的 IgG；IgG_S：血清中的 IgG；Alb_{CSF}：CSF 中的 Alb；Alb_S：血清中的 Alb。

(五)参考区间

健康人 24 小时 IgG 鞘内合成率（IgG－Syn）$<7mg/24h$。

(六)注意事项

（1）留取脑脊液的试管应清洁干燥，采集后应立即送检。

（2）Toutellotte 公式适用于 IgG 及轻微血脑屏障功能障碍，不适用于 IgA 或 IgM 及严重血脑屏障功能障碍的检测。

（3）注意采集同一时间点的脑脊液和血清标本，使用相同的方法检测血清和脑脊液的 IgG 和 Alb。

（七）临床意义

鞘内合成 IgG 的检测是基于脑脊液和血清合成 IgG 的比较。IgG－Syn 可提示中枢神经系统感染或中枢神经系统自身免疫性疾病的存在。导致其增加的可能因素有：①神经系统免疫异常，如多发性硬化、吉兰－巴雷综合征等；②中枢神经系统感染，如化脓性脑膜炎、病毒性（HIV、疱疹病毒等）脑膜炎、结核性脑膜炎和神经梅毒等。

第二节　IgD 检测

血清 IgD 的含量较低，生物学功能尚不明确，检测的临床意义较小。膜表面 IgD(smlgD) 是 B 细胞分化成熟的标志。

IgD 分子量约 175kD，血清中含量约为 0.04～0.4g/L，仅占总 Ig 的 0.2%，半衰期 2.8 天。循环中 IgD 无抗感染作用，但可能与某些超敏反应有关。一般采用 ELISA 进行检测。

一、原理

为双抗体夹心法：先将抗人 IgD 包被在聚苯乙烯反应板微孔内，加入待测血清或标准品后，再加酶标记抗人 IgD 抗体，在固相微孔上形成抗体→抗原(IgD)→酶标记抗体复合物，洗涤除去未结合物，最后加入酶底物溶液进行呈色反应，根据呈色强度定量检测血清中 IgD 水平。

二、试剂

专用商品化试剂盒，包含已包被抗人 IgD 反应板、系列标准品、质控血清、酶标记抗人 IgD 单克隆抗体、缓冲液、洗涤液、显示液和终止液等。

三、操作

按试剂盒使用说明书或实验室制定的 SOP 进行操作，主要流程如下：准备试剂→加标准品及待测血清→温育→洗板→加酶标试剂→温育→洗板→加酶底物溶液→洗板→显色→终止→测定。

四、结果计算

以 IgD 标准品浓度为横坐标，相应的吸光度为纵坐标，制备标准曲线。待测血清中 IgD 含量可根据所测的吸光度从标准曲线获得。

五、参考区间

健康人血清中 IgD 含量波动范围较大，文献报道的参考区间也很不相同，如 0.003～0.140g/L、0.003～0.03g/L 等。各实验室应采用相应的方法和试剂盒，通过调查本地区一定数量的不同年龄、性别人群，建立自己的参考区间。如用文献或说明书提供的参考区间，使用前应加以验证。

六、注意事项

(1)试剂盒自冰箱取出后应平衡至室温(20～25℃)。需集中检测的标本宜以－20℃冻存。取出时应在室温中自然融化并温和混匀，切忌强烈振摇。

(2)每批实验均需用标准品制备标准曲线。不同厂家,不同批号试剂不可混用;试剂应在有效期和开瓶稳定期内使用。

(3)健康人血清 IgD 含量波动范围较大,故一次检测获得的 IgD 结果较难确定其临床意义,最好连续监测,动态观察其变化情况。

七、临床意义

IgD 含量升高主要见于 IgD 型多发性骨髓瘤、高 IgD 血症与周期性发热、慢性感染、大量吸烟者、妊娠末期及某些超敏反应等。lgD 降低的临床意义不十分明确,常见于先天性无丙种球蛋白血症、硅沉着病患者、系统性红斑狼疮(SLE)和类风湿关节炎等。

第三节　lgE 检测

IgE 又被称为反应素或亲细胞抗体,为单体,分子量约 190kD,仅次于 IgM,半衰期 2.5 天。其合成部位主要在呼吸道、消化道黏膜,故血清 IgE 浓度并不能代表体内 IgE 整体水平。IgE 可通过其 Fc 段与肥大细胞和嗜碱性粒细胞表面相应的 Fc 受体(Fc8RI)结合,使机体处于致敏状态。当同一过敏原再次进入机体时,可与致敏靶细胞上的两个及两个以上相邻的 IgE 抗体 Fc 受体结合,发生 FceR 1 交联,导致细胞脱颗粒,释放多种生物活性物质,引发 I 型超敏反应(哮喘、过敏性肠炎、过敏性皮炎等)。此外,IgE 还有抗寄生虫感染作用。

IgE 是血清中含量最低的 Ig,IgE 有两种单位,一种以 ng/ml 表示,另一种以国际单位(IU/ml)表示(11U/ml 相当于 2.4ng/ml)。IgE 检测包括血清中总 IgE 及特异性 IgE 检测,前者作为初筛试验,而后者可用于确定特异性过敏原。

一、总 IgE 检测

(一)检测方法

1.ELISA

(1)原理:双抗体夹心法:先将羊抗人 IgE 抗体包被于聚苯乙烯反应板微孔,加入待测血清或标准品,再加入酶标记抗人 IgE 抗体,形成抗体→抗原(IgE)→酶标记抗体复合物,洗涤除去未结合物,最后加入酶底物溶液显色。根据显色强度计算检测血清中 lgE 含量。

(2)试剂:专用商品化试剂盒,包含已包被羊抗人 IgE 反应板、系列标准品、质控血清、酶标记抗人 IgE 单克隆抗体、缓冲液、洗涤液和终止液等。

(3)操作:按试剂盒说明书或实验室制定的 SOP 进行操作,主要流程如下:准备试剂→加标准品及待测血清→温育→洗板→加酶标试剂→温育→洗板→加酶底物溶液→洗板→显色→终止→测定。

(4)结果计算:以 IgE 标准品浓度为横坐标,相应吸光度为纵坐标,制备标准曲线。待测血清中 IgE 含量可根据所测吸光度从标准曲线得出。通常由酶标仪自动打印报告。

(5)参考区间:男:31～5500μg/L,或 503～759U/ml;女:31～2000ug/L,或 277～397U/ml(1U=2.4ng)。

2.免疫比浊法

(1)原理:参见本章第一节 IgC、IgA 和 IgM 检测。

(2)试剂:专用商品化试剂盒,内含标准品、质控品、缓冲液、稀释液等。

(3)操作:按仪器和试剂盒操作说明书或按实验室制定的 SOP 操作,仪器全自动化运行。

(4)结果计算:以 IgE 系列标准品浓度为横坐标,相应的光散射值为纵坐标,制备标准曲线。待测血清中 IgE 浓度可从标准曲线获得。

(5)参考区间:IgE 的检测结果随年龄组、种族及检测方法的不同而有所差异,各实验室应采用相应的方法和试剂盒,通过调查本地区一定数量的不同年龄、性别健康人群,建立自己的参考区间。

(6)注意事项:

1)参见本章第一节 lgG、IgA 和 IgM 检测,做好仪器的校准、定标与质控等。

2)ELISA 简便快速、敏感性和特异性均较好,适合基层医疗机构临床实验室应用,如使用全自动酶联免疫系统,其自动化程度高,从样本稀释、加样、温育、洗涤、显色到结果计算、报告打印等过程均可实现全自动化,检测时间短,适合于临床实验室开展。

3)速率散射比浊法是检测抗原,抗体反应的动力学变化,即测定单位时间内免疫复合物形成的速率与其产生的散射光强度的关系。其检测速度快、结果准确、敏感性高、特异性强,稳定性好,已在临床实验室广为使用。但应注意抗体质量、抗原、抗体比例、增浊剂的使用以及伪浊度等因素对检测结果的影响。

(二)临床意义

总 IgE 升高常见于Ⅰ型超敏反应性疾病(如过敏性哮喘、过敏性肠炎、花粉症变应性皮炎和荨麻疹等),也见于寄生虫感染、IgE 型骨髓瘤、高 IgE 血症、SLE 和胶原病等非超敏反应性疾病。总 IgE 减低见于 AIDS、原发性无丙种球蛋白血症及免疫抑制剂治疗后等。血清总 IgE 检测作为一种初筛试验,在鉴别超敏与非超敏反应性疾病有一定的参考价值。但其检测无特异性,且受遗传、种族、性别、年龄、地域、环境和吸烟史等多因素影响。另外,部分过敏性疾病患者总 IgE 可正常甚至偏低,因此总 IgE 升高不一定是过敏患者,过敏患者总 IgE 不一定升高。故在分析总 IgE 结果时,尚需结合患者临床资料、特异性过敏原检测以及当地人群的实际情况等才能做出合理解释。

二、特异性 IgE 检测

超敏反应性疾病重在预防,血清过敏原特异性 IgE(sIgE)的检测对Ⅰ型超敏反应的诊断和预防具有重要参考价值。目前,临床实验室采用酶、放射性核素、荧光或化学发光等标记免疫分析技术进行检测。

(一)检测方法

1.放射性过敏原吸附试验法

(1)原理:放射性过敏原吸附试验(RAST)是将纯化的过敏原吸附于固相载体上,加入待测血清,若血清中含有针对该过敏原的 sIgE,则可与之形成抗原,抗体复合物,再与放射性核素(如^{125}I)标记的抗人 IgE 抗体反应,形成"过敏原固相载体 sIgE-放射性核素标记的抗人 IgE 抗体"复合物,最后用 γ 计数仪检测放射活性。放射活性与 sIgE 含量呈正相关。

(2)试剂:专用商品化试剂盒,内含放射性核素标记的抗人 IgE 抗体、标准品和固相载体等。

(3)操作:按试剂盒说明书或实验室制定的 SOP 进行操作。

(4)结果计算:以 IgE 标准品浓度为横坐标,相应的放射活性为纵坐标,制备标准曲线。待测血清中 sIgE 含量可根据所测放射活性从标准曲线得出。以放射活性大于正常人均值加 3 个标准差为阳性。

(5)参考区间:采用试剂盒说明书提供的参考区间,或通过调查本地区一定数量的不同年龄、性别的健康人群,建立自己实验室的参考区间。如用文献或说明书提供的参考区间,使用前应加以验证。

(6)注意事项:

1)方法学特点:RAST 检测成本费用较高、有放射性核素污染、需要特殊检测设备,适合于条件较好的实验室。

2)并非所有的过敏原都适用,如细菌和药物等并不适用。

3)血清中存在的某些非 IgE 抗体,也可与过敏原结合,干扰实验结果。

2.免疫印迹法

(1)原理:免疫印迹法(IBT)原理是将多种纯化的过敏原吸附于纤维素膜条上,加入待测血清,若血清中含有针对过敏原的 sIgE,则可与之形成免疫复合物,用酶标记抗人 IgE 抗体作为示踪二抗,最后加入酶底物溶液使区带呈色,参比标准膜条即可判断过敏原种类,还可通过过敏原检测仪读取检测结果。

(2)试剂:专用商品化试剂盒,内含吸附有过敏原的纤维素膜条、酶标记抗人 IgE 抗体、底物和洗液等。

(3)操作:按试剂盒说明书或实验室制定的 SOP 进行操作。

(4)结果计算:膜条上出现的阳性区带与标准膜条比较,确定过敏原种类,也可对比其显色强弱扫描后进行半定量,亦能通过过敏原检测仪的量化分析结果与内标曲线对比,对之进行分级(以≥1 级为阳性)。

(5)参考区间:免疫印迹法检测健康人血清 sIgE 的参考区间为 0~0.351U/ml。

(6)注意事项:

1)免疫印迹法无放射性污染、无须特殊设备、操作简单、能一次性确定多种过敏原,目前已在国内广泛应用。

2)不同厂家生产的试剂盒其包被的过敏原种类不尽相同,无论选用哪种试剂盒,均无法覆盖所有过敏原,因此需结合本地区实际选择最合适的试剂盒。

3.ELISA

(1)原理:先将纯化的过敏原包被在聚苯乙烯反应板微孔内,加入待测血清,若血清中含有针对该过敏原的 sIgE,即可形成抗原抗体复合物,再与酶标记的抗人 IgE 抗体反应,最后加入酶底物溶液进行呈色反应,根据呈色强度定性或定量检测血清中 sIgE 水平。

(2)试剂:专用商品化试剂盒,内含微孔板、酶标记的抗人 IgE 抗体、底物、洗液和标准品等。

（3）操作：按试剂盒说明书或实验室制定的 SOP 进行操作。

（4）结果计算：以 sIgE 标准品浓度为横坐标，相应的吸光度为纵坐标，制备标准曲线。待测血清中 sIgE 含量可根据所测吸光度从标准曲线获得。

（5）参考区间：采用试剂盒说明书提供的参考区间，或通过调查本地区一定数量的不同年龄、性别的健康人群，建立自己实验室的参考区间。如用文献或说明书提供的参考区间，使用前应加以验证。

（6）注意事项：

1）方法学特点：ELISA 法检测 sIgE 方便、快速、无放射性污染、无须特殊仪器，自动化程度高，敏感性特异性均较好，而且价廉实用，应用较为普遍。

2）试剂盒自冰箱取出后应平衡至室温（20～25℃）。

3）不同厂家、不同批号试剂不可混用；试剂应在有效期和开启稳定期内使用。每批实验均需用标准品制备标准曲线。

4）避免使用反复冻融及被污染的标本。

5）不能使用经加热灭活、脂血及黄疸的标本。

6）不受症状和治疗药物的影响，但影响免疫系统的药物需注意。

4.酶联荧光免疫分析

（1）原理：酶联荧光免疫分析（FEIA）原理与 RAST 相似。其固相载体为一内置有多孔性、弹性以及亲水性纤维索微粒的帽状塑料。将多种纯化的过敏原吸附于纤维素微粒上，加入待测血清及参考标准品，若血清中含有针对过敏原的 sIgE，即可形成抗原、抗体复合物，冲洗除去未结合物，再与 β－半乳糖苷酶标记的抗人 IgE 抗体反应，形成"过敏原－固相载体－sIgE－β－半乳糖苷酶标记的抗人 IgE 抗体"复合物，加入 4－甲基伞酮－β 半乳糖苷荧光底物，使之产生荧光，最后用荧光分光光度计测量荧光强度。荧光强度与 sIgE 含量呈正相关。

（2）试剂：专用商品化试剂盒，内含固相载体、β－半乳糖苷酶标记的抗人 IgE 抗体、洗液、底物和标准品等。

（3）操作：按试剂盒说明书或实验室制定的 SOP 进行操作。

（4）结果计算：以 sIgE 标准品浓度为横坐标，相应的荧光强度为纵坐标，制备标准曲线。待测血清中 sIgE 含量可根据所测荧光强度从标准曲线获得。

（5）参考区间：各实验室最好根据本室使用的检测系统，检测一定数量的不同年龄、性别的健康人群，建立自己的参考区间。如用文献或说明书提供的参考区间，使用前应加以验证。

（6）注意事项：

1）目前采用 FEIA 方法商品检测系统可以起到很好的初筛作用，阳性结果提示对几种过敏原中的一种或者几种过敏，要具体明确何种过敏原尚需进一步进行单项 sIgE 检测。

2）虽然目前采用 FEIA 方法商品检测系统包被的过敏原种类较全面，但也必须考虑其是否遗漏本地区常见的过敏原。

（二）临床意义

血清 sIgE 的检测有助于寻找特定过敏原，可为超敏反应性疾病的诊断和治疗提供帮助。但自然界中可引起过敏的物质种类繁多（包括吸入过敏原、食入过敏原、接触过敏原输注过敏原等),任何检测手段均无法面面俱到,因此,未检测到 sIgE 并不能排除过敏反应,只能说明本试验中所选用的过敏原与疾病无关。脱敏疗法的患者血清 slgE 水平下降,故 sIgE 的检测亦可用于疗效的监测。特异性过敏原具有地域差异,不同自然环境有所不同,目前国内采用的特异性过敏原检测试剂盒多为进口,其配套的过敏原可能与国内过敏原的实际情况不一致,从而造成检测结果与临床资料有所出入。

第四节　游离轻链检测

Ig 轻链根据其恒定区差异分为 κ 和 λ2 个型别。κ 只有 1 型,λ 则有 λ_1、λ_2、λ_3 和 λ_4 4 型。正常人血清 κ 与人的比例约为 2:1。

游离轻链(FLC)能自由通过肾小球滤过,但绝大部分被肾小管重吸收回到血液循环,故正常人尿中只存在少量轻链。当代谢紊乱或多发性骨髓瘤(MM)时,血中游离轻链浓度升高,并由尿液排出,称本周蛋白(BJP)。临床采用免疫比浊法检测游离轻链。

一、原理
参见本章第一节 IgG,IgA 和 IgM 检测。

二、试剂
专用商品化试剂盒,内含缓冲液、系列标准品、稀释液、抗血清等。

三、操作
按仪器与试剂盒说明书或实验室制定的 SOP 操作,仪器全自动化运行。

四、结果计算
以 FLC 标准品浓度为横坐标,相应的光散射值为纵坐标,制备标准曲线。待测血清或尿中 K 或人型 FLC 浓度可根据所测的光散射值从标准曲线获得。

五、参考区间
免疫比浊法检测健康成年人血清轻链的参考区间:κ 为 1.7~3.7g/L;λ 为 0.9~2.1g/L;κ/λ 比值为 1.35~2.65。健康成年人尿液轻链含量应小于检测下限,κ/λ 比值为 0.75~4.5。不同的试剂盒提供的参考区间差异较大。如用文献或说明书提供的参考区间,使用前应加以验证。

六、注意事项
(1)游离轻链尚无国际参考品,检测方法也不统一,故不同厂家试剂盒的检测结果无可比性。

(2)在诊断单克隆免疫球蛋白增殖病时,免疫比浊法的定量结果不能取代免疫电泳或免疫固定电泳,应结合其他检测数据和临床表现综合分析。

(3)若 κ 和 λ 同时存在异常,κ/λ 比值可能在正常参考区间内。

七、临床意义
(1)多克隆免疫球蛋白血症:如自身免疫性疾病、肾脏疾病、慢性感染等 κ 和 λ 型值均增高。

（2）单克隆免疫球蛋白血症：如多发性骨髓瘤、原发性巨球蛋白血症、轻链病、浆细胞瘤等疾病，仅 K 或 λ 型值增高。

（3）κ 或（和）λ 值降低见于低免疫球蛋白血症。

（4）对单克隆免疫球蛋白增殖病的敏感性为 88%～98%；对非分泌型骨髓瘤（NSM）的敏感性为 65%～70%，有助于单克隆轻链病、原发性系统性淀粉样变性的早期诊断，也可用于化疗或自身外周血干细胞移植后是否复发的监测。

第五节　冷球蛋白检测

冷球蛋白（CG）即冷免疫球蛋白，是血清中一种在 37℃ 以下（一般 0～4℃）易发生沉淀、37℃ 时可再溶解的病理性免疫球蛋白。CG 与冷纤维蛋白原（CF）有所区别，后者属于另一种冷沉淀蛋白，是由纤维蛋白、纤维蛋白原和纤维连接蛋白等组成的复合物。

CG 在血清和血浆中均能发生沉淀，而 CF 在血清中不发生沉淀，因此，检测 CF 需用 EDTA 抗凝血浆，CF 在低于 37℃ 时沉淀，升温复溶解后加入凝血酶可发生凝固。

①1 型：为单克隆型冷球蛋白，占总冷球蛋白的 25%～40%，大多数为单克隆性 IgM 或 IgG（多为 IgG，和 IgG，亚类），单克隆型 IgA 或轻链冷球蛋白罕见；②2 型：单克隆，多克隆混合型冷球蛋白，占总冷球蛋的 15%～25%，由两种 Ig 成分构成的免疫复合物，其中一种是单克隆型，多为 IgM，另一种是多克隆型，多为 IgG，此型 90% 以上的组合为 IgM－IgC；③3 型：多克隆混合型，约占总冷球蛋白的 50%，由两种或两种以上多克隆 Ig 构成，即由多克隆型抗 Ig 抗体（多为 IgM 类）与其他 Ig（如 IgG、IgA）结合形成的免疫复合物，有时还可能含补体成分（如 C3）。

1 型冷球蛋白和冷纤维蛋白原在 4℃ 放置 3～18 小时即可沉淀，混合型冷球蛋白（2 型或 3 型）常需 72 小时以上。沉淀物可呈絮状、结晶状或胶凝状。

一、原理
根据冷球蛋白 37℃ 溶解，4℃ 时发生可逆性沉淀的物理性质进行检测。

二、操作
（1）用注射器（37℃ 预温）抽取静脉血 10ml（如需检测 CF，可另抽取 5ml 用 37℃ 预温的）。

（2）于 37℃ 离心分离血清（或血浆，测 CF，以下操作相同）。离心机可空转预温 20～30 分钟（或在套管中加入温水）。

（3）用毛细滴管（37℃ 预温）吸取血清（或血浆）注入血细胞比容管（检测冷沉淀物比容）至刻度 10 处，其余血清（或血浆）移至有尖底离心管中（鉴别冷球蛋白），均置 4℃，静置 1 周。取出后于 4℃，2500r/min 离心 30 分钟。

三、结果计算
（1）计算血细胞比容管中冷沉淀物比容。

（2）弃去尖底离心管中上层血清，用 0.9℃ 的冰冷 NaCl 洗涤沉淀物 3 次。再将沉淀物用少量 0.9％的 NaCl 重悬浮,于 37℃溶解后,用双缩脲法检测蛋白质含量。

(3)为鉴定冷沉淀物的成分,可利用免疫电泳、免疫固定电泳技术结合各种特异性抗血清(抗人全血清抗体抗重链抗体、抗轻链抗体、抗 C3 抗体等)予以鉴定。

(4)若需鉴定 CF,可在已溶解的冷沉淀物中加入凝血酶,观察其是否凝固。

四、参考区间

定性:阴性。

定量:冷沉淀物比容<0.4％;冷球蛋白蛋白质浓度<80mg/L;冷纤维蛋白原蛋白质浓度<60mg/L。

五、注意事项

(1)在将血清(血浆)置 4℃之前的全部操作中,所有注射器、试管、毛细滴管以及离心过程均应尽量预温并保持 37℃,否则会影响检测结果。

(2)冷球蛋白与冷纤维蛋白原在 37℃均能再溶解,若沉淀物在 37℃不溶解,不可判断为冷球蛋白或冷纤维蛋白原。

六、临床意义

冷球蛋白可直接堵塞血管并通过形成的免疫复合物激活补体系统,导致炎症反应,故常引起全身性血管炎,最常见为小动脉炎或静脉炎。其临床表现有紫癜、荨麻疹、雷诺现象、关节痛(70％)、膜增殖性肾小球肾炎(10％～30％)或腹痛(20％)。不同类型冷球蛋白血症其冷球蛋白含量不同:Ⅰ型冷球蛋白血症 CG 浓度可>1.0g/L,多见于恶性 B 细胞疾病,如 Waldenstrom 巨球蛋白血症、浆细胞瘤;2 型 40％为 100～500mg/L,60％>500mg/L,3 型通常<100mg/L,2 型与 3 型冷球蛋白常见于慢性丙型病毒性肝炎(50％冷球蛋白血症患者 HCV 抗体阳性)。正常人也可检出 CG,但通常在 80mg/L 以下且为多克隆型。冷纤维蛋白原血症和冷球蛋白血症的临床表现大致相同,二者同时存在称冷蛋白血症。

第六节   M 蛋白检测

M 蛋白(MP)即单克隆免疫球蛋白,是单克隆 B 淋巴细胞或浆细胞异常增殖而产生的大量均一的、具有相同氨基酸序列以及空间构象和电泳特性的 Ig。因临床上多出现于多发性骨髓瘤(MM)、巨球蛋白血症和恶性淋巴瘤患者的血或尿中,故称之为"M 蛋白"。

一、检测方法

检测 M 蛋白的方法很多且各具特点,实验室应根据实际情况合理选用。M 蛋白血症的检测与鉴定有赖于多种免疫学分析方法进行综合判断:

(一)多发性骨髓瘤与巨球蛋白血症患者 M 蛋白的检测与鉴定

1.血清总蛋白定量

约 90％的患者血清总蛋白含量升高(70％的患者>100g/L),约 10％的患者含量正常或偏低(如轻链病时)。

2.血清蛋白区带电泳

依据单克隆 Ig 种类不同,M 蛋白可以在 $\alpha_2 \sim \gamma$ 区形成深染区带,以 B、γ 区多见。光密度计扫描图为一基底狭窄、高而尖的蛋白峰,高宽比值≥1(α_2 峰和 β 峰)或≥2(γ 峰)。

3.血清 Ig 定量

为初筛试验,一般 M 蛋白所属 Ig 均明显升高,其他 Ig 则正常或显著降低。

4.血清游离轻链定量

κ 型或 λ 型游离轻链含量升高,κ/λ 比值异常(见本章第四节)。

5.免疫电泳(IE)

是一种定性方法,可确定 M 蛋白的类别(IgG、IgA、IgM)和型别(轻链)。M 蛋白可与相应的抗重链血清、抗轻链血清形成迁移范围十分局限的致密沉淀弧,据此排除或鉴别 M 蛋白血症。

6.免疫固定电泳(IFE)

灵敏度高,是临床上最常用的方法。血清或尿液先进行区带电泳,形成不同的蛋白区带,再加入特异性抗重链或抗轻链血清,抗血清即可与相应的蛋白区带形成抗原-抗体复合物,洗去未结合的蛋白质,最后经染料(如氨基黑、丽春红)染色,并对比正常人抗血清参考泳道,即可对 M 蛋白进行鉴定。

7.尿游离轻链检测

分为定性和定量两种方法,目前已有定量检测游离轻链的商品试剂盒,一般采用免疫比浊法进行检测(本章第四节)。定性试验同本周蛋白定性检查,亦可采用轻链-清蛋白-戊二醛免疫电泳法,具体步骤为:取尿液 5ml,加入 2.0g/L 牛血清清蛋白(BSA)0.25ml,再加 0.5% 戊二醛 0.25ml,混匀后室温下放置 30 分钟。在戊二醛的存在下,尿游离轻链能与 BSA 结合。按常法与抗轻链血清进行对流免疫电泳,轻链与抗 x、λ 血清反应产生白色沉淀线。此法阳性检出率 100%,假阳性率仅为 4%。尿中含有轻链 $200\mu g/ml$ 时即可检出。也可采用上述免疫固定电泳对本周蛋白进行检测和分型。

(二)重链病时的 M 蛋白检测与鉴定

与多发性骨髓瘤相同,但尚需采用选择性免疫电泳予以证实。将抗 Fab 或多价抗轻链血清与融化琼脂混匀制成琼脂板,按常法打孔、加样、电泳。抗体槽中可加相应的抗 Ig 血清(如检测 γ 重链病加抗 IgG 血清,检测 α 重链病加抗 IgA 血清等)。电泳时血清中正常 Ig 被琼脂中抗 Fab 或抗轻链血清选择性阻留,重链则继续向阳极移动,形成单一沉淀弧。

(三)7S IgM 病的 M 蛋白检测与鉴定

除上述方法外,还须证实 7S IgM 的存在。IgM 通常为五聚体,沉降系数为 19S,而 7S IgM 病患者 IgM 为单体,沉降系数为 7S。证实 7S IgM 的存在有两种方法:一种是在测定总 IgM 含量后,将 1~2ml 待测血清过 Sepha-rose6B 柱,再根据洗脱峰面积算出 7SIgM 占总 IgM 的百分比,IgM 总量乘以百分比即得 7S IgM 含量。另一种方法是植物血凝素(PHA)选择性电泳。此法原理是五聚体 IgM 可与 PHA 结合,而单体 IgM 不与 PHA 结合。制备含 PHA 的琼脂(2mg/ml),常法制板、打孔、加样、电泳。五聚体 IgM 被琼脂中 PHA 选择性阻留,7S IgM 则继续向阳极移动,并可与随后加于抗体槽中的抗 IgM 血清反应,形成单一沉淀弧。

(四)半分子病的 M 蛋白检测与鉴定

半分子是指由一条重链和一条轻链组成的 M 蛋白。检测与鉴定方法与多发性骨髓瘤相同,但尚需对"半分子"进行鉴定。方法如下:

(1)免疫电泳法鉴定半分子 M 蛋白的电泳迁移率。与 Ig 相比,半分子 M 蛋白泳向正极,可达 α_2 区。

(2)十二烷基硫酸钠、聚丙烯酰胺凝胶电泳(SDSPAGE)推算 M 蛋白的分子量。

(3)超速离心法测定 M 蛋白的沉淀系数。

(4)Fc 抗原决定簇的确定。用相应抗重链血清区分半分子病患者(M 蛋白)与正常人相应的 Ig 类别。

二、临床意义

M 蛋白血症大致可分为恶性 M 蛋白血症和意义不明的 M 蛋白血症(MGUS)两类。前者多见于:多发性骨髓瘤、原发性巨球蛋白血症,7SIgM 病(Solomen－Konkel 病)、半分子病、慢性淋巴细胞白血病和不完全骨髓瘤蛋白病(C 端缺陷)等。后者分两种,一种继发于其他恶性肿瘤(如恶性淋巴瘤),另一种为良性 M 蛋白血症,较多见于老年人。

第七节 循环免疫复合物检测

抗原与其相应的抗体形成免疫复合物(IC)。正常情况下,这是机体清除病理性抗原的生理机制,循环在血液里的免疫复合物即循环免疫复合物(CIC)。这些 CIC 可使补体系统发生级联活化反应,导致各种免疫病理损伤,形成免疫复合物病,例如血管炎、类风湿关节炎和 I 型超敏反应性疾病等。

目前已建立多种 CIC 检测方法(如物理法、补体法、抗球蛋白法和细胞法),总的分抗原特异法(选择性检测由某种特定抗原如甲状腺球蛋白、癌胚抗原、HBsAg 形成的 CIC)和抗原非特异法(不考虑形成 CIC 的抗原种类)两种。前者较多用于科研,常规实验室一般只开展抗原非特异性 CIC 的检测。

一、检测方法

(一)聚乙二醇(PEG)沉淀比浊

1.原理

PEG 是一种不带电荷的直链大分子多糖,能非特异性沉淀蛋白质。低浓度 PEG 可使大分子量的 CIC 自液相析出。此外,PEG 还可抑制 CIC 解离,促进 CIC 进一步聚合成更大的凝聚物而被沉淀。利用免疫比浊法即可确定 CIC 的存在与含量。实验室常用分子量 6000,终浓度 3.5% 的 PEG。

2.试剂

使用专用商品化试剂盒或自行配制试剂,自配试剂配方如下:

(1)0.1mol/L pH 8.4 硼酸盐缓冲液(BBS):硼酸 H_3BO_3 3.40g,硼砂($Na_2B_4O_7 \cdot 10H_2O$)

4.29g,蒸馏水溶解加至 1000ml,用 G3 或 C4 号滤器过滤备用。

(2)PEG－NaF 稀释液:NaF10.0g,PEC 6000 40.9g,BBS 溶解后加水至 1000ml,用 G3 或 G4 号滤器过滤备用。

(3)热聚合人 IgG:将人 IgG(10ng/ml)置 63℃水浴加热 20 分钟,立即转至冰浴,冷却后通过 Sephacryl S 300 柱或 Sepharose 4B 柱,收集第一蛋白峰。实验时用不含 CIC 的健康人血清配成不同浓度标准品及阳性对照。

3.操作

商品化试剂盒按说明书操作,自配试剂按以下步骤操作:

(1)取待测血清 0.15ml,加入 BBS 0.3ml(1:3 稀释)。

(2)加入各液体(待测血清最终稀释倍数为 1:33,PEG 6000 终浓度为 3.5%)。

BBS(ml)对照管 2.0

PEC－NaF 稀释液(ml)待测管 2.0

1:3 稀释待测血清(ml)待测管 0.2 对照管 0.2

(3)37℃水浴 1 小时。

(4)热聚合人 IgG(120μg/ml、60μg/ml、30μg/ml、15μg/ml、7.5μg/ml)均按待测管操作。

(5)用对照管调 0,分光光度计于波长 495nm 处测量吸光度。商品化试剂盒也可在比浊仪上直接测量光散射值。

4.结果判定

(1)定性检测:待测血清浊度值＝(待测管吸光度值对照管吸光度值)×100,以大于正常人浊度值均值加 2 个标准差为阳性。

(2)定量检测:以不同浓度的热聚合人 IgG 标准品为横坐标,相应的光散射值为纵坐标,制备标准曲线。通过标准曲线得出待测血清中 CIC 含量。

5.参考区间

定性试验为阴性;定量试验采用试剂盒说明书提供的参考值,或通过调查本地区一定数量的不同年龄、性别的健康人群,建立自己实验室的参考区间。如用文献或说明书提供的参考区间,使用前应加以验证。

6.注意事项

(1)低密度脂蛋白可引起浊度增加,故宜空腹采血。

(2)血清标本应避免反复冻融,以防造成假阳性。

(3)此法简便、快速,但易受温度和大分子蛋白影响,特异性稍差,仅适用于筛查。

(二)ELISA 法

1.原理

补体第一成分 Clq 能与 IgG 或 IgM 类抗体的 Fc 段形成的免疫复合物,因此可根据 Clq 来检测 CIC 含量。以 IgG 为例:先将 Clq 包被于聚苯乙烯反应板微孔,加入待测血清使 CIC 与 Clq 结合,洗涤后再加入酶标记的抗人 IgG 抗体,在固相上形成 Clq～CIC－酶标记抗人 IgG 复合物,洗涤除去未结合物,最后加入酶底物溶液进行呈色反应,呈色强度反映待测血清中 CIC 含量。

2.试剂

专用商品化试剂盒,内含包被有 Clq 的微孔反应板、人 CIC(可结合 Clq)标准品、阳性与阴性对照血清、酶标记兔(或山羊)抗人 IgG、酶底物溶液、稀释液、洗涤液和终止液等。

3.操作

按试剂盒说明书或实验室制定的 SOP 进行操作,主要操作流程如下:准备试剂→加标准品及待测血清→温育→洗板→加酶标试剂→温育→加酶底物溶液→洗板→显色→终止→测定。

4.结果计算

以不同浓度的 CIC 标准品为横坐标,相应的吸光度值为纵坐标,制备标准曲线。通过所测吸光度值从标准曲线获得待测血清中 CIC 含量。

5.参考区间

采用试剂盒说明书提供的参考区间,或通过调查本地区一定数量的不同年龄、性别的健康人群,建立自己实验室的参考区间。如用文献或说明书提供的参考区间,使用前应加以验证。

6.注意事项

(1)方法学特点:ELISA 法特异性和灵敏性优于 PEG 沉淀比浊法,最低检测限可达 $0.1\mu g/ml$ 热聚合 IgG,但 Clq 不稳定,故本法稳定性较差。

(2)试剂应于 $2\sim8℃$ 保存,不可冷冻保存。复溶后的标准血清和对照血清应分装后于 $-20℃$ 保存,$2\sim8℃$ 只能保存 24 小时。

(3)尽可能使用新鲜标本,避免反复冻融。待测血清(血浆)于 $2\sim8℃$ 只能保存 3 天,长期保存宜置 $-20℃$。血清不要加热灭活。

二、临床意义

CIC 升高最常见于感染性疾病和自身免疫性疾病。CIC 的消长一般可反映疾病的严重程度,并可据此监测治疗效果及判断预后。但一次检测的意义不大,首次检测后的数周必须做第二次检测才能证实其与疾病的相关性。ELISA 法对类风湿关节炎,SLE 和血管炎患者的 CIC 检测阳性率分别是 $80\%\sim85\%$、$75\%\sim80\%$ 和 $73\%\sim78\%$。PEG 比浊法与 ELISA 类似但检出率稍低,两法结果未必完全符合。

CIC 的检测主要用于诊断与循环免疫复合物相关的疾病、监测疗效和评估病情严重性。免疫复合物主要在机体免疫反应过程中(如急性感染过程中)形成的,如在急性免疫复合物引起的肾小球肾炎中,其血清中的浓度可超过正常参考值高限的 10 倍以上。

低浓度的循环免疫复合物可散见于正常人,亦可在无明显疾病时一过性出现。

持续增高的免疫复合物提示有慢性原发性疾病存在,包括各种风湿病、肿瘤和慢性感染等。

第八节 补体检测

补体(C)是存在于人和脊椎动物血清及组织液中一组具有酶原活性的蛋白质,包括30多种可溶性蛋白及膜结合蛋白,统称为补体系统,广泛参与机体免疫防御和免疫调节。

补体按生物学功能分成三类,即:①补体固有成分,包括 Cl(q、r、s)、C4、C2、C3、C5~C9、B因子、D因子和P因子以及它们的裂解成分和灭活成分等;②补体调控蛋白,如H因子、I因子、Cl抑制物、S蛋白、CD59、膜辅助因子和衰变加速因子等;③补体受体,如 CRl~CR5、C3aR、C5aR、ClqR和B因子受体等。补体约占血清总蛋白的5%~6%,多属于糖蛋白且大部分属于β球蛋白,Clq、C8和P因子等为γ-球蛋白,Cls、C9和D因子为a球蛋白。补体易受各种理化因素影响,机械振荡、紫外线照射等均可破坏其活性。补体经56℃30分钟即可灭活,室温下亦很快失活,在0~10℃中活性仅能保持3~4天。

检测补体的方法有两种:免疫溶血法主要用于经典途径(CH50)和旁路途径(AHso)活性的检测;免疫化学法(单向免疫扩散、免疫电泳、免疫透射比浊法和免疫散射比浊法)主要用于C3、C4和Clq等补体单个成分含量的检测。溶血法便捷、无须特殊设备、但敏感性较低,影响因素较多,只是检测总补体活性,无法明确特定补体成分的具体含量。单向免疫扩散法和免疫电泳法因其操作烦琐和重复性较差,而趋于淘汰。免疫透射比浊法和散射比浊法具有简单、快速、定量准确、重复性好且自动化程度高等优点,是目前临床实验室的常用检测方法。

一、补体经典途径溶血活性(CHso)检测

(一)原理

补体最主要的生物学活性是免疫溶细胞作用。抗体(溶血素)致敏的绵羊红细胞(SRBC)可通过活化补体(C1~C9)激活经典途径,导致 SRBC 溶解。在一定范围内(如20%~80%溶血率),溶血程度与补体活性呈正相关,常以50%溶血率(50% complement hemolysis,CH_{50})作为判断指标。CH_{50}主要反映补体(C1~C9)经经典途径活化的活性,如果新鲜血清(补体来源)加入致敏羊红细胞后,CH_{50}水平下降,说明其补体系统中的一个或若干成分含量或活性不足。

(二)试剂

1.缓冲液(pH7.4)

(1)贮备液:NaCl 75g,三乙醇胺28ml,1mol/L HCl 177ml,$MgCl_2 \cdot 6H_2O$ 1.0g,$CaCl_2 \cdot 2H_2O$ 0.2g。先将NaCl溶于700ml蒸馏水中,加入三乙醇胺及HCl。$MgCl_2$及$CaCl_2$分别用2ml蒸馏水溶解后,逐一缓慢加入,再用蒸馏水加至1000ml。4℃保存备用。

(2)应用液:1份贮备液加9份蒸馏水混匀,4℃保存备用。

2.2% SRBC悬液

新鲜羊血或无菌阿氏(Alsev-er)保存液保存羊血(4℃可保存3周),使用时用生理盐水洗涤2次。第3次时加入应用液,2500r/min离心10分钟。取压积细胞用应用液调制成2%悬液。标准化红细胞浓度时,可将2%SRBC悬液以应用液稀释25倍,用分光光度计(542nm

波长处)测量吸光度(以应用液调零)。每次实验的红细胞吸光度必须一致,否则应调整悬液浓度。

3.抗 SRBC(溶血素)

使用时,须根据效价以应用液稀释至 2 单位,如效价为 8000,应按 1:4000 稀释。

4.致敏羊红细胞

2% SRBC 加等量 2 单位抗 SR-BC,混匀,于 37℃ 水浴 10 分钟。

(三)操作

(1)取待测血清 0.2ml,加应用液 3.8ml,1:20 稀释。

(2)各液混匀,37℃ 水浴 30 分钟。

(3)50% 溶血管为标准管:取 0.5ml 致敏 SRBC 悬液,加 2.0ml 蒸馏水,混匀,将其全部溶解。

(四)结果计算

将各管经 2000r/min 离心 5 分钟,先肉眼观察,再用分光光度计(542nm 波长,0.5cm 比色杯)测量吸光度(A),以和 50% 溶血管最接近的一管为终点管,结果乘以稀释倍数即可算出待测血清 CH_{50} 单位(U/ml)。计算公式:CH_{50} U/ml)=(1/终点管血清用量)X 稀释倍数。

(五)参考区间

一般 CH_{50} 参考区间为 50~100U/ml。各实验室应根据本室使用的检测系统,检测一定数量的健康人群,建立自己的参考区间。如用文献或说明书提供的参考区间,使用前应加以验证。

(六)注意事项

(1)补体对热不稳定,室温下易失活,故待测血清必须新鲜,无溶血。

(2)缓冲液和致敏羊红细胞均应新鲜配制,反应容器应洁净。

(3)各种试剂应于冰浴中预先冷却,操作也应在冰浴中进行,以保持补体活性。

(4)本试验为初筛试验,CH_{50} 降低只反映补体系统 C1~C9 等 9 种成分活性下降,不能具体提示何种成分低下。

(七)临床意义

CH_{50} 活性增高:在急性炎症、肿瘤(如骨髓瘤、肝癌)、感染、组织损伤、自身免疫性疾病(如类风湿关节炎、SLE)等,常可见补体活性的升高。

CH_{50} 活性降低:①合成减少:如先天性补体缺陷症、各种肝病患者(如肝炎、肝硬化、肝癌等)、免疫功能不全等;②消耗增加:多见于急性肾小球肾炎、全身性红斑狼疮活动期、类风湿关节炎等;③丢失过多:如大面积烧伤、肾病综合征。

二、补体旁路途径溶血活性(AHso)检测

(一)原理

先用 EGTA[乙二醇双(α-氨基乙基)醚四乙酸]整合血清中 Ca^{2+},封闭 Cl 作用,以阻断经典活化途径。再用可使 B 因子活化的未致敏兔红细胞(RE)激活补体旁路途径,导致 RE 溶血。类似于 CH_{50},其溶血率与补体旁路途径的活性呈正相关,也以 50% 溶血率为判别指标,即 AH_{50}。

(二)试剂

1.0.1mol/L EGTA

取 NaOH 3.5g,加蒸馏水 85ml,再加 EGTA 19g,溶解后用蒸馏水补足至 500ml。

2.巴比妥缓冲液原液

NaCl 21.5g,巴比妥 1.44g,巴比妥钠 0.94g,蒸馏水加至 500ml。

3.稀释液

0.1mol/L EGTA 80ml,巴比妥缓冲原液 180ml,$MgCl_2 \cdot 6H_2O$ 0.41g,蒸馏水加至 1000ml,以 1mol/L NaOH 溶液调 pH 至 7.5。

4.0.5% RE

新鲜 RE 或无菌 Alsever 液保存 RE(4℃可保存 2 周),使用前用生理盐水洗涤 2 次,稀释液洗涤 1 次(2000r/min 离心 10 分钟),取压积细胞用缓冲液配制成 0.5%RE 悬液。

5.50%溶血标准管

0.5% RE 0.2ml,加蒸馏水 0.8ml。

(三)操作

(1)待测血清 0.3ml 加稀释液 0.9ml(1:4 稀释),37℃水浴 10 分钟。

(2)混匀,37℃水浴 30 分钟后,2000r/min 离心 5 分钟。

(3)先目测,再用分光光度计(542nm 波长,0.5cm 比色杯)测量吸光度(A),以和 50%溶血管最接近的一管为终点管。

(四)结果计算

以出现 50%溶血的被检血清最小含量管作为判定终点。结果乘以稀释倍数即可算出待测血清 AH_{50} 单位(U/ml)。计算公式:AH_{50}(U/ml)=(1/终点管血清用量)×稀释倍数。

(五)参考区间

一般为 16.3～27.1 U/ml。各实验室应建立自己的参考区间。如用文献或说明书提供的参考区间,使用前应加以验证。

(六)注意事项

同 CH_{50} 检测。

(七)临床意义

补体 C3、C5～C9、P 因子、D 因子、B 因子等成分参与补体旁路活化,任何成分的异常均可引起旁路溶血活性的改变。AH_{50} 增高多见于甲状腺功能亢进、感染、某些自身免疫病、肾病综合征、慢性肾炎和肿瘤等。降低则见于慢性活动性肝炎、肝硬化和急性肾炎等疾病。

三、补体 C3、C4 含量检测

(一)原理

血清 C3、C4 含量均常用免疫比浊法检测。早期多用单向环状免疫扩散法(原理参见本章第一节 IgG、IgA 和 IgM 检测),现一般用速率散射比浊法(有关原理见本章第一节)。

(二)试剂

专用商品化试剂盒,内含标准品、缓冲液、稀释液和抗血清等。

(三)操作

按仪器和试剂盒说明书或实验室制定的 SOP 操作。

(四)结果计算

将 C3、C4 标准血清稀释成不同浓度后与待测血清同时检测。以 C3、C4 标准品浓度为横坐标,相应的光散射值为纵坐标,制备标准曲线。根据标本所测光散射值由标准曲线获得待测血清中 C3、C4 含量。

(五)参考区间

C3:0.9～1.8g/L;C4:0.1～0.4g/L。如用文献或说明书提供的参考区间,使用前应加以验证。

(六)注意事项

(1)补体易失活、降解。待测血清在室温(20～25℃)放置不得超过 6 小时,2～8℃放置不得超过 24 小时,故抽血后应及时分离血清并尽快测定。否则于-20℃保存标本,但应避免反复冻融标本。

(2)不同厂家,不同批号试剂不可混用,在有效期内及开启稳定期内使用试剂。

(3)轻度脂血、溶血、黄疸的标本不影响本法的检测结果。

(七)临床意义

C3、C4 含量增高:C3、C4 属急性时相反应蛋白,故在急性炎症、全身性感染、风湿热急性期、皮肌炎、心肌梗死、Reiter 综合征、严重创伤、恶性肿瘤和妊娠等时含量均可升高,但对疾病的诊断意义不大。

C3、C4 含量降低:见于补体合成能力下降的疾病,如肝炎、肝硬化;补体消耗或丢失过多疾病,如活动性的 SLE、各类免疫复合物病(类风湿关节炎、冷球蛋白血症、血清病等)和大面积烧伤等;先天性补体缺乏,如遗传性 C3、C4 缺乏症。在自身免疫性溶血性贫血和遗传性神经血管瘤时,C3 一般正常,而 C4 常下降;在 SLE 时,C4 的降低常早于 C3。

四、补体 C1q 含量检测

(一)原理

早期多用单向免疫扩散法,现多用速率散射比浊法(原理参见本章第一节 IgG、IgA 和 IgM 检测)。

(二)试剂

专用商品化试剂盒,内含缓冲液、系列标准品、稀释液和抗血清等。

(三)操作

按仪器和试剂盒说明书或实验室制定的 SOP 操作,仪器全自动化运行。

(四)结果计算

将 C1q 标准血清稀释成不同浓度后与待测血清同时检测。以 C1q 标准品浓度为横坐标,相应的光散射值为纵坐标,制备标准曲线。根据标本所测光散射值由标准曲线获得待测血清中 C1q 含量,通常由仪器直接打印报告。

(五)参考区间

临床实验室应该根据所用的方法采用相应的参考区间。如用文献或说明书提供的参考区间,使用前应加以验证。

(六)注意事项

参见补体 C3、C4 含量检测。

(七)临床意义

C1q 是补体 C1 的重要组成成分,主要参与补体的经典激活途径。其增高见于血管炎、骨髓炎、类风湿关节炎、痛风、硬皮病等。降低见于 SLE 和活动性混合性结缔组织病等。

第二章 细胞免疫相关指标检测

免疫系统是由免疫细胞、淋巴组织、淋巴器官以及单核－吞噬细胞系统所组成。人体的免疫应答类型包括细胞免疫和体液免疫,其中细胞免疫是经特异性淋巴细胞(如细胞毒性 T 淋巴细胞)和非特异性淋巴细胞[如巨噬细胞、自然杀伤细胞(NK 细胞)]活性增强的免疫反应,其中淋巴细胞是构成机体免疫系统的主要细胞群体,淋巴细胞是不均一的细胞群体,包括许多具有不同免疫功能的亚群,如 T 细胞、B 细胞、NK 细胞及树突状细胞(DC)。任何的免疫应答或炎症时,免疫相关细胞会产生众多的细胞因子,可分为白细胞介素、干扰素、肿瘤坏死因子、集落刺激因子、生长因子和趋化性细胞因子六类。本章重点介绍淋巴细胞亚群检测、淋巴细胞增殖试验以及细胞因子检测。

第一节 淋巴细胞亚群检测

按照表面分子标志的不同,淋巴细胞亚群可以分为 T 淋巴细胞亚群、B 淋巴细胞亚群、NK 细胞亚群和 DC 亚群等,例如 T 细胞主要测定细胞膜上的分化抗原群(CD):CD3、CD4 和 CD8。CD3 为所有 T 细胞的特有标志,CD4 是辅助性 T 细胞(Th)的标志,CD8 是细胞毒性 T 细胞(Tc)或抑制性 T 细胞(Ts)的标志。B 细胞表面标志主要为膜免疫球蛋白或表面免疫球蛋白(mIg 或 sIg)IgM 和 IgD 以及 CD 抗原 CD19、CD20、CD22 等。NK 细胞是固有免疫系统中重要的细胞,其特异表面标志主要为 CD56 和 CD16。DC 细胞按照其前体细胞的不同,可以分为髓系起源的髓样树突状细胞(mDCs)和淋巴系起源的浆细胞样树突状细胞(pDCs),其表面标志为 $Lin^- DR^+ CD11c^+ CD123^{low}$、$Lin^- DR^+ CD11c^+ CD123^{low}$,其中 Lin 为单一荧光标记的 LIN cocktail 抗体,包含 CD3(T 细胞),CD19 和 CD20(B 细胞),CD56(NK 细胞),CD14(单核细胞)等。

目前对淋巴细胞亚群的检测主要有流式细胞术(FCM)、免疫荧光法、AP－AAP 桥联酶免疫法等,本节仅介绍 FCM。

一、淋巴细胞表型亚群检测

(一)T 细胞亚群表型检测

1.原理

根据 T 细胞亚群的表面标志或者其他标志,用适当的荧光素标记特异性单克隆抗体与淋巴细胞反应,通过流式细胞仪测定,即可了解相应细胞的阳性百分比和荧光强度。一般 CD3 细胞主要分为两群细胞:$CD3^+ CD4^+$ 细胞为 Th 细胞,$CD3^+ CD8^+$ 为 Tc/Ts 细胞。

2.试剂

试剂组成一般为不同荧光素标记单克隆抗体、溶血剂、固定剂和质控品等。

3.操作

按试剂盒使用说明书或实验室制定的 SOP 进行操作。一般操作步骤为：专用管设定和加载荧光素标记单克隆抗体→质控物或待测样品→加入溶血剂→加入缓冲剂→加入细胞固定剂→上机检测→软件分析。如进行细胞数绝对值计数，则在上机检测前加入特制的荧光素标记抗体微球。

4.结果计算

有如下三种表达方式，包括细胞荧光强度、阳性细胞百分比绝对细胞计数等，临床上常采用后两种方式来报告结果。

5.参考区间

目前国内尚无统一的参考区间，一般建议的参考区间为 CD3：61%～85%；CD4：28%～58%；CD8：19%～48%，CD4/CD8：1.5～2.5。各实验室应建立自己的参考区间。如用文献或说明书提供的参考区间，使用前应加以验证。

6.注意事项

（1）方法学特点：FCM 方法采用流式细胞仪进行，简单方便，重复性好，已经成为临床实验室主要的检测方法；免疫荧光法与一般间接免疫荧光法相同，因其方法容易引起荧光淬灭，而且主观性比较强，在临床中使用较少。而 AP－AAP 桥联酶免疫法是采用桥联酶免疫法，操作烦琐，抗体浓度及孵育温度等不易掌握，在临床中使用较少。

（2）对于 CD4 细胞或者 CD8 细胞进行分析时，严格来说应使用 CD3/CD4/CD8 三色荧光，真正的 T 辅助细胞应是 $CD3^+CD4^+CD8^-$，真正的 T 杀伤细胞或者抑制细胞应是 $CD3^+CD4^-CD8^+$。

（3）对荧光素标记抗体用量应做预试验，以找到最佳抗体使用浓度。

（4）每份样品检测的同时必须设置同型对照，即用荧光素标记的正常小鼠 Ig（Ig 亚类与荧光抗体相同）与荧光素标记的抗 CD 单抗同时检测。在分析待测血样结果时应减去同型对照的阳性结果，或以同型对照管为阴性管。

（5）在进行多色荧光样本分析时，应注意不同荧光染色所带来的颜色干扰，需要进行相应的颜色补偿设置。

7.临床意义

（1）CD4 淋巴细胞减少：见于巨细胞病毒感染、慢性活动性肝炎、恶性肿瘤、遗传性免疫缺陷病、艾滋病、应用免疫抑制剂的患者。CD4 绝对值的变化可用于艾滋病的免疫状态分析、疗效观察及预后判断。

（2）CD8 淋巴细胞增多：见于传染性单核细胞增多症急性期、自身免疫性疾病，如 SLE、艾滋病初期、慢性活动性肝炎、肿瘤及病毒感染等。

（3）CD4/CD8 比值异常：比值降低：SLE 肾病、传染性单核细胞增多症、急性巨细胞病毒感染、骨髓移植恢复期等。艾滋病患者比值显著降低，多在 0.5 以下。比值增高：见于肺腺癌、扁平上皮癌、类风湿关节炎、1 型糖尿病等。此外，还可用于监测器官移植的排斥反应，若移植后 CD4/CD8 较移植前明显增加，则可能发生排斥反应。

（二）B细胞亚群检测

1.原理

同T淋巴细胞亚群的检测。

2.试剂

试剂组成一般为不同荧光素标记单克隆抗体、溶血剂、固定剂、质控品等。

3.操作

按试剂盒所附的使用说明书或实验室制定的SOP进行操作。一般操作步骤为：专用管设定和加载荧光素标记单克隆抗体→质控物或待测样品→加入溶血剂→加入缓冲剂→加入细胞固定剂→上机检测→软件分析。

4.结果计算

临床上常采用阳性细胞百分比来报告结果。

5.参考区间

目前国内尚无统一的参考区间，一般建议的参考区间B细胞为11.74%＋3.73%。各实验室应建立自己的参考区间。如用文献或说明书提供的参考区间，使用前应加以验证。

6.注意事项

(1)B细胞根据不同的发育阶段，可以分为初始B细胞、成熟B细胞、记忆性B细胞、浆细胞等，可以根据相应的分子指标来反映疾病的进展过程。

(2)对于B淋巴细胞，CD19为其共有的细胞表面标志。CD20在B淋巴细胞激活后逐渐失去，而CD22只存在于成熟的B细胞中，因此只能部分反映B细胞在体内的表达情况。

7.临床意义

CD19阳性细胞增多，提示B细胞增殖增加，常见于B细胞恶性增殖性疾病和自身免疫性疾病中，如急性淋巴细胞白血病、慢性淋巴细胞白血病、多发性骨髓瘤及系统性红斑狼疮等；CD19阳性细胞降低主要见于体液免疫缺陷病，如严重联合免疫缺陷病、性联丙种球蛋白缺乏症等。

（三）NK细胞检测

1.原理

同T淋巴细胞亚群检测，对于NK细胞，其分子标志为CD3～CD16＋CD56＋。

2.试剂

试剂组成一般为不同荧光素标记单克隆抗体，溶血剂、固定剂和质控品等。

3.操作

按试剂盒所附的使用说明书或实验室制定的SOP进行操作。一般操作步骤为：专用管设定和加载荧光素标记单克隆抗体－质控物或待测样品→加入溶血剂→加入缓冲剂→加入细胞固定剂→上机检测→软件分析。

4.结果计算

临床上常采用阳性细胞百分比来进行结果判定。

5.参考区间

目前国内尚无统一的参考区间，一般建议的参考区间NK细胞为7%～40%。各实验室应建立自己的参考区间。如用文献或说明书提供的参考区间,使用前应加以验证。

6.注意事项

(1)CD16(FcRI):表达于大多数 NK 细胞上,但也表达于中性粒细胞。此抗原 NK 细胞的表达较弱,并在 NK 细胞活化时丢失。

(2)CD56 表达于大多数 NK 细胞上,也表达于一些 T 淋巴细胞,与 CD3 联合使用可以区分 CD3＋/CD56＋T 淋巴细胞和 CD3－/CD56＋NK 细胞。联合使用 3 种抗体可最完全地鉴定所有的 NK 细胞。NK 细胞或表达 CD16,或表达 CD56,但它们不表达 CD3。CD16 和 CD56 联合使用,根据荧光强度可将 NK 细胞从双阴性细胞中区分出来。这样运用该试剂组合,NK 细胞可形成独立的群体与其他细胞相区分。

7.临床意义

NK 细胞活性可作为判断机体抗肿瘤和抗病毒感染的指标之一。NK 细胞升高见于宿主抗移植物反应者;NK 细胞降低见于血液系统肿瘤、实体瘤、免疫缺陷病、艾滋病和某些病毒感染患者中。

(四)DC 检测

1.原理

同 T 淋巴细胞亚群检测,目前 DC 尚没有比较统一、特异的表面分子标志,而且由于细胞谱系来源不同,以及 DC 分化发育阶段不同,其分子标志也会发生变化,因此需要综合多种分子标志来进行检测,如四色试剂 LINI－FITC/CD123－PE/Anti－HLA－DR－PerCP/CD110－APC。

2.试剂

试剂组成一般为不同荧光素标记单克隆抗体、溶血剂、固定剂和质控品等。

3.操作

按试剂盒所附的使用说明书或实验室制定的标准化操作流程进行操作。一般操作步骤为:专用管设定和加载荧光素标记单克隆抗体→质控物或待测样品→加入溶血剂→加入缓冲剂→加入细胞固定剂→上机检测→软件分析。

4.结果计算

临床上常采用阳性细胞百分比来报告结果。

5.参考区间

各实验室应建立自己的参考区间。如用文献或说明书提供的参考区间,使用前应加以验证。

6.注意事项

(1)不同发育阶段 DC 具有不同的功能,甚至产生完全相反的作用。如未成熟 DC 可诱导免疫耐受,成熟 DC 可诱导免疫激活,因此对其功能的测定需要考虑到其发育是否处于不同的阶段,需要采用相应的分子标志。

(2)DC 的功能受多种因素的影响,即使同 DC 在不同的微环境下,可能表现不同功能。

7.临床意义

DC 可以维持调节机体的免疫耐受,如果 DC 数量减少、功能失衡,则可导致自身免疫性疾病的发生,如系统性红斑狼疮、自身免疫性糖尿病。另外,DC 还介导机体的抗感染和抗肿瘤免疫过程,通过 DC 成熟、活化,分泌细胞因子、有效的抗原提呈等过程来发挥抗感染和抗肿瘤过程。

二、淋巴细胞功能亚群检测

(一)Th1/Th2 细胞检测

1.原理

Thl 细胞主要分泌 1L2、IFN$-\gamma$、IFN$-\alpha$ 和 TNF 等,其中 IFN$-\gamma$ 为 Thl 最为特异性的细胞因子,Th2 细胞主要分泌 IL-4、IL-5、JIL-6、IL-9、$11-10$ 和 $11-13$ 等,其中 IL-4 为 Th2 最为特异性的细胞因子,对于 Thl 和 Th2 细胞的检测,主要是采用 FCM,其原理同 T 淋巴细胞亚群检测。但由于涉及胞内细胞因子的检测,需要将细胞表面进行穿破,然后将细胞因子抗体标记进行检测。

2.试剂

试剂组成一般为荧光素标记的细胞特异性单克隆抗体、荧光索标记的细胞因子特异性单克隆抗体、细胞培养液(内含有丝分裂原和抗生素)、破膜剂等。

3.操作

按试剂盒所附的使用说明书或实验室制定的 SOP 进行操作。一般操作步骤为:新鲜无菌待测样本或质控品→加入细胞培养液→孵育→取细胞并加至预备的荧光素标记的细胞特异性单克隆抗体管→孵育→加固定剂→温育→洗涤→加破膜剂→加荧光素标记的细胞因子特异性单克隆抗体管→孵育→洗涤→上机检测→软件分析。分析 CD3$^+$CD8$^-$IFN$-\gamma^+$细胞即 Thl 细胞百分比,CD3$^+$CD8$^-$IL-4^+细胞即 Th2 细胞百分比。

4.结果计算

临床上常采用阳性细胞百分比来报告结果,其中 Thl 或 Th2 的百分比=(刺激 Th1 或 Th2 细胞分泌细胞因子的百分比,刺激 Th1 或 Th2 细胞阴性对照百分比)。

5.参考区间

各实验室应建立自己的参考区间。如用文献或说明书提供的参考区间,使用前应加以验证。

6.注意事项

(1)Th1 细胞和 Th2 细胞是 Th 细胞主要的两群细胞,均为 Th0 在一定的条件下极化发展而来,在机体受到异己抗原攻击时,会出现 Th1/Th2 漂移的现象,即 Thl 和 Th2 细胞中某一亚群功能升高,另一亚群功能降低。静息状态下,Th0 分化为 Thl 和 Th2 的能力非常弱,能检测到的 IFN$-y$ 和 IL-4 也微乎其微,因此,我们检测的 Th1 和 Th2 实际上是检测 Th 细胞对刺激素刺激的反应能力,在进行 Thl 检测的同时,也进行 Th2 细胞的检测。

(2)常选择 PMA 作为 Th 细胞分化检测的刺激剂,但 PMA 可介导入 CD4$^+$T 细胞的内吞,因此在分析时采用 CD3$^+$CD8$^-$反设门的策略进行分析。

(3)在检测过程中涉及胞内细胞因子的检测,因此在进行刺激和破膜染色的时候,需要严格按照流程进行操作,并设定一定的阴性对照管。在通常情况下,未刺激的 Th 细胞分泌的细胞因子非常少,可忽略不计。

7.临床意义

Th1/Th2 亚群两者相互之间的平衡在免疫应答调节中起着关键作用,因此 Th1/Th2 平衡失调与多种疾病的发生、发展和预后有着密切关系。目前已发现许多感染性疾病、自身免疫病、过敏性疾病以及移植排斥反应等都有与 Th1/Th2 平衡有关。Th1 细胞升高见于结核病、丙肝病毒感染、多发性硬化、类风湿关节炎、接触性皮炎以及移植排斥反应等。Th1 细胞降低见于艾滋病和过敏性哮喘等疾病。

(二)Th17 细胞检测

1.原理

Th17 细胞不同于 Th1、Th2 细胞的 CD4$^+$T 细胞亚群,其主要分泌 11－17(11－17A),还包括 11－17F 以及 IL－21、11－22、IL－6、TNF－α 等细胞因子,因此命名为 Th17 细胞。对于 Th17 细胞的检测,同 Th1 细胞检测一样,主要是采用 FCM。

2.试剂

试剂组成一般为荧光素标记的细胞特异性单克隆抗体、荧光素标记的 11－17 单克隆抗体、细胞培养液(内含有丝分裂原和抗生素)和破膜剂等。

3.操作

按试剂盒所附的使用说明书或实验室制定的 SOP 进行操作。一般操作步骤为:新鲜无菌待测样本或质控品→加入细胞培养液→温育→取细胞并加至预备的荧光素标记的细胞特异性单克隆抗体管→温育→加固定剂→温育→洗涤→加破膜剂→加荧光素标记的 IL－17 单克隆抗体管→温育→洗涤→上机检测—软件分析。分析 CD3$^+$CD8$^-$IL－17 细胞即 Th17 细胞百分比。

4.结果计算

临床上常采用阳性细胞百分比来报告结果。Th17 的百分比＝(刺激 T 细胞分泌细胞因子的百分比－刺激 T 细胞阴性对照百分比)。

5.参考区间

各实验室应建立自己的参考区间。如用文献或说明书提供的参考区间,使用前应加以验证。

6.注意事项

(1)Th17 通过在 IL－12 的作用下,可以分泌产生 1FN－Y 及 IL－17,提示 Th17 与 Th1 之间存在发育上的某种联系。

(2)在自身免疫病中,Th17 细胞与 Treg 细胞互为制约,相互平衡的两种 CD4$^+$细胞亚群,两者之间的平衡可以限制自身免疫病的发生。

7.临床意义

Th17 被认为是介导自身免疫病的一群 Th 细胞亚群,其通过分泌炎症介质 IL－17 诱导严重的自身免疫反应,如缺失 Th17 细胞能防止或减轻自身免疫性脑脊髓炎(EAE)等自身免疫病的发病。在各种自身免疫病,包括类风湿关节炎、多发性硬化、系统性红斑狼疮(SLE)、自身免疫性糖尿病以及哮喘等患者都检测到 Th17 细胞表达增高,同时在移植排斥反应早期也发现 Th17 细胞表达升高。在某些细菌感染性疾病中,如幽门螺杆菌感染,由于其分泌 IL－17

这一炎性细胞因子,参与了细菌感染后炎症反应。

(三)调节性 T 细胞检测

1.原理

调节性 T 细胞(Treg)是 $CD4^+$ T 细胞的一个亚群,其表达 CD4、CD25 分子,一度认为 $CD4^+CD25^+$ 为 Treg 细胞,后来发现转录因子脊椎动物叉头样转录因子(Foxp3)是其更为特异的分子标志。对于 Treg 细胞的检测,同 Th1 细胞检测一样,主要是采用 FCM。

2.试剂

试剂组成一般为荧光素标记的细胞特异性单克隆抗体、荧光素标记的 Foxp3 单克隆抗体、细胞培养液(内含有丝分裂原和抗生素)和破膜剂等。

3.操作

按试剂盒所附的使用说明书或实验室制定的 SOP 进行操作。一般操作步骤为:新鲜无菌待测样本或质控品→加入细胞培养液→温育→取细胞并加至预备的荧光素标记的细胞特异性单壳隆抗体管→孵育→加固定剂→温育→洗涤→加破膜剂→加荧光素标记的 Foxp3 单克隆抗体管→孵育→洗涤→上机检测→软件分析。分析 $CD4^+CD25^+Foxp3$ 细胞即 Treg 细胞百分比。

4.结果计算

临床上常采用阳性细胞百分比来报告结果。Treg 的百分比=(刺激 T 细胞分泌细胞因子的百分比-刺激 T 细胞阴性对照百分比)。

5.参考区间

各实验室应建立自己的参考区间。如用文献或说明书提供的参考区间,使用前应加以验证。

6.注意事项

(1)Treg 细胞根据起源、发育和激活要求以及作用机制不同,可以分为天然产生的自然调节性 T 细胞(nTreg)和诱导产生的适应性调节性 T 细胞(iTreg),除此外,还有 Th3 和 Trl,它们通常不表达或低表达 Foxp3,也被认为是调节性 T 细胞。

(2)Treg 细胞与 Th17 细胞表面的大部分趋化受体均相同,Th17 细胞与 Treg 细胞在许多组织中均同时存在;但与 Th17 细胞介导炎性反应和自身免疫疾病的功能相反,Treg 细胞具有抗炎性反应和维持自身免疫耐受的功能,二者的动态平衡可能与机体发生适当强度的免疫应答密切相关。但目前对这两种细胞的关系还没有定论。

7.临床意义

Treg 细胞被认为是可以拮抗 Th17 细胞功能的一群 $CD4^+$ T 细胞,在免疫病理、移植物耐受阻止自身免疫反应和维持机体免疫平衡方面发挥重要的作用。在各种自身免疫病和移植排斥反应中,包括类风湿关节炎、系统性红斑狼疮(SLE)、自身免疫性糖尿病、早期移植排斥反应者等患者都检测到 Treg 细胞表达降低。同时在细菌或者病毒感染性疾病、过敏性哮喘等都可以发现 Treg 细胞数量降低,功能被抑制。在实体肿瘤患者中,发现 Treg 细胞数目明显增加,可抑制机体的抗肿瘤应答,清除 Treg 细胞可以重建抗肿瘤免疫。

第二节　淋巴细胞增殖试验

细胞增殖是指细胞个体分裂导致细胞数量增加。在细胞增殖的过程中,细胞代谢旺盛,细胞个体的 DNA、蛋白质合成增加。因此,可通过检测细胞增殖后的数量和测定细胞 DNA、蛋白质合成代谢来了解。目前,用于检测细胞增殖的方法主要有 ^3H-TdR 掺入法、细胞内酶法和 FCM。在临床和科研工作中涉及淋巴细胞增殖检测的试验主要为混合淋巴细胞培养(MLC)和淋巴细胞转化试验。

一、混合淋巴细胞培养:

(一)原理

混合淋巴细胞培养又称混合淋巴细胞反应,是指两个无关个体、功能正常的淋巴细胞在体外混合培养时,由于 HLA Ⅱ 类抗原中 D 和 DP 抗原不同,可相互刺激对方的 T 细胞发生增殖,此为双向混合淋巴细胞培养,若将其中一方的淋巴细胞先用丝裂霉素 C 处理或照射使之细胞中 DNA 失去复制能力,但仍能刺激另一方淋巴细胞发生转化,成为单向混合淋巴细胞培养。两个个体间 HLA 抗原差异程度越大,反应越强烈,可通过细胞数量或 ^3H-TdR 掺入率检测反应细胞的增殖水平。如用经照射的、已知 D 位点抗原的纯合子分型细胞(HTC)作为刺激细胞,则可检测待检者的 D 位点抗原型别。EB 病毒转化的 B 淋巴母细胞表达高水平的 HLA Ⅱ 类抗原,常作为单向混合淋巴细胞培养中的刺激细胞。

(二)试剂

试剂及材料组成一般为刺激细胞:N23 细胞系;反应细胞:外周血单个核细胞和细胞培养基等。

(三)操作

按试剂盒所附的使用说明书或实验室制定的 SOP 进行操作,主要操作过程如下:

1.刺激细胞的准备

常用的刺激细胞有 EB 病毒转化的 B 淋巴母细胞(如 N23 细胞株,经过克隆化)、HTC 或 PBMC。取处于对数生长期的 N23 细胞,离心后重悬于新鲜完全培养基中,调整细胞数为 $(1\sim2)\times10^6/ml$,移置塑料培养瓶或 50ml 离心管中,用 ^{60}Co 照射 3000rad。

2.反应细胞的准备

分离纯化待检个体的 PB-MC。

3.混合淋巴细胞培养

按 2×10^6PBMC∶1×10^6 照射的 N23 细胞/4ml 10% FCS RPMI1640 比例在培养瓶中进行混合淋巴细胞培养,培养瓶保持直立,培养 4 天内不要晃动,第 5 天加入 1ml 新鲜培养基。如要测定 3H-TdR 掺入率,一般可在混合淋巴细胞培养的第 5 天进行。

(四)结果判定

按照不同检测试剂盒提供的说明书来判读。

(五)参考区间

待测者抗原与刺激细胞抗原相同,结果应为阴性。

(六)注意事项

1.方法学特点

细胞内酶法如 MTT 法检测细胞内线粒体活性实验,因不需特殊仪器、操作简单、结果准确、无放射性放射性核素污染而较为常用。但混合淋巴细胞培养必须以受检者的淋巴细胞作为检测标本,这大大地限制了检测方法的应用范围,而且还存在细胞培养周期过长操作步骤复杂等缺点。

2.注意无菌操作

刺激细胞接受照射剂量要准确,使细胞暂时存活,但失去增殖的能力。

(七)临床意义

若待检者抗原与标准 HLA-D 抗原或刺激细胞抗原相同,混合淋巴细胞培养不发生增殖,可作为器官移植前的组织配型。

二、淋巴细胞转化试验

T、B 淋巴细胞与有丝分裂原在体外共同培养时,受到后者的刺激可发生形态学和生物化学的变化,部分小淋巴细胞转化为不成熟的母细胞,并进行有丝分裂,这种方法称为淋巴细胞转化试验。常见检测方法有形态学检测方法和 M1T 检测方法。淋巴细胞转化率的高低可以反映机体的免疫水平,因此可作为测定机体免疫功能的指标之一。

(一)检测方法

1.形态法

(1)原理:淋巴细胞在体外培养时,受到刺激物的刺激后可表现为细胞体积增大、代谢旺盛、蛋白质和核酸合成增加。在显微镜下可观察到转化细胞体积增大,核膜清楚,染色质疏松呈细网状,核/细胞比例变小。而未转化细胞体积小,核染色体致密,核/细胞比例大。计数转化细胞和未转化细胞,得出转化率,可以反映机体的免疫功能。

(2)试剂:试剂及材料组成一般如下,细胞:T 淋巴细胞或 B 淋巴细胞(流式分选法或磁珠分选法分离外周血淋巴细胞);刺激因子:根据实验目的不同选择有丝分裂原,一般 T 淋巴细胞可选植物血凝素(PHA)、刀豆蛋白 A(CoA)、美洲商陆有丝分裂原(PWM),B 淋巴细胞可选葡萄球菌 A 蛋白(SPA)或美洲商陆有丝分裂原(PWM);RPMI1640(含 10% 胎牛血清)培养基。

(3)操作:

按试剂盒所附的使用说明书或实验室制定的 SOP 进行操作,主要操作过程如下:

1)取静脉血 3ml,分离外周血单个核细胞,根据实验目的分离 T 或 B 淋巴细胞。

2)待测细胞培养于 96 孔细胞培养板中,每孔细胞悬液 $100\mu l$。加入所需浓度的有丝分裂原或特异抗原,37℃、5% CO_2 培养箱培养 3~5 天。

3)培养结束后收集细胞进行涂片染色,显微镜下观察并计数转化的淋巴细胞。

(4)结果计算:形态学计数法:转化率=(60.1±7.6)%。

(5)注意事项:注意无菌操作。标本采集后立即送检,不可放置过长时间。分离细胞操作轻柔,防止损伤细胞。

2.溴化甲基噻唑二苯四唑法

(1)原理:淋巴细胞增殖时,活细胞可摄取可溶性的黄色染料即溴化甲基噻唑二苯四唑(MTT)、在细胞内 MTT 被线粒体中的琥珀酸脱氢酶还原为不溶性的蓝紫色结晶甲䐶,而死细胞无此功能。其形成的量与细胞增殖的程度成正比。二甲基亚砜、异丙醇或无水乙醇等有机溶剂能溶解甲䐶后,在酶标仪 560nm 波长读吸光度(A)值可了解细胞增殖情况。此试验常用于了解待测的淋巴细胞对有丝分裂原(如 PHA、ConA)和特异抗原刺激的反应能力。

(2)试剂:

1)MT:取 5mg MTT 溶于 1ml PBS 中,过滤除菌后 4℃避光保存。

2)溶剂:可选用的有二甲基亚砜、无水乙醇、100g/LSDS(含 0.01mol/LHCl)、50% 异丙醇(含 10% Triton X—100)。

3)培养基:RPMI 1640(含或不含 10%胎牛血清)。

4)有丝分裂原或特异抗原:根据研究目的选择。

(3)操作:

试验目的不同,操作程序也有所不同,大致步骤的步骤如下:

1)用淋巴细胞分离液(比密 1.077~1.079g/ml,由泛影葡胺、聚蔗糖按一定比例配成,可购商品)自外周血中分离单个核细胞,用培养液将细胞配成 $1×10^6$/ml 悬液。

2)待测细胞培养于 96 孔细胞培养板中,每孔细胞悬液 100pl。加入所需浓度的有丝分裂原或特异抗原,37℃、5% CO_2 培养箱培养 72 小时。

(3)终止培养前 4 小时,加入 MTT 试剂 10~20μl(终浓度为 0.5~1ng/m)至每孔中,37℃5% CO_2 培养箱培养 2~4 小时。

4)每孔加入二甲基亚砜(或其他溶剂)100μl,振荡,使甲䐶充分溶解。

5)每次试验设不加有丝分裂原或特异抗原(用溶解有丝分裂原或特异抗原的溶剂替代)的对照孔。

(4)结果判定:

在酶标仪 560nm 波长(溶剂不同所用波长可能不同)测吸光值(A)值,以测定孔 A 值/对照孔 A 值的比值≥2 为有意义。

(5)注意事项:

1)培养基、胎牛血清等对细胞增殖有较大影响,更换厂家或批号时,应与原培养基、胎牛血清比对。

2)由于影响试验结果的因素很多,故选用的试剂、操作规程均应统一和规范。

(二)临床意义

根据淋巴细胞的转化情况,可反映机体的细胞免疫水平。淋巴细胞转化率降低表示细胞免疫水平低下,可见于运动失调性毛细血管扩张症、恶性肿瘤、霍奇金病、淋巴瘤、淋巴肉芽肿、重症真菌感染、重症结核、瘤型麻风等。此外,本试验还可帮助观察疾病的疗效和预后,经治疗后转化率由低值转变为正常者表示预后良好,反之则预后不良。

第三节　细胞因子检测

细胞因子是一类由多种细胞产生的,具有广泛多样生物学作用的蛋白质或多肽分子。目前可将细胞因子分为白细胞介素、干扰素、肿瘤坏死因子超家族、集落刺激因子、趋化因子、生长因子等,以下介绍部分细胞因子及受体的检测。

一、白细胞介素检测

(一)白细胞介素-2检测

白细胞介素-2(IL-2)是在淋巴细胞增殖分化过程中重要的细胞生长因子,以下主要介绍生物素亲合素系统的双抗体夹心 ELISA 法检测 IL-2。

1.原理

以抗人 IL-2 单克隆抗体包被于聚苯乙烯反应板上,加入待测标本(血清、体液)及标准品与固相抗 IL-2 单抗结合,及生物素化抗 IL-2 抗体,最后形成抗 1L-2 抗体-11-2,生物素化抗 IL-2 抗体复合物,后依次加入辣根过氧化物酶(HRP)标记的链霉亲和素、酶底物/色原溶液后呈色,显色(吸光度)强度与待测标本中 IL-2 水平在一定范围内呈正相关。

2.试剂

试剂组成一般为包被抗人 IL-2 的微孔板、生物素化抗人 IL-2 抗体、酶标记的链霉亲和素、酶底物/色原溶液、IL-2 标准品和浓缩洗涤液等。

3.操作

按试剂盒所附的使用说明书或实验室制定的 SOP 进行操作,主要操作过程如下:设定和加载空白对照、标准品、质控物和待测样品→温育反应→加入生物素化抗体→温育反应→洗涤→加入酶标记链霉亲和素→温育反应→洗涤→加入酶底物/色原溶液→温育反应→终止→比色。

4.结果计算

根据标准品的浓度及对应的吸光度值,绘制出标准曲线,再根据待测样本的吸光度值,在标准曲线上计算出待测样品 IL-2 的浓度。

5.参考区间

各实验室应建立自己的参考区间。如用文献或说明书提供的参考区间,使用前应加以验证。

6.注意事项

(1)试剂盒的应按要求温度条件进行保存,温度过高或过低都会影响试剂盒的检测效果;不同厂家及批号的试剂盒不能混用。

(2)为保证实验结果有效性,每次实验请使用新的标准品溶液。

(3)实验开始前,各试剂均应平衡至室温(试剂不能直接在 37℃溶解);实验前应预测样品含量,如样品浓度过高时,应对样品进行稀释,以使稀释后的样品符合试剂盒的检测范围,计算时再乘以相应的稀释倍数;此外,待测标本应澄清,溶血黄疸等都会影响结果。

(4)检测过程中应严格控制每一步的反应时间,反应时间过长或过短会造成假阳性或假阴性结果。

(5)每一步反应之后应彻底洗涤反应孔,对未结合物质洗涤不充分会增加非特异性显色,造成假阳性影响检测结果。

(6)终止液的加入顺序应尽量与底物液的加入顺序相同。为了保证实验结果的准确性,在加入终止液后立即进行检测。

7.临床意义

IL-2可提高人体对病毒、细菌、真菌和原虫等感染的免疫应答,促进细胞毒性 T 淋巴细胞(CTL)、自然杀伤细胞(NK 细胞)、淋巴因子激活的杀伤细胞(LAK 细胞)和肿瘤浸润性淋巴细胞(TIL)增殖,并使其杀伤活性增强,进而清除体内肿瘤细胞和病毒感染细胞等;IL-2还可以增加抗体和干扰素(IFN)等细胞因子的分泌,在机体免疫应答中具有非常重要的作用,是一种免疫增强剂,具有抗病毒、抗肿瘤和提高机体免疫功能等作用。IL-2 的表达异常与临床多种疾病有密切关系,尽管外周血、尿液中 IL-2 水平,或激活淋巴细胞上清液中 IL2 水平的异常没有疾病特异性,但是可作为相关疾病的辅助诊断、预后及疗效观察提供可靠数据:

(1)IL-2升高:肿瘤、心血管病、肝病等疾病时均可使 IL-2 水平升高,在器官移植后早期排斥反应时也出现 IL-2 表达升高。

(2)IL-2 降低:在多种原发性免疫缺陷病和继发性免疫缺陷病时均可伴有 IL-2 水平降低,如 SLE、麻风和艾滋病等。

(二)白细胞介素-4 检测

白细胞介素-4(IL-4)是由活化的 T 细胞和肥大细胞产生的细胞因子,能够促进 B 细胞的增殖和分化,参与 B 细胞对蛋白质抗原发生免疫应答。血清中 IL-4 的检测常用 ELISA方法。

1.原理

为生物素-4 亲合素系统的双抗体夹心 ELISA 法,参考 IL-2 检测。

2.试剂

试剂组成一般为包被抗人 IL-4 的微孔板、生物素化抗人 IL-4 抗体、酶标记的链霉亲和素、酶底物/色原溶液、IL-4 标准品和浓缩洗涤液等。

3.操作

按试剂盒所附的使用说明书或实验室制定的 SOP 进行操作,主要操作过程如下:设定和加载空白对照、标准品、质控物和待测样品→温育反应→加入生物素化抗体-温育反应→洗涤→加入酶标记链霉亲和素→温育反应→洗涤→加入酶底物/色原溶液+温育反应→终止→比色。

4.结果计算

根据标准品的浓度及对应的吸光度值,绘制出标准曲线,再根据待测样本的吸光度值,在标准曲线上计算出待测样品中 IL-4 的浓度。

5.参考区间

各实验室应建立自己的参考区间。如用文献或说明书提供的参考区间,使用前应加以验证。

6.注意事项

参见 IL-2 检测中注意事项。

7.临床意义

IL-4 是一种作用多向性细胞因子,它可作用于多种细胞系,对 T 细胞、B 细胞、肥大细胞、巨噬细胞、造血细胞和胸腺细胞均有免疫调节作用;IL-4 可以促使 B 细胞分泌多种抗体如 IgG、IgA 和 IgE 等,IL-4 可增强单核巨噬细胞 MHCII 类抗原的表达,IL-4 还可以协同IL-3 共同刺激肥大细胞增殖以及活化细胞毒性 T 细胞;IL-4 是典型的由 Th2 细胞产生的细胞因子,对 T、B 淋巴细胞的发育以及体液免疫反应、抗体产生都有重要作用;血清中 IL-4水平检测缺乏疾病特异性,异常的水平能反映机体免疫功能的失衡,在硬皮病、多发性硬化、自身免疫甲状腺疾病、炎性肠道疾病、支气管哮喘和特异性皮炎等变态反应过敏性疾病时,机体的 IL-4 水平显著增加;通过测定人体外周血、体液或培养上清液中 IL-4 水平可辅助临床某些疾病的诊断。

(三)白细胞介素-6 检测

白细胞介素-6(IL-6)主要由巨噬细胞、T 细胞、B 细胞和血管内皮细胞等多种细胞产生,IL-6 的检测常用 ELISA 方法。

1.原理

为生物素亲合素系统的双抗体夹心 ELISA 法,参见 IL-2 检测。

2.试剂

试剂组成一般为包被抗人 IL-6 的微孔板、生物索化抗人 IL-6 抗体、酶标记的链霉亲和素、酶底物/色原溶液 IL6 标准品和浓缩洗涤液等。

3.操作

按试剂盒所附的使用说明书或实验室制定的 SOP 进行操作,主要操作过程如下:设定和加载空白对照、标准品、质控物和待测样品→温育反应→加入生物素化抗体→温育反应→洗涤→加入酶标记链霉亲和素→温育反应→洗涤→加入酶底物/色原溶液→温育反应→终止→比色。

4.结果计算

根据标准品的浓度及对应的吸光度值,绘制出标准曲线,再根据待测样本的吸光度值,在标准曲线上计算出待测样品中 IL-6 的浓度。

5.参考区间

各实验室应建立自己的参考区间。如用文献或说明书提供的参考区间,使用前应加以验证。

6.临床意义

IL-6 是炎症免疫反应中重要的细胞因子之一,能够促进 B 细胞分泌抗体、促进 T 细胞生长和 IL-2 的产生等;此外,还可以调节多种细胞的生长与分化,具有调节免疫应答、急性期反应及造血功能,并在机体的抗感染免疫反应中起重要作用;IL-6 在多种疾病时均有明显改变,其水平与疾病的活动期、肿瘤的发展变化、排斥反应程度以及治疗效果都密切相关;对患者体液中 IL-6 水平的检测可反映患者的病情变化,但其缺乏疾病特异性,通过对 IL-6 水平的检测了解患者的病情和疗效：

（1）IL－6在某些肿瘤中表达升高如浆细胞瘤、慢性淋巴细胞白血病、急性髓样白血病、多发性骨髓瘤、Lennert淋巴瘤、霍奇金病、心脏黏液瘤和宫颈癌等。

（2）术后、烧伤、急性感染、器官移植排斥反应等疾病时，患者体液（血清、尿液、囊液、培养上清）中也可观察到IL－6明显升高。

（四）白细胞介素－8检测

白细胞介素－8(IL－8)又称中性粒细胞因子，是炎症性疾病的重要介质，IL－8的检测常用ELISA方法。

1.原理

为生物素亲合素系统的双抗体夹心ELISA法，参见IL－2检测。

2.试剂

试剂组成一般为包被抗人IL－8的微孔板、生物素化抗人IL－8抗体、酶标记的链霉亲和素、酶底物/色原溶液、IL－8标准品和浓缩洗涤液等。

3.操作

按试剂盒所附的使用说明书或实验室制定的SOP进行操作，主要操作过程如下：设定和加载空白对照、标准品、质控物和待测样品－温育反应→加入生物素化抗体→温育反应→洗涤→加入酶标记链霉亲和素→温育反应→洗涤→加入酶底物/色原溶液→温育反应→终止→比色。

4.结果计算

根据标准品的浓度及对应的吸光度值，绘制出标准曲线，再根据待测样本的吸光度值，在标准曲线上计算出待测样品中IL－8的浓度。

5.参考区间

各实验室应建立自己的参考区间。如用文献或说明书提供的参考区间，使用前应加以验证。

6.临床意义

IL－8在抗感染、免疫反应调节以及抗肿瘤方面有重要作用；在炎症信号刺激下由巨噬细胞、内、皮细胞和其他细胞产生，能够调节T、B淋巴细胞成熟分化，对特异性和非特异性的免疫细胞具有强烈的趋化作用，其中主要是对中性粒细胞的趋化和激活作用，对淋巴细胞和嗜碱性粒细胞也有重要的趋化作用。作为一种主要的炎症因子；1L－8水平在感染及某些自身免疫性疾病的情况下在炎症局部、血清和体液中均有显著增加。临床上可通过测定IL－8水平来进行相关疾病的诊断、鉴别诊断和预后判断，虽然缺乏疾病特异性，但对于相关疾病的诊断具有重要参考意义：

（1）IL－8与类风湿关节炎和麻风密切相关，IL－8趋化中性粒细胞产生软骨降解酶引起滑膜损伤，在该病患者的滑液中可检测到IL－8水平升高。

（2）在某些与中性粒细胞积聚有关炎症和呼吸系统疾病的局部或血清患者中IL－8也有明显增高，如肺纤维化、呼吸窘迫综合征慢性支气管炎和支气管扩张等。

（3）IL－8还与败血症休克、内毒素血症、输血溶血反应、酒精性肝炎、胃炎、炎症性结肠炎和急性脑膜炎球菌感染等密切相关,这些疾病患者 IL-8 升高水平与局部组织的炎细胞浸润相一致。

(五)白细胞介素-10 检测

白细胞介素-10(IL-10)是一种多功能负性调节因子,主要由 Th2 细胞、活化的 B 细胞、单核细胞和巨噬细胞产生,IL-6 的检测常用 ELISA 方法。

1.原理

为生物素-亲合索系统的双抗体夹心 EUSA 法,参见 IL-2 检测。

2.试剂

试剂组成一般为包被抗人 IL-10 的微孔板、生物素化抗人 IL-10 抗体、酶标记的链霉亲和素、酶底物/色原溶液、IL-10 标准品和浓缩洗涤液等。

3.操作

按试剂盒所附的使用说明书或实验室制定的 SOP 进行操作,主要操作过程如下:设定和加载空白对照、标准品、质控物和待测样品→温育反应→加入生物素化抗体→温育反应→洗涤→加入酶标记链霉亲和素→温育反应→洗涤→加入酶底物/色原溶液→温育反应→终止→比色。

4.结果计算

根据标准品的浓度及对应的吸光度值,绘制出标准曲线,再根据待测样本的吸光度值,在标准曲线上计算出待测样品中 IL-10 的浓度。

5.参考区间

各实验室应建立自己的参考区间。如用文献或说明书提供的参考区间,使用前应加以验证。

6.临床意义

IL-10 参与免疫细胞、炎症细胞和肿瘤细胞等多种细胞的生物调节,在自身免疫性疾病、严重感染性疾病、肿瘤及移植免疫等多种疾病中发挥重要作用;此外,作为一种抗炎性因子,IL-10 还具有下调炎症反应、拮抗炎性介质的作用。临床上可通过测定 IL-10 水平来进行相关疾病的诊断、鉴别诊断和预后判断,虽然缺乏疾病特异性,但对于相关疾病的诊断具有重要参考意义:

(1)IL-10 与炎症:在感染流感病毒 A 的过敏性体质患者中,外周血 IL-10 水平明显减少;肾小球疾病、慢性肾衰竭患者 IL-10 明显升高,且透析后较透析前明显增加,可能对尿毒症患者肾功能改善有重要提示意义。

(2)IL-10 与器官移植排斥反应:IL-10 参与调节移植排斥反应,其表达水平与移植物存活时间呈正相关。

(3)IL-10 与肿瘤:在某些肿瘤中应用免疫组化技术也可发现 IL-10 水平升高,如:黑色素瘤、卵巢癌和结肠癌细胞、基底细胞癌、肺癌组织、脑胶质瘤组织、结直肠癌的瘤组织、淋巴结和癌旁组织。

(4)IL-10 与自身免疫病:IL-10 具有很强免疫抑制及免疫调控作用,在类风湿关节炎的发病中 IL-10 水平升高。

（六）白细胞介素－17 检测

白细胞介素－17（IL－17）是近来发现的一种促炎症细胞因子，主要由活化的记忆性 CD4T 淋巴细胞分泌，IL－6 的检测常用 ELISA 方法。

1.原理

为生物素、亲合素系统的双抗体夹心 ELISA 法，参见 IL－2 检测。

2.试剂

试剂组成一般为包被抗人 IL－17 的微孔板、生物素化抗人 IL－17 抗体、酶标记的链霉亲和素、酶底物/色原溶液、IL－17 标准品和浓缩洗涤液等。

3.操作

按试剂盒所附的使用说明书或实验室制定的 SOP 进行操作，主要操作过程如下：设定和加载空白对照、标准品、质控物和待测样品→温育反应→加入生物素化抗体→温育反应→洗涤→加入酶标记链霉亲和素→温育反应→洗涤→加入酶底物/色原溶液→温育反应→终止→比色。

4.结果计算

根据标准品的浓度及对应的吸光度值，绘制出标准曲线，再根据待测样本的吸光度值，在标准曲线上计算出待测样品中 IL－17 的浓度。

5.参考区间

各实验室应建立自己的参考区间。如用文献或说明书提供的参考区间，使用前应加以验证。

6.临床意义

IL－17 具有招募中性粒细胞、促进多种细胞释放炎症因子、促进细胞增殖及肿瘤生长等多种生物学作用，与许多炎症反应和自身免疫性疾病的发生、发展有着重要的联系。IL－17 在类风湿关节炎、多发性硬化、哮喘、系统性红斑狼疮以及移植排斥中 IL－17 的表达均会升高。

二、干扰素－γ 检测

干扰素－γ（IFN－γ）是机体一类重要的细胞因子，具有广谱抗病毒、抗肿瘤和免疫调节功能，根据干扰素细胞来源不同、理化性质和生物学活性的差异，可分为 IFN－a、IFN－β、IFN－γ；IFN－γ 也叫Ⅱ型干扰素，主要由活化 T 细胞和 NK 细胞产生，人 IFN－Y 成熟分子以同源二聚体糖蛋白形式存在，当前临床上主要使用 ELISA，放射免疫法（RIA）检测 IFN－Y，本节主要介绍 ELISA 方法。

（一）原理

为生物素，亲合素系统的双抗体夹心 ELISA，参见 IL－2 检测。

（二）试剂

试剂组成一般为包被抗人 IFN－γ 的微孔板、生物素化抗人 IFN－γ 抗体、酶标记的链霉亲和素、酶底物/色原溶液、IFN－γ 标准品和浓缩洗涤液等。

（三）操作

按试剂盒所附的使用说明书或实验室制定的 SOP 进行操作，主要操作过程如下：设定和加载空白对照、标准品、质控物和待测样品→温育反应→加入生物素化抗体→温育反应→洗涤→加入酶标记链霉亲和素→温育反应→洗涤→加入酶底物/色原溶液→温育反应→终止→比色。

(四)结果计算

根据标准品的浓度及对应的吸光度值,绘制出标准曲线,再根据待测样本的吸光度值,在标准曲线上计算出待测样品中 IFN-γ 的浓度。

(五)参考区间

各实验室应建立自己的参考区间。如用文献或说明书提供的参考区间,使用前应加以验证。

(六)临床意义

IFN-γ有着广泛的生物学活性:①免疫调节功能:诱导单核细胞、巨噬细胞、DC、血管内皮细胞等 MHCII 抗原的表达,使其参与抗原递呈和特异性免疫识别的过程,促进巨噬细胞对病原微生物的杀伤作用;②广谱抗病毒功能:诱导病毒感染细胞产生多种抗病毒蛋白,增强免疫活性细胞对病原体的杀伤作用,并协同促进机体对病毒感染细胞的清除;③抑制细胞增殖、诱导细胞凋亡:能够干扰细胞周期,抑制细胞增殖与生长,有着重要的抗肿瘤作用。

1.IFN-γ 与感染

IFN-γ 能诱导细胞对病毒感染产生抗性,它通过干扰病毒基因转录或病毒蛋白组分的翻译,从而阻止或限制病毒感染。

2.IFN-γ 与肿瘤

恶性实体瘤患者外周血淋巴细胞产生干扰素的能力明显降低,细胞免疫缺陷的患者 IFN-γ产生能力下降,如 AIDS 患者,这也是导致致死性病毒感染的原因之一。

3.IFN-γ 与自身免疫性疾病

自身免疫性疾病患者血清中,IFN-γ 水平明显上升,如类风湿关节炎、硬皮病、活动性红斑狼疮,而非自身免疫患者血清中很少能查到 IFN-γ 改变,因此血清 IFN-γ 水平测定能区分是否患自身免疫性疾病,以及了解疾病的活动期。

三、肿瘤坏死因子-α 检测

肿瘤坏死因子-α(TNF-α)是一种重要的促炎细胞因子。

(一)原理

为生物素-亲合素系统的双抗体夹心 ELISA 法,参见 IL-2 检测。

(二)试剂

试剂组成一般为包被抗人 TNF-α 的微孔板、生物素化抗人 TNF-α 抗体、酶标记的链霉亲和素、酶底物/色原溶液、TNF-α 标准品、待测样品和浓缩洗涤液等。

(三)操作

按试剂盒所附的使用说明书或实验室制定的 SOP 进行操作,主要操作过程如下:设定和加载空白对照、标准品、质控物和待测样品→温育反应→加入生物素化抗体→温育反应→洗涤→加入酶标记链霉亲和素→温育反应→洗涤→加入酶底物/色原溶液→温育反应→终止→比色。

(四)结果计算

根据待测标本的吸光度值从标准曲线中得出相应的 TNF－α 浓度。

(五)参考区间

各实验室应建立自己的参考区间。如用文献或说明书提供的参考区间,使用前应加以验证。

(六)临床意义

TNF－α 参与多种免疫性炎症的发生和发展过程,是自身免疫病和全身性炎症反应综合征等主要介质;主要由单核巨噬细胞、中性粒细胞、NK 细胞以及活化的 T 淋巴细胞等产生;TNF－α 的生物学活性非常复杂,包括造血、免疫和炎症的调节,对血管和凝血的影响和对多种器官(肝、心脏、骨、软骨、肌肉和其他组织)的作用,能够增强细胞毒性 T 细胞的作用,增加 MHC 抗原的表达,引起白细胞增多和内皮细胞黏附性增强;此外,能够抑制多种肿瘤细胞和病毒感染细胞。正常情况下,血浆中有低水平的 TNF－α 存在,具有增强抗病毒、抗肿瘤、抗感染能力的作用。TNF－a 在炎症反应、免疫系统的发展、细胞凋亡及脂质代谢中起着重要的作用,与许多疾病包括哮喘、克罗恩病类风湿关节炎、神经性疼痛、肥胖症、糖尿病、自身免疫性疾病及肿瘤等密切相关。但是 TNF－a 的异常不具有疾病特异性,对血清或体液中 TNF－α 浓度的检测不能成为鉴别诊断疾病的特异指标,但可作为疾病病情变化、治疗效果以及预后判断的评价指标。

四、可溶性白细胞介素－2 受体检测

可溶性白细胞介索－2 受体(sIL－2R)是 IL－2R 的 α 链由细胞内脱落释放入体液的可溶形式。血清 sIL－2R 能与 T 细胞 mIL－2R 竞争结合 IL－2,阻止 IL－2 对免疫细胞活化增殖的刺激作用,并能结合活化 T 细胞周围的 IL－2,从而抑制 IL－2 介导的免疫反应,即具有抑制细胞免疫的作用;同时,血清 sIL－2R 也是 T 细胞活化的标志之一。临床对于 sIL－2R 的检测多采用 EUSA,其中夹心法 ELISA 是一种较简单的检测方法,国外已广泛应用于临床及基础免疫学研究。

(一)原理

为生物素－亲合素系统的双抗体夹心 ELISA 法,参见 IL－2 检测。

(二)试剂

试剂组成一般为包被抗人 IL－2R 的微孔板、生物素化抗人 IL－2R 抗体、酶标记的链霉亲和素、酶底物/色原溶液 JIL－2R 标准品和浓缩洗涤液等。

(三)操作

按试剂盒所附的使用说明书或实验室制定的 SOP 进行操作,主要操作过程如下:设定和加载空白对照、标准品、质控物和待测样品→温育反应→加入生物素化抗体→温育反应→洗涤→加入酶标记链霉亲和素→温育反应→洗涤→加入酶底物/色原溶液→温育反应→终止→比色。

(四)结果计算

根据标准品的浓度及对应的吸光度值,绘制出标准曲线,再根据待测样本的吸光度值,在标准曲线上计算出待测样品中 sIL－2R 的浓度。

(五)参考区间

各实验室应建立自己的参考区间。如用文献或说明书提供的参考区间,使用前应加以验证。

(六)临床意义

sIL-2R 是由细胞表达产生的 IL-2 游离受体,它与膜受体竞争 IL-2,阻止 IL-2 与膜受体的结合,作为一种免疫抑制因子,广泛存在于人的血清、尿液及脑脊液中,能降低机体的免疫力,它在多种疾病的血清水平上都有明显改变,如:白血病及淋巴系统恶性疾病、肿瘤、AIDS与其相关的免疫缺陷疾病、病毒感染性疾病、器官移植后排斥反应、自身免疫性疾病,如系统性红斑狼疮活:动期及麻风等患者的血清、尿液、胸腹腔积液等体液中均可检测到有明显增高,其上升水平与疾病的活动期、肿瘤的发展变化、排斥反应程度以及治疗效果都密切相关,因此,对患者体液中 sIL-2R 水平的动态监测可以反映患者的病情变化。

五、转化生长因子-β 检测

转化生长因子-β(TGF-β)是一类高度多效性的多肽因子,当前对于 TGF-β 有许多检测方法,包括生物检测法、免疫检测法如放射免疫分析、免疫放射测量分析(IRMA)、ELISA法等。

(一)原理

为生物素-亲合素系统的双抗体夹心 ELISA 法,参见 IL-2 检测。

(二)试剂

试剂组成一般为包被抗人 TGF-β 的微孔板、生物素化抗人 TGF-β 抗体、酶标记的链霉亲和素、酶底物/色原溶液、TGF-β 标准品和浓缩洗涤液等。

(三)操作

按试剂:盒所附的使用说明书或实验室制定的 SOP 进行操作,主要操作过程如下:设定和加载空白对照、标准品、质控物和待测样品→温育反应→加入生物素化抗体→温育反应→洗涤→加入酶标记链霉亲和素→温育反应→洗涤→加入酶底物/色原溶液→温育反应→终止→比色。

(四)结果计算

根据标准品的浓度及对应的吸光度值,绘制出标准曲线,再根据待测样本的吸光度值,在标准曲线上计算出待测样品中 TGF-β 的浓度。

(五)参考区间

各实验室应建立自己的参考区间。如用文献或说明书提供的参考区间,使用前应加以验证。

(六)临床意义

TCF-β 作用几乎涉及医学的各个分支,既可以刺激某些细胞增殖,又同时具有极强的抑制细胞增殖的作用,它参与对骨骼、心脏、肝脏、卵巢、睾丸、肾上腺以及造血系统和免疫系统的调节;几乎所有的细胞均可以合成和分泌 TGF-B,对于 TGF-β 的检测及研究对于了解机体免疫调控状态、造血功能、细胞分化能力及相关疾病发病机制都有着重要的意义,TGF-β 是一种重要的机体调控因子,其在血清或体液中的升高或降低并无疾病特异性,不能成为疾病的诊断与鉴别的特异指标;但其异常水平可以作为临床判断机体代谢、炎症反应纤维化等的非特异性指标之一,对肿瘤、心血管疾病、自身免疫性疾病及移植排斥等相关疾病有重要提示作用。

第三章 感染免疫血清检验

第一节 病毒性肝炎的血清学检验

一、甲型肝炎(HAV)IgM 测定

(一)原理

在微孔条预包被抗人−IgM 抗体(μ 链),配以纯化的 HAV−Ag 和酶标记 HAV 抗体及其他试剂组成,应用捕获法检验人血清或血浆中的抗−HAV−IgM,然后用 TMB 与之作用显色。

(二)试剂

所用试剂均由英科新创(厦门)科技有限公司研制。

(三)操作

1.稀释

将待测血清(或血浆)样本使用 10mmol/LPBS 或生理盐水 1：1000 稀释。

2.加样

每次实验设空白对照一孔,阴、阳性对照各两孔。分别在相应孔中加入 100μL 已稀释的血清样本及阴、阳性对照血清(空白对照孔不加),混匀,贴上不干胶,置 37℃温育 20min。

3.洗板

弃去反应孔内液体,将洗涤液用蒸馏水稀释 20 倍后注满各孔,静置 10～20 s,甩掉洗海液。重复洗板 5 次,最后拍干。

4.加抗原、酶

每孔加入抗原(HAV−Ag)及酶标记抗体各 50μL,混匀。置 37℃温育 40min。

5.洗板

同步骤 3。

6.显色

每孔加底物 A、B 各 50μL,轻拍混匀,37℃暗置 15min。

7.终止

依次在每孔加入终止液 50μL(1 滴),混匀。

8.测定

用酶标仪单波长 450nm 或双波长 450nm/630nm 测定各孔 OD 值(用单波长测定时,需用空白对照孔调零),并记录结果。

(四)结果

(1)临界值(C.OC)=阴性对照孔 OD 平均值×2.1;阴性对照 OD 均值大于 0.1 时,应重新

试验,小于 0.05 时,以 0.05 计算。

(2)样本 OD 值 S/C.0.≥1 者为 HAV-IgM 阳性;样本 OD 值 S/C.0.<1 者为 HAV-IgM 阴性。

(3)失效:如果阳性对照均值小于 0.05,提示不正常操作或试剂盒已变质损坏。此时应重新开启试剂盒按照说明书操作,若问题仍然存在,应停止使用该批号试剂,并与供应商联系。

(五)临床意义

阳性为甲型肝炎病毒(HAV)感染。

二、乙型肝炎病毒表面抗原(HBsAg)测定

(一)原理

本试剂盒在微孔条上预包被纯化的乙肝表面抗体(HBsAb),配以酶标记抗体(HBsAb-HRP)及 TMB 等其他试剂,采用夹心法原理检验人血清(或血浆)中乙肝表面抗原(HBsAg)。

(二)试剂

实验所用试剂均由北京万泰生物药业股份有限公司研制。

(三)操作

1.加样

按待测样品的数量取一定量的预包被酶联板。每次实验设空白对照一孔,阴、阳性对照各两孔。在各孔依次加入 20μL 样品稀释液,分别在相应孔中加入 100μL 阴、阳性对照血清及待测样本(空白对照孔不加),混匀,贴上不干胶,置 37℃温育 60min。

2.加酶

分别在每孔中加入酶标记抗体 50pL。贴上不干胶,置 37℃温育 30min。

3.洗板

弃去反应孔内液体,将洗涤液用蒸馏水稀释 20 倍后注满各孔,静置 10~20s,甩掉洗涤液。重复洗板 5 次,最后拍干。

4.显色

每孔加底物 A、B 各 50μL,轻拍混匀,37℃暗置 30min。

5.终止

依次在每孔加入终止液 50μL(1 滴),混匀。

6.测定

用酶标仪单波长 450nm 或双波长 450nm/630nm 测定各孔 OD 值(用单波长测定时,需用空白对照孔调零),并记录结果。

(四)结果

(1)临界值(C.OC)=阴性对照孔 OD 平均值×2.1;阴性对照 OD 均值小于 0.05 时以 0.05 计算。

(2)阴性对照 OD 均值>0.1 或阳性对照 OD 均值≤0.4 时,实验无效,应重新试验。

(3)样本 OD 值 S/C.0.≥1 者为 HBsAg 阳性;样本 OD 值 S/C.0.<1 者为 HBsAg 阴性。

(五)临床意义

感染乙肝病毒,为乙肝病毒携带者。

（六）方法的局限性

此方法仅使用于个体的血清或血浆样本检验,不适合于混合血清或血浆样品及其他体液样本。该方法仅作为定性检验乙型肝炎病毒表面抗原。

试剂盒中的阳性对照不能作为灵敏度的考核指标,阳性对照仅用于按照说明书步骤操作时,验证试剂盒中各组分是否有效。

由于方法学的局限性,该实验结果仅作为判断疾病的一项依据,如需对患者进行确诊,建议施于其他检验手段予以确认。

（七）注意事项

(1)使用前请详细阅读本说明书。任何违反本说明书的使用或操作行为,都可能得不到准确的检验结果。

(2)所有样本、试剂和各种废弃物应按传染物处理。严格防止交叉感染,严格健全和执行消毒隔离制度。对于含有传染源和怀疑含有传染源的物质,应有合适的生物安全保证制度,下列为有关注意事项,但不仅限于此:①戴手套处理样本和试剂。②不要用嘴吸样。③不可在处理这些物品时吸烟、进食、喝饮料、美容和处理隐形眼镜等。④用消毒剂对溅出的样本或试剂进行消毒。⑤按当地的有关条例来消毒和处理所有样本、试剂和潜在的污染物。

(3)加试剂前,应先将试剂瓶翻转数次,使液体混匀。建议使用加液器进行加液,并经常对加液器进行校准。加液时注意勿使加液枪头接触孔内液体,避免液体间相互污染。仔细操作,避免加样时在孔中产生气泡。

(4)每板建议设阴、阳性对照各两孔,设空白对照 1 孔,空白对照不加样本和酶标抗体,其余各步相同。

(5)避免在孵育和保存过程中,试剂被阳光暴晒和接触次氯酸等强氧化性物质。

(6)孵育温度要保持在 37℃±1℃,温度过高或者过低可能会影响检验结果的准确性。

(7)封板膜为一次性使用,重复使用可能导致污染。

(8)洗板机在使用结束后要使用新鲜蒸馏水或高品质去离子水冲洗干净,以防止管路阻塞和腐蚀。洗涤时各孔均须加满但不溢出,防止孔口内有残留物未能洗净。

(9)每次洗涤结束请尽早进行后续加液操作,避免长时间暴露而引起错误结果。

(10)使用全自动化仪器时,封板和洗板后扣干步骤可以省略。但需要注意保证洗涤液的加液量,保证洗涤后将微孔板孔中的洗液充分吸干,以免对试验造成错误的结果。

(11)确保反应孔板的底部清洁和干燥,在读板前要确保孔中液体没有气泡。

(12)终止后请尽早用酶标仪读数(建议 10min 内完成读值),避免放置过长时间而引起的错误结果。

(13)检验结果建议用酶标仪进行读数测量。样本的检验读值与样本中抗原的浓度不一定呈正相关关系。

(14)检验结果呈阴性的样本,不能绝对保证样本中没有低浓度抗原的存在,不能完全排除HBV 感染的可能。

(15)该免疫测试不能绝对排除非特异性反应的存在,如对检验结果有疑问,请用相应的确认试剂或方法对检验样本进行结果确认。

(16)试剂盒各组分在正确处理和保存的情况下直至效期都保持稳定,不能使用过效期的试剂盒,以免试验造成错误结果。

(17)封板膜使用说明:①微孔板拆封后,在取出当天所需的微孔条后,其余微孔条可用封板膜封存以避免受潮。在封存时,注意勿把封板膜粘贴到微孔条底部,以免影响其透光性。②微孔板温育时,以封板膜覆盖孔口,可避免其他因素对实验带来的非预期的影响。③封板模不能重复使用。

(18)不同厂商,不同品名,不同批号的试剂不可混用,以免产生错误结果。

三、乙型肝炎病毒表面抗体(HBsAb)测定

(一)试剂

同 HBsAg。

(二)操作

1.加样及酶

按待测样品的数取一定量的预包被酶联板。每次实验设空白对照 1 孔,阴、阳性对照各两孔。在各孔依次加入待检标本及阴、阳对照 $50\mu L$,然后每孔各加酶结合物 $50\mu L$(1 滴)(空白对照孔不加),混匀,贴上不干胶条,置 37℃温育 30min。

2.洗板

弃去反应孔内液体,将洗涤液用蒸馏水稀释 20 倍后注满各孔,静置 20s,甩掉洗涤液。重复洗板 4 次,最后拍干。

3.显色

依次在每孔加显色剂 A 液、B 液各 $50\mu L$(1 滴),混匀,置 37℃温育 10min。

4.终止

依次在每孔加终止液 $50\mu L$(1 滴),混匀。

(三)结果计算和判断

采用 450nm 波长的酶标仪,先用空白孔调零,然后读取各孔的 OD 值。

标本 OD 值/阴性对照平均 OD 值≥2.1 判断为阳性,反之之为阴性。

备注:阴性对照 OD 值低于 0.05,按 0.05 计算,高于 0.05 按实际 OD 值计算。

(四)临床意义

HBsAb 为保护性抗体,感染乙肝病毒康复后或注射疫苗后产生。

四、乙型肝炎病毒核心抗体(HBcAb)测定

(一)原理

ELISA 方法。

(二)试剂

实验所用试剂均由北京万泰生物药业股份有限公司研制。

(三)操作

1.加样及酶

按待测样品的数量取一定量的预包被酶联板。每次实验设空白对照一孔,阴、阳性对照各两孔。在各孔依次加入 $100\mu L1：30$ 稀释的待测样本及阴、阳性对照(空白对照孔不加),然后

每孔各加酶结合物 $50\mu L$（空白对照孔不加），混匀，贴上不干胶，置 37℃ 温育 30min。（作为临床诊断依据，必须将原倍血清样本按照 1∶30 稀释后再检验，稀释液应采用生理盐水或 10mMPBS；作为流行病学调查依据，使用原倍血清检验）。

2.洗板

弃去反应孔内液体，将洗涤液用蒸馏水稀释 20 倍后注满各孔，静置 10～20s，甩掉洗涤液。重复洗板 5 次，最后拍干。

3.显色

每孔加底物 A、B 各 $50\mu L$，轻拍混匀，37℃暗置 30min。

4.终止

依次在每孔加入终止液 $50\mu L$（1 滴），混匀。

5.测定

用酶标仪单波长 450nm 或双波长 450nm/630nm 测定各孔 OD 值（用单波长测定时，需用空白对照孔调零），并记录结果。

(四)结果

(1)待测样本为原倍血清时，临界值(C.O.)＝阴性对照孔 OD 均值 N×0.2；待测样本为非原倍血清时，临界值(C.O.)＝阴性对照孔 OD 均值 N×0.5；（非原倍血清是指稀释血清，质控血清等）。

(2)阴性对照 OD 值≤0.4 时，实验无效，应重新试验。

(3)样本 OD 值 S/C.O.≤1 者为 HBcAb 阳性；样本 OD 值 S/C.O.>1 者为 HBsAg 阴性。

(五)临床意义

出现于急性乙肝急性期，恢复后仍可持续阳性数年或更长时间。

(六)注意事项

(1)每板建议设阴、阳性对照血清各两孔，设空白对照时，不加样品及酶标记抗体，其余各步相同。

(2)洗涤时各孔均须加满，防止孔口内有游离酶未能洗净。

(3)加试剂前应将试剂瓶翻转数次，使液体混匀。

(4)所有样品都应按传染源处理。

(5)样本显色深浅与样品中抗体的含量没有一定正相关。任何一种测试都不能绝对保证样品中没有低浓度的抗体存在。

(6)封口膜使用说明。①微孔板拆封后，在取出当天所需的微孔条后，其余微孔条可以封口膜封存以避免受潮。在封存时，注意勿把封口膜粘贴到微孔条底部，以免影响其透光性。②微孔板温育时，以封口膜覆盖孔口，可避免其他因素对实验带来的非预期的影响。

(7)不同品名、不同批号的试剂不可混用，以免产生错误结果。

(8)高血脂、高胆红素及溶血样本可能影响实验结果的准确性，建议不使用。

(9)使用全自动酶免仪器时，建议参考仪器说明书，做适当调整。

五、乙型肝炎病毒 e 抗原(HBeAg)测定

(一)试剂

同 HBsAg。

(二)操作

1.加样及酶

按待测样品的数取一定量的预包被酶联板。每次实验设空白对照 1 孔,阴、阳性对照各两孔。在各孔依次加入待检标本及阴、阳对照 50μL,然后每孔各加酶结合物 50μL(1 滴)(空白对照孔不加),混匀,贴上不干胶条,置 37℃温育 30min。

2.洗板

弃去反应孔内液体,将 20 倍洗涤液用蒸馏水稀释 20 倍后注满各孔,静置 10～20s,甩掉洗涤液。重复洗板 5 次,最后拍干。

3.显色

依次在每孔加显色剂 A 液、B 液各 50μL(1 滴),混匀,置 37℃温育 10min。

4.终止

依次在每孔加终止液 50μL(1 滴),混匀。

5.测定

用酶标仪对空白孔调零,单波长 450nm/620～690nm 读取各孔的 OD 值。

(三)结果判断

(1)阴性对照 OD 平均值≤0.1 且阳性对照 OD 平均值≥0.8 时实验正常,否则实验无效。

(2)临界值(cutoff 值)计算:临界值(cutoff 值)=阴性对照平均 OD 值×2.1。

注:阴性对照平均 OD 值低于 0.05,按 0.05 计算,高于 0.05 按实际计算。

(3)待检样品 OD 值≥临界值(cutoff 值)者,为 HBeAg 阳性;待检样品 OD 值＜临界值(cutoff 值)者,为 HBeAg 阴性。

(四)临床意义

反映 HBV 的复制和判断传染性强弱,急性乙肝 HbeAg 短暂阳性,持续阳性提示转为慢性。

六、乙型肝炎病毒 e 抗体(HBeAb)测定

(一)试剂

同 HBsAg。

(二)操作

1.加样及酶

按待测样品的数取一定量的预包被酶联板。每次实验设空白对照 1 孔,阴、阳性对照各两孔。在各孔依次加入待检标本及阴、阳对照 50μL,然后每孔各加酶结合物 50μL(1 滴)(空白对照孔不加),混匀,贴上不干胶条,置 37℃温育 30min。

2.洗板

弃去反应孔内液体,将洗涤液用蒸馏水稀释 20 倍后注满各孔,静置 10～20s,甩掉洗涤液。重复洗板 5 次,最后拍干。

3.显色

依次在每孔加显色剂 A 液、B 液各 $50\mu L$（或 1 滴），混匀，置 37℃温育 10min。

4.终止

依次在每孔加终止液 $50\mu L$（或 1 滴），混匀。

5.测定

用酶标仪对空白孔调零，单波长 450nm/620～690nm 读取各孔的 OD 值。

(三)结果判断

(1)阳性对照 OD 平均值≤0.1 且阴性对照 OD 平均值≥0.8 时实验正常，否则实验无效。

(2)临界值(cutoff 值)计算：临界值(cutoff 值)＝阳性对照平均 OD 值×0.6＋阴性对照平均 OD 值×0.4。

注：阴性对照平均 OD 值大于 1.5，按 1.5 计算，小于 1.5 按实际值计算。

(3)待检样品 OD 值＞临界值(cutoff 值)者，为 HBeAb 阴性。

待检样品 OD 值≤临界值(cutoff 值)者，为 HBeAb 阳性。

(四)临床意义

出现于急性乙肝后期、慢性乙肝感染时。

七、乙型肝炎病毒前 S1 抗原测定

(一)原理及用途

采用双抗体夹心 ELISA 法，分别用抗 PreS1 和抗 HBs 作为固相化抗体和酶标抗体，如果标本中存在乙肝病毒 PreS1 抗原，则形成抗体抗原酶标抗体复合物，加入 TMB 底物产生显色反应，反之则无显色反应。适用于血浆及血清类标本。

(二)试剂

实验所用试剂均由上海华源新新医学生物工程有限公司研制。

(三)检验步骤

(1)每孔加入待测标本 $50\mu L$，设阴、阳对照各 2 孔，每孔加入阴、阳性对照各 $50\mu L$，并设空白对照一孔，然后每孔各加酶结合物 $50\mu L$(1 滴)(空白孔不加)，混匀置 37℃孵育 60min。

(2)手工洗板：弃去孔内液体，洗涤液注满各孔，静置 5s，甩干，重复 5 次后拍干。

洗板机洗板：选择洗涤 5 次程序洗板后拍干。

(3)显色：每孔(包括空白对照孔)先、后加入显色液 A、B 各一滴，充分混匀后，置 37℃孵育 15min(避光)。

(4)终止：每孔加入终止液一滴，混匀。

(5)测定：用酶标仪读数，取波长 450nm(建议使用双波长的酶标仪比色，参考波长 630nm)，先用空白孔校零，然后读取各孔 OD 值。

(四)结果判断

(1)所有阴性对照、阳性对照和标本的读数值减去空白对照孔读数即为计算值。

(2)阳性对照读数必须比阴性对照大 0.300，则实验结果成立。

(3)结果判断：临界值(CUTOFF)＝2.1×阴性对照平均 OD 值。

测试标本的计算值大于或等于临界值则为阳性。测试标本的计算值小于临界值为阴性。

注:阴性对照平均 OD 值≤0.05 时,按 0.05 计算;≥0.05 时,按实测值计算。

(五)注意事项

(1)使用前,试剂:盒应预先在室温下平衡 30min。

(2)试剂盒在 2℃~8℃ 避光保存,开启后尽快用完。

(3)不同批次的试剂组分不能混用。

(4)待测标本不可用 NaN_3 防腐,如需稀释请用小牛血清稀释标本。

(5)使用本试剂盒应看作有传染性物质。

(6)用滴瓶滴加时,滴瓶应垂直,用力和速度应均匀,加样后充分混匀。

(7)温育反应板温度和时间必须严格控制。

(8)阳性对照仅用于判断试剂盒内的包被微孔板和酶是否有效,不是临界值的标志。

(9)反应终止后,应在 10min 内判断结果。

(10)封片纸不能重复使用。

八、乙型肝炎病毒前 S2 抗原测定

(一)参考结果

酶联免疫法:阴性。

(二)临床意义

该抗原与传染性密切相关。阳性:提示病毒复制活跃,具有较强的传染性。

(三)标本采集

无抗凝静脉血 2mL。

九、丙型肝炎抗原测定

(一)原理

为双抗体夹心 ELISA 法,检验患者血清中的 HCV 核心抗原,据报告,此法敏感性可达 95%,特异性为 99.5%。可平均缩短 HCV 感染的窗口期 1 个月,达到早期诊断目的。

(二)试剂

购买经国家食品药品监督管理局批准的专用商品试剂盒,在有效期内使用。

(三)操作

按试剂盒说明书操作。

(四)结果判定

以待测血清吸光度/临界值吸光度(S/CO)比值 0.8~1.0 为可疑;1.0~1.2 为弱阳性;> 1.2 为强阳性。临界值吸光度(CO)=0.04+阴性对照 3 个复孔吸光度均值。

(五)参考区间

正常人血清 HCV 抗原阴性。

(六)附注

(1)同 ELISA 法测定抗 HCV-IgG 抗体。

(2)此法尚缺乏广泛的临床应用验证。

(七)临床意义

HCV 感染急性期患者血清 HCV 核心抗原阳性。

十、丙型肝炎病毒抗体测定

(一)试剂

所用试剂均由英科新创(厦门)科技有限公司。

(二)操作。

(1)100μL 样品稀释液加入各个反应孔中,(预留空白对照 1 孔、阳性对照 2 孔及阴性对照 2 孔)。

(2)将 10μL 待测样品加入有样品稀释液的反应孔中,混匀。

(3)在预留孔中分别加入阳性对照、阴性对照和空白对照,加样量为 100μL,三种对照均不需稀释,空白对照为样品稀释液。

(4)封板,置 37℃孵育 60min。

(5)手工洗板:弃去反应孔内液体,洗涤液注满各孔,静置 5s,甩掉洗涤液。重复洗板 5次,最后拍干。

(6)每孔加酶结合物 100μL(或 2 滴),混匀,封板,置 37℃孵育 30min。

(7)重复操作步骤 5。

(8)每孔加显色剂 A 液 50μL(或 1 滴)显色剂 B 液 50μL(或 1 滴),充分混匀,置 37℃孵育 10min。

(9)每孔加终止液 50μL(或 1 滴),混匀。

(10)用酶标仪读数,取波长 450nm(建议使用双波长的酶标仪比色,参考波长 630nm),先用空白对照孔校零,然后读取各孔 OD 值。

(三)结果判断

(1)临界值(C.O.)=阴性对照 OD 均值×2.8,阴性对照 OD 均值<0.05 时以 0.05 计算。

(2)样本 OD 值 S/C.0.≥1 者为 HCV 抗体反应阳性;样本 OD 值 S/C.0.<1 者为 HCV 抗体反应阴性。

(3)阴性对照 OD 均值>0.08 或阳性对照 OD 均值≤0.5 时实验无效,应重新试验。

(四)临床意义

阳性为丙肝病毒(HCV)感染。抗 HCV 阳性持续六个月以上预示转为慢性丙肝的可能性较大。

十一、抗丁型肝炎 IgG 抗体测定

(一)试剂

使用国家有关部门鉴定合格的试剂盒。内含 HDVAg 包被微孔板、酶抗人 IgG、底物液、阳性、阴性对照血清等。

(二)操作

按试剂盒说明书或参考以下方法。

(1)加待测血清 50μL/孔,设阳性及阴性对照,37℃ 1h,洗涤。

(2)加 HRP 羊抗人 IgG,50μL/孔,37℃ 1h,洗涤。

(3)加 TMB-H_2O_2 底物显色,室温显色 15min。

(三)结果判断

同抗 HCV-IgG 测定。

(四)临床意义

阳性为丁型肝炎病毒(HDV)感染。

十二、抗丁型肝炎 IgM 抗体测定

(一)试剂

使用国家有关部门鉴定合格的商品试剂盒。内含抗人 μ 链包被的微孔板、HDVAg 酶标、HDVAg、底物及对照血清等。

(二)操作

按试剂盒说明书或参考以下方法。

(1)微孔板中加入 1∶10 稀释成的待检血清(设阴性,阳性对照)4℃过夜或 37℃ 1h,洗 4 次。

(2)加入 HDVAg,4℃过夜或 37℃ 1h,洗 4 次。

(3)加入酶标抗 HDVAg,37℃ 1h,洗 4 次。

(4)加入底物溶液,显色。

(三)结果判断

常规判定结果测试标本的 OD 值<COV 则为 HCV 抗体阴性。测试标本的 OD 值≥COV 则为 HCV 抗体阳性。

(四)临床意义

阳性为丁型肝炎病毒(HDV)早期感染。

十三、戊型肝炎(HAV)IgG 测定

(一)原理

本试剂盒采用捕获 ELISA 检验血清或血浆中戊型肝炎病毒(HEV)IgM 抗体。在微孔条预包被抗人 IgM 抗体(μ 链),与血清中 HEV-IgM 抗体反应,再加入 HRP 标记纯化 HEV 基因工程抗原与之结合,然后用 TMB 与之作用显色。

(二)试剂

所用试剂均由英科新创(厦门)科技有限公司研制。

(三)操作

1.稀释、加样

每孔中加入 100μL 样品稀释液,分别在相应孔加入 10μL 样本及阴、阳性对照血清(空白对照孔不加),混匀,贴上不干胶,置 37℃温育 40min。

2.洗板

弃去反应孔内液体,将洗涤液用蒸馏水稀释 20 倍后注满各孔,静置 10~20s,甩掉洗涤液。重复洗板 5 次,最后拍干。

3.加酶

分别在每孔加入 100μL 酶标记抗原,混匀,置 37℃温育 40min。

4.洗板

同步骤 2。

5.显色

每孔加底物 A、B 各 50μL,轻拍混匀,37℃暗置 15min。

6.终止

依次在每孔加入终止液 50μL(1 滴),混匀。

7.测定

用酶标仪单波长 450nm 或双波长 450nm/630nm 测定各孔 OD 值(用单波长测定时,需用空白对照孔调零),并记录结果。

(四)结果

1.阴性对照

正常情况下,阴性对照孔 OD 值<0.10(阴性对照 OD 值大于 0.08 应舍弃,如果所有阴性对照孔 OD 值都大于 0.10,应重复试验)。

2.阳性对照

正常情况下,阳性对照孔 OD≥0.5。

3.临界值(C.O.)的计算

临界值=0.20+阴性对照均值。

4.结果判定

样品 OD 值 S/C.0.>1 者为 HEV-IgM,抗体反应阳性;样品 OD 值 S/C.0.<1 者为 HEV-IgM 抗体反应阴性。

(五)检验结果的解释

(1)感染初期,IgM 未产生或滴度很低会导致阴性结果,应提示患者在 7～14d 内复查,复查时,同时平行检验上次采集的标本,以确认是否出现血清学阳转或明显升高。

(2)免疫功能受损或接受免疫抑制治疗的患者,其血清学抗体检验的参考价值有限。

(3)IgM 抗体阳性不仅发生在原发感染,在继发感染亦可见 IgM 反应。

(4)不合理的样本采集、转运及储存等处理、样本中 IgM 抗体滴度过低均有可能导致假阴性结果。

(5)未经验证的其他干扰因素,如药物滥用等可能导致假阴性结果。

(6)如果第一次实验结果为有反应,而重复检验时结果为无反应,则需要进行确认实验。非重复有活性反应的结果可能属于以下因素所致:①由于仪器或加样器尖造成的交叉污染。②底物被金属离子污染。③不充分的洗板。

(六)注意事项

(1)本品仅用于体外诊断。

(2)所有的样品和本试剂盒应作为潜在的传染源看待,特别是试剂盒中阴阳性对照中含人源成分,请按传染病实验室检验规程操作:①戴手套处理样本和试剂。②不要用嘴吸样。③不可在处理这些物品时吸烟、进食、喝饮料、美容和处理隐形眼镜。④用消毒剂对溅出的样本和试剂进行消毒。⑤按当地的有关条例来消毒和处理所有样本、试剂和潜在的污染物。

(3)封板膜使用说明:①微孔板拆封后,在取出当天所需的微孔条后,其余微孔条可以封板膜封存避免受潮。②微孔板温育时,以封板膜覆盖孔口,可避免其他因素对实验带来的非预期的影响。

（4）不同品名，不同批号的试剂不可混用，以免产生错误结果。

（5）试剂各组份在正当处理和保存的情况下直至效期都保持稳定，不能使用过效期的试剂盒。

（七）临床意义

阳性为戊型肝炎病毒（HEV）感染。

第二节　优生四项试验

一、风疹病毒抗体测定

（一）原理

采用鼠标记抗人 IgM（抗 μ 链）单克隆抗体包被微孔条，辣根过氧化物酶标记基因工程重组表达的风疹病毒特异性抗原为示踪物，TMB 显色系统，ELISA 捕获法检验人血清或血浆中的抗风疹病毒 IgM 抗体。

（二）操作

1.配洗涤液

取浓缩洗涤液 50mL（15mL），用蒸馏水稀释至 1000mL（300mL）。

2.加样

各加 50μL 阳性、阴性对照及待测标本于相应反应孔内，预留空白对照孔。

3.温育

将反应板震荡混匀后，置 37℃温箱或水浴箱反应 30min。

4.洗板

（1）手洗：将反应板孔内容物倾去，用洗涤液注满反应孔，放置 30s 后用力甩去，如此反复 5 次后拍干。

（2）机洗：5 次，每孔注入洗涤液 200μL 或注满，停留 30s 后吸尽拍干。

5.加酶标工作液

每孔加入 50μL（或 1 滴）酶标工作液，置 37℃温箱反应 30min 后，洗板 5 次，洗板操作同步骤 4。

6.显色和终止反应

将底物 A、B 液各 50μL 或 1 滴加到反应孔内，37℃ 避光显色 10min。每孔加入终止液 50μL（或 1 滴）混匀终止反应。

（三）结果判定

（1）酶标仪设定波长 450nm，先用空白孔调零，然后测定各孔 OD 值；如选用双波长测定，不必设置空白对照孔。

（2）临界值（cutoff 值）＝0.10＋阴性对照（NC）OD 值（当阴性平均值 OD 值小于 0.05 时，按 0.05 计算；当阴性平均 OD 值大于或等于 0.05 时按实际值计）。

(3)标本 OD 值≤临界值为阴性,标本 OD 值>临界值为阳性。

(四)注意事项

(1)试剂盒置 2C~8℃保存,有效期 6 个月,请于有效期内使用。

(2)不同批号试剂请勿混用。

(3)严格按说明书操作。反应温度和时间必须严格控制。

(4)请将拆封后未用完的包被板放入塑料袋内封紧保存。

(五)临床意义

阳性提示有活动性病毒感染,阳性提示既往或已经感染。孕期感染临床表现不明显,约 30%~50%不出现临床症状,但(1~3 个月)原发感染会严重影响胎儿发育,导致智障者、畸形、死胎、流产等。因此,IgG 阴性与 IgM 阴性的早期孕妇是综合征的重点监护对象,对 IgG 阴性但 IgM 阳性的早期孕妇建议人流。

(六)样本要求

标本应避免溶血或反复冻融,混浊或有沉淀的标本应离心或过滤澄清后再检验。需保存的血清在采集、保存过程中应注意无菌操作。5d 内测定的标本可放置 4℃保存。标本放置在 -20℃至少可保存 3 个月。

二、单纯疱疹病毒抗体

(一)原理

采用鼠标记抗人 IgM(抗 μ 链)单克隆抗体包被微孔条,辣根过氧化物酶标记基因工程表达的单纯疱疹病毒(Ⅱ型)特异性抗原为失踪物,TMB 显色系统,捕获法检验人血清或血浆中的抗单纯疱疹病毒(Ⅱ型)IgM 抗体。用于单纯疱疹病毒(Ⅱ型)感染的辅助诊断。

(二)操作

1.配洗涤液

将浓缩洗涤液 50mL(15mL)用蒸馏水稀释至 1000mL(300mL)。

2.加样

各加 50μL 阳性、阴性对照及待测标本于相应反应孔内,预留空白对照孔。

3.温育

将反应板震荡混匀后,置 37℃温箱或水浴箱反应 30min。

4.洗板

(1)手洗:将反应板孔内容物倾去,用洗涤液注满反应孔,放置 30s 后用力甩去,如此反复 5 次后拍干。

(2)机洗:5 次,每孔注入洗涤液 200μL 或注满,停留 30s 后吸尽拍干。

5.加酶标工作液

每孔加入 50μL(或 1 滴)酶标工作液,置 37℃温箱反应 30min 后,洗板 5 次,洗板操作同步骤 4。

6.显色和终止反应

将底物 A、B 液各 50μL(或 1 滴)加到反应孔内,37℃避光显色 10min。每孔加入终止液 50μL(或 1 滴)混匀终止反应。

(三)结果判定

(1)酶标仪设定波长 450nm,先用空白孔调零,然后测定各孔 OD 值;如选用双波长测定,不必设置空白对照孔。

(2)临界值(cutoff 值)=0.10+阴性对照(NC)OD 值(当阴性平均值 OD 值小于 0.05 时,按 0.05 计算;当阴性平均 OD 值大于或等于 0.05 时按实际值计)。

(3)标本 OD 值≤临界值为阴性,标本 OD 值>临界值为阳性。

(四)注意事项

(1)试剂盒置 2℃～8℃保存,有效期 6 个月,请于有效期内使用。

(2)不同批号试剂请勿混用。

(3)严格按说明书操作。反应温度和时间必须严格控制。

(4)请将拆封后未用完的包被板放入塑料袋内封紧保存。

(五)临床意义

阳性提示有活动性病毒感染,阳性提示既往或已经感染。孕期感染临床表现不明显,约 30%～50%不出现临床症状,但(1～3 个月)原发感染会严重影响胎儿发育,导致智障者、畸形、死胎、流产等。因此,IgG 阴性与 IgM 阴性的早期孕妇是综合征的重点监护对象,对 IgG 阴性但 IgM 阳性的早期孕妇建议人流。

三、巨细胞病毒抗体

(一)原理

采用鼠标记抗人 IgM(抗 μ 链)单克隆抗体包被微孔条,辣根过氧化物酶标记基因工程重组的巨细胞病毒(CNV)为示踪物,TMB 显色系统,ELISA 捕获法检验人血清或血浆中的巨细胞病毒 IgM 抗体。

(二)操作

1.洗涤液

将浓缩洗涤液 50mL(15mL)用蒸馏水稀释至 1000mL(300mL)。

2.加样

各加 50pL 阳性、阴性对照及待测标本于相应反应孔内,预留空白对照孔。

3.温育

将反应板震荡混匀后,置 37℃温箱或水浴箱反应 30min。

4.洗板

(1)手洗:将反应板孔内容物倾去,用洗涤液注满反应孔,放置 30s 后用力甩去,如此反复 5 次后拍干。

(2)机洗:5 次,每孔注入洗涤液 200μL 或注满,停留 30s 后吸尽拍干。

5.加酶标工作液

每孔加入 50μL(或 1 滴)酶标工作液,置 37℃温箱反应 30min 后,洗板 5 次,洗板操作同步骤 4。

6.显色和终止反应

将底物 A.B 液各 50μL(或 1 滴)加到反应孔内,37℃避光显色 10min。每孔加入终止液

$50\mu L$(或 1 滴)混匀终止反应。

(三)结果判定

(1)酶标仪设定波长 450nm,先用空白孔调零,然后测定各孔 OD 值;如选用双波长测定,不必设置空白对照孔。

(2)临界值(cutoff 值)=0.10+阴性对照(NC)OD 值(当阴性平均值 OD 值小于 0.05 时,按 0.05 计算;当阴性平均 OD 值大于或等于 0.05 时按实际值计)。

(3)标本 OD 值≤临界值为阴性,标本 OD 值>临界值为阳性。

(四)注意事项

(1)试剂盒置 2℃～8℃保存,有效期 6 个月,请于有效期内使用。

(2)不同批号试剂请勿混用。

(3)严格按说明书操作。反应温度和时间必须严格控制。

(4)请将拆封后未用完的包被板放入塑料袋内封紧保存。

(五)临床意义

阳性提示有活动性病毒感染,阳性提示既往或已经感染。孕期感染临床表现不明显,约 30%～50%不出现临床症状,但(1～3 个月)原发感染会严重影响胎儿发育,导致智障者、畸形、死胎、流产等。因此,IgG 阴性与 IgM 阴性的早期孕妇是综合征的重点监护对象,对 lgG 阴性但 IgM 阳性的早期孕妇建议人流。

四、弓形体抗体

(一)原理

采用鼠标记抗人 lgM(抗 μ 链)单克隆抗体包被微孔条,辣根过氧化物酶标记基因工程重组表达的弓形虫特异性抗原 P22 为示踪物,TMB 显色系统,ELISA 捕获法检验人血清或血浆中的弓形虫 IgM 抗体。用于弓形虫感染的早期诊断。

(二)操作

1.洗涤液

将浓缩洗涤液 50mL(15mL)用蒸馏水稀释至 1000mL(300mL)。

2.加样

各加 $50\mu L$ 阳性、阴性对照及待测标本于相应反应孔内,预留空白对照孔。

3.温育

将反应板震荡使用混匀后,置 37℃温箱或水浴箱反应 30min。

4.洗板

(1)手洗:将反应板孔内容物倾去,用洗涤液注满反应孔,放置 30s 后用力甩去,如此反复 5 次后拍干。

(2)机洗:5 次,每孔注入洗涤液 $200\mu L$ 或注满,停留 30s 后吸尽拍干。

5.加酶标工作液

每孔加入 $50\mu L$(或 1 滴)酶标工作液,置 37℃温箱反应 30min 后,洗板 5 次,洗板操作同步骤 4。

6.显色和终止反应

将底物 A.B 液各 50μL(或 1 滴)加到反应孔内,37℃避光显色 10min。每孔加入终止液 50μL(或 1 滴)混匀终止反应。

(三)结果判定

(1)酶标仪设定波长 450nm,先用空白孔调零,然后测定各孔 OD 值;如选用双波长测定,不必设置空白对照孔。

(2)临界值(cutoff 值)=0.10+阴性对照(NC)OD 值(当阴性平均值 OD 值小于 0.05 时,按 0.05 计算;当阴性平均 OD 值大于或等于 0.05 时按实际值计)。

(3)标本 OD 值≤临界值为阴性,标本 OD 值>临界值为阳性。

(四)注意事项

(1)试剂盒置 2℃～8℃保存,有效期 6 个月,请于有效期内使用。

(2)不同批号试剂请勿混用。

(3)严格按说明书操作。反应温度和时间必须严格控制。

(4)请将拆封后未用完的包被板放入塑料袋内封紧保存。

(五)临床意义

阳性提示有活动性病毒感染,阳性提示既往或已经感染。孕期感染临床表现不明显,约 30%～50%不出现临床症状,但(1～3 个月)原发感染会严重影响胎儿发育,导致智障者、畸形、死胎、流产等。因此,1gG 阴性与 IgM 阴性的早期孕妇是综合征的重点监护对象,对 IgG 阴性但 IgM 阳性的早期孕妇建议人流。

第三节　抗人类免疫缺陷病毒抗体检验

一、原理

采用双抗原夹心两步法检验人血清或血浆中的 HIV1/HIV2 型抗体。在微孔板预包被基因重组 HIV(1+2)型抗原,当加入的待测样本中存在 HIV 抗体时,将反应形成抗原抗体复合物,再与加入的待测样本中存在 HIV 抗体时,将反应形成抗原抗体复合物,再与加入的酶标记基因工程 HIV(1+2)型抗原反应,最后形成"固相 HIV 抗原－HIV 抗体酶标记 HIV 抗原"的免疫复合物,加入底物后形成显色反应。

二、操作

(1)每次试验均需设立空白对照孔 2 孔,不加样品和酶结合物,只加底物和终止液;抗－HIV 阳性对照 3 孔,每孔 100μL;抗 HIV 阴性对照 2 孔,每孔 50pL。

(2)剩余各孔加待测标本 50μL。

(3)覆盖粘胶纸,置 37℃孵育 60min。

(4)取出已孵育完毕的反应板,弃去粘胶纸,吸干板内液体,将洗涤液注满每孔(约 300μL),吸干,反复 5 次,再干净纱布上将板拍干。

(5)每孔加酶结合物100μL,取新粘胶纸覆盖反应板,置37℃孵育30min。

(6)洗涤同操作(4)。

(7)将底物缓冲液各50μL,TMB50μL加入反应孔内,混匀,37℃避光显色10min。

(8)每孔加入终止液50μL振荡反应板5min,使之充分混匀。

(9)在酶标读数仪中取波长450nm(参考波长630nm)对空白孔调零,在15min内读取各孔的OD值。

三、结果判断

阳性对照OD值>0.8,阴性对照OD值<0.08,实验结果成立。

Cutoff Value=阴性对照平均OD值+0.1

标本OD值≤cutoff value为阴性。标本OD值>cutoff value为阳性。

阳性者须取样双孔复试,复试阳性者应按"全国HIV管理规范"送HIV确认实验室进行确认实验。

四、注意事项

(1)试剂的使用单位必须是当地卫生行政部门批准的HIV初筛实验室。

(2)整个检验工作必须符合HIV实验室管理规范和生物安全守则规定,严格防止交叉感染。

(3)操作者必须戴手套,穿工作衣,严格健全和执行消毒隔离制度。

(4)HIV检验结果的判定必须以酶标仪的读数为准。

(5)标本和酶结合物均应用加样器加注,并经常校对其准确性。

(6)所有样品、洗弃液和各种废弃物都应按传染物处理。

(7)洗涤液若出现结晶,可置37℃溶解。

(8)粘胶纸不能反复使用。

(9)孔条从冷藏环境中取出时,应在室温平衡至无潮气方可使用,未用完的须放入有干燥剂的密封袋中保存。

五、临床意义

(1)HIV抗体阴性说明:①未感染HIV。②可能感染HIV,但处于窗口期。③疾病晚期,免疫功能缺损的患者。

(2)HIV抗体阳性说明:感染HIV。①HIV感染者,感染(WB+)无症状,CD4≥200×10^{6}cells/L。

②AIDS患者,感染(WB+)有症状,CD4<200×10^{6}cells/L。(有症状的界定,是按照国家AIDS病例诊断标准中规定的临床症状者)。HIV抗体筛查呈阳性反应的标本由于存在假阳性的可能,必须做确认试验。国际上有3种确认试验方法,包括免疫印迹试验、条带免疫试验及免疫荧光试验,目前以免疫印迹试验最为常用。确认试剂必须经SDA注册批准。免疫印迹试剂有HIV-1/2混合型和单一型,按《规范》要求,一般先用HIV-1/2混合型试剂进行检验,根据《规范》中判定免疫印迹试验结果的基本原则并参照所用试剂说明书综合判定:无HIV抗体特异带出现的报告HIV抗体阴性;出现HIV抗体特异带,符合HIV-1抗体阳性判定标准,则报告HIV-1抗体阳性。如出现HIV-2型的特异性条带,需用HIV-2型免疫

印迹试剂再做单一的 HIV-2 型抗体确认试验,呈阴性反应,报告 HIV-2 抗体阴性;呈阳性反应的则报告 HIV-2 抗体血清学阳性,如需鉴别应进行核酸序列分析。如果出现 HIV 抗体特异带,但带型不足以判定为阳性,则判为 HIV 抗体不确定。对 HIV 抗体不确定者应按《规范》要求进行随访,必要时可做 HIV-1 P24 抗原或核酸测定,但检验结果只能作为辅助诊断依据,确认报告要依据血清学随访结果。

第四节 梅毒的血清学检

一、甲苯胺红不加热血清试验(TRUST)

(一)原理

试剂中的心磷脂作为抗原与抗体发生反应,卵磷脂可加强心磷脂的抗原性,胆固醇可增强抗体的敏感性。这些成分溶于无水乙醇中,在加入水后,胆固醇析出形成载体,心磷脂和卵磷脂在水中形成胶体状包裹在其周围,形成胶体微粒。将此抗原微粒混悬于甲苯胺红溶液中,加入待测血清,血清中的抗体与之反应后,可出现肉眼可见的凝集块。

(二)试剂

购买有国家食品药品监督管理局批准文号的专用试剂盒。

(三)操作

按试剂盒说明书操作。举例如下所述。

(1)TRUST 试剂和待测血清置室温(18℃~25℃)平衡 10min。

(2)将待测血清(无须灭活处理)、阴性对照和阳性对照分别加至反应卡的样本圈内,每圈 1 滴(50puL)。

(3)轻轻摇匀抗原试剂,垂直滴加 1 滴抗原于样本圈内。

(4)旋转摇动卡片 8min,立即肉眼观察结果。

(四)结果判定

阴性:呈粉红色均匀分散沉淀物。

阳性:出现粉红色凝集块,根据凝集块大小记录 1+~4+。

阳性反应若需定量检验,可将待测血清用生理盐水倍比稀释后,按定性方法进行。

(五)附注

(1)试验需在室温中操作,结果稳定性、重复性较好。

(2)待测血清须新鲜、无污染,否则可能出现假阳性或假阴性结果。

(3)在规定的时间内及时观察结果。

(4)检样及废弃物应视为生物危险品。

(5)本法仅为非特异性血清学过筛试验,阴性结果不能排除梅毒感染,阳性结果需进一步做抗梅毒螺旋体抗体试验确认。

二、ELISA 法测定抗梅毒螺旋体(TP)抗体

(一)原理

本试剂盒采用双抗原夹心 ELISA 方法检验血清或血浆中梅毒螺旋体抗体。在微孔条预包被基因表达梅毒抗原,与血清中抗 TP 抗体反应,再加入 HRP 标记基因工程重组梅毒抗原与之结合,然后用 TMB 系统作用显色。

(二)试剂

所用试剂均由英科新创(厦门)科技有限公司。

(三)操作

1.加样

每次实验设空白对照一孔,阴、阳性对照各两孔。在各孔依次加入 $20\mu L$ 样品稀释液,分别在相应孔中加入 $100\mu L$ 阴、阳性对照血清及待测样本(空白对照孔不加),混匀,贴上不干胶,置 37℃温育 60min。

2.洗板

弃去反应孔内液体,将洗涤液用蒸馏水稀释 20 倍后注满各孔,静置 10～20s,甩掉洗涤液。重复洗板 5 次,最后拍干。

3.加酶

分别在每孔中加入酶标记抗原 100uL。混匀,贴上不干胶,置 37℃温育 30min。

4.洗板

同步骤 2。

5.显色

每孔加底物 A、B 各 $50\mu L$,轻拍混匀,37℃暗置 30min。

6.终止

依次在每孔加入终止液 $50\mu L$(1 滴),混匀。

7.测定

用酶标仪单波长 450nm 或双波长 450nm/630nm 测定各孔 OD 值(用单波长测定时,需用空白对照孔调零),并记录结果。

(四)结果

(1)临界值＝阴性对照 OD 均值×2.8,阴性对照 OD 均值小于 0.05 时以 0.05 计算。

(2)样本 OD 值 S/C.0.≥1 者为梅毒螺旋体抗体反应阳性;样本 OD 值 S/C.0.<1 者为梅毒螺旋体抗体反应阴性。

(3)阴性对照 OD 均值＞0.1 或阳性对照 OD 均值≤0.5 时,实验无效,应重新试验。

(五)检验方法的局限性

此方法仅使用于个体的血清或血浆样本检验,不适合于混合血清或血浆样品及其他体液样本。

(六)注意事项

同乙肝表面抗原。

(七)参考区间

正常人血清抗 TP 抗体阴性。

(八)附注

(1)各种试剂均需用加样器加样,结果测定应以酶联仪读数为准,以保证准确。

(2)洗涤时每个孔应注满洗液,注意不要发生孔间交叉污染,每次洗涤应浸泡 60s。

(3)不同批号或不同厂家试剂不能混用,试剂应在有效期内使用。

(4)试剂、标本及废弃物应按传染性物品处理。

(5)结果阳性的血清应以 Reiter 株螺旋体制成的吸收剂吸收后复查。

三、梅毒螺旋体颗粒凝集试验(TPPA)测定抗梅毒螺旋体抗体

(一)原理

将梅毒螺旋体 Nichols 株的精制菌体成分包被于明胶颗粒上,此种致敏颗粒与检样中的抗 TP 抗体结合时可产生凝集反应。

(二)试剂

购买有国家食品药品监督管理局批准文号的专用商品试剂盒。

(三)操作

按试剂盒说明书操作。定性试验只做 4 孔;半定量(测抗体滴度)试验做 12 孔。简述如下。

(1)试验前需预先准备好以下器材:U 形孔微量反应板、微量加样器(25μL)、微量滴管(每滴 25μL)、微量移液管和刻度滴管、平板混合器和判定用观测板。

(2)在试验前 30min 于室温(18℃～25℃)下配制各种试剂,然后迅速连贯地进行操作。

(3)在反应板第 1 孔中滴 4 滴(100μL)稀释液,第 2～4 孔每孔 1 滴(25μL)。用微量移液管取待测血清 25μL 加至第 1 孔中,然后用微量加样器混匀后取 25μL 至第 2 孔,依次稀释至第 4 孔(或 12 孔)。此时第 1 孔待测血清为 1:5 稀释,第 2～4 孔分别为 1:10～1:40(第 12 孔则为 1:10 240)。

(4)用试剂盒中的专用滴管(每滴 25μL)取未致敏的明胶颗粒 1 滴加至第 3 孔,取致敏明胶颗粒 1 滴加至第 4 孔(或连续加至第 12 孔)中。待测血清最终稀释倍数第 3 孔为 1:40,至第 12 孔为 1:20 480。

(5)在平板混合器上混合 30s。反应板上加盖,室温(18℃～25℃)水平静置 2h(24h 不影响结果判定),用观察镜观察并记录结果。

(四)结果判定

1.判定标准

2+:形成均一凝集,凝集颗粒在孔底呈膜状伸展。

1+:孔底形成较大的环状凝集,外周边缘不均匀。

±:孔底形成小环状凝集,外周边缘光滑、圆整。

—:颗粒在孔底聚集成纽扣状,边缘光滑。

2.结果判定

阳性:第 3 孔(加未致敏颗粒,待测血清最终稀释倍数 1:40)为(—),第 4 孔(加致敏颗粒,

最终稀释倍数 1∶80)为(＋),判为阳性。如做 12 孔测定,则以出现(＋)的最终稀释倍数为抗体滴度。

阴性:只要第 4 孔为(－),即判为阴性。

可疑:第 3 孔为(－),第 4 孔为(±)时判为可疑。

(五)附注

(1)此类,患者血清等检样中,可能存在 HBV、HCV、HIV 等病原体,因此,检样,用过的器具、废弃液体等均应按传染性物品处理。

(2)试剂盒中的试剂配制后仅限当天使用;如在 2℃～8℃ 保存,7d 内稳定。

(3)试剂盒贮存于 2℃～8℃,切勿冰冻保存。

(4)不同批号的试剂不可混用。

(5)结果为阳性或可疑时,应进行随访并结合临床综合考虑。结果可疑时还需用其他方法(如 FTA－ABS)复查。对未致敏颗粒和致敏颗粒均出现(±)以上的检样,应参照试剂盒说明书用非梅毒螺旋体 Reiter 株制成的吸收液进行吸收试验后再复查。

(6)定性测定时,如抗 TP 抗体浓度过高,可能会因前带现象出现假阴性结果。

第五节　肺炎支原体感染的血清学检验

支原体是 1898 年 Nocard 等发现的一种类似细菌但不具胞壁的原核微生物,能在无生命的人工培养基上生长繁殖,直径 50～300nm,能通过细菌滤器。过去曾称之为类胸膜肺炎微生物(PPLO),1967 年正式命名为支原体。支原体种类甚多,对人致病的有肺炎支原体、人型支原体、解脲支原体等。肺炎支原体引起的主要疾病有原发性非典型肺炎(细支气管炎、支气管周围间质性肺炎)、咽炎和气管支气管炎。肺炎支原体主要在气管、支气管和细支气管的上皮细胞内增殖,经过 10～20d 左右的潜伏期,患者发生一些非特异性症状如头痛和发热,常伴有无力和干咳。在年轻人和较大的儿童,约有 15％～20％ 的社区获得性肺炎是由肺炎支原体引起。血清学检验早年应用冷凝集试验,患者血清在 4℃ 可凝集人 O 型红细胞,滴度＞128 有诊断价值,但阳性率仅 50％ 左右。目前,多用 ELISA 法测定抗肺炎支原体抗体。

一、原理

用肺炎支原体(Mac 株)细胞膜成分致敏人工明胶粒子制造而成,检验肺炎支原体抗体。主要原理是致敏粒子与人血清中存在的肺炎支原体抗体发生凝集反应。这项检验有特异性、敏感性均强,而且操作简便等优点,是目前诊断支原体感染最常用的方法。

二、试剂

肺炎支原体抗体检验试剂盒(被动凝集法)。

三、操作

(1)将 450μL 用规定量血清稀释液复溶后的未致敏粒子加入到一支小试管中。

(2)加入 50μL 样品,充分混匀,在室温下(15℃～30℃)孵育 30min(在孵育期间混合一或两次)。

（3）离心（2000rpm，5min），吸取 50μL 上清液（经吸收的 1：10 稀释血清）加至第 2 孔中，向第 3 至第 12 孔中分别滴加 25μL 血清稀释液，从第 2 至第 12 孔用加样器或微量移液管以 2 的倍数的进行稀释。

（4）用试剂盒中提供的一支滴管向第 2 孔中滴加 20μL 未致敏粒子。用试剂盒中提供的另一支滴管向第 3 至第 12 孔中各滴加 25μL 致敏粒子。

（5）用平板混合器混合各孔中内容物约 30s，以便充分混匀，给反应板加盖，在室温下（15℃～30℃）静置 3h，然后在平板观测器上读取凝集图像。静置过夜不会使用图像产生显著变化。

四、结果判定

滴度＜1：40 判定为阴性，阴性结果为正常。

滴度≥1：80 判定为阳性，阳性结果表示受检者感染了支原体。

五、临床意义

人体感染支原体后则产生特异性的抗体 IgM，检验这种特异性的抗体 IgM，就是诊断支原体感染的敏感指标。

滴度更高的有 1：160，1：320，1：640，1：1280，1：2560 等，滴度越高，一般可以认为支原体的感染越严重，越有可能出现肺外的感染。

六、注意事项

（1）使用前应充分混匀致敏粒子和未致敏粒子。

（2）在滴加致敏粒子和未致敏粒子后，应充分混匀微量反应板各孔中的内容物。

（3）静置期间，微量反应板要加盖并避免震荡。

（4）使用过的器具（移液管，试管等）、废液、废物等除用次氯酸钠、戊二醛进行消毒以外，还要进行高压蒸汽灭菌（121℃ 1h 以上）及焚烧处理。

（5）如果试剂进入口或眼内，请用清水充分冲洗干净，如有必要，请至医院就诊。

（6）冻干试剂必须在复溶后的当天使用。但如果保存在 2℃～10℃，最多可使用 5d。这种情况下，使用前要做一个对照试验以确认试剂质量。

（7）避免冻结试剂盒内的试剂。

第三篇　生物化学检验

第一章　蛋白质测定

蛋白质是人体含量和种类最多的物质,占人体干重的45%,有10万多种。酶、多肽激素、细胞因子、抗体、转运蛋白、收缩蛋白等均为蛋白质,因此蛋白质被称为生命活动的物质基础。疾病时体内蛋白质的结构、种类、含量、分布和功能均会发生变化,以合适的方法与技术,检测体内蛋白质的改变,对疾病的诊断、病情及预后判断都有重要价值。

对人体内蛋白质的检测方法主要有:①基于蛋白质的理化特性建立的方法技术,多用于总蛋白质或某一类蛋白质测定;②根据蛋白质的特有功能而建立的方法,主要用于酶等功能蛋白质测定;③根据不同蛋白质的抗原性,制备相应抗体而建立的定量免疫学检测方法,广泛用于单一蛋白质准确定量测定;④同时检测尽可能多低丰度蛋白质谱的芯片、蛋白组学等技术。

第一节　血清总蛋白测定

血浆等体液中的蛋白质种类众多,按化学结构可分为仅由氨基酸残基以肽键相连而成的单纯蛋白质和结合有多糖基、脂质、核酸、无机离子等的结合蛋白。由于至今尚无一种可对体液中各种类型蛋白质总量准确测定的常规方法技术,因此,临床检验对体液中总蛋白质(TP)测定时需假设:①所有体液蛋白均是单纯蛋白质,故其含氮量平均为16%,糖、脂和无机离子等均不计在内;②各种体液蛋白与化学试剂的反应性(成色、沉淀)均一致。基于以上2个假设,体液中总蛋白的测定方法一般利用下列5种单纯蛋白质特有的结构或性质。

重复的肽键结构:

利用肽键在碱性溶液中可与铜离子发生双缩脲反应,生成紫红色络合物的双缩脲法,为临床检验应用的主要方法。

酪氨酸和色氨酸残基对酚试剂反应或紫外光吸收:

如蛋白质中酪氨酸和色氨酸残基可还原磷钨酸、磷钼酸试剂起蓝色反应的酚试剂法,芳香族氨基酸残基在280nm处有吸收峰的紫外分光光度法。

与色素结合的能力:

如在酸性环境下,蛋白质分子可解离出带有正电荷的NHI,它可与氨基黑、丽春红、考马斯亮蓝、邻苯三酚红钼等染料的阴离子结合,产生颜色反应的染料结合法。

蛋白质沉淀后浊度或光折射的改变:

如加入磺基水杨酸、三氯乙酸等蛋白沉淀剂后,蛋白质可产生细小的变性沉淀,混悬液的浊度或光折射的改变与蛋白质的浓度成正比的比浊法。

单纯蛋白质平均含氮量恒定:

蛋白质经强酸高温消化后转化成铵盐,加碱使铵盐生成氨,经蒸馏分离,用酸滴定氨,以耗酸量推算氨及氨中含氮量,根据蛋白质平均含氮量为16%计算蛋白浓度的凯氏定氮法。该法结果准确性好,精密度高,灵敏度高,是公认的参考方法。但操作复杂烦琐,不适合临床常规检测,多用于蛋白质定量标准品的定值。

上述前 4 类方法技术测定血清等体液中总蛋白时,都需要使用定标品。正常人混合血清经凯氏定氮法准确定值后,是各种常规血清总蛋白测定方法的最佳标准液。牛或人血清白蛋白配制的标准液适用于双缩脲法测定的校准,因为白蛋白为单纯蛋白质并有高纯度的商品试剂,其含氮量恒定,可用凯氏定氮法准确定值;并且其分子中肽键数已知,发生双缩脲反应的成色反应稳定。建议使用凯氏定氮法定值的正常人(具有正常的白/球蛋白比例)血清或混合血清作为染料结合法的定标。对于沉淀法的定标,因为磺基水杨酸对白蛋白产生的浊度比对球蛋白产生的独度要大 2.5 倍,故牛或人血清白蛋白标准液都不适用于磺基水杨酸沉淀法,但可用于三氯乙酸沉淀法定标。

一、检测方法

(一)双缩脲法

原理:2 个尿素(脲)分子缩合后生成的双缩脲($H_2N-OC-NH-CO-NH_2$),在碱性溶液中可与 Cu^{2+} 络合生成紫红色反应物,称双缩脲反应。所有蛋白质中都含有肽键,含有 2 个以上肽键的肽、蛋白质分子中的肽键在碱性溶液中亦可与 Cu^{2+} 发生类似双缩脲反应,生成紫红色的络合物。紫红色络合物在 540nm 的吸光度与肽键数量呈正比关系,据此可计算总蛋白质含量。产生双缩脲反应的试剂称双缩脲试剂。

1.手工检测:

(1)试剂:

1)6.0mol/L NaOH 溶液:使用新开瓶的优质氢氧化钠,以减少碳酸盐的污染。称取 240gNaOH 溶于约 800ml 新鲜制备的蒸馏水或刚煮沸冷却的去离子水中,再加水定容至 1L。置聚乙烯塑料瓶中,密塞(不能用玻璃塞)室温中保存。

2)双缩脲试剂:称取 3.00g 未风化、没有丢失结晶水的 $CuSO_4$,$5H_2O$,溶解于 500ml 新制备的蒸馏水或刚煮沸冷却的去离子水中,加酒石酸钠钾($KNaC_4H_4O6.4H_2O$)9.00g 和 K_1 5.0g。待完全溶解后,加入 6.0mol/L NaOH 溶液 100ml,用蒸馏水定容至 1L,置聚乙烯塑料瓶中,密塞(不能用玻璃塞)放室温中保存,至少可稳定 6 个月。该试剂在波长 540nm 的吸光度必须在 0.095~0.105,否则要重新配制。

3)双缩脲空白试剂:不含硫酸铜,其他成分和双缩脲试剂相同。

4)蛋白标准液:可用正常人混合血清,经凯氏定氮法测定总蛋白浓度。最方便的是购买有批准文号的优质市售试剂盒。

(2)操作:

待检血清:测定管 0.1ml。

蛋白标准液:标准管 0.1ml。

蒸馏水:空白管 0.1ml。

双缩脲试剂:测定管 5.0ml,标准管 5.0ml,空白管 5.0ml。

混匀,37℃反应 10 分钟,分光光度计波长 540nm、比色杯光径 1.0cm 用空白管调零,读取标准管和各测定管的吸光度。

2.自动化分析仪检测

不同厂家试剂盒及自动生化分析仪的参数设置可能不同,应坚持选用有正式批文,可量值溯源至参考物质 NIST SRM927c 的质量可靠的产品,严格按说明书及本科室的 SOP 文件操作。下面以某试剂盒的有关上机参数设置为例。

(1)试剂:单试剂(双缩脲试剂)。

(2)操作:测定模式:单试剂终点法;反应模式:吸光度增加型;定标方式:两点定标;反应温度:37℃;主波长:546nm;次波长:700nm;试剂:300μl;血清/标准液 6μl;混合后读取吸光度为 A_1;反应时间:600s 后读取吸光度为 A_2。

3.结果计算

血清总蛋白(g/L)=测定管 A_2-A_1/标准管 A_2-A_1×蛋白标准液浓度

4.注意事项

(1)方法学特点:该法对各种蛋白质呈色基本相同、显色稳定,特异性、准确度和精密度好,试剂单一、方法简便。本法灵敏度较低(最低检测限 2g/L,线性范围 10~150g/L),但可满足血清总蛋白定量要求,而对蛋白质含量低的脑脊液、胸腹腔积液和尿液等其他体液总蛋白定量时不宜采用。以血浆为标本时,因血浆中含有大量的纤维蛋白原,不宜用血清的参考区间。当血清存在脂浊(或静脉输注右旋糖酐使测定管混浊)、溶血(血红蛋白>650mg/dl)、严重黄疸(胆红素在 540nm 有弱吸光度)时,对本法有干扰。检测此类血清标本,应设血清 0.1ml 加双缩脲空白试剂 5.0ml 的标本空白管,用双缩脲空白试剂调零,检测标本空白管吸光度。以测定管吸光度减去标本空白管吸光度后的净吸光度,作为计算总蛋白浓度的测定管吸光度。若标本空白管吸光度过高,仍会影响测定的准确度。

(2)双缩脲试剂中各成分的作用:①碱性酒石酸钠钾的作用是与 Cu^{2+} 形成复合物,并维持复合物的溶解性,保证与肽键充分反应;②碘化物是抗氧化剂,避免 Cu^{2+} 被氧化;③Cu^{2+} 在碱性环境中与酒石酸钠钾形成的复合物可与肽键的羰基氧和酰氨基氮生成紫红色络合物。

(3)报告单位:因血清中各种蛋白质的相对分子质量不同,所以血清总蛋白质浓度只能用 g/L 表示,不能用 mol/L。

(4)吸光度的大小与试剂的组分、pH、反应温度有关:若能保证上述条件在稳定的标准化状态,可以不必每次做标准管,而依据比吸光度法计算蛋白质浓度;或者配制系列浓度蛋白标准液,绘制标准曲线,根据标准曲线方程计算样本的蛋白质浓度。

(5)酚酞、磺溴酞钠在碱性溶液中呈色,影响双缩脲的测定结果,但人血清中不存在这些物质,可不考虑。此外,含有 2 个以上肽键的肽、蛋白质分子中的肽键才能发生双缩脲反应,并且随着肽键增加呈色由粉红色到红紫色。但血清等体液中二肽及三肽等寡肽极微量,对总蛋白量的影响也可忽略不计。

(6)采血状态对结果的影响:应在安静状态下仰卧位采血,因直立体位总蛋白浓度可有 10%升高,特别是进行性水肿患者更明显;剧烈运动后立即采血总蛋白最多可升高 12%;采血时止血带压迫静脉时间超过 3 分钟,总蛋白也可上升 10%,应避免。

(7)标本稳定性:密闭血清标本室温保存 1 周、2~4℃保存 1 个月不影响测定结果。冷冻标本室温解融后必须充分混匀再测定。

(二)双缩脲比吸光度法

1.原理

严格按照 Doumas 方法所规定的配方配制双缩脲试剂、控制反应条件和校准分光光度计的情况下,蛋白质肽键的双缩脲反应呈色强度稳定,可以根据蛋白质双缩脲络合物的比吸光度,直接计算血清总蛋白浓度。

2.试剂

同双缩脲法。

3.操作

待检血清:测定管 100μl,标本空白管 100μl。

蒸馏水:试剂空白管 100μl。

双缩脲试剂:测定管 5.0ml,试剂空白管 5.0ml。

双缩脲空白试剂:标本空白管 5.0ml。

各管迅速充分混匀后,置(25 ± 1)℃水浴中保温 30 分钟。立即用经过校准的高级分光光度计,在波长 540nm,1.0cm 光径比色杯,读取各管吸光度。读"测定管"及"试剂空白管"吸光度时,用蒸馏水调零;读"标本空白管"吸光度时,用双缩脲空白试剂调零。

4.结果计算

校正吸光度$(A_c)=A_1-(A_r+A_s)$

式中 A_1 为测定管吸光度,A_r 为试剂空白管吸光度,A_s 为标本空白管吸光度。

如测定所用的分光光度计波长准确,带宽$\leqslant$2nm、比色杯光径为准确的 1.0cm 时,血清总蛋白含量可根据比吸光度用下式直接计算:

血清总蛋白(g/L)$=A_c/0.298\times5.1/0.1=A_c/0.298\times51$

式中 0.298 为蛋白质双缩脲络合物的比吸光系数,即按 Doumas 双缩脲试剂标准配方,在上述规定的反应及测定条件下,蛋白质浓度为 1.0g/L 时的吸光度。

检查比色杯的实际光径可按下述方法进行。

(1)每升含 43.00g 硫酸钴铵六水合物$[(NH_4):CO(SO_4)_2\cdot6H_2O]$的水溶液,在比色杯光径 1.0cm、波长 510nm 时,吸光度应为 0.556。

(2)每升含 0.050g 重铬酸钾的水溶液(加数滴浓硫酸)在比色杯光径 1.0cm、波长 350nm 时,吸光度应为 0.535。

如测出的吸光度与上述不符,表示比色杯光径非 1.0cm,计算结果时需进行校正。校正系数 $F=A_s/A_m$。A_s 为钴盐的吸光度(0.556)或重铬酸钾的吸光度(0.535),A_m 为实测的吸光度。F 还可取两种溶液校正系数的均值。用下式计算:

血清总蛋白(g/L)$=A_c/0.298\times51\times F$

(三)注意事项

因基本原理同"双缩脲常规法"",请参见该法注意事项。由于本法的定量基础为比吸光度,因此,除准确配制试剂,严格控制反应条件外,对分光光度计的性能,包括波长、带宽,以及比色杯的光径、清洁等,必须保证在良好状态,并定期校正。否则会严重影响测定结果准确性。

二、参考区间

成人血清总蛋白浓度(双缩脲常规法):65~85g/L。

上述参考区间引自 WS/T 404.2-2012《临床常用生化检验项目参考区间》。

三、临床意义

(一)血清总蛋白浓度增高($>$85g/L)

(1)血浆中水丢失而浓缩,总蛋白浓度相对增高呕吐、腹泻、高热大汗等急性失水时,可升高达 100~150g/L;使用脱水、利尿药,以及休克、慢性肾上腺皮质功能减退患者,亦可出现血浆浓缩。

（2）血清蛋白质合成增加：多见于多发性骨髓瘤、巨球蛋白血症患者，此时主要是球蛋白增加，总蛋白可＞100g/L。

（二）血清总蛋白浓度降低（＜65g/L）

1.血浆中水分增加而被稀释

如各种原因所致水潴留，总蛋白浓度相对降低。

2.营养不良和消耗增加

长期食物中蛋白不足或慢性肠道疾病所致的吸收不良，体内蛋白质合成原料缺乏；严重结核病、甲状腺功能亢进、长期发热和恶性肿瘤等均可致血浆蛋白大量消耗。

3.合成障碍

主要是严重肝功能损伤致蛋白质合成减少，以白蛋白下降最显著。

4.血浆蛋白大量丢失

肾病综合征时大量蛋白特别是白蛋白从尿中丢失；严重烧伤时大量血浆渗出；大出血、溃疡性结肠炎等均可使蛋白丢失。

第二节　血清白蛋白测定

白蛋白（Alb）亦称清蛋白，为含 580 个氨基酸残基的单链单纯蛋白质，分子量 66.3kD，分子中含 17 个二硫键，在 pH 7.4 体液中为每分子可以带有 200 个以上负电荷的负离子。Alb 由肝实质细胞合成分泌，是血浆中含量最多的蛋白质，约占血浆总蛋白的 57％～68％，血浆半衰期约 15～19 天。Alb 为体内重要营养蛋白，并参与维持血浆胶体渗透压、酸碱平衡等内环境稳定，也是血浆中多种物质的主要转运蛋白。曾用硫酸铵盐析法沉淀球蛋白，再用上述总蛋白测定方法测定上清液中的蛋白质量，视作 Alb 量，但操作繁杂、特异性及重复性差，已不使用。目前临床实验室测定 Alb 的方法有电泳法、免疫法和染料结合法，以染料结合法和免疫法常用。染料结合法是利用 Alb 可与溴甲酚绿、溴甲酚紫等阴离子染料快速结合显色的特性，直接测定血清 Alb。免疫法则是利用制备的抗人 Alb 单或多克隆抗体，以各种定量免疫学方法测定血清 Alb 浓度。

一、检测方法

（一）溴甲酚绿法

原理：人 Allb 等电点（I）为 4～5.8，在 pH4.2 的缓冲液中将带正电荷，在非离子型表面活性剂存在时，可与阴离子染料溴甲酚绿（BCG）快速结合，生成在 628nm 处有吸收峰的蓝绿色复合物，复合物的吸光度与 Alb 量呈正比关系，据此可计算样本中 Alb 含量。

1.手工检测

（1）试剂：

1）BCG 试剂：分别准确称取 0.105g BCG（或 0.108g BCG 钠盐）、8.85g 琥珀酸和 0.100g 叠氮钠，溶于约 950ml 蒸馏水中，加入 4ml30％聚氧化乙烯月桂醚（Brij－35）。待完全混溶后，用 6mol/L 氢氧化钠溶液调节 pH 至 4.15～4.25，再用蒸馏水定容至 1L，贮存于聚乙烯塑料瓶中，密塞。室温中至少可稳定 6 个月。

配成的 BCG 试剂用分光光度计波长 628nm,蒸馏水调零,测定的吸光度应在 0.150 左右方可使用。

2)BCG 空白试剂:除不加入 BCG 外,其余完全同 BCG 试剂配制方法。

3)40g/L 白蛋白标准液:也可用定值参考血清作白蛋白标准,均需冰箱保存。

如用商品试剂盒,应选用可溯源至人血清蛋白参考物质 CRM470,有批准文号的产品。

(2)操作:

待测血清:测定管 0.02ml。

白蛋白标准液:标准管 0.02ml。

蒸馏水:空白管 0.02ml。

BCG 试剂:测定管 5.0ml,标准管 5.0ml,空白管 5.0ml。

保证每管在加入 BCG 试剂立即混匀后,(30±3)秒即在分光光度计上 628nm 波长处,空白管调零读取吸光度。

(3)结果计算:

血清白蛋白(g/L)=测定管吸光度/标准管吸光度×白蛋白标准液浓度

2.自动化分析仪检测

不同厂家试剂盒及自动生化分析仪的参数设置可能不同,应坚持选用有正式批文、可溯源至参考物质 CRM470 的质量可靠的产品,严格按说明书操作。下面以某试剂盒的有关上机参数设置为例。

(1)试剂:单试剂(BCG 试剂),白蛋白标准液(40.0g/L)。

(2)操作:测定模式:单试剂终点法;反应模式:吸光度增加型;定标方式:两点定标;反应温度:37℃;主波长:600nm;次波长:700nm;试剂:300pl;血清/标准液 $3\mu l$;混合后读取吸光度为 A_1;反应时间 30 秒后读取吸光度为 A_2。

(3)结果计算:

血清白蛋白(g/L)=测定管 A_2-A_1/标准管 A_2-A_1×白蛋白标准液浓度

3.注意事项

(1)分析性能:本法测定 Alb 的最低检测限为 2g/L,线性范围为 2~60g/L,批内变异系数≤4.0%,批间变异系数≤6.5%,相对偏差<+10%。

(2)试剂要求:

1)BCG 为酸碱指示剂,其变色域为 pH 3.8(黄色)~pH5.4(蓝绿色)。因此保证试剂中缓冲体系的准确 pH 及足够缓冲容量,以控制反应体系 pH 是本法的关键。配制 BCG 试剂的缓冲液,也可用枸橼酸盐或乳酸盐缓冲液,但因琥珀酸缓冲液校正曲线通过原点,并且线性范围较宽,灵敏度好,故推荐采用。

2)BCG 试剂中的聚氧化乙烯月桂醚(Brij-35)为非离子型表面活性剂,可促进 Alb 和 BCG 快速完全反应。亦可用其他非离子型表面活性剂替代,如吐温-20(Tween-20)、吐温-80(Tween;80),终浓度为 2ml/L,灵敏度和线性范围与使用 Brij-35 相同。

(3)方法学特点:在本法反应条件下,BCG 不仅和 Alb 反应显色,也可和血清中其他一些蛋白质特别是 α1-球蛋白、转铁蛋白和触珠蛋白反应显色。但 BCG 和 Alb 显色反应迅速,而与其他蛋白的显色反应缓慢,需 1 小时才完全完成。若血清与 BCG 试剂混合后 30 秒即进行测定,则主要反映 Alb 所致的快速显色反应。因此,应严格控制反应 30 秒即进行比色,以减少

"慢反应"蛋白的干扰,特别是标准品为纯人 Alb 时。若以定值人血清为定标品,可有效减少血清中"慢反应"蛋白的基质效应。

(4)干扰因素:溶血(血红蛋白<10g/L)和胆红素(<1026μmol/L)对本法无明显干扰,但对脂血浑浊标本需加做标本空白管。即以测定管等量样本血清加入 BCG 空白试剂,同样以 BCG 空白试剂调零,读取标本空白管吸光度,用测定管吸光度减去标本空白管吸光度的净吸光度,计算血清 Alb 浓度。

(5)以 60g/L 白蛋白标准液按手工测定法操作,比色杯光径为 1.0cm,在 628nm 测定的吸光度应为 0.811+0.035。如达不到此值,表示灵敏度较差,应检查试剂及仪器有无问题。

(二)溴甲酚紫法

溴甲酚紫(BCP)和溴甲酚绿均为阴离子染料,故可用溴甲酚绿类似方法测定血清 Alb。BCP 在 pH4.9～5.2 的醋酸缓冲液中呈黄色,同样在有非离子型表面活性剂存在时,可与人 Alb 快速结合后生成 603nm 处有吸收峰的绿色复合物。其吸光度与 Alb 浓度成正比,与同样处理的 Alb 定标品比较,可计算样品血清 Alb 浓度。

溴甲酚紫法除以 BCP 替代 BCG,缓冲液为 pH 为 4.9～5.2 的醋酸缓冲液,一般在加入 BCP 试剂后 1～2 分钟时读取吸光度外,其检测方法、方法性能及注意事项同溴甲酚绿法,并且两法的相关性高。由于该法反应体系的 pH 接近 α-球蛋白和 β-球蛋白的等电点,能一定程度减少这两种球蛋白的正电荷形成,抑制它们与阴离子染料 BCP 的非特异性反应,所以认为对测定白蛋白有相对较高的特异性。但 BCP 与动物血清 Alb 的反应性较差,因此本法要求 Alb 标准品及质控血清均应使用人源性的。目前已有供自动生化分析仪用的该法试剂盒问世。

(三)免疫比浊法

1.原理

人 Alb 具完全抗原性,可制备多克隆或单克隆抗体。将抗人 Alb 抗体加入样本血清中,可通过抗原抗体反应与血清中 Alb 特异性结合,形成 Alb-抗 Alb 抗体复合物微粒,导致浊度增加。在一定的条件下,如合适的抗原、抗体浓度,一定的免疫复合物微粒直径/入射光波长比值等,浊度的增加与免疫复合物微粒数相关,因此可定量得到样本中 Alb 的浓度。

目前临床检验中以免疫比浊法测定血清(浆)中 Alb 及其他蛋白质大都是在仪器上完成。对浊度改变的检测均是基于液体中有悬浮微粒时,可发生入射光的光散射。根据对散射光的检测角度,可分为散射浊度法和透射浊度法 2 类方法。散射浊度法是在入射光 5°～95°方向检测散射光强度定量悬浮微粒浓度,其灵敏度高,但干扰因素较多,并需特殊的散射光检测仪器,如特定蛋白测定仪。散射浊度法还可分为终点散射浊度法和速率散射浊度法,后者的灵敏性更高。而透射浊度法则是在入射光 0°方向,即直射角度上检测散射光强度定量悬浮微粒浓度,其准确性较高,并且在自动生化分析仪上即可完成,较多使用。

不同厂家试剂盒及上机参数设置可能不同,应坚持选用有正式批文、可溯源至人血清蛋白参考物 CRM470 的质量可靠产品,严格按说明书及本科室的 SOP 文件操作。下面以 Alb 透射浊度法某试剂盒为例。

2.试剂

(1)50mmol/L Tris 缓冲液(pH8.0):含 4.2％聚乙二醇(PEG)、2.0mmol/L 乙二胺四乙酸(EDTA)及防腐剂。

（2）多克隆羊抗人白蛋白抗体：以 100mmol/LTris（pH7.2）缓冲液配制成所需滴度，含防腐剂。

（3）抗原过剩稀释液：50mmol/L 磷酸盐缓冲液（pH7.0）含 150mmol/L NaCl 及防腐剂。

（4）标准液：经溯源至 CRM470 参考物定值的 5 种不同浓度白蛋白标准液。

3.操作

在适用于该试剂盒的某型号自动生化分析仪上基本参数设置为：测定类型：2 点终点法；反应时间/测定点：10/10－34；定标方式：多点定标；波长：700/340nm；反应方向：上升；试剂 1：100μl；试剂 2：20μl。样本量：2.0μl。

不同实验室具体反应条件会因所用仪器和试剂而异，在保证方法可靠的前提下，应按仪器和试剂说明书设定测定条件，进行定标品、质控样品和样品分析。

4.结果计算

根据待测样本浊度以系列浓度白蛋白标准品绘制的曲线（多为 Logit－log 曲线）及拟合的方程式，自动计算出样本中白蛋白浓度。

5.注意事项

（1）方法学特点：定量免疫比浊法测定中，根据免疫复合物微粒径选择适宜入射光波长，对方法的检测性能十分重要。透射浊度法时，免疫复合物微粒径在 35～100nm 时，选择 290～410nm 波长入射光最佳，上述介绍方法即是基于人白蛋白抗体复合物粒径约 40nm 而选用 340nm 波长入射光。定量免疫比浊法现常采用的微粒增强免疫浊度法，则是将抗体吸附或交联于一定粒径的乳胶或聚苯乙烯等微粒上，较均一地增加免疫复合物粒径，从而增强其正向折射光，提高检测灵敏度，特别是对分子量较小的抗原更适用。

（2）本法试剂 1 含聚乙二醇，并保证反应体系有合适的 pH 和电解质，是常用的促进免疫复合物形成和稳定的方法。即便如此，抗原－抗体结合反应仍遵守典型的 Heidelberger 曲线，即当抗体量恒定时，抗原与抗体结合形成免疫复合物的反应与散射信号响应值的上升存在 3 相：①抗体过剩期又称前带，信号响应值上升缓慢并且与抗原量无良好相关性；②平衡期又称等价带，此期信号响应值上升与抗原量存在良好相关性；③抗原过剩期又称后带，当抗体被大量消耗或绝对抗原过多，信号响应值上升至一极限值时，已形成的抗原抗体复合物会发生解离而迅速下降。因此只有在平衡期检测才能保证结果可靠，故应使用多点非线性定标，可自动拟合合适的曲线，并对样本多点检测，保证结果可靠的仪器。

（3）干扰因素：样本浑浊、灰尘污染、存在微小凝血块等微粒对免疫浊度法干扰大，必须注意避免。试剂有任何可见的混浊，即应弃去不用。

（4）其他检测方法：血清 Alb 定量免疫学检测方法还有散射浊度法、酶联免疫吸附法等。前法需特殊仪器，后法操作较烦琐其检测性能较差，透射浊度法可在已普及的自动生化分析仪上即可完成，广泛应用。但由于血清 Alb 浓度较高，前述成本较低的染料结合法已可完全满足要求，故 Alb 定量免疫学检测主要用于含量较低的尿和脑脊液测定。

二、参考区间

成人血清 Alb 浓度（溴甲酚绿法）：40～55g/L。摩尔浓度按 g/L×15.2＝μmol/L 换算。此外，根据测定的血清总蛋白及 Alb 浓度，可按血清球蛋白＝血清总蛋白－白蛋白，计算出血清球蛋白（Glb）和白蛋白/球蛋白比值（A/G）；成人血清球蛋白浓度为 20～40g/L，A/G 为（1.2～2.4）：1。

三、临床意义

人血清 Alb 异常的临床意义,通常应结合血清总蛋白(TP)、球蛋白(Glb)和 A/G 比值进行分析。

急性 Alb 降低伴 TP 降低但 A/G 正常,见于大出血、严重烫伤时血浆大量丢失或短期内大量补液;慢性 Alb 降低伴 TP 降低但 A/G 正常,见于长期营养不良蛋白质合成不足;慢性 Alb 降低但 TP 正常或略减少,而球蛋白升高、A/G 降低甚至倒置,提示肝纤维化导致肝实质细胞 Alb 生成受损、肝间质细胞球蛋白表达上调;慢性 Alb 及 TP 降低,球蛋白正常而 A/G 降低,提示为血浆 Alb 大量丢失所致,如肾病综合征等致 Alb 从尿丢失,妊娠特别是晚期,由于对 Alb 需求增加,又伴有血容量增高,亦可见上述改变,但分娩后可迅速恢复正常。由于 Alb 为维持血浆胶体渗透压的主要成分,当 Alb<20g/L 时,常发生水肿。罕见的先天性白蛋白缺乏症患者,血清中几乎没有白蛋白,但患者不出现水肿。

Alb 伴 TP 升高但 A/G 正常,见于脱水等导致血浆浓缩。尚未发现单纯导致 Alb 升高的疾病。

球蛋白浓度降低主要是合成减少。长期大剂量使用肾上腺皮质激素和其他免疫抑制剂,会导致球蛋白合成减少。低 γ-球蛋白血症或无 γ 球蛋白血症者,血清中 r 球蛋白极度低下或无,先天性患者仅见于男性婴儿,而后天获得性患者可见于男、女两性,此类患者缺乏体液免疫功能,极易发生难以控制的感染。正常婴儿出生后至 3 岁,肝脏和免疫系统尚未发育完全,可出现生理性球蛋白浓度较低。

单纯球蛋白浓度增高多以 γ 球蛋白为主。见于感染性疾病、自身免疫性疾病及多发性骨髓瘤,后者 γ-球蛋白可达 20~50g/L,并在电泳时形成 M 蛋白区带。

第三节　血清蛋白电泳

血浆蛋白质种类繁多,怎样分类是复杂的问题,可以从不同角度对其进行归纳分类。如将血浆蛋白质简单分为清蛋白和球蛋白两大类,按化学结构分为单纯蛋白质和结合蛋白,根据功能进行分类等。至今较实用的仍是通过电泳获得的条带,对血浆蛋白质概貌谱分类。蛋白电泳指利用溶液中带电粒子在直流电场作用下向所带电荷相反电极方向移动,所带电荷越大、直径越小或越接近球形则移动越快,从而对蛋白不同组分进行分离鉴定的技术。

两性电解质蛋白质在一定的 pH 溶液中所带正、负电荷数恰好相等,即分子的净电荷等于零,此时该蛋白质在电场中不会移动,溶液的这 pH,称为该蛋白质的等电点。若溶液 pH<pI,则蛋白质带正电荷,在电场中向负极移动;若溶液 pH>pI,则蛋白质带负电荷,就向正极移动。不同蛋白质的迁移率主要受所带电荷大小、分子量和形状影响。按有无支持介质可将电泳分为自由电泳和支持物电泳,后者较多应用。血清蛋白电泳多用表面带电荷较少的惰性支持介质,如滤纸、醋酸纤维素膜、琼脂糖凝胶,该类介质虽然分辨率较低,但较少电渗。滤纸吸附效应较强,易使蛋白区带形成小的拖尾,且滤纸不透明不能用光密度计扫描,血清蛋白纸电泳已经淘汰。醋酸纤维索膜对蛋白质吸附小故拖尾现象轻,区带界限清晰,通常较短分离时间即可将血清蛋白分为 5 条清晰区带,并且能透明,可用光密度计扫描,染色后则可长期保存,但醋酸纤维素膜吸水性差,电阻较大,电泳时产热明显,导致膜中水分易蒸发及蛋白质变性破坏,影响电泳结果,需注意选择合适电压。琼脂是一种多糖,经处理去除其中的果胶,即为琼脂糖,琼脂糖链受氢键及其他力的作用而互相盘绕形成绳状琼脂糖束,构成大网孔型凝胶,具备分子筛功效,故分辨率好,可将血清蛋白分离出 8~11 条区带,而且琼脂糖中 SO 个较少,电渗影响弱,使分离效果显著提高,血清琼脂糖凝胶电泳是临床常用的血清蛋白电泳检测技术。毛细管电泳或称高效毛细管电泳是指以毛细管为分离柱,由于毛细管置于冷却系统中有效地冷却降温,故可加以直流高压作为驱动力,使样品在高压电场中快速泳动,达到高效分离的一类新型电泳技术,具有高效,快速、高分辨率等优点。

其他支持介质如聚丙烯酰胺凝胶,因不同浓度和交联度可形成不同孔径的三维网状结构,兼有电泳支持体及分子筛的功能,提高了分辨率,在适当条件下可分出 30 多条区带,但未在临床常规使用。下面将介绍血清蛋白醋酸纤维素膜电泳方法、琼脂糖凝胶电泳方法和毛细管区带电泳方法。

一、检测方法

(一)血清蛋白醋酸纤维素膜(CAM)电泳

1.原理

血清蛋白质等电点(pI)大都<7.3,因此,在 pH8.6 缓冲液中,几乎所有血清蛋白质均为带负电荷的质点,在电场中向正极泳动。由于血清中各种蛋白质 pI 不同,所带电荷量有差异,加之相对分子质量不同,形状有差异,故在同一电场中迁移率不同,经过一定时间后,得以分离形成可分辨的区带。由于 CAM 对蛋白质吸附小,区带清晰,分离时间短,并且对染料不吸附,无背景干扰,染色后可较长期保存,亦可透明化用光密度计直接扫描,为血清蛋白电泳最常使用的支持介质,血清蛋白 CAM 电泳通常可获得 5 条清晰区带。

2.仪器

(1)电泳仪:电压 0~600V、电流 0~300mA 的晶体管整流稳压稳流直流电源。

(2)电泳槽:选用适合 CAM 电泳的铂丝电极的水平电泳槽,电泳槽的膜面空间与 CAM 面积应为 5cm³/cm²。

(3)血清加样器:微量吸管(10μl,分度 0.5μl)或专用电泳血清加样器。

(4)分光光度计及自动光密度计:选用质量可靠的产品。

3.材料

醋酸纤维素薄膜 2cm×8cm 规格,质地均匀、孔细、吸水性高、染料吸附少,分离效果好的产品。

4.试剂

(1)巴比妥缓冲液(pH8.6,离子强度 0.06):准确称取巴比妥 2.21g,巴比妥钠 12.36g 于 500ml 蒸馏水中加热溶解,待冷至室温后,用蒸馏水定容至 1L。

(2)染色液:

1)丽春红 S 染色液:称取 0.4g 丽春红 S 及 6.0g 三氯醋酸,用蒸馏水溶解,并定容至 100ml。

2)氨基黑 10B 染色液:称取 0.1g 氨基黑 10B,溶于 20ml 无水乙醇中,再加冰醋酸 5ml,甘油 0.5ml,混匀。另取 2.5g 磺基水杨酸,溶于 74.5ml 蒸馏水中。再将二液混合摇匀。

(3)漂洗液:

1）3%（V/V）醋酸溶液：适用于丽春红 S 染色漂洗。

2）甲醇 45ml、冰醋酸 5ml 和蒸馏水 50ml 混匀。适用于氨基黑 10B 染色的漂洗。

（4）洗脱液：0.1mol/L 氢氧化钠溶液，适用于丽春红 S 染色洗脱；0.4mol/L 氢氧化钠溶液，适用于氨基黑 10B 染色洗脱。

（5）透明液：称取 21g 柠檬酸（$C_6H_5O_7Na_3 \cdot 2H_2O$）和 150gN－甲基 2－吡咯烷酮，以蒸馏水溶解并定容至 500ml。如不需保存亦可用十氢萘或液状石蜡为透明液。

5.操作

（1）将电泳槽置于水平平台上，电泳槽两侧内加入等量巴比妥缓冲液，使两侧槽内的缓冲液在同一水平面，液面与支架距离约 2～2.5cm。

（2）取 CAM（2cm×8cm）一张，在毛面的一端（负极侧）1.5cm 处，用铅笔轻画一横线作点样标记，编号后，将 CAM 毛面向下漂浮于盛有巴比妥缓冲液的平皿中，待其自然浸润下沉并充分浸透后（约 20 分钟）取出。夹于洁净滤纸中间，吸去多余的缓冲液。

（3）将 CAM 毛面向上，画线端朝向负极贴于电泳槽的支架上轻轻拉直，用微量吸管吸取样本血清在横线处沿横线加 3～5pl。样品应与膜的边缘保持一定距离，以免电泳图谱中蛋白区带变形。待血清渗入膜后，反转 CAM，使光面朝上，画线端朝向负极平直地贴于电泳槽支架上，用双层滤纸或 4 层纱布将膜的两端与缓冲液连通（桥联），平衡 5 分钟。

（4）接通电源：将电泳槽与电泳仪的正、负极连接，注意 CAM 上画线端一定接负极。调节电压为 90～150V、电流 0.4～0.6mA/cm 膜长，夏季通电 45 分钟，冬季通电 60 分钟，待电泳区带展开约 25～35mm，即可关闭电源结束电泳。上述电泳参数设置，不同电泳仪和室温要求不同，应摸索建立。

（5）染色：取下 CAM 直接浸于丽春红 S 或氨基黑 10B 染色液中，轻轻晃动染色 5～10 分钟（以清蛋白带染透为止）。薄膜条较多时，需使用较大的器具盛染液，避免薄膜条紧贴或重叠，影响染色效果。

（6）漂洗：准备 3～4 个漂洗皿，装入漂洗液。从染色液中取出染好色的 CAM 并尽量沥去染色液，依次投入漂洗 m 漂洗，直至背景无色为止。

（7）定量：包括洗脱后比色定量及光密度扫描法 2 种定量方法。

1）洗脱比色定量法：将漂洗净的膜吸干，剪下各染色蛋白区带，并在膜的无蛋白质区带部分，剪取与清蛋白区带同宽度膜条，作为空白对照，分别放入已编号的试管内洗脱。氨基黑 10B 染色用 0.4mol/L 氢氧化钠洗脱，清蛋白管内加 6ml（计算时吸光度乘以 2），其余各加 3ml，置 37℃水箱 20 分钟，不时振摇，使染料完全浸出至洗脱液中。用分光光度计在 620nm 处以空白管液调零，读取各管吸光度。丽春红 S 染色，浸出液用 0.1mol/L 氢氧化钠，加入量同上。10 分钟后，向清蛋白管内加 40%（V/V）醋酸 0.6ml（计算时吸光度乘以 2），其余各加 0.3ml，以中和部分氢氧化钠使色泽加深。必要时离心沉淀，取上清液，用分光光度计 520nm 处以空白管液调零，读取各管吸光度。

2）光密度扫描法：

①透明：对需保存 CAM，吸去膜上的漂洗液（防止透明液被稀释影响透明效果），将薄膜浸入 N－甲基 2 吡咯烷酮柠檬酸透明液中 2～3 分钟（可适当延长一些时间），取出以滚动方式平贴于洁净无划痕的载物玻璃片（切勿产生气泡），将此玻璃片竖立片刻，尽量沥去透明液后，置已恒温至 90～100℃烘箱内烘烤 10～15 分钟，取出冷至室温。用此法透明的各条蛋白区带鲜

明,薄膜平整,可供直接扫描和保存。对不保存的 CAM,可将漂洗过的薄膜烘干后,用十氢萘或液状石蜡浸透,夹于两块优质薄玻片间供扫描用。此法透明的薄膜不能久藏,且易发生皱褶。②扫描定量:将已透明的薄膜放入全自动光密度计内,进行扫描分析。

6.结果计算

通常血清蛋白 CAM 电泳可获得从正极端起依次为白蛋白、α_1-球蛋白、α_2 球蛋白、β-球蛋白和 γ 球蛋白的 5 条区带。扫描法时,全自动光密度计可自动报告各组分蛋白占总蛋白的百分比。

7.参考区间

用百分率报告各组分的相对量时,任何组分的增减,即便其他组分绝对含量虽然正常,也会出现相应的减增,所以最好同时报告相对比值和绝对浓度。由于各实验室采用的电泳条件不同,再加之不同地区人群间可能存在生物学变异,参考区间存在差异,故各实验室应建立自己测定体系的参考区间。

8.注意事项

(1)染料选择:使用光密度计扫描定量一般用丽春红 S 染色,因其可与各组分蛋白浓度基本呈正比例结合,结果较准确。用洗脱比色法定量时,用丽春红 S 或氨基黑 10B 均可,但选用氨基黑 10B 时,因其对白蛋白亲和力更高,特别是白蛋白浓度高时,可因白蛋白染色过深,导致白蛋白结果偏高而球蛋白偏低;或者白蛋白区带染色不透,出现小空泡甚至蛋白膜脱落在染色液中,严重影响结果的准确性。因此血清总蛋白>80g/L 时,用氨基黑 10B 染色应将血清对半稀释再加样。

(2)缓冲液要求:由于缓冲液的 pH 及离子强度对电泳结果影响大,除保证严格按规定配制外,每次电泳时应交换正负电极,以使电泳槽两侧缓冲液的正、负离子相互交换,维持缓冲液的 pH 和离子强度不至于发生较大改变。即便如此,因每次电泳的薄膜数量可能不等,所以缓冲液使用 10 次后仍应更换。

(3)液面高度要求:电泳槽缓冲液的液面要保持一定高度,过低可能会增加 γ-球蛋白的电渗现象(向阴极移动)。同时电泳槽两侧的液面应保持同一水平面,否则,会通过薄膜产生虹吸现象,严重影响蛋白分子的迁移率。

(4)电泳失败的判断及原因分析:

1)电泳图谱不整齐:加样不均匀、样品触及薄膜边缘、薄膜未完全浸透或温度过高致使膜局部干燥或水分蒸发缓冲液变质;电泳时薄膜放置不正确,使电流方向不平行。

2)蛋白各组分分离不佳:点样过多、电流过低、薄膜质量差等。

3)染色后清蛋白中间着色浅:染色时间不足或染色液陈旧所致;若因蛋白含量高引起,可稀释血清或延长染色时间。一般以延长 2 分钟为宜,若时间过长,球蛋白百分比上升,A/G 比值会下降。

4)薄膜透明不完全:烘箱温度未达到 90℃ 以上就将膜放入、透明液陈旧和浸泡时间不足等。5)透明膜上有气泡:玻片上有油脂,使薄膜部分脱开或贴膜时滚动不佳。

(5)检测仪器:已有全自动电泳系统上市,电泳支持物为琼脂糖或 CAM,可自动完成电泳、烘干、染色、漂洗,最后自动扫描光密度,打印出图形及定量报告。由于从电泳到光密度扫描均在电脑程序控制下自动完成,可有效减少操作误差。只要严格使用配套试剂及器材,严格按规定操作,重复性高。但这类仪器适用于标本量多的单位使用,若样本量少,经济上很不合算。

(二)血清蛋白琼脂糖凝胶电泳

1.原理

血清蛋白质等电点(pI)大都＜7.3,因此,在 pH8.6 缓冲液中,几乎所有血清蛋白质均为带负电荷的质点,在电场中向正极泳动。由于血清中各种蛋白质 pI 不同,所带电荷量有差异,加之相对分子质量不同,形状有差异,故在同一电场中迁移率不同,经过一定时间后,得以分离形成可分辨的区带。使用琼脂糖凝胶的优点是电泳速度快,血清样品无须处理即可直接加样进行检测;琼脂糖凝胶兼具分子筛功效,分辨率好;电泳区带易染色,干燥后背景几乎无色,便于光密度扫描检测。

2.仪器

(1)琼脂糖凝胶电泳仪:选用质量可靠的国产或进口仪器。

(2)血清加样器:微量吸管(10μl,分度 0.5μl)或专用电泳加样器。

(3)点样支架:选用质量可靠的产品或配套产品。

(4)点样梳:选用质量可靠的产品或配套产品。

(5)琼脂糖凝胶电泳专用滤纸。

(6)全自动光密度计:选用质量可靠的产品。

3.试剂

购买合格的商品化试剂盒,以某仪器配套的试剂盒为例,包括:①琼脂糖凝胶胶片;②缓冲液;③点样梳;④薄滤纸;⑤染液;⑥脱色液;⑦湿盒。

4.操作

按仪器操作和试剂说明书进行,该试剂在适用于该试剂盒的某型号自动化琼脂糖凝胶电泳仪上操作如下:

(1)点样:点样梳每孔加血清 10pl。点样完毕后,应让样品在梳齿内扩散 5 分钟。若不能立即电泳,需将点样梳梳齿向上置于湿盒内。

(2)架设缓冲条:打开电泳舱盖并升起点样支架,取出两根缓冲条嵌于支架的正负两极。缓冲条的海绵部分应紧贴在电极铂金丝上。

(3)铺设凝胶胶片。

(4)取出胶片,正面向上:用薄滤纸轻轻覆盖琼脂糖凝胶表面,吸取多余的缓冲液,并迅速移走滤纸。

(5)在电泳板框的下 1/3 处滴加约 200μl 蒸馏水。将胶片放置于电泳平台框标内,确定胶片背面无气泡,并轻轻放下点样支架。

(6)上样:去除点样梳的外围支架,梳齿向下插入点样支架的相应位置。关闭电泳舱盖,进行电泳。

(7)染色:放入染色液中约 10 分钟。

(8)脱色:将染色完毕的胶片放入脱色液中。脱色至胶片背景恰好无色。

(9)干燥:将脱色后的凝胶片置于冷风下吹干。

(10)扫描电泳结果:将已透明的胶片放入全自动光密度计内,进行扫描分析。

5.结果计算

通常血清蛋白琼脂糖电泳可获得从正极端起依次为白蛋白、α₁-球蛋白、α₂-球蛋白、β-球蛋白和 γ 球蛋白的 5 条区带。扫描法时,全自动光密度计可自动报告各组分蛋白占血清总蛋白根据同时测定的血清总蛋白浓度,可按下式计算出各区带蛋白的浓度:各区带蛋白(g/L)＝各区带蛋白(％)x 血清总蛋白(g/L)。

6.参考区间

成人血清蛋白琼脂糖凝胶电泳参考区间:

白蛋白:59.8％～72.4％

α₁－球蛋白:1.0％～3.2％

α₂－球蛋白:7.4％～12.6％

β－球蛋白:7.5％～12.9％

γ－球蛋白:8.0％～15.8％

以上参考区间引自试剂说明书。

7.注意事项

电泳失败的判断及原因分析:

(1)电泳图谱不整齐:加样不均匀、样品触及胶片边缘、胶片未完全浸透或温度过高致使膜局部干燥或水分蒸发、缓冲液变质;电泳时胶片放置不正确,使电流方向不平行。

(2)蛋白各组分分离不佳:点样过多、电流过低、胶片质量差等。

(3)染色后清蛋白中间着色浅:染色时间不足或染色液陈旧所致;若因蛋白含量过高引起,可稀释血清或延长染色时间。一般以延长 2 分钟为宜,若时间过长,球蛋白百分比上升,A/G比值会下降。

(4)胶片透明不完全:洗脱液陈旧和浸泡时间不足等。

(三)血清蛋白毛细管区带电泳

1.原理

毛细管电泳的理论基础建立在电双层的概念之下。在与电解液接触的直立电极上加电压,带相反电荷的离子积聚在电极表面,电荷载体的这种布置即称为电双层。毛细管区带电泳是毛细管电泳 7 种经典分离方式之一,其原理是将待分析溶液引入毛细管进样一端,施加直流电压后,各组分按各自的电泳流和电渗流的矢量和,流向毛细管出口端,按阳离子、中性粒子和阴离子及其电荷大小的顺序,以不同的速度移动通过检测器而分离。但中性组分彼此不能分离。

2.仪器

(1)毛细管电泳仪:选用质量可靠的国产或进口仪器。

(2)血清加样器:微量吸管或专用电泳加样器。

(3)缓冲液:选用质量可靠的产品或配套产品。

(4)清洗液:选用质量可靠的产品或配套产品。

(5)稀释杯:选用质量可靠的产品或配套产品。

(6)过滤器:选用质量可靠的产品或配套产品。

3.操作

按仪器操作和试剂说明书进行,该试剂在适用于该试剂盒的某型号毛细管电泳仪上操作如下:采用 8 条毛细管通道并行运作,快速电泳分离的全自动、多任务处理的毛细管电泳系统。从连续进样到最后电泳结果传输全过程包括:标本识别、稀释、毛细管清洁、标本进样、电泳、检测、结果处理等全部自动完成,其中操作人员仅需分离血清上机,其余步骤均由仪器自动完成。

4.结果计算

系统自动将毛细管电泳仪测定的 6 条区带百分比转换成 5 条区带的百分比(β_1 球蛋白和 β_2 球蛋白百分比将合并为 $\beta-$ 球蛋白百分比)。其余结果计算方式同血清蛋白琼脂糖电泳方法。

5.参考区间

成人血清蛋白毛细管区带电泳参考区间：

白蛋白:55.8％～66,1％

α_1- 球蛋白:2.9％～4.9％

α_2- 球蛋白:7.1％～11.8％

$\beta-$ 球蛋白:8.4％～13.1％

β_1- 球蛋白:4.7％～7.2％

β_2- 球蛋白:3.2％～6.5％

$\gamma-$ 球蛋白:11.1％～18.8％

以上参考区间引自试剂说明书。

二、临床意义

血清蛋白电泳的原理是按不同蛋白的迁移率进行分离鉴定,每一区带都是电泳体系中具有相同或相近迁移率的蛋白质混合物,CAM 电泳通常仅形成 5 条区带。而多数有较高诊断意义的蛋白质在血清中都是微量存在,其浓度改变一般不会对其所在区带产生明显影响。

第四节 血清前白蛋白测定

前白蛋白(PA)又称前清蛋白,分子量约 55kD,血浆半衰期为 1.9 天,为肝脏细胞合成的糖蛋白,因电泳时迁移在白蛋白之前而得名。PA 的生理功能为组织修补材料和运载蛋白。PA 可结合大约 10％的 T_4 和 T_3,对 T_3 亲和力更大;此外,脂溶性维生素 A 以视黄醇形式存在于血浆中,先与视黄醇结合蛋白形成复合物,再与 PA 以非共价键形成视黄醇－RBP－PA 复合物运输,该复合物一方面可避免视黄醇氧化,另一方面可防止小分子的视黄醇－RBP 复合物从肾丢失。

血清 PA 可用电泳和免疫学方法测定。电泳法操作较繁杂耗时,准确性和重复性差,不适合常规临床检验。测定 PA 的免疫学方法包括免疫电泳、放射免疫、酶联免疫吸附试验、化学或电化学发光免疫法、荧光免疫法和免疫浊度法等。目前临床检验测定 PA 多用免疫浊度法。

原理:抗人 PA 抗体加入样本血清中,通过抗原抗体反应与血清中 PA 特异性结合,形成 PA－抗 PA 抗体复合物微粒,导致浊度增加。在一定的条件下,如合适的抗原抗体浓度,一定的免疫复合物微粒径/入射光波长比值等,浊度的增加与免疫复合物微粒数即 PA 数相关,得以定量 PA 浓度。免疫浊度法对浊度改变的检测包括散射浊度法和透射浊度法 2 类方法。透射浊度法在多数自动生化分析仪上即可完成,较多使用。

一、检测方法

(一)手工检测

1.试剂

选用有正式批文,量值可溯源至人血清蛋白质参考物 CRM470 的质量可靠产品。下面以

(1)pH7.2 的磷酸盐缓冲液(12.7mmol/L):含 NaCI 0.13mol/L,聚乙二醇(PEG)60g/L 及防腐剂。

(2)抗人 PA 抗体工作液。

(3)PA 定值血清(冻干品):使用前按说明书加指定量的缓冲液复溶。

2.操作

样本血清:测定管 20μl。

PA 标准液:标准管 20μl。

缓冲液:空白管 20μl。

PA 抗体工作液:测定管 1.0ml,标准管 1.0ml,空白管 1.0ml。

混匀,37℃反应 10 分钟,波长 340nm 以空白管调零,读取各管吸光度。

3.结果计算

测定管吸光度

血清 PA(mg/L)=测定管吸光度/标准管吸光度×PA 标准液浓度(mg/L)

(二)自动化分析仪检测

1.试剂

同"1.手工检测"。

2.操作

不同实验室具体反应条件会因所用仪器和试剂而异,在保证方法可靠的前提下,应按仪器和试剂说明书设定测定条件,进行定标品、质控样品和样品分析。

3.结果计算

自动生化分析仪可根据系列浓度标准品自动制作的 Logit-log 曲线,计算出待测样本的血清 PA 浓度。

(三)注意事项

1.方法学特点

本法的人血清 PA 最低检测限为 15mg/L,可报告范围为 30~800mg/L,批内及批间 CV 均≤2.0%。超过报告范围上限的样本需用生理盐水对半稀释血清后,重新测定,结果乘以稀释倍数。黄疸、中度溶血及类风湿因子<100IU/ml 标本对本法无显著干扰,但脂浊及高甘油三酯血清对本法有负干扰。

2.影响因素

有关透射浊度法的一些共同影响因素,参阅本章第二节血清白蛋白测定中免疫比浊法的注意事项。

3.参考区间应用

以其他定量免疫学方法,包括散射免疫浊度法测定的结果与本法存在差异,应建立使用方

法的本实验室参考区间。

4.标本稳定性

血清标本如不能及时测定,应置 2～8℃冰箱保存,可稳定 2 天。

二、参考区间

成人血清 PA 浓度(透射浊度法)为 250～400mg/L(4.55～7.28μmol/L),儿童约为成人水平的一半,青春期急剧增加达成人水平。2 种单位间可按 mg/L×0.0182＝μmol/L 换算。

三、临床意义

由于 PA 半衰期仅 1.9 天,短于其他肝脏表达释放的血浆蛋白,为反映营养状态及肝功能的敏感指标,也是一种敏感的负性急性时相反应蛋白。

(一)评价营养不良

PA 在 200～400mg/L 为正常,100～150mg/L 轻度营养不良,50～100mg/L 中度营养不良,<50mg/L 严重营养不良。

(二)评价肝功能不全

肝功能损伤时 PA 降低,比 Alb 和转铁蛋白更敏感,对早期肝炎及重症肝炎有特殊诊断价值。

(三)负性急性时相反应蛋白

在急性炎症、恶性肿瘤、创伤等急需合成蛋白质的情况下,血清 PA 均迅速下降。

(四)其他

PA 浓度增高可见于霍奇金病。

第五节　血清转铁蛋白测定

转铁蛋白(TRF)为主要由肝细胞合成的,分子量约 79.6kD 的单链糖蛋白,半衰期约 7 天,pl 为 5.5～5.9,CAM 电泳位置在 B 区带。TRF 能可逆地结合铁、铜、锌、钴等多价阳离子。血浆 TRF 的主要生理功能是转运铁离子。从小肠进入血液的 Fe^{2+} 必须被铜蓝蛋白氧化为 Fe^{3+} 后才能与 TRF 结合,每分子 TRF 可结合 2 个 Fe^{3+}。TRF－Fe^{3+} 复合物与多种细胞,特别是骨髓造血细胞表面的 TRF 受体结合后,被摄入细胞解离出 Fe^{3+},供合成血红蛋白、肌红蛋白、细胞色素以及铁蛋白等,而 TRF 本身结构不变。血清 TRF 主要用免疫比浊法测定。

一、原理

人 TRF 为完全抗原,可制备其多或单克隆抗体。将抗人 TRF 抗体加入样本血清中,可通过抗原抗体反应与血清中 TRF 特异性结合,形成免疫复合物微粒,导致浊度增加。在一定的条件下,如合适的抗原、抗体浓度,一定的免疫复合物微粒径/入射光波长比值等,浊度的增加与免疫复合物微粒数即 TRF 数相关,得以定量样本中 TRF 浓度。免疫浊度法对浊度改变的检测包括散射浊度法和透射浊度法 2 类方法(参阅本章第二节血清白蛋白测定中的免疫比浊法)。因透射浊度法在自动生化分析仪上即可完成,较多使用。

二、试剂

选用有正式批文、量值可溯源至人血清蛋白参考物 CRM 470 的质量可靠产品。下面以 TRF 透射浊度法某试剂盒为例。

(一)pH 7.2 磷酸缓冲液(55mmol/L)

含 25mmol/L NaCl、5%聚乙二醇(PEG)及防腐剂。

(二)抗人转铁蛋白抗体工作液

含已调节到标定滴度的抗体、100mmol/L NaCl 及防腐剂。

(三)样本稀释液

pH7.0 的 50mmol/L 磷酸盐缓冲液,含 150mmol/L NaCl 和防腐剂。

三、操作

不同实验室具体反应条件会因所用仪器和试剂而异,在保证方法可靠的前提下,应按仪器和试剂说明书设定测定条件,进行定标品、质控样品和样品分析。

四、结果计算

根据待测样本浊度,以系列浓度 TRF 定标品绘制的曲线及拟合的方程式,自动计算出样本中 TRF 浓度。

五、参考区间

成人血清 TRF 浓度(透射浊度法):$28.6 \sim 51.9 \mu mol/L$($2.3 \sim 4.1g/L$),2 种单位间换算公式为 $pumol/L \times 0.0796 = g/L$。

六、注意事项

(一)方法学特点

本法的人血清 TRF 最低检测限为 $1.26 \mu mol/L$($0.1g/L$),线性范围为 $1.26 \sim 65.5 \mu mol/L$($0.1 \sim 5.2g/L$),批内及批间 CV 均≤3.0%。黄疸、溶血及类风湿因子<1200IU/ml 标本对本法无显著干扰,但脂浊及高甘油三酯血清有负干扰。

(二)影响因素

有关透射浊度法的一些共同影响因素,参阅本章第二节血清白蛋白测定中免疫比浊法的注意事项。

(三)参考区间应用

以其他定量免疫学方法,包括散射免疫浊度法测定的结果与本法存在差异,应建立使用方法的本实验室参考区间。

七、临床意义

(一)贫血的鉴别诊断

缺铁性(低血色素性)贫血时,TRF 代偿性合成增加,但铁饱和度远低于 30%;再生障碍性贫血时,TRF 正常或低下,而铁饱和度增高。

(二)负性急性时相反应蛋白

在炎症、肿瘤等急性时相反应时,与前清蛋白等同时下降。

(三)判断营养状态及肝功能

在营养不良及慢性肝脏疾病时下降;肾病综合征时因 TRF 大量从尿丢失,血清水平下降。

第六节 血清铁蛋白测定

铁蛋白为体内铁的存储形式,由 24 个亚基及 2500 个左右 Fe^{3+} 构成,分子量因 Fe^{3+} 含量不同而异,一般 $\geqslant$440kD。构成 Ferr 的亚基包括酸性的 H 型(重型)和弱碱性的 L 型(轻型)亚基。转铁蛋白(TRF)结合 Fe^{3+} 后形成的 $TRF-Fe^{3+}$ 复合物,与多种细胞包括骨髓造血细胞表面的 TRF 受体结合后,被摄入细胞解离出 Fe^{3+},除供合成血红蛋白、肌红蛋白、细胞色素外,还与 Ferr 的 L 型亚基结合,生成铁蛋白存储,在体内铁代谢上发挥调节作用。Ferr 广泛分布于体内多种组织细胞及血浆中。血清 Ferr 可用各种定量免疫学方法测定,下面以应用较多的免疫比浊法为例介绍。

一、原理

将抗人 Ferr 多或单克隆抗体加入样本血清中,通过抗原抗体反应与血清中 Ferr 特异性结合,形成免疫复合物微粒,导致浊度增加。在一定的条件下,如合适的抗原、抗体浓度、免疫复合物微粒径/入射光波长比值等,浊度的增加与免疫复合物微粒数即 Ferr 数相关,得以定量样本中 Ferr 浓度。浊度改变的检测包括散射浊度法和透射浊度法 2 类方法。因后一种方法在自动生化分析仪上即可完成,广泛使用。

二、试剂

选用有正式批文、量值可溯源至人铁蛋白 WHO standard(1st)参考物的质量可靠产品。

三、操作

不同实验室具体反应条件会因所用仪器和试剂而异,在保证方法可靠的前提下,应按仪器和试剂说明书设定测定条件,进行定标品、质控样品和样品分析。

四、结果计算

根据待测样本浊度,按系列浓度 Ferr 标准品绘制的曲线及拟合的方程式,自动计算出样本中 Ferr 浓度。

五、参考区间

成人血清 Ferr 浓度(透射浊度法):男性及 50 岁以,上女性 30~400μg/L(67~899pmol/L);50 岁以下女性 15~150ILg/L(34~337pmol/L)。

儿童(透射浊度法):1 个月内 150~450μg/L(337~1011pmol/L);第 2~3 个月 80~500μg/L(180~1123pmol/L);3 个月~16 岁 20~200μg/L(45~449pmol/L)。

2 种单位间换算公式为 μg/L$\times$2.25$=$pmol/L。

以上参考区间引自试剂说明书。

六、注意事项

(一)方法学特点

本法人血清 Ferr 最低检测限为 10μg/L(22.5pmol/L),线性范围为 15~800μg/L(34~1800pmol/L),批内 CV$<$2.0%、批间 CV$<$6.6%。黄疸、轻度溶血.类风湿因子$<$1200IU/ml及高甘油三酯($\leqslant$8.48mmol/L)标本对本法无显著干扰。

(二)影响因素

有关透射浊度法的一些共同影响因素,参阅本章第二节血清白蛋白测定中免疫比浊法的注意事项。

(三)参考区间应用

以其他定量免疫学方法,包括散射免疫浊度法及透射比浊法不同厂家试剂盒测定的结果均存在差异,应建立使用方法的本实验室参考区间。

七、临床意义

血清 Ferr 浓度为反映体内铁存储状况的可靠指标,与骨髓铁染色结果相关性好;也作为肿瘤标志物用于多种恶性肿瘤的辅助诊断。

(一)降低

成人血清 Ferr<14μg/L 是诊断缺铁性贫血的敏感指标。成人血清 Ferr 降低也见于其他失血性贫血、慢性贫血。

(二)升高

见于肝脏疾病、血色病、输血引起的铁负荷过度,急性感染,铁粒幼细胞贫血及甲状腺功能亢进患者。肝癌、乳腺癌、肺癌、胰腺癌、白血病及淋巴瘤等多种恶性肿瘤患者血清 Ferr 可明显增高,可能与肿瘤细胞中 Ferr 合成和释放增加有关。

第七节 血清铜蓝蛋白测定

铜蓝蛋白(Cp)是肝细胞表达的含铜 α_2-球蛋白,为分子量平均约 132kD 的单链糖肽,含糖约 8%~9.5%。每分子 Cp 结合 6~8 个铜原子,因含铜呈蓝色而得名。除 5%血浆铜游离存在外,95%存在于 Cp 中,故 Cp 被视为铜的无毒性转运载体和存储库。此外,Cp 也是一种急性时相反应蛋白;并具有氧化酶样作用,可将 Fe^{2+} 氧化为 Fe^{3+} 结合到转铁蛋白上,也参与儿茶酚胺和多酚的氧化;还可抑制 Cu^{2+} 等金属离子对膜脂质的过氧化损伤作用。血清 Cp 可用多种定量免疫学方法测定,下面以应用较多的免疫比浊法为例介绍。

一、原理

将抗人 Cp 多或单克隆抗体加入样本血清中,通过抗原抗体反应与血清中 Cp 特异性结合,形成免疫复合物微粒,导致浊度增加。在一定的适宜条件下,浊度的增加与免疫复合物微粒数即 Cp 数相关,得以定量样本中 Cp 浓度。浊度改变的检测包括散射和透射浊度法 2 类。因后一种方法在自动生化分析仪上即可完成,被广泛使用。

二、试剂

选用有正式批文,量值可溯源至人血清蛋白参考物 CRM 470 的质量可靠产品。下面以 Cp 透射浊度法某试剂盒为例。

(一)试剂 1

50g/L 聚乙二醇(PEG)的含防腐剂的磷酸盐缓冲液。

（二）抗人 Cp 抗体工作液

含标定滴度的兔抗人铁蛋白抗体，以及稳定剂和防腐剂的磷酸盐缓冲剂。

（三）样本稀释液

pH 7.0 的 50mmol/L 磷酸盐缓冲液，含 150mmol/L NaCl 和防腐剂。

三、操作

不同实验室具体反应条件会因所用仪器和试剂而异，在保证方法可靠的前提下，应按仪器和试剂说明书设定测定条件，进行定标品、质控样品和样品分析。

四、结果计算

根据待测样本浊度，按系列浓度 Cp 标准品绘制的曲线及拟合的方程式，自动计算出样本中 Cp 浓度。

五、参考区间

成人血清 Cp 浓度（透射浊度法）：男性 0.15～0.30g/L（1.10～2.20pmol/L），女性 0.16～0.45g/L（1.17～3.30μmol/L）。2 种单位间换算公式为 g/L×7.333＝μmol/L。

以上参考区间引自试剂说明书。

六、注意事项

（一）方法学特点

本法人血清 Cp 最低检测限为 30mg/L（0.22μmol/L），线性范围为 0.03～1.4g/L（0.22～10.44μmol/L），批内、批间 CV 均＜2.0%。黄疸、溶血及类风湿因子＜100IU/ml 血清标本无显著干扰。但高甘油三酯血清标本对本法有负性干扰。

（二）影响因素

有关透射浊度法的一些共同影响因素，参阅本章第二节血清白蛋白测定中免疫比浊法的注意事项。

（三）参考区间应用

以其他定量免疫学方法，包括散射免疫浊度法及透射比浊法不同厂家试剂盒测定的结果均存在差异，应建立使用方法的本实验室参考区间。

七、临床意义

（一）Cp 减少

对 Wilson 病、营养性铜缺乏和 Menkes 病（遗传性铜吸收不良）有较大诊断价值。Wilson 病是常染色体隐性遗传病，因血浆 Cp 显著减少（通常≤0.1g/L），血浆游离铜增加，铜沉积在肝可引起肝硬化，沉积在脑基底节的豆状核则导致豆状核变性，故该病又称为肝豆状核变性，纯合子携带者 Cp 显著降低，但杂合携带者 Cp 水平可仅轻度减少或正常。此外，营养不良、严重肝病及肾病综合征等所致 Cp 合成减少或大量丢失也可致 Cp 减少。

（二）Cp 升高

Cp 为急性时相反应蛋白，在妊娠、感染、创伤、肿瘤和胆道阻塞性疾病时血清浓度增加。Cp 显著升高会使血清呈现蓝绿色。

第八节　血清 α_1 抗胰蛋白酶测定

α_1 抗胰蛋白酶（AAT）主要由肝实质细胞合成，单核细胞、肺泡巨噬细胞和上皮细胞也少量合成。其基因定位于 14q31－32.3 上，为 394 个氨基酸残基的单一肽链糖蛋白，分子量约 52kD，含糖 10％～12％，为醋酸纤维索薄膜电泳 α_1 区带的主要组分（约 90％）。血浆中 AAT 来源于肝细胞，是人血浆中主要的丝氨酸蛋白酶抑制剂，可与丝氨酸蛋白酶如胰蛋白酶、糜蛋白酶、白细胞弹性蛋白纤溶酶和凝血酶等形成抑制性复合物，约占该类蛋白酶活力抑制的 90％。肝外合成的 AAT 在局部组织损伤调节中起重要作用。AAT 抑制作用与 pH 有关，中性和弱碱性时显示最大抑制，pH4.5 时抑制作用基本丧失。血清 AAT 可用各种定量免疫学方法测定，下面以应用较多的免疫比浊法为例介绍。

一、原理

抗人 AAT 多或单克隆抗体加入样本血清中，通过抗原抗体反应与血清中 AAT 特异性结合，形成免疫复合物微粒导致浊度增加。在一定条件下，如合适的抗原、抗体浓度、免疫复合物微粒径/入射光波长比值等，浊度增加与免疫复合物微粒数即 AAT 数相关，得以定量样本中 AAT 浓度。浊度改变的检测包括散射浊度法和透射浊度法 2 类方法。因后一种方法在自动生化分析仪上即可完成，被广泛使用。

二、试剂

选用有正式批文，量值可溯源至人血清蛋白参考物 CRM 470 的质量可靠产品。下面以 AAT 透射浊度法某试剂盒为例。

（一）试剂 1

12.7mmol/L 磷酸盐缓冲液（pH7.2），含 0.13mmol/LNaCl40g/L 聚乙二醇和防腐剂。

（二）试剂 2

含标定滴度的免抗人 AAT 抗体.0.1mmol/L NaCl 和防腐剂。

三、操作

该试剂在适用于该试剂盒的某型号自动生化分析仪上基本参数设置为：测定类型：2 点终点法；反应时间/测定点：10/6－24；定标方式：多点非线性 RCM 定标；波长：700/340nm；反应方向：上升；试剂 1：100μl；试剂 2：45μl。样本量：6μl。

四、结果计算

根据待测样本浊度，按系列浓度 AAT 标准品绘制的曲线及拟合的方程式，自动计算出样本中 AAT 浓度。

五、参考区间

成人血清 AAT 浓度（透射浊度法）：0.9～2.0g/L（16.6～36.8μmol/L）。2 种单位间换算公式为：g/L×18.4＝μmol/L。

以上参考区间引自试剂说明书。

六、注意事项

(一)方法学特点

本法人血清 AAT 最低检测限为 $0.2g/L(3.68\mu mol/L)$，线性范围为 $0.2\sim6.0g/L(3.68\sim110.4pmol/L)$，批内、批间 CV 均 $<2\%$。黄疸、溶血、类风湿因子 $<1200IU/ml$ 血清标本对本法无显著干扰。但高甘油三酯血清对本法有负干扰；而口服避孕药及妊娠前 3 个月因高離激素水平可产生假阳性。对常规方法不能检测出血清 AAT 的遗传性缺乏症者，可采用等电聚焦电泳或分子生物学方法进行 AAT 表型分析。

(二)影响因素

有关透射浊度法的一些共同影响因素，参阅本章第二节血清白蛋白测定中免疫比浊法的注意事项。

(三)参考区间应用

以其他定量免疫学方法，包括散射免疫浊度法及透射比浊法不同厂家试剂盒测定的结果均存在差异，应建立使用方法的本实验室参考区间。

七、临床意义

(一)AAT 减少

除外营养不良、严重肝病及肾病综合征等所致 AAT 合成减少或大量丢失所致者，AAT 显著减少乃至缺乏应考虑存在遗传性 AAT 缺乏症。ATT 基因为常染色体共显性遗传，正常为 MM 型，但现已发现至少有 75 种 AAT 变体，其中 ZZ、SS、SZ 甚至 MS 型可出现胎儿呼吸窘迫综合征、早年(20~30 岁)发生的肺气肿及肝硬化，与这些 AAT 变体不能有效抑制肺、肝局部中性粒细胞释放的溶酶体弹性蛋白酶有关。

(二)AAT 增加

作为急性时相蛋白，在炎症、感染、肝病、肿瘤等多种疾病时 ATT 均显著增加，且与炎症程度相关。

第九节　血清 α_1 微球蛋白测定

α_1 微球蛋白为肝细胞和淋巴细胞产生的一种分子量仅 33kD 的糖蛋白，电泳出现于 α_1 区带而得名。α_1-MG 存在于体液及淋巴细胞膜表面，血浆中 α_1-MG 以游离或与 IgG、白蛋白结合的两种形式存在。游离 α_1-MG 可自由滤过肾小球，但原尿中 99% 以上的 α_1-MG 被近曲小管上皮细胞以胞饮方式重摄取并分解(不以原型返回血浆)，仅微量从尿排泄。血清 α_1-MG 可用各种定量免疫学方法测定，下面以应用较多的免疫比浊法为例介绍。

一、原理

抗人 α_1-MG 多或单克隆抗体与样本血清中 α_1-MG 通过抗原—抗体反应特异性结合，形成免疫复合物微粒，导致浊度增加。在一定条件下，浊度的增加与免疫复合物微粒数即 α_1-MG 数相关，得以定量样本中 α_1-MG 浓度。浊度检测包括散射浊度法和透射浊度法 2

类。因后一种方法在自动生化分析仪上即可完成,被广泛使用。

二、试剂

选用有正式批文的质量可靠产品。下面以 α_1-MG 透射浊度法某试剂盒为例。

(一)试剂 1

35mmol/L 醋酸盐缓冲液(pH 5.3)含 40g/L 聚乙二醇和防腐剂。

(二)试剂 2

35mmol/L 醋酸盐缓冲液(pH5.3)中含标定滴度的羊抗人 α_1-MG 抗体和防腐剂。

三、操作

不同实验室具体反应条件会因所用仪器和试剂而异,在保证方法可靠的前提下,应按仪器和试剂说明书设定测定条件,进行定标品、质控样品和样品分析。

四、结果计算

根据待测样本浊度,按系列浓度 α_1-MG 标准品绘制的曲线及拟合的方程式,自动计算出样本中 α_1-MG 浓度。

五、参考区间

成人血清 α_1-MG 浓度(透射浊度法):10～30mg/L(此参考区间引自试剂说明书)。

六、注意事项

(一)方法学特点

本法人血清 α_1-MG 最低检测限为 2mg/L,线性范围为 2～750mg/L,批内 CV<5%、批间 CV<6%。轻中度黄疸和溶血血清标本对本法无显著干扰。但高甘油三酯血清对本法有负干扰。由于 α_1-MG 存在与人类白细胞抗原 HLA-A11、HLA-B20 和 HLA-BW51 等有交叉反应的抗原决定簇,因此,必须选用特异性抗 α_1-MG 的抗体制备的试剂盒。否则将导致测定结果明显假性升高。

(二)影响因素

有关透射浊度法的一些共同影响因素,参阅本章第二节血清白蛋白测定中免疫比浊法的注意事项。

(三)参考区间应用

以其他定量免疫学方法,包括散射免疫浊度法及透射比浊法不同厂家试剂盒测定的结果均存在差异,应建立使用方法的本实验室参考区间。

七、临床意义

(一)血清 α_1-MG 升高

多见于各种原因所致肾小球滤过功能损伤,也见于 IgA 型骨髓瘤、肝癌等。在判断肾小球滤过功能损伤上,血清 α_1-MG 与胱抑素 C 的诊断性能相当。由于血清胱抑素 C 的广泛应用,加之 α_1-MG 的上述肾排泄特点,目前更常检测尿 α_1-MG 浓度作为诊断近端肾小管损伤标志。

(二)血清 α_1-MG 降低

提示重度肝功能损害致其生成减少。

第十节　血清 α_2 巨球蛋白测定

α_2 —巨球蛋白(α_2 —MG)是由 4 个相同亚基组成的,分子量约 725kD 的血浆中最大糖蛋白,约占血浆总蛋白的 8%～10%,由肝细胞、单核巨噬细胞等合成,半衰期约 5 天。α_2 —MG是对肽链内切酶(纤维蛋白溶酶、糜蛋白酶、胰蛋白酶及组织蛋白酶 D 等)具有特异抑制作用的蛋白酶抑制物,也是血浆锌、激索和酶转运载体,还可刺激淋巴细胞和粒细胞发育。血清 α_2 —MG可用各种定量免疫学方法测定,下面以应用较多的免疫比浊法为例介绍。

一、原理

抗人 α_2 —MG 多或单克隆抗体与样本血清中 α_2 —MG 通过抗原,抗体反应特异性结合,形成免疫复合物微粒,导致浊度增加。在一定条件下,浊度的增加与免疫复合物微粒数即 α_2 —MG 数相关,得以定量样本中 a2 —MG 浓度。浊度检测包括散射浊度法和透射浊度法 2 类。下面以目前 α_2 —MG 测定较多采用的散射浊度法为例介绍。

二、试剂

选用有正式批文、量值可溯源至人血清蛋白参考物 CRM 470 的质量可靠产品。下面以 α_2 —MG 散射浊度法某试剂盒为例。该试剂盒由含标定滴度的羊抗人多克隆 α_2 —MG 抗体和防腐剂的抗血清、含聚乙二醇和防腐剂的缓冲液及稀释液组成。

三、操作

不同实验室具体反应条件会因所用仪器和试剂而异,在保证方法可靠的前提下,应按仪器和试剂说明书设定测定条件,进行定标品、质控样品和样品分析。

四、结果计算

根据待测样本散射光,仪器根据 α_2 —MG 定标品浓度(至少 2 个不同水平),自动计算出样本中 α_2 —MG 浓度。

五、参考区间

成人血清 α_2 —MG(散射浊度法):1.3～3.0g/L(此参考区间引自试剂说明书)。

六、注意事项

(一)方法学特点

本法人血清 α_2 —MG 最低检测限为 0.05g/L,线性范围为 0.05～6.4g/L,批内 CV≤4%、批间 CV≤6%。轻中度黄疸和溶血血清标本对本法无显著干扰。但脂血血清对本法有明显干扰。

(二)影响因素

有关散射浊度法的一些共同影响因素,参阅本章第二节血清白蛋白测定中免疫比浊法的注意事项。

(三)参考区间应用

以其他定量免疫学方法,包括透射比浊法及散射免疫浊度法不同厂家试剂盒测定的结果均存在差异,应建立使用方法的本实验室参考区间。

七、临床意义

(一)α_2-MG 水平升高

α_2-MG 为非急性时相反应蛋白。低白蛋白血症,尤其是肾病综合征时,其含量可显著增高,出现 α_2-MG/白蛋白比率显著增大,这可能是一种保持血浆胶体渗透压的代偿机制,也与 α_2-MC 分子量大,难以从肾小球滤过丢失有关;肝硬化与糖尿病患者 α_2-MG 浓度也会升高。

(二)α_2-MG 水平降低

见于急性胰腺炎和进展型前列腺癌治疗前,并与病情的严重程度有关;也见于弥散性血管内凝血(DIC)、抗纤维蛋白溶解治疗、心脏手术、营养不良等疾病;低 α_2-MG 浓度的急性心肌梗死者预后较好。

第十一节 血清 α-淀粉样蛋白测定

α-淀粉样蛋白(AAP)又称淀粉样蛋白 A,分子量约 12kD。现在已发现 AAP 为至少由 4 种分别由不同基因表达的异质类蛋白家族。血浆中 AAP 的主要功能包括:与血浆高密度脂蛋白(HDL)结合,转运胆固醇到肝脏代谢;募集免疫细胞至炎症部位;诱导降解细胞外基质的酶表达;AAP 降解产物能以淀粉样蛋白 A 原纤维的方式沉积在不同的器官中,参与慢性炎症病理组织学改变。急性时相反应时,在 IL-IL-6 和肿瘤坏死因子等细胞因子刺激下,肝细胞、被激活的巨噬细胞、成纤维细胞乃至脂肪细胞都可大量表达 AAP,血浆浓度可升高 100~1000 倍,而其半衰期只有 50 分钟左右,因此,是一种灵敏的正性急性时相反应蛋白。临床检测血清 α 淀粉样蛋白(SAA)主要用各种定量免疫学方法,以免疫比浊法和酶联免疫吸附法多用,下面以准确、特异的免疫比浊法为例介绍。

一、原理

抗人 SAA 多或单克隆抗体与样本血清中 SAA 通过抗原抗体反应特异性结合,形成免疫复合物微粒,导致浊度增加。在一定条件下,浊度的增加与免疫复合物微粒数即 SAA 数相关,得以定量样本中 SAA 浓度。浊度检测包括散射浊度法和透射浊度法 2 类。下面以 SAA 的散射浊度法测定为例介绍。

二、试剂

选用有正式批文,量值可溯源至人血清 a 淀粉样蛋白国际Ⅰ级参考物的质量可靠产品。下面以 SAA 散射浊度法某试剂盒为例。该试剂盒由冻干的包被有羊抗人 SAA 多克隆抗体的聚苯乙烯颗粒、复溶剂;已溯源至人 SAA 国际 1 级参考物的标准液;含高浓度 SAA 的人血清冻干质控品及复溶液;血清样本稀释液组成。

三、操作

不同实验室具体反应条件会因所用仪器和试剂而异,在保证方法可靠的前提下,应按仪器和试剂说明书设定测定条件,进行定标品、质控样品和样品分析。

四、结果计算

根据待测样本散射光,仪器根据系列稀释的 SAA 定标品浓度,以多点定标方式建立的曲线或方程式,自动计算出样本中 SAA 浓度。

五、参考区间

成人血清 SAA(散射浊度法):＜6.4mg/L(此参考区间引自试剂说明书)。

六、注意事项

(一)方法学特点

本法对人 SAA 的批内 CV≤6.2％、批间 CV≤6.4％。轻中度黄疸、严重溶血(血红蛋白＜10g/L)血清标本对本法无显著干扰。但脂血对本法有明显干扰,需高速离心获取清澈血清再测定。

(二)影响因素

有关散射浊度法的一些共同影响因素,参阅本章第二节血清白蛋白测定中免疫比浊法的注意事项。

(三)参考区间应用

以其他定量免疫学方法,包括透射比浊法及散射免疫浊度法不同厂家试剂盒测定的结果均存在差异,应建立使用方法的本实验室参考区间。

七、临床意义

(1)作为急性时相反应蛋白,SAA 和 C－反应蛋白一样可用于:了解机体急性时相反应程度;辅助鉴别细菌性和除腺病毒外的其他病毒性感染,评估抗菌药疗效和停药指征;早期发现器官移植后排斥反应等。由于前述急性时相反应中 SAA 大幅度升高及短半衰期特点,有研究认为 SAA 比 C－反应蛋白更敏感。但红斑狼疮和溃疡性结肠炎者 SAA 升高并不明显。

(2)近年来 SAA 被发现是动脉粥样硬化、急性冠脉综合征、2 型糖尿病等疾病的高相对危险度的独立危险因素,尚有待进一步证实。

第十二节　血清视黄醇结合蛋白测定

视黄醇结合蛋白(RBP)是至少由 7 种蛋白组成的家族,可由肝细胞、小肠及其他组织细胞合成,广泛分布于血浆及其他体液中。血浆中主要是由肝细胞表达分泌的 RBP4,分子量仅21kD。其主要功能是与前白蛋白共同和维生素 A 的反式视黄醇形式结合、转运,并保护其不被氧化。RBP 还参与胎儿的发育调控。血浆中 RBP 分子量小,可自由滤过肾小球,但原尿中99％的 RBP 被近曲小管上皮细胞以胞饮方式重摄取并分解(不以原型返回血浆),仅微量从尿排泄。血清 RBP 主要用各种定量免疫学方法检测,以免疫比浊法和酶联免疫吸附法多用,下面以免疫比浊法为例介绍。

一、原理

抗人 RBP 多或单克隆抗体与样本血清中 RBP 通过抗原抗体反应特异性结合,形成免疫复合物微粒,导致浊度增加。在一定条件下,浊度的增加与免疫复合物微粒数即 RBP 数相关,得以定量样本中 RBP 浓度。浊度检测包括散射浊度法和透射浊度法 2 类。下面以 RBP 的透射浊度法测定为例介绍。

二、试剂

选用有正式批文的质量可靠产品。下面以 RBP 透射浊度法某试剂盒为例。该试剂盒包括:

试剂 1:40mmol/L 磷酸盐缓冲液(pH7.2～7.6),含 83mmol/L 聚乙二醇 6000,10mmol/L EDTA－Nar。试剂 2:40mmol/L 磷酸盐缓冲液(pH7.2～7.6),含羊抗人 RBP 抗血清 6ml 及 10mmol/L EDTA－Na_2。

三、操作

不同实验室具体反应条件会因所用仪器和试剂而异,在保证方法可靠的前提下,应按仪器和试剂说明书设定测定条件,进行定标品、质控样品和样品分析。

四、结果计算

血清/标准液的吸光度 $A = A_2 - A_1$。仪器根据系列稀释的 RBP 标准品浓度及对应的 A,以多点定标方式建立的标准曲线或方程式,并以样本的 A 自动计算出样本中 RBP 浓度。

五、参考区间

成人血清 RBP(透射浊度法):25～70mg/L(此参考区间引自试剂说明书)。

六、注意事项

(一)方法学特点

本法对人 RBP 的最低检测限为 0.5mg/L,线性范围 0.5～126mg/L,批内、批间 CV 均≤3.5%。轻中度黄疸、溶血(血红蛋白 10g/L)血清标本对本法无显著干扰。但脂浊血清有明显干扰,需超速离心获取清澈血清再测定。

(二)影响因素

有关免疫比浊法的一些共同影响因素,参阅本章第二节血清白蛋白测定中免疫比浊法的注意事项。

(三)参考区间应用

以其他定量免疫学方法,包括散射比浊法及透射免疫浊度法不同厂家试剂盒测定的结果均存在差异,应建立使用方法的本实验室参考区间。

七、临床意义

(一)血清 RBP 升高

多见于各种原因所致肾小球滤过功能损伤,也见于过量摄入维生素 A、营养过剩性脂肪肝等。在判断肾小球滤过功能损伤上,血清 RBP 与胱抑素 C 的诊断性能相当。由于血清胱抑素 C 的广泛应用,加之 RBP 的上述肾排泄特点,目前更常检测尿 RBP 浓度作为诊断近端肾小管损伤标志。

(二)血清 RBP 降低

维生素 A 缺乏症、低蛋白血症、肝病、甲状旁腺功能亢进、吸收不良综合征等,可出现血中 RBP 降低。

第十三节　血清妊娠相关蛋白 A 测定

妊娠相关血浆蛋白 A(PAPP－A)为大分子糖蛋白,基因定位于染色体 9q33.1。血管平滑肌细胞、血管内皮细胞和单核细胞等可表达分泌分子量约 400kD 的纯二聚体 PAPP－A。但妊娠期滋养层组织大量表达分泌 PAPP－A 单体,并与嗜酸性粒细胞主要碱性蛋白前体的 2 个亚基以 2∶2 异四聚体形式存在于血浆中,分子量约 800kD。PAPP－A 为锌肽酶超家族成员,可水解细胞外基质及胰岛素样生长因子结合蛋白 4,参与免疫调节和炎症反应;亦是产前筛查胎儿染色体异常及其他高危妊娠指标之一。血清 PAPP－A 有多种定量免疫学方法检测,包括电化学发光免疫法、化学发光免疫法和 ELISA 等,下面以电化学发光免疫法为例介绍。

一、原理

电化学发光免疫法是综合了电化学发光高效性与免疫反应特异性的高性能检测方法。样本 PAPP－A 与生物素化抗人 PAPP－A 单克隆抗体、三联吡啶钌[Ru(byp)＋]标记的抗人 PAPP－A 单克隆抗体特异结合,由于 2 种单克隆抗体分别识别 PAPP－A 的不同抗原表位,得以形成生物索化 PAPP－A 抗体 PAPP－A－Ru(byp)＋标记 PAPP－A 抗体复合物;该复合物通过生物素与链霉亲和素的特异相互作用,再结合到链霉亲和素包被的磁性微粒上,并通过磁性吸附到阳性电极表面。去除未结合物质后,电极加电压复合物将发射波长为 620nm 的光子,检测到的该波长发射光强度与 PAPP－A 浓度成正比。

二、试剂

选用有正式批文、可量值溯源至 WHO 参考物 IRP 78/610 的质量可靠产品。下面以符合上述要求的某试剂盒为例。该试剂盒包括:

(一)试剂 1

0.72mg/ml 的链霉亲和素包被的磁性微粒,含稳定剂。

(二)试剂 2

含标定的生物素化抗人 PAPP－A 单克隆抗体及防腐剂的 50mmol/LTris 缓冲液(pH7.0)。

(三)试剂 3

含标定滴度的 Ru(byp)标记抗人 PAPP－A 单克隆抗体及防腐剂的 50mmol/L 磷酸盐缓冲液(pH7.4)。

三、操作

严格按照试剂盒和适用于该试剂盒的电化学发光免疫分析仪说明书,以及本科室的 SOP 文件,设置各项参数进行检测。

四、结果计算

仪器根据配套的 PAPP－A 标准品系列浓度,自动以多点定标方式建立标准曲线或方程式,并以样本的吸光度计算出样本中 PAPP－A 浓度。

五、参考区间

成人(女性非妊娠期)血清 PAPP－A(电化学发光免疫法):＜7.15mIU/L。妊娠期女性应建立可靠方法确定不同孕期参考区间(参见注意事项)。

以上参考区间引自试剂说明书。

六、注意事项

(一)参考区间应用

由于不同定量免疫学方法,同一方法不同厂家试剂盒测定的结果均存在差异;妊娠期女性血清 PAPP－A 水平随孕期增加升高,而准确判断孕期困难。推荐以 B 超测得的胎儿头臀径或双顶径值计算早期孕龄。每个实验室必须建立所用检测系统的不同孕期参考区间。

(二)方法学特点

本法对人 PAPP－A 的最低检测限为 4mIU/L,功能灵敏度＜20mIU/L,线性范围 1～10000mIU/L,批内、批间 CV 均＜2.5％。黄疸、溶血(血红蛋白＜10g/L)、服用生物素(＜5mg/d)的血清标本对本法均无显著干扰。但脂浊血清对本法有明显干扰,需超速离心获取清澈血清再测定。

七、临床意义

(1)妊娠期女性:双胎妊娠、妊娠期高血压疾病、先兆子痫等,可使 PAPP－A 的水平升高;而非整倍体畸胎、胎儿异位妊娠、胎儿宫内发育迟缓、糖尿病合并妊娠等,PAPP－A 则下降。在妊娠的前 3 个月(第 11～14 周),血清 PAPP－A 结合 hCG 和颈半透明度的超声检测,可辅助早期筛查唐氏综合征胎儿的高危孕妇。

(2)有研究发现除外妊娠期女性,血清 PAPP－A 持续轻度升高,可作为急性冠状动脉综合征预测及预后评价的标志,尚有待进一步证实。

第二章　糖代谢测定

糖代谢主要是指葡萄糖在体内通过发生有氧氧化、无氧酵解、磷酸戊糖途径等一系列化学反应进行代谢,为机体生理活动提供所需的能量和重要物质。葡萄糖也可经过合成代谢转变为糖原,并以糖原的形式储存在肝脏或肌肉组织中,当机体需要葡萄糖时糖原可迅速分解以补充血糖。此外,体内非糖物质如乳酸、氨基酸、甘油等通过糖异生途径也可转变为葡萄糖或糖原。通过检测血糖、糖代谢中间产物以及调节糖代谢的相关激素水平,可帮助评估机体糖代谢状态,判断糖代谢紊乱的原因以协助诊断和指导治疗。临床常用的糖代谢检测指标包括:葡萄糖测定、口服葡萄糖耐量试验、糖化血红蛋白测定、糖化血清蛋白测定、C肽和胰岛素测定、β-羟丁酸测定等。

第一节　血液葡萄糖测定

一、检测方法

(一)己糖激酶法

原理:葡萄糖和三磷酸腺苷(ATP)在己糖激酶(HK)的催化作用下发生磷酸化反应,生成葡萄糖-6-磷酸(G-6-P)和二磷酸腺苷(ADP)。G-6-P在葡萄糖-6-磷酸脱氢酶(G-6-PD)催化下脱氢,氧化生成6磷酸葡萄糖酸(6-PG),同时使烟酰胺腺嘌呤二核苷酸磷酸(NADP+)或烟酰胺腺嘌呤二核苷酸(NAD+)分别还原成还原型烟酰胺腺嘌呤二核苷酸磷酸(NADPH)或还原型烟酰胺腺嘌呤二核苷酸(NADH)。

1.手工检测

(1)试剂:

1)酶混合试剂:

反应混合液:pH7.5

三乙醇胺盐酸缓冲液(pH7.5):50mmol/L

$MgSO_4$:2mmol/L

ATP:2mmol/L

NADP:2mmol/L

HK:≥1500 U/L

G-6-PD:2500 U/L

2)葡萄糖标准液:5mmol/L

(2)操作:

速率法测定:将预温的混合试剂和样本混合,37℃反应,吸入自动分析仪,比色杯光径:1.0cm,在340nm处连续读取吸光度值,监测吸光度升高速率(SA/min)。

1)终点测定法：

血清：测定管 0.02ml,校准管 0.02ml。

葡萄糖标准液：标准管 0.02ml。

生理盐水：空白管 0.02ml。

酶混合试剂：测定管 2.0ml,标准管 2.0ml,空白,2.0ml。

2)各管充分混匀,在 37℃水浴,放置 10 分钟后,紫外可见分光光度计波长 340nm,比色杯光径 1.0cm,用蒸馏水调零,分别读取各管吸光度(A_U、A_C、A_S 和 A_B)。

2.自动化分析仪检测

(1)试剂：

主要活性成分包括：ATP、Mg2+、NADP+ 或 NAD+、HK.G−6−PD、缓冲液、防腐剂、葡萄糖：定标品等。

(2)操作：

参照各分析仪配套的用户指南及具体分析说明。不同实验室具体反应条件会因所使用的仪器和试剂而异,在保证方法可靠的前提下,应按仪器和试剂说明书设定测定条件,进行定标品、质控品和样品分析。

1)定标：定标品可溯源至放射性核索稀释质谱法(ID−MS)或美国国家标准与技术研究院(NIST)标准参考物质(SRM)965。每个实验室应根据工作实际情况建立合适的定标频率。如下情况发生时应进行定标：①试剂批次改变；②质量控制方案要求时或质控值显著变化；③对分析仪进行了重要的维护保养,或更换了关键部件。

2)质量控制：每个实验室应当建立合适的室内质控品的检测频率和质控评价规则。每次定标后或每天检验标本时,均应做室内质控品的测定,只有质控品在控,方可检测标本。

3)样本上机检测。

(3)结果计算：全自动分析仪自动计算各样本的葡萄糖浓度。

单位换算公式：mg/dl×0.0555＝mmol/L

3.注意事项

己糖激酶法是推荐的葡萄糖测定参考方法。虽然第 1 步反应非特异性,但第 2 步有较高的特异性,使总反应的特异性相对高于葡萄糖氧化酶法；试剂成本略高。轻度的溶血、黄疸、脂血症、维生素 C、肝素及 EDTA 等对此方法干扰较小或无干扰。但是严重溶血的样本,由于红细胞中释放出较多的有机磷酸酯和一些酶,可干扰样本中葡萄糖浓度和 NAD(P)H 之间的成正比计算关系,从而影响测定结果。在非常罕见的丙种球蛋白血症的病例,特别是 IgM 型(Waldenstrom 巨球蛋白血症)中,血液葡萄糖的测定结果可能不可靠。

全血葡萄糖浓度比血浆或血清低 12%～15%。取血后如全血放置室温,血细胞中的糖酵解会使葡萄糖浓度降低,因此标本采集后应尽快分离血浆或血清；用氟化钠、草酸盐抗凝可抑制糖酵解,稳定全血中的葡萄糖,但有文献报道用氟化钠草酸盐抗凝的血标本,室温放置在 1 小时内仍有少量葡萄糖会酵解,之后葡萄糖水平可在至少 72 小时内保持相对稳定。

(二)葡萄糖氧化酶法

原理：B−D−葡萄糖在葡萄糖氧化酶(GOD)的催化作用下氧化生成 D 葡萄糖酸,并产生过氧化氢(H_2O_2),在过氧化物酶(POD)的催化作用下,H2O2 氧化色原性氧受体(如联大茴香胺、4－氨基安替比林、联邻甲苯胺等),生成有色化合物,紫外可见分光光度计 505nm 处读取吸光度值。

1.手工检测

(1)试剂:

主要成分如下:

1)0.1mol/L 磷酸盐缓冲液(pH7.0)。

2)酶试剂:GOD 1200U,POD 1200U,4－氨基安替比林 10mg,加上述磷酸盐缓冲液至80ml,调节至 pH7.0,再加磷酸盐缓冲液至 100ml,2~8℃保存,可稳定 3 个月。

3)酚溶液:重蒸馏酚 100mg 溶于 100ml 蒸馏水中,避光保存,2~8℃保存,可稳定 1 个月。

4)酶酚混合试剂:酶试剂及酚溶液等量混合,避光保存。

5)12mmol/L 苯甲酸溶液。

6)葡萄糖标准液 5mmol/L。

(2)操作:

血清:测定管 0.02ml。

葡萄糖标准液:标准管 0.02ml。

蒸馏水:空白管 0.02ml。

酶酚混合试剂:测定管 3.0ml,标准管 3.0ml,空白管 3.0ml。

混匀,置37℃水浴中,保温 15 分钟,紫外可见分光光度计波长 505nm,比色杯直径 1.0cm,以空白管调零,分别读取标准管和测定管的吸光度。

(3)结果计算:

血葡萄糖(mmol/L)＝测定管吸光度/标准管吸光度×葡萄糖标准液浓度

2.自动化分析仪检测

(1)试剂:

试剂主要活性成分包括:GOD、POD、色原性氧受体或铁氰化物、缓冲液、葡萄糖定标品等。

(2)操作:

参照各分析仪器配套的用户指南及具体分析说明。不同实验室具体反应条件会因所使用的仪器和试剂而异,在保证方法可靠的前提下,应按仪器和实际说明书设定测定条件,进行定标品、质控品和样品分析。

1)定标:定标品可溯源至放射性核素稀释质谱法(IDMS)或美国国家标准与技术研究院(NIST)标准参考物质(SRM)965。如下情况发生时应进行定标:①试剂批次改变;②质量控制方案要求时或质控值显著变化;③对分析仪进行了重要的维护保养,或更换了关键部件。

2)质量控制:每个实验室应当建立合适的检测室内质控品的频率和质控评价规则。每次定标后或每天检验标本时,均应做室内质控品的测定,只有质控品在控,方可检测标本。

3)标本上机检测。

（3）结果计算

全自动分析仪自动计算各样本的葡萄糖浓度。

单位换算公式：mg/dl×0.0555＝mmol/L

3.注意事项

（1）方法学特点：葡萄糖氧化酶法第 1 步反应有较高的特异性；第 2 步反应易受干扰，此方法的特异性低于已糖激酶法。该法仅对 B－D－葡萄糖高度特异，而葡萄糖 α 和 β 构型各占 36％和 64％，要使葡萄糖完全反应，必须使 α－葡萄糖变旋为 β－构型。某些商品试剂中含有葡萄糖变旋酶或通过延长孵育时间，促进 α－D 葡萄糖转变为 B－D 葡萄糖。

（2）干扰因素：尿素、胆红素、血红蛋白和谷胱甘肽；高浓度的尿酸、维生素 C、胆红素、肌酐、L 半胱氨酸、左旋二苯丙氨酸、多巴胺、甲基多巴、柠檬酸等可与色原性受体竞争 H_2O_2，产生竞争抑制作用，可抑制呈色反应。在非常罕见的丙种球蛋白血症的病例，特别是 IgM 型（Waldenstrom 巨球蛋白血症）中，血液葡萄糖的测定结果可能不可靠。

（三）葡萄糖脱氢酶法

原理：B－D－葡萄糖在葡萄糖脱氢酶（GDH）的催化作用下，氧化生成 D 葡萄糖酸内酯，同时使 NAD＋还原成 NADH。

1.手工检测

（1）试剂：

试剂主要成分如下：

1）磷酸盐缓冲液（pH7.6）：120mmol/L 磷酸盐、150mmol/L 氯化钠和 1.0g/L 叠氮钠，用磷酸或氢氧化钠调节至 pH7.6（25℃），4℃保存。

2）酶混合液：GDH≥4500 U/L，变旋酶≥90U/L，NAD 2.2mmol/L，4℃保存，可稳定 12 周。若试剂吸光度大于 0.4（波长 340nm，光径 1.0cm，用蒸馏水调零）时，提示酶混合液要重新配制。

3）葡萄糖标准液 5mmol/L。

（2）操作：

血清、血浆、尿液（μl）：测定管 10。

葡萄糖标准液（μl）：校准管 10。

蒸馏水（μl）：空白管 10。

酶酚混合试剂（ml）：测定管 2，校准管 2，空白管 2。

充分混匀，置20℃室温 10 分钟或 37℃水浴 7 分钟，紫外可见分光光度计波长 340nm，比色杯直径 1.0cm，以空白管调零，读取测定管和标准管吸光度。

（3）结果计算：

测定管吸光度

血葡萄糖（mmol/L）＝测定管吸光度/标准管吸光度×葡萄糖标准液浓度

2.自动化分析仪检测

（1）试剂：

主要成分包括：GDH、NAD^+、MTT、DLD、葡萄糖定标品、缓冲液等。

（2）操作：

参照各分析仪器配套的用户指南及具体分析说明。不同实验室具体反应条件会因所使用的仪器和试剂而异，在保证方法可靠的前提下，应按仪器和实际说明书设定测定条件，进行定标品、质控品和样品分析。

1）定标：定标品可溯源至放射性核素稀释质谱法（ID－MS）或美国国家标准与技术研究院（NIST）标准参考物质（SRM）965。每个实验室应根据实际工作情况建立合适的定标频率。如下情况发生时应进行定标：①试剂批次改变时定标；②质量控制方案要求时或质控值显著变化；③对分析仪进行了重要的维护保养，或更换了关键部件。

2）质量控制：每个实验室应当建立合适的检测室内质控品的频率和质控评价规则。每次定标后或每天检验标本时，均应做室内质控品的测定，只有质控品在控，方可检测标本。

3）样本上机检测。

（3）结果计算：

全自动分析仪自动计算各样本的葡萄糖浓度。

单位换算公式：$mg/dl \times 0.0555 = mmol/L$

3.注意事项

葡萄糖脱氢酶法对葡萄糖的特异性较高，其测定结果与 HK 法具有良好的一致性。因反应过程无须氧的参与，因此不受氧分压的影响。一般浓度的抗凝剂或防腐剂，如肝素、EDTA、柠檬酸盐、草酸盐、氟化物、碘乙酸等不干扰测定。一定浓度的胆红素、血红蛋白、维生素 C、谷胱甘肽、尿酸、尿素、肌酐等不干扰测定。

二、参考区间

成人空腹血浆（清）葡萄糖：3.9～6.1mmol/L（70～110mg/dl）。

三、临床意义

血糖升高主要见于：①生理性血糖升高：饭后 1～2 小时，摄入高糖食物，情绪激动或剧烈运动会导致生理性血糖升高；②糖尿病：空腹血糖≥7.0mmol/L，或口服糖耐量试验中 2 小时血糖≥11.1mmol/L，或随机血糖≥11.1mmol/L 同时有糖尿病症状（其中任何一项有异常均应于另一日重复测定），三项中有一项超过即可诊断为糖尿病，血糖是糖尿病诊断的重要指标；③内分泌疾病：嗜铬细胞瘤、甲状腺功能亢进症、皮质醇增多症、生长激素释放增多等空腹血糖水平亦升高；④胰腺病变：急性或慢性胰腺炎、胰腺肿瘤、胰腺大部分切除术后等；⑤严重的肝脏病变：肝功能障碍使葡萄糖向肝糖原转化能力下降，餐后血糖升高；⑥应激性高血糖：颅脑损伤、脑卒中、心肌梗死等；⑦药物影响：激素、噻嗪类利尿药、口服避孕药等；⑧其他病理性血糖升高：妊娠呕吐、脱水、缺氧、窒息、麻醉等。

血糖降低主要见于：①生理性低血糖：饥饿及剧烈运动后；②胰岛素分泌过多：如胰岛 β 细胞增生或肿瘤、胰岛素瘤、口服降糖药等；③升高血糖的激素分泌不足：如胰高血糖素、肾上腺素、生长激素等。

第二节　口服葡萄糖耐量试验

口服葡萄糖耐量试验(OGTT)是在口服一定量葡萄糖后 2 小时内做系列血糖测定,可用于评价个体的血糖调节能力,判断有无糖代谢异常,是诊断糖尿病的指标之一,有助于早期发现空腹血糖轻度增高但未达到糖尿病诊断标准的糖耐量异常患者。

一、原理

正常人在服用一定量葡萄糖后,血液葡萄糖浓度升高(一般不超过 8.9mmol/L 或 160mg/d),刺激胰岛素分泌增多,使血液葡萄糖浓度短时间内恢复至空腹腔积液平,此现象称为耐糖现象。若因内分泌失调等因素引起糖代谢异常时,口服一定量葡萄糖后,血液葡萄糖浓度可急剧升高或升高不明显,而且短时间内不能恢复至空腹血葡萄糖浓度水平,称为糖耐量异常。

二、操作

WHO 推荐的标准化 OGTT:

(1)试验前 3 天,受试者每日食物中含糖量不低于 150g,且维持正常活动,停用影响试验的药物(如胰岛素)。

(2)空腹 10～16 小时后,坐位抽取静脉血,测定血葡萄糖浓度(称空腹血浆葡萄糖,FPG)。

(3)将 75g 无水葡萄糖(或 82.5g 含 1 分子水的葡萄糖)溶于 250～300ml 水中,5 分钟之内饮完。妊娠妇女用量为 100g;儿童按 1.75g/kg 体重计算口服葡萄糖用量,总量不超过 75g。

(4)服糖后,每隔 30 分钟取血 1 次,测定血浆葡萄糖浓度共 4 次,历时 2 小时(必要时可延长血标本的收集时间,可长达服糖后 6 小时)。其中,2 小时血浆葡萄糖浓度(2hPG)是临床诊断的关键。

(5)根据各次测得的血葡萄糖浓度与对应时间作图,绘制糖耐量曲线。

三、参考区间

成人(酶法):FPG<6.1mmol/L;服糖后 0.5～1 小时血糖升高达峰值,但<11.1mmol/L;2h PC<7.8mmol/L。

三、结果计算

(一)正常糖耐量

FPG<6.1mmol/L,且 2h PC<7.8mmol/L。

(二)空腹血糖受损(IFG)

FPG≥6.1mmol/L,但<7.0mmol/L,2h PG<7.8mmol/L。

(三)糖耐量减低(IGT)

FPG<7.0mmol/L,同时 2h PG≥7.8mmol/L,但<11.1mmol/L。

(四)糖尿病(DM)

FPG≥7.0mmol/L,且 2h PG≥11.1mmol/L。

四、注意事项

(一)试验前准备

整个试验过程中不可吸烟、喝咖啡、喝茶或进食。

（二）影响因素

对于糖尿病的诊断，OGTT 比空腹血糖测定更灵敏，但易受样本采集时间、身高、体重、年龄、妊娠和精神紧张等多因素影响，重复性较差，除第一次 OGTT 结果明显异常外，一般需多次测定。

（三）临床应用

临床上大多数糖尿病患者会出现空腹血糖增高，且血糖测定步骤简单，准确性较高，因此首先推荐空腹血糖测定用于糖尿病的诊断。但我国流行病学研究结果提示仅查空腹血糖，糖尿病的漏诊率较高（40％），所以建议只要是已达到糖调节受损（IGR）的人群，即空腹血糖受损（IFG）或糖耐量受损（IGT）的患者均应行 OGTT 检查，以降低糖尿病的漏诊率。但 OGTT 检查不能用于监测血糖控制的效果。

（四）静脉葡萄糖耐量试验

对于不能承受大剂量口服葡萄糖，胃切除后及其他可致口服葡萄糖吸收不良的患者，为排除葡萄糖吸收因素的影响，可按 WHO 的方法进行静脉葡萄糖耐量试验。

五、临床意义

（1）OGTT 是诊断糖尿病的指标之一，其中 FPG 和 2h PG 是诊断的主要依据。糖尿病患者 FPG 往往超过正常，服糖后血糖更高，恢复至空腹血糖水平的时间延长。

（2）有无法解释的肾病、神经病变或视网膜病变，其随机血糖＜7.8mmol/L，可用 OGTT 了解糖代谢状况。

（3）其他内分泌疾病如垂体功能亢进症、甲状腺功能亢进、肾上腺皮质功能亢进等均可导致糖耐量异常，且各有不同的特征性 OGTT 试验曲线。

（4）急性肝炎患者服用葡萄糖后在 0.5～1.5 小时之间血糖会急剧增高，可超过正常。

第三节　糖化血红蛋白测定

成人的血红蛋白（Hb）通常由 HbA（97％）、HbA2（2.5％）和 HbF（0.5％）组成。HbA 又可分为非糖化血红蛋白，即天然血红蛋白 HbAo（94％）和糖化血红蛋白 HbA1（6％）。根据糖化位点和反应参与物的不同，HbA1 可进一步分为 HbA1a、HbA1b 和 HbA1c 等亚组分。其中血红蛋白 A1c（hemoglobinA1c，HbA1c）占 HbA，的 80％，化学结构为具有特定六肽结构的血红蛋白分子。其形成过程是血红蛋白 B 链 N 末端缬氨酸与葡萄糖的醛基首先发生快速加成反应形成不稳定的中间产物醛亚胺（西佛氏碱），继而经过 Amadori 转位，分子重排缓慢形成稳定不可逆的酮胺化合物，即 HbA1c。HbA1c 浓度相对恒定，故临床常用 HbA1c 代表总的糖化血红蛋白水平，能直接反映机体血糖水平，是临床监控糖尿病患者血糖控制水平的较好的检测指标。

糖化血红蛋白（GHb）测定方法多达 60 余种，主要分为两大类：①基于电荷差异的检测方法，包括离子交换层析高效液相色谱分析（HPLC）和电泳法等；②基于结构差异的检测方法，包括亲和层析法和免疫法等。21 世纪后,新酶法问世,果糖基缬氨酸氧化酶可作用于糖化的缬氨酸,产生过氧化氢与色原反应,从而测定 HbA1c。临床上多采用免疫比浊法和 HPLC 法。其中 HPLC 法,是国际临床化学联合会(IFCC)推荐的测定糖化血红蛋白的参考方法。

一、检测方法

(一)HPLC 法

原理:用偏酸性的缓冲液处理 Bio—Rex70 阳离子交换树脂,使之带负电荷,与带正电荷的 Hb 有亲和力。HbA 与 HbA 均带正电荷,但 HbA:的两个 B 链的 N 末端正电荷被糖基清除,正电荷较 HbA 少,造成二者对树脂的附着力不同。用 pH6.7 的磷酸盐缓冲液可首先将带正电荷较少、吸附力较弱的 HbA;洗脱下来,用紫外可见分光光度计测定洗脱液中的 HbA:占总 Hb 的百分数。

HPLC 法是基于高效液相层析法原理,使用阳离子交换柱通过与不同带电离子作用来将血红蛋白组分分离。利用 3 种不同盐浓度所形成的梯度洗脱液使得包括 HbAne 在内的血红蛋白中的多种成分很快被分离成 6 个部分,并用检测器对分离后的各种血红蛋白组分的吸光度进行检测。分析结束后,以百分率表示各种血红蛋白组分结果。

1.手工检测

(1)试剂:

1)0.2mol/L 磷酸氢二钠溶液:称取无水 Na_2HPO_4 28.396g,溶于蒸馏水并加至 1L(即试剂 1)。

2)0.2mol/L 磷酸二氢钠溶液:称取 NaH_2PO_4,,$2H_2O$ 31.206g,溶于蒸馏水并加至 1L(即试剂 2)。

3)溶血剂:pH4.62,取 25ml 试剂 2,加 0.2ml Triton X—100,加蒸馏水至 100ml。

4)洗脱剂 I(磷酸盐缓冲液,pH6.7):取 100ml 试剂 1,150ml 试剂 2,于 1000ml 容量瓶内,加蒸馏水至 1L。

5)洗脱剂 II(磷酸盐缓冲液,pH6.4):取 300ml 试剂 1,700ml 试剂 2,加蒸馏水 300ml,混匀即成。

6)Bio—Rex70 阳离子交换树脂:200~400 目,钠型,分析纯级。

(2)操作:

1)树脂处理:称取 Bio—Rex70 阳离子交换树脂 10g,加 0.1mol/L NaOH 溶液 30ml,搅匀,置室温 30 分钟,其间搅拌 2~3 次。然后,加浓盐酸数滴,调至 pH6.7,弃去上清液,用约 50ml 蒸馏水洗 1 次,用洗脱剂 II 洗 2 次,再用洗脱剂 I 洗 4 次即可。

2)装柱:将上述处理过的树脂加洗脱剂 I,搅匀,用毛细滴管吸取树脂,加入塑料微柱内,使树脂床高度达到 30~40mm 即可,树脂床填充应均匀,无气泡无断层即可。

3)溶血液的制备:将 EDTA 抗凝血或毛细管血 20μl,加于 2ml 生理盐水中,摇匀,离心,吸弃上清液,仅留下红细胞,加溶血剂 0,3ml,摇匀,置 37℃水浴中 15 分钟,以除去不稳定的 HbA。

4)柱的准备:将微柱颠倒摇动,使树脂混悬,然后去掉上下盖,将柱插入 15mm×150mm 的大试管中,让柱内缓冲液完全流出。

5)上样:用微量加样器取 $100\mu l$ 溶血液,加于微柱内树脂床上,待溶血液完全进入树脂床后,将柱移入另一支 15mm×150mm 的空试管中。

6)层析洗脱:取 3ml 洗脱剂 I,缓缓加于树脂床上,注意勿冲动树脂,收集流出物,此即为 HbA_1(测定管)。

7)对照管:取上述溶血液 $50\mu l$,加蒸馏水 7.5ml,摇匀,此即为总 Hb 管。

8)比色:用紫外可见分光光度计,波长 415nm,比色杯光径 10mm,以蒸馏水作空白,测定各管吸光度。

9)微柱的清洗和保存:用过的柱先加洗脱剂 II 3ml,使 Hb 全部洗下,再用洗脱剂 I 洗 3 次,每次 3ml,最后加洗脱剂 I 3ml,加上下盖,保存备用。

(3)结果计算:

$HbA_1(\%)$=测定管 A/对照管 A×5×100%

2.自动化分析仪检测

(1)试剂:

试剂主要成分参阅手工试剂。各商品试剂组分及浓度存在一定差异。

(2)操作:

不同实验室具体反应条件会因所使用的仪器和试剂而异,在保证方法可靠的前提下,应按仪器和实际说明书设定测定条件,进行定标品、质控品和样品分析。

(3)参考区间:

成人糖化血红蛋白:

$HbA_1(\%)$ 5.0%~8.0%

$HbA_{1c}(\%)$ 3.6%~6.0%

3.注意事项

(1)环境要求:层析时环境温度对结果有较大影响,规定的标准温度为 22℃,需要严格控制温度。

(2)标本类型及稳定性:抗凝剂 EDTA 和氟化物不影响测定结果,肝素可使结果增高。标本置于室温超过 24 小时,可使结果增高,于 4℃冰箱可稳定 5 天。

(3)干扰因素:溶血性贫血患者由于红细胞寿命短,HbAle 可降低。HbF、HbH 及 HbBart'S 可与 HbA1 一起洗脱下来,使结果假阳性;有 HbC 和 HbS 的患者,结果可偏低。

(二)亲和层析法

1.原理

用于分离糖化和非糖化 Hb 的亲和层析凝胶柱,是交联间一氨基苯硼酸的琼脂糖珠。硼酸与结合在 Hb 分子上葡萄糖的顺位二醇基反应,形成可逆的五环化合物,使样本中的糖化 Hb 选择性地结合于柱上,而非糖化的 Hb 则被洗脱。再用山梨醇解离五环化合物以洗脱糖化 Hb,在波长 415nm 处分别测定解析液的吸光度,计算糖化血红蛋白的百分率。

2.试剂

(1)洗涤缓冲剂(WB):含 250mmol/L 醋酸铵,50mmol/L 氯化镁,200mg/L 叠氮钠,调节至 pH 8.0,贮于室温。

(2)洗脱缓冲剂(EB):含 200mmol/L 山梨醇,100mmol/L Tris,200mg/L 叠氮钠,调节至 pH 8.5,贮于室温。

(3)其他:0.1mol/L 及 1mol/L 盐酸溶液。

3.操作

(1)标本:静脉采血,EDTA 或肝素抗凝,充分混匀,置 4℃可保存 1 周。

(2)溶血液制备:将抗凝全血离心,吸去血浆、白细胞及血小板层。吸 100μl 压积红细胞至小试管中,加 2ml 蒸馏水充分混匀,静置 5 分钟后,重新混匀,离心,上清液应清亮。

(3)层析柱准备:层析柱装 0.5ml 固相凝胶(gly-co-gel B),保存于 4℃,防止直射阳光。如凝胶变为紫红色应弃去。测定前取出置室温,拔去顶塞,倾去柱中液体,再除去底帽,将层析柱插入试管中,加 2ml 洗涤缓冲剂(WB),让洗涤液自然流出并弃去。当液体水平面在凝胶面上成盘状时即停止。

(4)非结合部分(NB)的洗脱:将上述经平衡洗涤过的层析柱插入 15mm×150mm 标为"NB"的试管中。加 50μl 清亮的溶血液至盘状液面的顶部,让其流出。加 0.5mlWB 液,让其流出。此步应确保样品完全进入凝胶。加 5ml WB 液,让其流出。以上洗脱液总体积为 5.55ml,混合。

(5)结合或糖化部分(B)的洗脱:将上述层析柱转入标为"B"的试管中。加 3ml EB 液,让其流出,混匀。

(6)比色:紫外可见分光光度计,波长 415nm,以蒸馏水调"0"点,分别测定 NB 及 B 管的吸光度。

(7)层析柱的再生:用过的层析柱应尽快再生。加 0.1mol/L HCl 5ml,让其流出并弃去;再加 1mol/L HCl3ml,让其流出并弃去;最后加 1mol/L HCl 3ml,塞上顶塞,并盖上层析柱尖端的底帽。在层析柱上标注用过的次数,放置 4℃冰箱暗处保存。一般用 5 次后即弃去。

详细操作应严格按照试剂盒说明书要求。

4.结果计算

$$HbA_1(\%)=3.0A_B/5.55A_{NB}+3.0A_B×100\%$$

5.参考区间

成人糖化血红蛋白:5.0%～8.0%。

6.注意事项

(1)方法学特点:环境温度对本法影响很小。不受异常血红蛋白的影响。不稳定的 HbAi 的干扰可以忽略不计。

(2)标本类型及稳定性:抗凝剂选择 EDTA 和肝素均可,于 4℃冰箱可保存一周。

(三)免疫比浊法

1.原理

利用 TTAB(tetradecyltrimethylammoniumbromide,四癸基三甲铵溴化物)作为溶血剂,用来消除白细胞物质的干扰(TTAB 不溶解白细胞)。血液样本不需要去除不稳定 HbA 的预处理,用浊度抑制免疫学方法测定。

先加入抗体缓冲液,样本中的糖化血红蛋白(HbA$_{1c}$)和其抗体反应形成可溶性的抗原抗体复合物,因为在 HbA_{1c} 分子上只有一个特异性的 HbA_{1c} 抗体结合位点,不能形成凝集反应。然后,加入多聚半抗原缓冲液,多聚半抗原和反应液中过剩的抗 HbA_{1c} 抗体结合,生成不溶性的抗体—多聚半抗原复合物,再用比浊法测定。

同时在另一通道测定 Hb 浓度,溶血液中的血红蛋白转变成具有特征性吸收光谱的血红蛋白衍生物,用重铬酸盐作标准参照物,进行比色测定 Hb 浓度。

根据 Hb 含量和 HbA_{1c} 含量,计算出 HbA_{1c} 的百分比。

2.试剂

(1)HbA_{1c} 测定试剂

1)R1 试剂:0.025mol/L MES(2－吗啉乙基磺酸)缓冲液;0.015mol/L Tris 缓冲液(pH 6.2);HbA_{1c} 抗体(绵羊血清,≥0.5mg/ml)和稳定剂。

2)R2 试剂:0.025mol/L MES 缓冲液;0.015mol/L Tris 缓冲液(pH6.2);HbA1。多聚半抗原(≥8μg/ml)和稳定剂。

3)标准液:人血和绵羊血制备的溶血液,9g/LTTAB 和稳定剂。

(2)Hb 测定试剂:0.02mol/L 磷酸盐缓冲液(pH7.4)和稳定剂。

(3)溶血试剂:9g/L TTAB 溶液。

(4)质控物:正常值或异常值两种。

(5)其他:0.9％ NaCl。

3.操作

(1)于小试管中,加溶血试剂 1ml,加入人 EDTA 或肝素抗凝血 10μl,轻轻旋涡混匀,避免形成气泡,待溶血液的颜色由红色变为棕绿色后(大约1～2分钟)即可使用。此溶血液于15～25℃可稳定 4 小时,2～8℃可稳定 24 小时。

(2)根据不同型号生化分析仪及配套试剂设定参数,测定 HbA_{1c} 浓度和测定 Hb 浓度。详细操作程序,必须根据仪器和配套试剂盒的说明书。

4.结果计算

(1)IFCC 计算方案:$HbA_{1c}(\%)=HbA_{1c}/Hb\times100\%$

(2)DCCT/NGSP 计算方案(糖尿病控制和并发症试验/美国糖化血红蛋白标准化方案):
$$HbA_{1c}(\%)=87.6\times(HbA_{1c}/Hb)+2.27$$

5.参考区间

成人 HbA_{1c}:

IFCC 计算方案:2.8％～3.8％。

DCCT/NGSP 计算方案:4.8％～6.0％。

6.注意事项

(1)定标:当更换试剂批号、更换比色杯和质控结果失控时需要重新定标。

(2)不需用溶血试剂预处理。

(3)干扰因素:胆红素浓度<855μmol/L,甘油三酯<9.12mmol/L,类风湿因子<750U/ml,抗坏血酸<2.84mmol/L 时对本法无干扰。

(四)酶法

1.原理

用直接酶法测定样本中 HbA_{1c} 的百分比,而不需另外检测总血红蛋白,处理后的样本与氧化还原剂反应,去除小分子和高分子干扰物质,变性后的全血样本在蛋白酶作用下分解出氨基酸,其中包括糖化血红蛋白 B 链上的缬氨酸,糖化的缬氨酸作为果糖缬氨酸氧化酶(FVO)的底物,被特异地清除 N-末端缬氨酸,并且产生 H_2O_2,在过氧化物酶的作用下氧化色原底物而呈色,进行比色法测定。

2.试剂

试剂主要成分包括:CHES 缓冲剂、还原剂、蛋白酶、FVO 酶、辣根过氧化物酶、底物等。

3.操作

(1)EDTA 抗凝全血,2~8℃保存可稳定 24~36 小时,使用前混匀;将 $20\mu l$ 全血与 $250\mu l$ 溶血剂混合,避免产生泡沫,室温孵育 15~20 分钟,其间轻轻混匀几次,当其变为澄清的深红色液体时,证明全血已完全溶解,处理后的样本要于当天检测,室温可稳定 4 小时。

(2)参数如下:

温度:37℃

主波长:700nm

反应模式:二点终点法

不同实验室具体反应条件会因所使用的仪器和试剂而异,在保证方法可靠的前提下,应按仪器和试剂说明书设定测定条件,进行定标品、质控样品和样品分析。

5.参考区间

成人 HbA_{1c}:3.6%~6.0%。

6.注意事项

甘油三酯<7.6mmol/L,总胆红素<450μmol/L,血红蛋白<200g/L,葡萄糖<75.2mol/L 时对本法无显著干扰,高 HbF(>10%)可能致测定结果不准确。

二、临床意义

(1)HbA_{1c} 与红细胞寿命和平均血糖水平相关,是评价糖尿病患者长期血糖控制较理想的指标,可反映过去 2~3 个月的平均血糖水平,不受每天血糖波动的影响。

(2)与微血管和大血管并发症的发生关系密切。HbA_{1c} 水平升高,糖尿病视网膜病变、肾脏病变、神经病变、心血管事件发生风险均相应增加。

(3)HbA_{1c} 对于糖尿病发生有较好的预测能力。2010 年,美国糖尿病协会(ADA)发布的糖尿病诊治指南中正式采纳以 HbA(1)1c≥6.5% 作为糖尿病的诊断标准之一。HbA(1)1c 水平在 5.7%~6.4% 为糖尿病高危人群,预示进展至糖尿病前期阶段,患糖尿病和心血管疾病风险均升高。

第四节 糖化血清蛋白测定

血液中的葡萄糖可与血清蛋白的 N 末端发生非酶促的糖基化反应,形成高分子酮胺化合物,其结构类似果糖胺,总称为糖化血清蛋白。由于 70% 以上的糖化血清蛋白是糖化白蛋白,(其中也包含糖化球蛋白和微量糖化脂蛋白等混合物)。因此测定糖化白蛋白更能准确反映血糖控制的水平。临床上可以采用酶联免疫吸附法、高效液相色谱法、果糖胺法、酮胺氧化酶法来测定糖化血清蛋白或糖化白蛋白,其中用果糖胺法测定糖化血清蛋白和采用酮胺氧化酶法测定糖化白蛋白最为常用。

一、检测方法

(一)果糖胺法

1.原理

血清中的葡萄糖与白蛋白及其他血清蛋白分子 N 末端的氨基酸可形成高分子酮胺结构,该酮胺结构能在碱性环境中与硝基四氮唑蓝(NBT)发生还原反应,生成有色物质甲䐶,以 1—脱氧—1—吗啉果糖(DMF)为标准参照物,进行比色测定。

2.试剂

(1)0.1mol/L 碳酸盐缓冲液(pH10.8):无水碳酸钠 9.54g,碳酸氢钠 0.84g;溶于蒸馏水并稀释至 1000ml。

(2)0.11mol/L NBT 试剂:称取氯化硝基四氮唑蓝 100mg,用上述缓冲液溶解并稀释至 1000ml,置 4℃冰箱保存,至少可稳定 3 个月。

(3)4mmol/L DMF 标准液:称取 DMF99.6mg,溶于 40g/L 牛血清白蛋白溶液 100ml 中。

3.操作

测定管加待检血清(血浆)0.1ml,空白管加蒸馏水 0.1ml,各管加 37℃预温的 NBT 试剂 4ml,混匀,置 37℃水浴 15 分钟,立即取出,流水冷却(低于 25℃)。冷却后 15 分钟内,用可见紫外分光光度计波长 550nm,比色杯光径 1.0cm,以空白管调零,读取测定管吸光度。从标准曲线查得测定结果。以果糖胺"mmol/L"报告。

4.结果计算

取 4mmol/L DMF 标准液,用牛血清白蛋白溶液(40g/L)稀释成 1mmol/L、2mmol/L、3mmol/L、4mmol/L,并以牛血清白蛋白溶液(40g/L)为空白,与测定管同样操作,读取各浓度 DMF 相应的吸光度。以 DMF 浓度为横坐标,吸光度为纵坐标,制成标准曲线。浓度在 4mmol/L 以内与吸光度呈线性关系,从标准曲线查得测定结果。

5.参考区间

成人果糖胺:1.65~2.15mmol/L。

6.注意事项

(1)方法学特点:该法经济、快速,适用于自动生化分析仪,但 pH、反应温度、反应时间,对本实验影响较大,必须严格予以控制。

(2)干扰因素:当血清白蛋白<30g/L或尿蛋白>1g/L时,该法结果不可靠。血液中的胆红素、乳糜和低分子物质会对测定造成干扰。因此该法不适用于肾病综合征、肝硬化、异常蛋白血症或急性时相反应后的患者。

(二)酮胺氧化酶法

1.原理

糖化白蛋白的酮胺键能与酮胺氧化酶发生特异性的酶促反应,释放过氧化氢,在过氧化物酶作用下使色原底物基质发生呈色反应,用紫外可见分光光度计测定吸光度的变化,计算出糖化白蛋白的浓度。再测定出血清中白蛋白的浓度,将糖化白蛋白浓度除以血清白蛋白浓度算出糖化白蛋白的百分比值(%)。

2.试剂

自动生化分析仪试剂成分及其终浓度如下:

(1)糖化白蛋白试剂:

R1前处理液:酮胺氧化酶 30U/ml

TODB 2.0mmol/L

R2酶液:过氧化物酶 40KU/ml

4-AA 5.0mmol/L

(2)白蛋白试剂:

RI前处理液:琥珀酸 120mmol/L

R2发色液:BCP 0.13g/L

目前各商品试剂与上述试剂相似,试剂组成及各成分浓度存在一定差异。

3.操作

糖化白蛋白的测定:测定过程为血清样品与R1混合,温育,加入R2,在添加R2前和添加后的5分钟,以蒸馏水为对照,在主波长为546nm/副波长为700nm时测定吸光度,计算出吸光度的变化。与定标品的值进行对照,计算出样本中的糖化白蛋白浓度。主要反应条件如下:

样品,试剂最终比 1:40

反应温度 37.0℃

温育时间 10分钟

主波长 546nm

吸光度监测时间 10分钟

不同实验室具体反应条件会因所使用的仪器和试剂而异,在保证方法可靠的前提下,应按仪器和试剂说明书设定测定条件,进行定标品、质控样品和血清样品分析。

4.结果计算

糖化白蛋白(%)=糖化白蛋白浓度/血清白蛋白浓度×100%

5.参考区间

成人糖化白蛋白:10.8%~17.1%。

6.注意事项

该法可用于自动化生化分析仪,精密度高、准确性好,胆红素对其干扰较小。

二、临床意义

测定糖化血清蛋白水平可以反映患者 2~3 周前的血糖控制情况,白蛋白的半衰期为 20 天左右,不受临时血糖浓度波动的影响,是判断糖尿病患者在一定时间内血糖控制水平的一个较好指标。同一患者前后连续检测结果的比较更有临床价值。一些特殊情况下,如透析性贫血、肝病、糖尿病合并妊娠、降糖药物调整期等,结合糖化白蛋白能更准确地反映短期内的平均血糖变化,特别是当患者体内有血红蛋白变异体(如 HbS 或 HbC)存在时,会使红细胞寿命缩短,此时糖化白蛋白检测则更有价值。

第五节　血清 C 肽测定

C 肽是由 31 个氨基酸组成的分子量为 3.6kD 的连接肽,由胰岛素原在转化酶的作用下降解形成,本身无活性,但对维持胰岛素原分子的稳定性和完整性具有重要意义。C 肽与胰岛素等分子分泌人血,肝脏对 C 肽的摄取小于 10%,其测定更能反映胰岛 B 细胞的功能。C 肽测定的方法主要包括放射免疫分析法、酶联免疫吸附法和发光免疫分析法。放射免疫分析法测定 C 肽已逐渐被化学发光免疫分析法取代,后者灵敏度高,检测线性和重复性好,且无放射性污染,广泛适用于各种自动化免疫分析仪。

第六节　血清胰岛素测定

胰岛素是由含 51 个氨基酸组成的小分子蛋白质,由胰腺的 B 细胞分泌。可促进肝、肌肉和脂肪组织从血中摄取葡萄糖,并转换成糖原储存,抑制糖异生,降低血糖。人胰岛素基因位于第 11 号染色体上,经过转录翻译首先在胰岛 B 细胞胞质内质网中合成前胰岛素原,很快被酶水解为胰岛素原,胰岛素原转运至高尔基体被蛋白酶水解为由 51 个氨基酸构成的具有活性的胰岛素和由 31 个氨基酸构成的无活性的 C 肽,分泌到胰岛 β 细胞外。胰岛素相对分子量为 5.8kD,由 A、B 两条肽链组成,并以二硫键相连,在调节体内糖、脂肪和蛋白质的代谢方面发挥重要作用。血糖是调节胰岛素分泌的最重要因素。

第七节　脑脊液葡萄糖测定

用于血液葡萄糖测定的葡萄糖氧化酶法或已糖激酶法均适用于脑脊液葡萄糖测定。但脑脊液中的葡萄糖含量仅为血液葡萄糖含量的 50%~80%。为了提高测定的灵敏度,可将标本用量加倍,再将结果除以 2。

脑脊液标本留取后应迅速送检,若想保存较长时间,可以选择草酸钾/氟化钠作为抗凝剂的采血管留取标本。

一、参考区间

成人脑脊液葡萄糖:2.5~4.5mmol/L(45~80mg/dD)。

儿童脑脊液葡萄糖:2.8~4.5mmol/L(50~80mg/d)。

二、临床意义

脑脊液中葡萄糖的测定常用于细菌性脑膜炎与病毒性脑膜炎的鉴别诊断。化脓性或结核性脑膜炎时,葡萄糖被感染的细菌所分解而浓度降低。病毒性脑膜炎时,脑脊液葡萄糖含量正常。中枢神经系统真菌感染或脑膜癌时也可出现脑脊液葡萄糖降低。糖尿病及某些脑炎患者脑脊液葡萄糖可见增高。

第八节　尿液葡萄糖测定

己糖激酶法和葡萄糖脱氢酶法是测定尿液中葡萄糖含量较特异和准确的方法。根据测定氧消耗量(如氧电极法)的葡萄糖氧化酶法,对尿液葡萄糖测定也是可靠的。但葡萄糖氧化酶和过氧化物酶偶联法(即 GOD－POD 法)不适合用于尿液葡萄糖测定,因为尿液中各种还原性物质(如尿酸、维生素 C 等)含量较高,会消耗葡萄糖氧化酶反应中所产生的过氧化氢,降低呈色反应,引起假阴性。

一、参考区间

成人尿糖定性试验:阴性。

二、临床意义

尿液葡萄糖检测目前已作为尿液常规检查的一项指标。尿糖阳性主要见于糖尿病患者,某些肾脏疾病,老年人或妊娠等肾糖阈降低时也可出现尿糖阳性。

第九节　血浆乳酸测定

乳酸是糖代谢的中间产物,主要来源于骨骼肌、脑、皮肤、肾髓质和红细胞。血液中乳酸浓度和这些组织产生乳酸的速率以及肝脏对乳酸的代谢速度有关,约 65％的乳酸由肝脏代谢。测定血浆中的乳酸浓度对乳酸性酸中毒有重要的诊断意义。

乳酸的测定有酶催化法、化学氧化法、电化学法和酶电极感应器法,后三种均为化学法。化学法操作复杂,影响因素多,而酶催化法灵敏度高,线性范围宽且适用于自动化分析仪,是乳酸测定较理想的常用方法。

一、原理

在 NAD＋存在时,乳酸脱氢酶催化乳酸氧化成丙酮酸,同时生成 NADH：

在 pH9.8 时,平衡偏向乳酸氧化成丙酮酸。加入肼或氨基脲与丙酮酸生成复合物,使丙酮酸不断从反应体系中减少,促使反应向右进行。在紫外可见分光光度计波长 340nm 处监测吸光度的升高速率,计算乳酸含量。

一、检测方法

(一)手工检测

1.试剂

(1)Tris－EDTA－肼缓冲液(浓度分别为 499mmol/L、11.9mmol/L 和 226mmol/L)：溶解 Tris60.5g 和 ED－TA－Na24g 于约 800ml 蒸馏水中,加水合肼 11ml,用盐酸或氧氧化钠溶液调节 pH 至 9.8,再用蒸馏水稀释至 1L。放 4℃冰箱中保存,可稳定 6 个月。

(2)NAD 溶液：预先称取数份 B－NAD(MW663.4＞66.3mg 置于试管中,塞紧,放冰箱中保存,至少稳定 1 个月。临用前,取出 1 管加入蒸馏水 3ml 溶解 NAD。

(3)乳酸脱氢酶溶液：纯化的兔肌 LDH 硫酸铵悬液,比活性约 550U/mg。

(4)底物应用液：取 Tris－EDTA－肼缓冲液 27ml,NAD 溶液 3ml,乳酸脱氢酶溶液 40μl 混匀。置 4℃可稳定 24 小时。

(5)20mmol/L 乳酸标准液：称取 192mg/L 乳酸锂标准品溶于 100ml 蒸馏水中。置 4℃可稳定 6 个月。

(6)乳酸标准应用液(2mmol/L 和 5mmol/L)：20mmol/L 乳酸标准液用蒸馏水分别稀释成 2mmol/L 和 5mmol/L 乳酸标准应用液。置 4℃保存可稳定 2 个月。

2.操作

取 15mm×100mm 试管 3 支,分别编号为"测定管"、"标准管"及"空白管"。

加入物(μl)

血浆：测定管 10,对照管 10。

5mmol/L 乳酸标准液：标准管 10。

蒸馏水：对照管 500,空白管 10。

底物应用液：测定管 500,标准管 500,空白管 500。

各管立即混匀后,置 37℃水浴准确保温 5 分钟,各管立即加入 0.1mol/L 盐酸 3ml 终止反应。紫外可见分光光度计波长 340nm,比色杯光径 1.0cm,用蒸馏水调零,读取测定管、对照管、标准管和空白管的吸光度。

3.结果计算

血浆乳酸浓度(mmol/L)＝[(测定管吸光度－对照管吸光度)/(标准管吸光度－空白管吸光度)]×乳酸标准应用液浓度

(二)自动化分析仪检测

1.试剂

同"(一)手工检测"。

2.操作

不同实验室具体反应条件会因所使用的仪器和试剂而异,在保证方法可靠的前提下,应按仪器和试剂说明书设定测定条件,进行定标品、质控样品和血浆样品分析。

3.结果计算

血浆乳酸浓度(mmol/L)＝[(测定管吸光度－对照管吸光度)/(标准管吸光度－空白管吸光度)]×乳酸标准应用液浓度

(三)注意事项

1.标本类型

抗凝剂要选择肝素氟化钠,尽快分离出血浆。因草酸钾对乳酸脱氢酶有一定的抑制作用,故不能选择草酸钾/氟化钠作为抗凝剂。

2.采血前准备

为避免分析前其他因素对乳酸检测结果的影响,患者在采血前应保持空腹和完全静息至少2小时,以使血中乳酸浓度达到稳态。

3.可用氯化硝基四氮唑蓝(NBT)

呈色法测定 NADH 的生成量。在酚嗪二甲酯硫酸盐(PMS)的存在下,使 NADH 的氢传递给 NBT,还原生成紫红色的物质,再进行比色测定。

4.其他

本法测定时,样本中的乳酸含量与 NADH 的生成量呈等摩尔关系。因此,可以根据 NADH 的摩尔吸光度(e＝6220)来直接计算乳酸的浓度。但是,仪器必须校准,反应条件必须标准化,必须与标准管法进行比对实验,证明结果准确。

二、参考区间

安静状态下,成年人空腹静脉血乳酸浓度:0.6～2.2mmol/L。动脉血中乳酸水平为静脉血中乳酸水平的 1/2～2/3。餐后乳酸水平比基础空腹值高 20%～50%。新生儿毛细血管血中的乳酸水平比成年人平均高 50%。

三、临床意义

血浆乳酸升高可见于:

(一)生理性升高

剧烈运动或脱水。

(二)病理性升高

(1)休克、心力衰竭、血液病和肺功能不全时出现组织严重缺氧,导致丙酮酸还原成乳酸的酵解作用增加,促使乳酸水平升高。

(2)某些肝脏疾病时由于肝脏对乳酸的清除率减低,可出现血乳酸升高。

(3)糖尿病患者胰岛素绝对或(和)相对不足,机体不能有效利用血糖,丙酮酸大量还原成乳酸,导致体内乳酸堆积,出现乳酸酸中毒。

(4)服用某些药物或毒物(如乙醇、甲醇、水杨酸等)亦可引起血乳酸增高。

第十节　血浆丙酮酸测定

　　丙酮酸是糖类和大多数氨基酸分解代谢过程中的重要中间产物,丙酮酸可通过乙酰 CoA和三羧酸循环实现体内糖、脂肪和氨基酸间的互相转化,因此在三大营养物质的代谢联系中起着重要的枢纽作用。

　　丙酮酸的测定方法包括乳酸脱氢酶法、酶电极感应器法和高效液相色谱法等。其中乳酸脱氢酶法是目前测定丙酮酸的首选方法。

一、原理

　　乳酸脱氢酶催化丙酮酸还原成乳酸。

　　在紫外可见分光光度计波长 340nm 处监测 NADH 吸光度的下降速率,计算样本中丙酮酸的浓度。

二、试剂

（一）100mmol/L Na_2HPO_4

　　溶解 1.42g Na_2HPO_4 于 80ml 蒸馏水中,再加蒸馏水至 100ml。置 4℃冰箱保存,稳定1年。

（二）100mmol/L KH_2PO_4

　　溶解 1.36g Na_2HPO_4 于 80ml 蒸馏水中,再加蒸馏水至 100ml。置 4℃冰箱保存,稳定1年。

（三）100mmol/L 磷酸盐缓冲液

　　将 20ml 100mmol/L KH_2PO_4 溶液和 80ml 100mmol/L Na_2HPO_4 溶液混合。在 pH 计下,用 0.1mol/L 盐酸或氧氧化钠,调节至 pH 7.4＋0.05。4℃冰箱保存,稳定 2 个月。

（四）NADH 溶液.

　　称取纯 NADH 20mg,溶于 1ml 蒸馏水中,新鲜配制,1 小时内使用。

（五）乳酸脱氢酶溶液

　　乳酸脱氢酶硫酸铵悬液用蒸馏水稀释至 550U/ml(37℃)。

（六）工作试剂

　　乳酸脱氢酶溶液 40μl 与 NADH 溶液 400μl 混匀,用 100mmol/L 磷酸盐缓冲液(pH7.4)稀释至 10ml,4℃冰箱保存,可稳定 24 小时。

（七）25mmol/L 丙酮酸标准液

　　称取 2.75g 丙酮酸钠(MW110)置于 1L 容量瓶中,用 0.1mol/L 盐酸溶解,再用 0.1mol/L盐酸稀释至 1L。置 4℃冰箱,稳定 3 个月。

（八）0.5mmol/L 丙酮酸标准液

　　1ml25mmol/L 丙酮酸标准液用蒸馏水稀释至 50ml,每天新鲜配制。

三、操作

　　根据实验室的自动分析仪性能,设定参数。下列参数供参考:

温度 37℃

pH 7.4

波长 340nm

分别监测样品管吸光度的下降速率(0Au/min)和标准管吸光度的下降速率。不同实验室延迟时间、监测时间、样品体积和试剂体积等具体反应条件会因所使用的仪器和试剂而异,在保证方法可靠的前提下,应按仪器和试剂说明书设定测定条件,进行定标品和样品分析。

四、参考区间

成人空腹静脉血和动脉血丙酮酸浓度均小于 0.1mmol/L。安静状态下,空腹静脉血浆丙酮酸含量为 0.03～0.10mmol/L(0.3～0.9mg/dl),动脉全血丙酮酸浓度为 0.02～0.08mmol/L(0.2～0.7mg/dl)。

五、注意事项

(一)方法学特点

本法适用于各种自动化分析仪,具有较高的特异性、精密度和回收率。可根据所使用的自动分析仪性能,建立合适的测定参数和操作规程,但要严格控制各反应条件。

(二)采血要求

患者须空腹采血,用止血带不要超过 2 分钟。

(三)标本稳定性

丙酮酸在血液中很不稳定,采血后 1～2 分钟就可出现明显下降,领在 4℃条件下尽快分离出血浆并尽快检测。不能及时测定时,需用偏磷酸等制备成无蛋白滤液保存。在偏磷酸滤液中,丙酮酸室温下可稳定 6 天,4℃可稳定 8 天。

(四)干扰因素

乳酸<40mmol/L,胆红素<342μmol/L,Hb<2g/L 和脂血对本法测定无干扰。乳酸脱氢酶试剂中若含有丙酮酸激酶时,将造成测定结果偏低。

六、临床意义

进食或运动后可使丙酮酸出现生理性升高。病理性升高可见于维生素 B,缺乏症的患者,缺乏维生素 B_1 时,丙酮酸氧化障碍,导致血丙酮酸含量增加;糖尿病、充血性心力衰竭、严重腹泻等消化性障碍、严重感染和肝病时也可出现丙酮酸增高,并伴有高乳酸血症。

此外,血浆丙酮酸浓度检测也可用于评价有先天代谢紊乱而使血乳酸浓度增加的患者。与乳酸/丙酮酸比例增加有关的先天代谢紊乱包括丙酮酸羧化酶缺陷和氧化磷酸化酶缺陷。

第十一节　血清 β－羟丁酸测定

β羟丁酸、乙酰乙酸和丙酮总称为酮体,其中 β－羟丁酸约占 78％。酮体来源于游离脂肪酸在肝脏的氧化代谢产物,当糖代谢发生障碍时,脂肪分解加速,不能充分氧化,就会产生大量中间产物酮体。

血清中β羟丁酸(β—HB)的测定方法包括酸氧化比色法、气相色谱法、酶法和毛细管电泳法等。酸氧化比色法操作费时且特异性差;气相色谱法特异性高但操作费时且需要内源性丙酮的校正;毛细管电泳法快速且敏感,但仪器价格昂贵,需要严格控制pH;酶法灵敏度高、速度快且样品用量少,可直接测定,适用于自动化分析仪,目前为β—羟丁酸测定的首选方法。

原理:在NAD+存在时,β羟丁酸在β—羟丁酸脱氢酶(β—HBDH)的催化下,生成乙酰乙酸和NADH。

在紫外可见分光光度计波长340nm处监测吸光度的上升速率,可计算样本中β羟丁酸的浓度。

一、检测方法

(一)手工检测

1.试剂

(1)缓冲液:

Tris—:HCI缓冲液(pH8.5)0.1mol/L

EDTA—Na_2 2mmol/L

草酸 20mmol/L

2～8℃冰箱储存,可稳定数月。

(2)酶试剂:

NAD+ 2.5mmol/L

β羟丁酸脱氢酶 120U/L

冻干品,按说明书用缓冲液复溶,在15～25℃可稳定24小时,在2～8℃冰箱可稳定7天。

(3)其他:1mmol/L B—羟丁酸标准液,于2～8℃冰箱储存,注意失效期。

2.操作

主要参数如下:

波长 340nm

比色杯光径 1.0cm

温度 37℃

混匀,在37℃保温60秒,以试剂空白管调"0",用紫外可见分光光度计读取各管吸光度;在1.2分钟后再分别读取1次吸光度,分别计算测定管和标准管每分钟吸光度的升高值。

(二)自动化分析仪检测

1.试剂

同"(一)手工检测"。

2.操作

不同实验室具体反应条件会因所使用的仪器和试剂而异,在保证方法可靠的前提下,应按仪器和试剂说明书设定测定条件,进行定标品、质控样品和样品分析。

(三)注意事项

1.标本要求

采血后2～4小时内分离,样品保存在4℃不超过1周。

2.干扰因素

乙酰乙酸、血红蛋白、胆红素对酶法干扰小。

二、参考区间

成年人血清 β 羟丁酸浓度：0.03～0.30mmol/L。

三、临床意义

血清 β－羟丁酸升高见于糖尿病酮症酸中毒及各种原因所致的长期饥饿、饮食中缺少糖类或营养不良等。其水平测定对酮症酸中毒的鉴别诊断和监护很有帮助。在严重酸中毒患者，β 羟丁酸与乙酰乙酸的比值可从正常人的 2∶1 升高到 16∶1，在酮症酸中毒的早期阶段，比值可达最高点，而继续治疗，该比值将随着 β－羟丁酸被氧化成乙酰乙酸而降低。因此，通过跟踪监测 β 羟丁酸可以更真实地反映酮症酸中毒的状况。

第三章 酶类检验

第一节 酶活性测定的基本知识

酶测定包括酶量测定和酶活性测定。酶在体液中含量极微,仅为 ng/L 水平,测定酶量十分困难。酶具有极高的催化效率,测定酶活性比较方便,因此临床上大都采用酶活性测定,以酶活性间接表示酶量。

一、酶活性的概念

酶活性即酶促反应速度,指在规定条件下单位时间内底物的减少量或产物的生成量。设底物浓度为[S],产物浓度为[P],时间为 t,反应速度为 v,则:$v = -d[s]/dt$ 或 $V = d[P]/dt$。在实际测定时,底物浓度的设计往往是过量的,反应掉的底物量占底物总量的百分比很小,难以准确测定,而产物则是从无到有,容易准确测定,因此测定酶促反应速度以测定单位时间内产物的生成量为好。

二、酶活性单位

酶活性单位指在一定条件下使酶促反应达到某一速度时所需要的酶量。酶活性单位是一个人为规定的标准,有惯用单位、国际单位和 Katal 单位。惯用单位是酶活性测定方法的建立者所规定的单位。20 世纪 60 年代以前,国际上没有对酶单位的标准作出规定,都用惯用单位,这就造成了同一种酶因为测定方法不同,单位定义不同,参考值也不同。例如转氨酶比色测定法有金氏单位、穆氏单位和套用的卡门氏单位,淀粉酶比色测定法有苏氏单位和温氏单位。单位定义不同,彼此难以比较,给临床诊断带来困难。

国际单位(IU)是 1961 年国际生化学会酶学委员会(IEC)建议使用的统一标准。1IU 指在规定条件下(25℃,最适 pH,最适底物浓度),每分钟催化 1μmol 底物发生反应的酶量。按照 WHO 的规定,单位为 IU/L。这项建议之所以规定温度为 25℃,主要是考虑在此温度下酶不易变性失活,Km 值较小,节省底物。但是这一规定也给操作带来不便,热带地区或温带地区夏季室温往往超过 25℃,恒温水浴还需安装降温装置。有鉴于此,IEC 在 1972 年取消了反应条件中对温度的规定,于 1976 年对 IU 重新作出规定:1IU 指在规定条件下,每分钟转化 1μmol 底物的酶量。目前临床酶学测定时,为了与人体实际情况接近及加快反应速度,反应温度大都选择 37℃。为了与法定计量单位(SI)接轨,IEC 于 1972 年又提出了酶的 Katal 单位。SI 单位制规定物质的量用摩尔(mol)表示,时间用秒(s)表示。1Katal 指在规定条件下,每秒钟转化 1mol 底物的酶量,$1Katal = 60 \times 10^6 IU$,$1IU = 1/(60 \times 10^6)Katal$。从数字上看,Katal 单位太大,换算起来非常麻烦,可用纳 Katal 表示,$1Katal = 10^9 nKatal$,由此换算出 $1IU = 16.67nKatal$。酶活性 Katal 单位的好处是便于统一标准。不足之处是当底物分子量不确定时,例如淀粉、蛋白质等,就不能用 mol 表示物质的量;惯用单位和 Katal 单位之间的换算也很麻烦。当前国际单位是常规使用的酶活性单位,惯用单位仍然使用,只是按照 WHO 规定,将体积单位由每 100mL(dL)改为升(L)。

三、酶促反应进程

酶促反应不同于一般催化反应,反应不是瞬时完成的,而是经过一个进程。酶分子首先要和底物分子结合,然后才能催化底物反应。反应开始时,酶与底物分子结合很少,反应速度很慢,底物或产物的变化量与时间不成正比,这一时期称为延滞期,延滞期的时间一般为数秒钟到数分钟;随着时间的推移,酶与底物分子结合增多,反应速度加快,底物或产物的变化量与时间成正比,这一时期称为线性期;随着底物的减少和产物的增加,逆反应增强,反应速度减慢,这一时期称为偏离线性期。通过酶活性测定间接测得酶的含量,因此,要准确测定酶量,应使酶浓度($[E]$)与酶促反应速度成正比,即 $[E] \propto -d[S]/dt$ 或 $[E] \propto cd[P]/dt$。能够真正代表酶活性大小的是线性期的酶促反应速度,即酶促反应初速度。酶活性测定时首先要确定线性期,在此期测定反应速度才能准确代表酶活性。

四、酶活性的测定方法

按照对酶促反应时间的选择不同,酶活性的测定方法分为固定时间法和连续监测法。

(一)固定时间法

固定时间法是测定酶促反应开始后一段时间内底物的减少量或产物的增加量。该方法在反应进行到预定时间后要终止反应,因此又称为终点法;该方法反应时间的预定是从 $t_1 \sim t_2$,因此也称两点法。固定时间法的优点是简单。将标本与底物保温到预定时间后加试剂终止反应,测定底物的减少量或产物的增加量即可;在酶促反应停止后加入显色剂,对酶活性无影响。固定时间法的缺点是难以确定反应时间段酶促反应是否处于线性期。酶促反应有三种情况:曲线 a 表示在预定时间内反应后期速度减慢,曲线 b 表示反应开始时延迟,只有曲线 c 才真正代表酶活性。为了准确测定酶活性,事先要测定时间-速度曲线,找,出线性期。实际测定时,延滞期很难确定,而且延滞期很短,对酶活性测定产生的影响可以忽略不计,因此一般都是从保温一开始就计算反应时间。随着保温时间的延续,酶变性失活加速;随着底物的减少和产物的增多,逆反应加强。因此固定时间法时间段的预定不宜太长,一般以 30~60min 为宜。

(二)连续监测法

连续监测法是测定底物或产物随时间的变化量,又称为速率法。该方法每隔一定时间(10~60s)测定一次底物或产物的变化量,连续测定多点,然后将测定结果对时间作图,绘制反应速度曲线。连续监测法的优点是动态观测酶促反应进程,可以明显地找到反应的线性期,结果准确可靠,标本和试剂用量少,可在较短时间内完成测定。连续监测法要求能够精确地控制温度、pH 和底物浓度等反应条件,要求仪器具有恒温装置及自动监测功能,半自动及自动生化分析仪都能达到这些要求。不像固定时间法那样终止反应后再显色,连续监测法属于即时观测,因此要求底物或产物能够直接测定。在方法设计上,选择紫外吸收法或色原显色法,例如利用脱氢酶催化 NAD(P)H 脱氢生成 NAD(P)$^+$,然后测定 340nm 波长光吸收的改变;利用碱性磷酸酶催化对硝基酚磷酸酯(无色色原)水解生成对硝基酚(黄色色原),测定 405nm 波长光吸收的变化等。

五、酶样品的贮存与处理

如果在测定活性之前所贮的样品酶活性有了降低,无论所用的仪器如何先进,也不能获得准确的结果。在适当的条件下酶会失活,因而必须强调在收集样品之后应尽可能快速测试酶活性,最好当天进行测定。关于酶样品的贮存与处理应注意以下几点:酶活力测定最常用的样品是血清或血浆。制备血浆所用的抗凝剂可抑制某些酶的活性,如 EDTA 能抑制 ALP,草酸盐抑制 LDH,肝素对 CK 及某些其他酶有轻微的抑制作用,故一般样品以血清为佳。多数血清酶以较高浓度存在于红细胞、白细胞或血小板中。因此分离血清时应注意避免溶血。光照对 CK 活性有抑制作用,因此,主张 CK 测定的血清应贮存于 4℃的暗处,测定时应该注意避光。由于血清清蛋白对酶蛋白有稳定作用,在它的存在下,某些酶(如转氨酶)在室温下可保存 1～2d 而无明显失活。有些酶由于自身的特性,在贮存时需特别加以注意。例如 LDH 同工酶(LDH_3、LDH_4、LDH_5)在冰箱保存不稳定,在室温反而稳定时间较长,所以测定 LDH 活力的血清样品,应置于室温下,2～3d 内可保持稳定,不能存放冰箱过夜。由于酶很容易发生表面变性,因此在操作时应避免形成泡沫。巯基(—SH)对于大多数酶来说是十分重要的,可能起如下几方面的作用:参与催化;和底物结合;组成变构部位;维持酶的三级或四级结构。因此,使巯基保持天然状态是使许多酶稳定化的最重要的条件之一,基于这个理由,在酶的活性测定、抽提、制备以及保存过程中,常可添加—SH 保护剂,如半胱氨酸、谷胱甘肽、2-巯基乙醇、二硫苏糖醇、二硫赤藓糖醇等。

六、酶活性测定方法的标准化和质量控制

目前临床酶活性测定的项目日益增多,工作量大,所用仪器与方法日趋复杂和多样,所用试剂品种繁多,规格不一,而且在样品的贮存与检测过程中,酶常常失活。这样解释具体患者或文献上报道的不同实验室的数据时,存在着严重的困难。这一切都要求对酶活性测定实行标准化并进行质量控制。酶活性测定标准化的方法有两种。一是酶活性测定所用的校准品。二是将酶活性测定的条件标准化,即建立标准化的酶活性测定方法。所选用的标准化方法要求足够灵敏、特异性高、重复性好及准确度高,而且必须简便,适于常规应用。一般认为,应该用速率法作为标准化方法。适合于其他血清成分测定的质量控制方法,原则上也可用酶活性测定的质量控制,由于酶本身所固有的不稳定性,使得酶活性测定的质量控制存在较大难度。但是酶活性测定时,迫切需要建立有效的质量保证措施。

血清酶活性测定的选择和评价:在诊断某种疾病时,应该测定哪些血清酶是临床上一个十分重要的问题。除方法简便易行,试剂价廉稳定外,临床灵敏度和特异性以及 ROC 曲线是选择酶活性测定的几项准则。酶测定的临床灵敏度是指该项测定检出阳性患者的百分率;酶测定的临床特异性系指该项检查确定未患本病者的阳性百分率;以灵敏度对 1-特异性绘制 ROC 曲线,以曲线下的面积作为选择和评价血清酶在诊断某种疾病时的性能。

第二节　血清丙氨酸转换酶(ALT)测定

　　肝脏内含有丰富的酶系统以维持机体的正常生理代谢过程。不少酶是由肝脏合成并由肝胆系统排泄,当肝脏有病时,可由于酶生成亢进或释出异常,引起血清内酶的活性改变。这些改变在一定程度内反映了肝脏的功能状况。人体转氨酶的种类甚多,而以血清丙氨酸氨基转换酶(ALT)、血清门冬氨酸氨基转换酶(AST)活性最强。此两种酶广泛存在于机体组织细胞内,以肝脏、心脏、肾脏及骨骼肌中较多。在肝脏中 ALT 含量较高,主要存在于肝细胞质内;AST 以心肌细胞内含量最高,但在肝细胞内含量也较多,在肝细胞内此酶主要存在于肝细胞的线粒体内,当肝细胞损害时,此两种转氨酶较多地释放在血液中,使血清中两种酶活性增高。

一、单一试剂法

　　血清与(试剂成分完整的)底物溶液混合,ALT 催化反应立即开始,在波长 340nm,比色杯光径 1.0cm,37℃经 90s 延滞期后连续监测吸光度下降速率。根据线性反应期吸光度下降速率,计算出 ALT 活力单位。

　　试剂组成:pH7.5;Tris 缓冲液 100mmol/L;L 丙氨酸 500mmol/L;a 酮戊二酸 15mmol/L;NADH 0.18mmol/L;磷酸吡哆醛(p−5′−p) * 0.1mmol/L;乳酸脱氢酶1200U/L。目前,国内 ALT 试剂盒中没有这一成分。市售 ALT 底物的复溶及保存:按试剂盒说明书规定。但起始吸光度必须大于 1.2A,试剂空白测定值必须大于 5U/L。达不到要求者,示为此试剂已不合格。不能使用。

　　操作:具体操作程序根据各医院拥有的自动分析仪型号及操作说明书而定。①血清稀释度:以 100uL 血清,加 1000pL ALT 底物溶液为例,稀释倍数为 11。血清占总反应液体积分数为 0.0909。②主要参数:系数 1768;孵育时间 90s;监测时间 60s;比色杯光径 1.00cm;波长 340nm;吸样量 500uL;温度 37℃。

　　计算:$ALT(U/L)=\triangle A/min\times 10^6/6220\times 1.1/0.1=\triangle A/min\times 1768$。

　　式中 6220 为 NADH 在 340nm 的摩尔吸光度

　　按上式因数 $K=10^6/\varepsilon\cdot L\times TV/TS$,K 值决定于 $\varepsilon\cdot L$ 及 TV/TS,所以不同自动分析仪应根据上述三项具体确定相应 K 值,可为理论值(如上述 NADH 在 340nm 处的 ε 为 6220)或实测值(按已糖激酶法测定葡萄糖的方法实测 NADH 在 340nm 处的 ε)。

二、双试剂法

　　血清与(缺少 α 酮戊二酸的)底物溶液混合,37℃保温 5min,使样品中所含的 α−酮酸(如丙酮酸)引起的副反应进行完毕,然后加入 α−酮戊二酸启动 ALT 的催化反应,在 340nm 波长处连续监测吸光度下降速率。根据线性期吸光度下降速率(−$\triangle A/min$),计算出 ALT 活力单位。试剂:①试剂(Ⅰ)。Tris 缓冲液:100mmol/L;L−丙氨酸 500mmol/L;NADH 0.18mmol/L;LDH200U/L,pH7.3。②试剂(Ⅱ)。α−酮戊二酸 15mmol/L。

　　操作:血清 $100\mu L$.加试剂(Ⅰ)1000uL,混匀,37℃温育 5min。然后加入试剂(Ⅱ)100pL,混匀,启动 ALT 催化反应。在波长 340nm,光径 1.0cm,延滞期 30s,连续监测吸光度下降速率约 60s。根据线性期的－△A/min，计算出 ALT 活力。

计算：血清稀释倍数为 12，血清占反应液体积分数为 0.0833。计算式：ALT(U/L)＝△A/min×106/6220×1.2/1.1＝△A/min×1929。

正常参考值：酶测定温度 37℃，底物溶液中不含 p－5′－p 成分。成人 ALT 为 5～40U/L。

上述副反应都能消耗 NADH，使 340nm 处吸光度下降值(－△A/min)增加，使测定结果偏高。因此，在单试剂法中要有足量的 LDH(如 2000U/L，Scandinavia 法；200U/L，IFCC)，才能保证 a 酮酸(尤其当遇到丙酮酸含量升高的标本)引起的副反应在规定的延滞期内进行完毕。这样 LDH 含量高，试剂成本提高。目前推荐双试剂法，因孵育期长能有效地消除干扰反应，提高测定准确性。是 ALT 测定的首选方法。双试剂法可适当地降低试剂中 LDH 的用量。至于 NHt 的干扰，除严重肝病时血清谷氨酸脱氢酶活性增高和血氨增高时外，一般说血清中 NH 十的含量甚微，此干扰反应不大，但 LDH 原试剂往往是用饱和硫酸铵配制的，厂方在使用前必须经过严格的脱氨处理。在 AACC 或 1FCC 推荐的试剂盒中含有 P－5′－P，这是转氨酶的辅基，能使血清中 ALT 发挥最大活性。文献报告，某些病理状态下，血清中存在脱辅基的 ALT 酶蛋白，当使用含 p－5′－P 的底物时可使血清 ALT 活性提高 7％～55％。变化幅度之大小与血清中原有 p－5′－P 含量有关，健康人血清中 p－5′p 含量适中，底物中 p－5′－P 对增高 ALT 活性作用不大。但肾脏病患者血清 p－5′－P 水平偏低，底物中 p－5′－P 可显著升高血清 ALT 活性。ALT 测定中有的用磷酸盐缓冲液，有的用 Tris 缓冲液。有报告：NADH 在 Tris 缓冲液中稳定性较高；p－5′－p 在 Tris 缓冲液中，显示出更有效的激活作用，而磷酸盐缓冲液有延缓 p－5′－p 与脱辅基酶蛋白的结合作用。试剂空白测定值：以蒸馏水代替血清，测定 ALT 活性单位，规定测定值小于 5U/L。试剂空白的读数是由于工具酶中的杂酶及 NADH 自发氧化所引起。在报告结果时应扣去每批试剂的试剂空白测定值。正常 ALT 水平新生儿比成年人约高 2 倍，出生后约 3 个月降至成年人水平。新生儿，尤其未成熟儿，肝细胞膜通透性较大，ALT 从肝细胞膜通透性较大，ALT 从肝细胞渗入血浆，使血清 ALT 水平升高。酶速率法测定中，要求使用的分光光度计，带宽≤6nm，比色杯光径 1.00cm，具有 30℃或 37℃恒温装置，能自动记录吸光度的动态变化。

血清不宜反复冰冻保存，以免影响酶活性。血清置 4℃冰箱一星期，酶活性无显著变化。不推荐冰冻保存 ALT 测定标本。宜用血清标本。草酸盐、肝素、枸橼酸盐虽不抑制酶活性，但可引起反应液轻度浑浊。红细胞内 ALT 含量为血清中 3～5 倍，应避免标本溶血。尿液中含有少量(或没有)ALT，不推荐分析尿液中 ALT 活性。

三、赖氏法

原理：ALT 在适宜的温度及 pH 条件下作用于丙氨酸及 ar 酮戊二酸组成的基质，生成丙酮酸及谷氨酸，反应至所规定时间后加入 2,4－二硝基苯肼盐酸溶液终止反应，同时 2,4－二硝基苯肼与酮酸中羰基加成，生成丙酮酸苯腙。苯腙在碱性条件下呈棕色，根据颜色深浅确定其酶的活力强弱。

试剂：①0.1mol/L 的磷酸盐缓冲液(pH7.4)。称取磷酸氢二钠(AR)11.928g，磷酸二氢钾(AR)2.176g，加少量蒸馏水溶解并稀释至 1000mL。ALT 底物液：称取 DL－丙氨酸 1.79g，α－酮戊二酸 29.2mg 于烧瓶中，加 0.1mol/L 磷酸盐缓冲液(pH7.4)约 80mL 煮沸溶解后，待冷,用 1mol/LNaOH 调 pH7.4(约加 0.5mL),再加缓冲液到 100mL 混匀,加氯仿数滴防腐,贮于冰箱内。②2,4 二硝基苯肼溶液。称取 2,4－二硝基苯肼 19.8mg.用 10mol/L 盐酸 10mL 溶解后,加蒸馏水至 100mL.保存于棕色瓶中备用,此液可保存 3 个月。0.4mol/L 的氢氧化钠溶液。③丙酮酸标准液(2μmol/mL):精确称取纯丙酮酸钠 22.0mg 于 100mL,容量瓶中,加 0.1mol/L磷酸盐缓冲液至刻度,此液应新鲜配制。

第三节　同工酶测定

同工酶是催化功能相同,但是分子组成及理化性质不同的一组酶,是在同一种属中由不同基因位点或等位基因编码的多肽链单体、纯聚体或杂多体。同工酶在体内往往呈现组织器官区域化分布或细胞内区域化分布,具有组织特异性,因而同工酶的测定具有很大的临床诊断价值。

一、同工酶产生的机理

(一)由不同基因位点编码

组成此类同工酶的亚基由不同基因位点编码。例如 LDH 同工酶,酶分子是由 H 亚基和 M 亚基两种亚基组成的四聚体,分别为 H_4(LDH$_1$)、H_3M(LDH$_2$)、H_2M$_2$(LDH$_3$)、HM$_3$(LDH$_4$)、M_4(LDH$_5$)。编码 H 亚基的是 a 基因,位于第 12 号染色体,编码 M 亚基的是 b 基因,位于第 11 号染色体。两种亚基分子量相同,均为 35000,但是氨基酸组成不同,其理化性质亦不同。

(二)由等位基因编码

同一基因位点应该编码相同的蛋白质,但是在等位基因变异时,即可编码新的同工酶。此时同工酶的活性部位构象不变,因此功能还是"同工"的,但是酶蛋白氨基酸组成改变,导致动力学因数和电泳迁移率的改变,电泳时出现同工酶区带。这些同工酶氨基酸组成上的差异一般不大,有时仅仅是一个氨基酸之差,因此分离起来比较困难。

(三)由多肽链化学修饰产生

酶蛋白合成以后,侧链基团的化学修饰、肽链的剪切、寡糖链的加减等都可产生同工酶。例如碱性磷酸酶(ALP)同工酶,电泳迁移率的不同与酶蛋白分子中唾液酸的多少有关。按照同工酶的定义来讲,由多肽链的化学修饰产生的同工酶不是真正意义上的同工酶,它们的产生与遗传因素无关。尽管如此,在电泳分离时毕竟会出现同工酶区带,并且与基因编码的同工酶用一般的方法难以区别,因此在诊断上应该加以注意。

二、同工酶的测定方法:

(一)按照理化性质不同进行分离鉴定

电泳法:同工酶氨基酸组成不同,等电点不同,电泳迁移率也就不同,据此可用电泳法分离鉴定。常用于分离同工酶的电泳法有醋酸纤维索薄膜电泳(CAE)、琼脂糖凝胶电泳(AGE)和聚丙烯酰胺凝胶电泳(PAGE)。以 LDH 的五种同工酶为例,H 亚基含谷氨酸和天门冬氨酸等酸性氨基酸比 M 亚基多,在 pH8.6 的碱性缓冲溶液中羧基电离度较大,带负电荷较多,电泳速度比 M 亚基快,因此电泳结束时形成由正极向负极依次分布的 LDH$_1$、LDH$_2$、LDH$_3$、LDH$_4$、LDH$_5$ 五条同工酶区带。电泳结束后,可用含乳酸、NAD$^+$、酚嗪二甲酯硫酸盐(PMS)和氯化硝基四氮唑蓝(NBT)的染色液将区带染色。

染色原理为:LDH 催化乳酸脱氢,脱下的氢由 NAD$^+$ 传递给 PMS,再由 PMS 传递给 NBT,NBT 还原为紫红色的化合物而使区带染色。染色后洗脱支持介质背景染料。用光密度扫描仪扫描区带定量,或者将区带切下洗脱比色测定。

层析法:根据同工酶分子荷电量不同,可用离子交换层析法加以分离。常用的离子交换剂有二乙氨基乙基纤维素、二乙氨基乙基葡聚糖 A－50、二乙二羟丙氨乙基葡聚糖 A－50 等。根据同工酶免疫学特性不同,可以将其抗体结合于葡聚糖凝胶或琼脂糖凝胶上作为固定相,用亲和层析法加以分离。根据同工酶底物专一性不同,可以将底物结合于葡聚糖凝胶或琼脂糖凝胶上作为固定相,用亲和层析法加以分离。亲和层析法多用于同工酶的分离提纯,而较少用于同工酶的鉴定。

(二)按照底物专一性不同进行鉴定

同工酶底物专一性不同,Km 值也不同。如果同工酶之间的 Km 值差别足够大,可以通过测定其 Km 值加以鉴定。例如天门冬氨酸氨基转移酶(AST)同工酶的鉴定,在用 L－天门冬氨酸作底物时,胞浆 AST(S－AST)的 Km 值为 5.07mmol/L,线粒体 AST(m－AST)的 Km 值为 0.7mmol/L,二者差别很大,据此可通过测定它们的 Km 值加以鉴定。

(三)按照最适 pH 不同进行鉴定

同工酶分子氨基酸组成不同,最适 pH 也不同。如果同工酶最适 pH 之间的差别足够大,可以通过调节缓冲溶液的 pH 加以鉴定。例如 AST 的最适 pH 为 7.4,将 pH 调至 6.5 时,s－AST 的活性明显降低,而 m－AST 仍旧保持足够活性。

(四)按照免疫学特性不同进行分离鉴定

同工酶分子氨基酸组成不同、抗原性亦不同。可将同工酶分离提纯,用以免疫动物,制备抗血清,用于同工酶分离鉴定。免疫法测定同工酶可用免疫沉淀法,向同工酶标本中加入特异抗体后,特异抗体与相应的同工酶形成抗原－抗体复合物而沉淀,其他同工酶仍旧保留在溶液中,离心沉淀即可加以分离。也可用免疫抑制法,向同工酶标本中加入特异抗体,与该抗体结合的同工酶活性就受到抑制,其他同工酶活性则不受影响,据此对同工酶加以鉴定。免疫化学法不适于等位基因编码的同工酶,仅适于不同基因位点编码的同工酶,因为只有后者酶蛋白氨基酸组成差异较大,抗原特异性较强。

(五)按照耐热程度不同进行鉴定

同工酶耐热性不同,例如在碱性磷酸酶同工酶中,ALP－4 耐热,其他同工酶都不耐热。将温度升高到 56℃,保持 15min,ALP－4 仍有足够活性,其他同工酶都已灭活,此时测定的就是 ALP－4 的活性。又如乳酸脱氢酶同工酶,在两种亚基中,H 亚基耐热,M 亚基不耐热。将温度升高到 60℃,保持 15min,LDH$_4$ 和 LDH$_5$ 灭活,而 LDH$_1$ 仍有足够活性。

选择性抑制法:由于同工酶分子组成和理化性质不同,对抑制剂的敏感程度也不同。例如酸性磷酸酶(ACP)同工酶,由前列腺释放的 ACP 受 L－酒石酸的抑制,由破骨细胞、红细胞等组织释放的 ACP 则不受 L-酒石酸的抑制,称为抗酒石酸 ACP。将待测标本在不含 L-酒石酸的基质中测定,得到的是 ACP 的总活性,在含 L-酒石酸的基质中测定,得到的是抗酒石酸 ACP 活性,二者活性之差即为前列腺 ACP 活性。

第四节　血清门冬氨酸氨基移换酶(AST)测定

一、单试剂法

血清与(试剂成分完整的)底物溶液混匀,酶促反应立即开始,在波长 340nm,比色杯光径 1.0cm,37℃经 90s 延滞期后连续监测吸光度下降速率。根据线性反应期吸光度下降速率,计算出 AST 活力单位。

试剂:①试剂成分和在反应液中的参考浓度。Tris 缓冲液:80mmol/L;L 门]冬氨酸 240mmol/L;α-酮戊二酸 12mmol/L;NADH0.18mmol/L;磷酸吡哆醛 0.1mmol/L;苹果酸脱氢酶 1600U/L,乳酸脱氢酶 2500U/L;pH7.8。②市售 AST 底物的复溶及保存。按试剂盒说明书规定。但起始吸光度必须大于 1901.2A,试剂空白测定值必须小于 5U/L。达不到要求者,示为此试剂已不合格,不能使用。

操作:具体操作程序根据各医院的自动分析仪型号及操作说明书而定。①血清稀释度:以血清 100μL,加预温 AST 底物 1000μL 为例,血清稀释倍数为 11,血清占反应液体积分数为 0.0909。②主要参数:系数 1768;孵育时间 90s;连续监测时间 60s;比色杯光径 1.00cm;波长 340nm;吸样量 500μL;温度 37℃。

计算:AST U/L=$\triangle$A/min×106/6220×1.1/0.1=$\triangle$A/min×1768。式中 6220 为 NADH 在 340nm 的摩尔吸光度。

二、双试剂法

血清与(缺少 α-酮戊二酸的)底物溶液混合,37℃保温 5min,使样品中所含的 ar 酮酸引起的副反应进行完毕。然后,加入 α-酮戊二酸启动 AST 的催化反应,波长 340nm 处连续监测吸光度下降速率,根据线性反应期吸光度下降速率,计算出 AST 活力单位。

试剂:反应液中的参考浓度;试剂(Ⅰ);Tris 缓冲液 80mmol/L;L-门冬氨酸 240mmol/L、NADH 0.18mmol/L;草果酸脱氢酶 420U/L;乳酸脱氢酶 600U/L,pH7.8;试剂(Ⅱ);α-酮戊二酸 12mmol/L。

操作:血清 100pL,加试剂(Ⅰ)1000pL,混匀,37℃温育 5min。然后,加入试剂(Ⅱ)100pL,混匀,启动 AST 催化反应。在波长 340nm,比色杯光径 1.0cm.延滞期 30s,连续监测吸光度下降速率约 60s。根据线性反应期吸光度下降速率(-OA/min),计算出 AST 活力单位。

计算:血清稀释倍数为 12,血清占反应液体积分数为 0.0833。计算式:AST U/L=$\triangle$A/min×106/6220×1.2/0.1=$\triangle$A/min×1929。

正常参考值:酶测定温度 37℃,底物中不加 P-5'-P 时成年人为 8~40U/L。

三、赖氏法

原理:AST 催化门冬氨酸与 α—酮戊二酸间的氨基移换反应,生成草酰乙酸和谷氨酸。L 一门冬氨酸＋α—酮戊二酸草酰乙酸＋L—谷氨酸经 6min 反应后,加入 2,4—二硝基苯肼终止反应,并与反应液中的二种 α—酮酸生成相应的 2,4—二硝基苯肼。在碱性条件下,两种苯肼的吸收光谱曲线有差别,在 500～520nm 处差异最大,草酰乙酸生成的苯腙的呈色强度显著大于 α—酮戊二酸苯腙。据此可用比色法测定 AST 活力。

试剂:0.1mol/L 磷酸盐缓冲液,pH7.4;1mmol/L 2,4—二硝基苯肼溶液;0.4mol/L 氢氧化钠溶液;2mmol/L 丙酮酸标准液;AST 底物溶液(DL—门冬氨酸 200mmol/L,α—酮戊二酸 2mmol/L);称 α—酮戊二酸 29.2mg 和 DL—门冬氨酸 2.66g,置于一小烧杯中,加入 1mol/L 氢氧化钠约 1.5mL,溶解后加 0.1mol/L 磷酸盐缓冲液约 80mL,用 1mol/LNaOH 调节至 pH7.4,然后将溶液移入 100ml 容量瓶中,用磷酸盐缓冲液稀释至刻度,放置冰箱保存。上述前 4 种试剂与 ALT 比色法相同。

操作:同 ALT 比色测定法,但酶反应作用时间改为 60min,查 AST 标准曲线。

正常参考值:8～28 卡门单位。

附注:本法的缺点是当标本 AST 活性高时,草酰乙酸对 AST 显示反馈抑制,使测定结果偏低。酮血症中乙酰乙酸及 β—羟基丁酸,因设对照管不会引起测定结果假性增高。若用 L 门冬氨酸,称量为 1.33g。

临床意义:AST 在心肌细胞内含量较多,当心肌梗死时,血清中 AST 活力增高,在发病后 6～12h 之内显著增高,在 48h 达到高峰,约在 3～5d 恢复正常。血清中 AST 也可来源于肝细胞,各种肝病可引起血清 AST 的升高,有时可达 1200U,中毒性肝炎还可更高。肌炎、胸膜炎、肾炎及肺炎等也可引起血清 AST 的轻度增高。临床上还可通过计算 AST/ALT 对肝病进行诊断和鉴别诊断。

第五节　血清碱性磷酸酶(ALP)测定

碱性磷酸酶(ALP)是催化有机单磷酸酯水解的非特异性酶类,其最适 pH 为 8.6～10.3,分布于很多组织的细胞膜上,以小肠黏膜和胎盘最高,肾和骨骼次之,肌肉和红细胞中无活性。ALP 的生理功能至今尚未了解,不同组织中的 ALP 可能有不同的功能。如小肠 ALP 可能参与脂肪和钙、磷的吸收,肾和肝中的 ALP 分别与重吸收和排泄功能有关;而骨中的 ALP 可能在成骨过程中起一定作用。

一、连续监测法

(一)原理

以磷酸对硝基苯酚(4—NPP)为底物,2 氨基 2—甲基—1—丙醇(AMP)或二乙醇胺(DEA)为磷酸酰基的受体物质,增进酶促反应速率。4—NPP 在碱性溶液中为无色,在 ALP 催化下,4—NPP 分裂出磷酸基团,生成游离的对硝基苯酚(4—NP),后者在碱性溶液中转变成醌式结构,呈现较深的黄色。在波长 405nm 处监测吸光度增高速率,计算 ALP 活性单位。

(二)试剂

1.8mol/L:①2-氨基-2-甲基-1-丙醇(AMP)缓冲液(pH10.3):称取 160gAMP(MW89.14),加 1mol/L 盐酸 320mL,混合,加约 500mL 新煮沸(去 CO_2)并已凉的蒸馏水,调节 pH 至 10.3±0.02(30C),再以上述蒸馏水稀释至 1000ml,置紧塞瓶中,防止吸收 CO_2,放冰箱中保存(室温中约可稳定 2 个月)。②氯化镁贮存液(10.5mmol/L):称取 0.21g 氯化镁($MgCl·6H_2O$,MW203.31),溶于水中并稀释到 100mL,室温稳定 1 个月。31.5mmol/L 磷酸对硝基苯酚溶液:精确称取磷酸对硝基苯酚二钠盐(含 6 分子结晶水,MW 为 371.15)120.8mg,溶于 100ml 蒸馏水中,置棕色瓶内放冰箱保存。③底物缓冲液(0.84mol/LAMP,15mmol/L 4-NPP,0.5mmol/L MgCl2,pH10.3):根据当天测定标本的需要量,取 1.8mol/LAMP 缓冲液 10 份,31.5mmol/L 4-NPP 溶液 10 份和 10.5mmol/L $MgCl_2$ 溶液 1 份混合,置 37℃预温待用。

(三)操作

以半自动分析仪为例。①血清稀释度:血清 0.02mL,加 37℃预温底物溶液 1.0mL,立即吸入自动分析仪。血清稀释倍数为 51。②主要参数:系数 2757;孵育时间 30s;连续监测时间 60s;波长 405nm;吸样量 500pμL;温度 37℃。

(四)计算

ALPU/L＝△A/min×106/18500×1.020/0.020＝△A/min×2757。式中 18500 是对硝基苯酚在 0.84mol/LAMP 缓冲液(pH10.0,25℃)中的摩尔吸光度。

(五)正常参考值

37℃,女性,1~12 岁<500U/L;>15 岁 40~150U/L;37℃,男性,1~12 岁<500U/L;12~15 岁<750U/L;>25 岁 40~150U/L。

附注:ALP 能水解多种天然存在的或合成的有机磷酸酯(底物)。在体内,ALP 的真正底物尚不清楚。ALP 先天缺陷的个体,尿中大量排出磷酸乙醇胺,推测它可能是一种真正的生理性底物。在大多数 ALP 测定方法中,释放出的磷酸酰基转移给水分子,此时 ALP 的酶促反应属水解类反应。使用某些氨基醇缓冲液时,ALP 的催化速率增强。

常用于 ALP 测定的缓冲液可归类为 3 种:惰性型,如碳酸盐缓冲液和巴比妥缓冲液;抑制型,如甘氨酸缓冲液;激活型,如 AMP、Tris 和 DEA 等缓冲液。激活型缓冲液,缓冲物质作为酶的一种底物(磷酸酰基的受体),参与磷酸酰基的移换反应,因此能增进酶促反应速率。使用最适浓度的激活型缓冲液时,所测的 ALP 活性要比使用惰性型缓冲液(如碳酸盐缓冲液)时高 2~6 倍。DEA 的激活作用比 AMP 的激活作用更强。因此,用不同缓冲液测定 ALP 活性时,其参考值不同。血清置室温(25℃),ALP 活性显示轻度升高。例如,室温置 6h,酶活性约增高 1%,置 1~4d,酶活性增高 3%~6%。血清贮放冰箱(4℃),酶活性亦出现缓慢地升高。冰冻血清,ALP 活性降低,但当血清复温后,酶活性会慢慢恢复。质控血清或冻干质控血清亦呈现类似的 ALP 活性升高现象。ALP 活性与血清在反应液中所占体积分数有关。已发现当血清体积分数从 1/26 减低到 1/51 时,测出的酶活性随之增高。但低于 1/51 时,酶活性没有进一步增加。这一效应的原因还不清楚,可能是因为在较高稀释度下 ALP 多聚体解聚所致。用血清或肝素抗凝血浆测定:抗凝剂如草酸盐、柠檬酸盐和 EDTANa2 能抑制 ALP 活性,不能使用这类抗凝血浆作 ALP 活性测定。作摩尔吸光系数校正用的标准物对硝基苯酚必须达到的规格。①色泽:无色到淡黄色。②溶点:113℃～114℃。③含水量:<0.1g/100g 4－NP。④摩尔吸光度:溶于 10mmol/L NaOH 中,波长 401nm NaOH 中,波长 401m,24℃,ε＝18380±90L/(mol·cm)。磷酸对硝基苯酚必须达到的规格酶水解转换率必须大于 98％。4－NPP 的摩尔吸光度为 311nm 波长,10mmol/L NaOH 介质,25℃,ε＝9867±76L/(mol·cm)。游离 4－NP<0.3mmol/mol 4－NPP。无机磷酸盐<10mmol/mol 4－NPP。

二、比色法

(一)原理

ALP 在碱性环境中作用于磷酸苯二钠,使之水解释出酚和磷酸。酚在碱性溶液中与 4－氨基安替吡啉作用,经铁氰化钾氧化而成红色醌的衍生物,根据红色深浅确定 ALP 的活力。

(二)试剂

(1)碳酸盐缓冲液(pH10,0.1mol/L):称取无水碳酸钠(AR)6.36g,碳酸氢钠(AR)3.36g,加少量蒸馏水溶于 1000mL.容量瓶中并稀释至规定刻度。加氯仿数滴防腐。

(2)磷酸苯二钠底物液(0.01mol/L):称取磷酸苯二钠(AR)2.18g 溶于 1000ml 蒸馏水中,此蒸馏水应迅速煮沸以消灭微生物,迅速冷却后加氯仿 4mL,置冰箱内备用(此液久放,空白管吸光度增高,故一次不宜配制过多)。

(3)酚标准贮存液(1mg/mL):称取结晶酚(AR)1g 溶于 1000mL 0.1mol/L 盐酸溶液,再按下法标定。准确吸取酚标准贮存液 25mL,置于有玻璃塞之三角瓶中,加 0.1mol/L 氢氧化钠溶液 50mL,加热至 65℃,再加入 0.05mol/L 碘液 25mL,加塞,置于室温 30min 后加浓盐酸 50mL,最后以 1g/L 淀粉溶液为指示剂,用 0.05mol/L 硫代硫酸钠溶液滴定之。滴定时的反应式如下:$I_2+2Na_2S_2O_3 \rightarrow 2NaI+Na_2S_4O_6 3I_2+C_6H_5OH \rightarrow C_6H_2I_3(OH)+3HI$ 根据反应式 3mol 碘(分子量 254)与 1mol 碘(分子量 94)起作用,因此每毫升 0.05mol/L 碘溶液(含碘 12.7mg)相当于酚的毫克数为 $12.7×494/3×254=1.567mg$ 酚根据反应,碘亦与硫代硫酸钠溶液起反应。设滴定时用去硫代硫酸钠溶液为 XmL,则实际与酚作用的碘液为(25－X)mL,相当于酚量为 1.567mg×(25－X)。此即为 25mL 酚贮存液中的实际含酚量。用来滴定酚溶液量为 25mL,则此酚溶液的浓度为 1.567×(25－X)/25=0.06268×(25－X)＝酚溶液含酚量(mg/mL)酚标准应用液(0.1mg/mL)根据酚贮存标准液标定结果用蒸馏水加水稀释,此液只能保存 2～3d。碱性溶液取 0.5mol/L 氢氧化钠溶液 8mL 及 0.5mol/L 碳酸氢钠溶液(称取碳酸氢钠 4.2g 加蒸馏水至 100mL)12mL 混 6g/L4－氨基安替比吡啉溶液称取 4 氨基安替吡啉 0.6g 加蒸馏水至 100mL,放棕色瓶内置冰箱保存。24g/L 铁氰化钾溶液称取铁氰化钾(AR)2.4g,溶于蒸馏水中,加至 100mL,存放于棕色试剂瓶中。

(三)操作

试剂(ml)

血清:测定 0.1,对照 0.1。

缓冲液－底物液(临用前等量混合,放 37℃水浴 3min):测定 2.0。

37℃水浴 3min:

碱性溶液:测定 2.0,对照 2.0。

缓冲—底物混合液:对照 2.0。

6g/L4 氨基安替吡啉:测定 1.0,对照 1.0。

24g/L 铁氰化钾:测定 1.0,对照 1.0。

充分混合后,用 520nm 波长比色。以对照管调零,读取测定管吸光度。查标准曲线,求得 ALP 单位值。

(四)单位定义

每 100mL 血清在 37℃与底物作用 15min,产生酚 1mg 为一个金氏单位。

(五)附注

磷酸苯二钠保存过程中避免其分解,每次配制试剂的蒸馏水要煮沸消毒,冷后加氯仿,冰箱保存,临用前倒出所需用量,多余试剂不可倒回瓶中。可保存 1 个月。加试剂顺序不能颠倒。常用试剂空白代替血清对照管,试剂空白管可以检查底物是否分解,当吸光度增高呈红色时,底物就不应使用。当血清严重溶血和黄疸时,可做一血清对照。

(六)正常参考值

成人 3~13 金氏单位。儿童生长期儿童可超过 5~30 金氏单位。

第六节　淀粉酶测定

淀粉酶(AMS)(EC3、2、1、1)属水解酶类,催化淀粉及糖原水解。淀粉由直链淀粉和支链淀粉组成。前者是许多葡萄糖分子以 α—1,4 糖苷键相连的不分支长链,后者是许多葡萄糖分子以 α—1,4 及在分支点上以 α—1,6 糖苷键相连的 β 两类。β 淀粉酶又称淀粉外切酶,仅作用于淀粉的末端,每次分解一个麦芽糖。人体中淀粉酶属 ar 淀粉酶,又称淀粉内切酶,不仅作用于末端,还可随机地作用于淀粉分子内部的 α—1,4 糖苷键,降解产物为葡萄糖、麦芽糖及含有 α—1,6 糖苷键支链的糊精。AMS 分子量约 40~50kD,很易由肾脏排泄。主要来源于胰腺和唾液腺分泌,对食物中多糖化合物的消化起重要作用。血清中 AMS 主要有两种同工酶,即同工酶 P(来源于胰腺)及同工酶 S(来源于唾液腺和其他组织);另一些少量的同工酶为二者的表型或翻译后的修饰物。P 和 S 是受 1 号染色体上 AMS1 及 AMS2 两个基因位点控制。在每一个位点上尚有复等位基因。可用电泳法、等电聚焦法、层析法及选择性抑制法测定 P 和 S,主要是测 P,用以提高 AMS 诊断胰腺炎的特异性。测定总活性的方法分 4 类,具体方法不少于 200 种。①第 1 类是测定底物淀粉的消耗量:有黏度法,随着淀粉的降解黏度减低;浊度法,随着淀粉的降解,浊度或散射光减低;碘—淀粉法,随着淀粉的降解,碘—淀粉反应减少。②第 2 类为生糖法,测定产物葡萄糖。③第 3 类为色原底物分解法:染料与不溶性淀粉结合成色原底物(俗称染色淀粉),在 AMS 催化下,随着淀粉的降解,游离出染料;测定染料的含量。④第 4 类是酶偶联法。碘—淀粉比色法比较实用;碘—淀粉简易稀释法(温斯罗法)不敏感,应取消。测糖法准确,但不适于急诊检验。酶偶联法可用于自动分析仪,但代价太高。

一、原理

淀粉基质经样品中 α 淀粉酶催化水解生成葡萄糖、麦芽糖及糊精在基质过量的条件下,反应后加入碘液与未被水解的淀粉结合成蓝色复合物。此蓝色的深浅与未经酶促水解反应的空白管比较,从而推算出水解的淀粉量,计算 AMS 活力单位。参考值:血清(浆)800~1800U/L(碘淀粉比色法);尿 1000~12000U/L(碘－淀粉比色法)。

二、临床意义

增高:急性胰腺炎、流行性腮腺炎,血和尿中 AMS 显著升高。一般认为,在急性胰腺炎发病的 8~12h 血清 AMS 开始升高,可为参考区间上限的 5~10 倍,12~24h 达高峰,可为参考值上限的 20 倍,2~5d 下降至正常。如超过 500U 即有诊断意义,达 350U 时应怀疑此病。尿 AMS 在发病后 12~24h 开始升高,达峰值时间较血清 AMS 慢,当血清 AMS 恢复正常后,尿 AMS 可持续升高 5~7d,故在急性胰腺炎的后期测尿 AMS 更有价值。胰腺癌.胰腺外伤、胆石症、胆囊炎、胆总管阻塞、急性阑尾炎、肠梗阻和溃疡病穿孔等疾病。各种手术、休克、外伤、使用麻醉剂、注射吗啡后,合成淀粉酶的组织发生肿瘤(如卵巢癌、支气管肺癌)等也可使 AMS 升高,但常低于 500U。AMS 可与免疫球蛋白等形成复合物,或酶分子本身聚合成为巨淀粉酶分子,这种分子不能通过肾小球,血清中 AMS 升高,尿 AMS 正常,称为巨淀粉酶血症。可见于健康人及乙醇中毒、糖尿病、肝病、恶性肿瘤和各种自身免疫疾病。淀粉酶升高程度与病情轻重不成正相关,病情轻者可能很高病情重者如爆发性胰腺炎因腺泡组织受到严重破坏,AMS 生成大为减少,因而测定结果可能不高。

减低:正常人血清中的 AMS 主要由肝脏产生,故血、尿 AMS 减低见于某些肝硬化、肝炎等肝病。当肾功能严重障碍时,血清 AMS 可增高,而尿 AMS 降低。近年发现急性胰腺炎患者淀粉酶的肾脏清除率明显增高,而肌酐的清除率不受影响,测定尿淀粉酶清除率(Cam)和肌酐清除率(Ccr)的比值,可大大提高对急性胰腺炎诊断的敏感性与特异性。

$$Cam/Ccr = 尿\ AMS(U)/血清\ AMS(U) \times 血清\ Ccr/尿\ Ccr \times 100\%$$

健康人此比值为 1%~4%,急性胰腺炎患者为 7%~15%,巨淀粉酶血症为 1% 以下。慢性胰腺炎、胰腺癌均在 4% 以下,慢性复发性胰腺炎患者 90% 此比值升高。胆结石患者如血清 AMS 活力升高的同时伴有 Cam/Ccr 比值增高,则多提示并发有急性胰腺炎。

第七节　脂肪酶测定

脂肪酶(LPS,EC3.1.1.3)分子量约 38kD,是一群低度专一性的酶。主要来源于胰腺,其次为胃及小肠,能水解多种含长链(8~18 碳链)脂肪酸的甘油酯。仅 1,3 碳原子的酯键(α、α)位被水解,反应产物为两分子脂肪酸及 1 分子 β 甘油单酯。β 甘油单酯的立体构型具有抗 LPS 的水解作用,只有在自发地异构成 α一型后才能以很慢的速度水解。LPS 的催化反应是:LPS 应和另一群特异性很低的酯酶相区别。酯酶作用于能溶于水中的含短链脂肪酸的酯类,而脂肪酶仅作用于酯和水的界面,也就是说只有当底物是乳剂状态时 LPS 才发挥作用。脂肪酶的完全的催化活性及最大的特异性,必须有胆盐及脂肪酶的辅因子－供脂肪酶参加。供脂肪酶与胆盐胶束形成复合物;此复合物再与底物相依附并对 LPS 具高度亲和力,促进其酶促水解反应。通常胰腺以等摩尔分泌脂肪酶及供脂肪酶进入循环。但因供脂肪酶分子量小(约11kD),可从肾小球滤出,急性胰腺炎发作时,供脂肪酶/脂肪酶比例下降,所以最新的一些方法中加入一定量的供脂肪酶,不仅可加速反应,而且不致使胰腺分泌的脂肪酶同工酶结果偏低。现知脂肪酶反应的最适条件为含供脂肪酶,NaCl 140mmol/L 及去氧胆酸钠 18mmol/L。但滴定法中不含供脂肪酶及胆盐。LPS 最适 pH 因底物和激活剂不同而有变化,一般在pH7～9 之间。LPS 分子含巯基,巯基化合物有激活作用,巯基抑制剂对其有抑制作用。血清中至少有 3 种相关的酶,即羧基酯酶(EC3.1.1.1),芳香基酯酶(EC3.1.1.2)及脂蛋白酯酶(EC3.1.1.34)。它们分别水解短链脂肪酸酯、苯基醋酸或 β 茶酚丁酸酯,与蛋白结合的三酰甘油(VLDL)。故 LPS 测定须选择条件避免它们的干扰。血清或十二指肠液可用于测定 LPS,在试验前应放于 4℃下,并避免反复冻融。除非肾小球受损,正常尿中无 LPS,因此尿液不适宜作为检查标本。LPS 检测方法有多种,即滴定释放之脂肪酸法是经典方法,此法灵敏度差,需用大量血清,酶反应时间长,比色法,主要测定脂肪酸,Giudler 用 spectrucationic 蓝染料直接和脂肪酸作用生成蓝色复合物,然后比色。也有加入铜离子形成脂肪酸铜,用有机溶剂提取后,可用铜呈色剂测定脂肪酸铜中的铜量,推算出脂肪酸浓度。比色法操作烦琐故使用者不多。比浊法不仅简便,而且可以连续监测,使用者较多。免疫化学法(RIA 乳胶凝集),特别是乳胶凝集操作简单不需特别仪器,适合急诊标本,此法是将特异抗脂肪酶抗体包被在乳胶颗粒上,如脂肪酶增加到异常高浓度,将引起颗粒聚集变大。偶联酶法等。目前最为常用的是滴定法和比浊法。

一、原理

比浊法:三酰甘油和水制成的乳胶,因其胶束对入射光的吸收及散射而具有乳浊性状。胶束中的三酰甘油在脂肪酶作用下发生水解,使胶束分裂,散射光或浊度因而减低。减低的速率与脂肪酶活力有关。参考值:0～110U/L(比浊法)。

二、临床意义

人体脂肪酶主要来源于胰腺。血清脂肪酶增高常见于急性胰腺炎及胰腺癌,偶见于慢性胰腺炎。急性胰腺炎时血清淀粉酶增高的时间较短,而血清 LPS 升高可持续 10～15d,故有人主张在患者发病的后期,用血清脂肪酶测定来帮助诊断。腮腺炎当未累及胰腺时,LPS 通常在正常范围,因而 LPS 对急性胰腺炎的诊断更具有特异性。胰腺癌患者约有 40％～50％血清LPS 增高,如波及肝胰壶腹时,可达 60％。此外,胆总管结石、胆总管癌、胆管炎、肠梗阻、十二指肠溃疡穿孔、急性胆囊炎、脂肪组织破坏(如骨折、软组织损伤、手术或乳腺癌)、肝炎、肝硬化、有时亦可见增高。吗啡及某些引起 vater 壶腹收缩的药物可使 LPS 升高。测定十二指肠液中 LPS 对诊断儿童囊性纤维化有帮助,十二指肠液中 LPS 水平过低提示此病的存在。

第八节　酸性磷酸酶(ACP)测定

酸性磷酸酶(ACP)主要来源于前列腺,是一组最适 pH 约为 5～6 的磷酸单脂酶。成年男子血清中 1/3～1/2 的 ACP 来自前列腺,因此 ACP 成为诊断前列腺癌最重要的血清酶指标。男子血清中其余的 ACP 以及女子血清的 ACP 可能来源于血小板、红细胞、破骨细胞及白细胞。

一、原理

在 pH5.4 的条件下,血清酸性磷酸酶水解磷酸麝香草酚酞,产生麝香草酚酞和无机磷酸。加入 NaOH－Na$_2$CO$_3$ 碱性缓冲液中止酶促反应,并使游离麝香草酚酞呈蓝色。在波长 595nm 处,比色测定麝香草酚酞的生成量,计算出酸性磷酸酶的活力单位。

二、试剂

(1)0.3mol/L 醋酸盐缓冲液(pH5.4):称取醋酸钠(含 3 分子结晶水,MW136.08)4.08g,溶于约 80mL 蒸馏水中,于 25℃,在 pH 计下用 0.5mol/L 醋酸调节至 pH5.4,再加蒸馏水至 100mL。

(2)3.2g/L Bri－35 溶液:取 Brij－3 原液(300g/L)10.8mL,加蒸馏水 1000mL,予 4℃保存可稳定数年。

(3)底物缓冲液(1.1mmol/L 磷酸麝香草酚酞):称取 82.8mg 磷酸麝香草酚酞二钠盐(含 11 个分子结晶水,MW752.65)溶于 50mL,3.24g/L Brij 35 溶液中,加 0.3mol/L 醋酸盐缓冲液(pH5.4)至 100mL,必要时再用 0.1mol/L 醋酸或 0.1mol/L NaOH 调节 pH 至 5.4,置冰箱中保存,约可稳定 1 个月。

(4)碱性缓冲液(0.1mol/L NaOH－Na$_2$CO$_3$):10.6g 无水碳酸钠和 4g 氢氧化钠溶于 1L 蒸馏水中,置塑料瓶中保存,室温中至少稳定 3 个月。

(5)3mmol/L 麝香草酚酞标准液:精确称取 129.2mg 麝香草酚酞(100℃烘干 2h,置干燥器中保存),溶于 100mL170％正丙醇(正丙醇:水＝70:30)中,置冰箱保存。

三、操作

测定管:血清 0.1mL,加已预温的底物缓冲液 1.0mL,37℃准确保温 30min,加入碱性缓冲液 2mL,混匀。

对照管:血清 0.1mL,加碱性缓冲液 2.0ml,底物缓冲液 1.0mL,混匀。

在波长 595nm,蒸馏水调零,读取各管吸光度。测定管吸光度减去对照管吸光度后,查标准曲线,得出酸性磷酸酶的活力单位。

四、正常参考值

本法主要测定血清前列腺酸性磷酸酶。健康成年人酶活性为 0.5～1.9U/L。

附注:本法若用标准管,建议配制 0.3mmol/L 麝香草酚酞标准应用液,与测定管同样操作,计算公式为:酸性磷酸酶活性 U/L＝Au÷As×0.03×1000÷0.1×1÷30＝Au÷As×10。本法简便、准确,试剂易保存,显蓝色,不受黄疸和溶血的干扰。显色强度和酶促反应线性关系良好。本法显色稳定,在24h内吸光度读数不变。本法对前列腺酸性磷酸酶特异性高。由本法测得酶活性,与用酒石酸作抑制剂、对硝基酚磷酸盐为底物所测得的前列腺酸性磷酸酶的活性相一致。如果血清标本的酶活力很高,由于本法酶促反应线性良好。可缩短酶反应时间,结果乘以缩短时间的倍数。因红细胞及血小板中富含 ACP,应尽快分离血清。血清置室温1~2h,ACP活力降低50%(前列腺 ACP置室温中1h,酶活力丧失50%以上)。如不能立即测定,应将血清管加紧塞冰冻保存,或每 mL 血清中加入50pL5mol/L醋酸,使 pH 降至近5.4。酸化后血清置室温可稳定数小时,冰箱内可稳定1周。用血清及肝素抗凝血浆的测定结果相近,但血清中 ACP 稍高(因血小板释放 ACP)。EDTA不干扰,草酸盐有抑制作用。

五、临床意义

前列腺癌,特别是有转移时,血清酸性磷酸酶可明显增高。溶血性疾病、变形性骨炎、急性尿潴留及近期做过直肠检查者,此酶亦可轻度增高。

第九节 血清乳酸脱氢酶(LD)测定

乳酸脱氢酶(LD)催化反应是无氧酵解中最终产物。LD 广泛存在于各种组织中,以肝、心肌、肾脏、骨骼肌、胰腺肺最多,组织中酶活力约为血清的1000倍,故少量的组织坏死而释放的酶即可使血清 LD 活力增高。因其分布广泛,特异性差,心肌梗死、肝炎、肝硬化、肾脏疾病、恶性肿瘤、某些贫血患者均增高。在心肌梗死患者中 LD8~18h 开始超过参考上限,24~72h 达高峰值,6~10d 恢复正常,所以此酶与 CK 相比增高出现较慢,阳性率也较低,但维持时间长,故仍作为诊断心肌梗死的一个有用指标。LD 的同工酶分布大致可将组织分为3类。①以 LD 为主:此类组织以心肌为代表,其 LD 活力占该组织酶总活力一半以上;肾、胰、膈肌与红细胞次之。②LD。为主:以肝脏为代表:其 LD,占该组织总活力的一半以上;皮肤、骨髓、关节滑液、白细胞、血小板和胆汁次之。③LD,为主:以肺、脾为代表,脑、肠、淋巴液与内分泌腺等次之。

乳酸脱氢酶测定方法大致分为两类:一类是连续监测法,LD 催化的双向反应乳酸→丙酮酸(L→P)或丙酮酸→乳酸(→PL)都可使用,前者伴有还原辅酶Ⅰ(NADH)生成故吸光度为上升反应,反之后者为下降反应。由于 P→L 反应速度约为 L→P 的3倍,国际临床化学协会以及不少欧洲国家推荐方法使用 P→L 反应,但在美国和我国则多使用 L→P 反应。其优点为线性反应期长,且 NAD+不似 NADH 常含有 LD 抑制物。另一类为比色法。

一、连续监测法(LL-L法)

(一)原理

在反应过程中,乳酸氧化成丙酮酸,同时 NAD+还原成 NADH,引起340nm 吸光度的增高,吸光度的增高速率与标本中 LD 活性呈正比关系。

(二)试剂

(1)试剂成分和在反应液中的参考浓度:pH(反应混合液37℃)8.9±0.1;Tris-HCl 缓冲

液 50mmol/L；L－乳酸锂（MW96.01）50mmol/L；NAD 酵母，MW663.4）6mmol/L。

（2）乳酸锂 Tris 缓冲液（含 Tris52.5mmol/L.乳酸锂 52.5mmol/L）：称取 Tris6.34g，乳酸锂 5.04g，溶于约 800ml 蒸馏水中，置 37℃ 水浴箱，使温度达平衡后，在 pH 计下用 1mol/L HCl（约加 45mL）调节至 pH8.9，再加蒸馏水至 1000mL，置冰箱保存。

（3）底物应用液（含 Tris52.5mmol/L，乳酸锂 52.5mmol/L，NAD6mmol/L）：以 1mL 乳酸锂 Tris 缓冲液加 4.2mgNAD＋的浓度比例，配制当天测定用的底物应用液。

（三）操作

以半自动分析仪为例。清稀释度：血清 50puL，加 37℃ 预温底物应用液 1.0mL，立即吸入自动分析仪，血清稀释倍数为 21。主要参数：系数 3376；孵育时间 30s；连续监测时间 60s；波长 340nm；吸样量 0.5mL；温度 37℃。

（四）计算

$$LDU/L＝\triangle A/min×10^6/6220×1.05/0.05＝\triangle A/min×3376$$

（五）正常参考值

109～245U/L。

（六）附注

乳酸脱氢酶是临床上应用较多的一种脱氢酶，属于氧化还原酶类，催化乳酸氧化成丙酮酸，NAD 为氢的受体。正向反应（乳酸＋丙酮酸）最适 pH8.8～9.8；逆向反应（丙酮酸→乳酸）最适 pH7.4～7.8。最适 pH 随着酶的来源、反应温度以及底物和缓冲液浓度的不同而有所差异。根据正向反应所建立的 LD 速率法测定，是以 L 乳酸盐和 NAD 为底物，在 340nm 监测吸光度增高速率。简称 LD－L 法。根据逆向反应所建立的 LD 速率法测定。是丙酮酸和 NADH 为底物，在 340nm 监测吸光度下降速率，简称 LD－P 法。两法相比，LD－L 法的主要优点有：乳酸盐和 NAD 底物液的稳定性比丙酮酸盐和 NADH 底物液的稳定性大，试剂若冰冻保存，前者可稳定 6 个月以上，而后者只能保存数天；速率反应的线性范围（吸光度对监测时间 t 作图）较宽；(r)重复性比 LD－P 法好。由于逆向反应速度比正向反应速度快，所以测定方法不同，正常值也有差别，LD－P 法的参考值约二倍于 LD－L 法。不同的 LD 同工酶对冷的敏感性有差异。LD4 和 LD。对冷特别不稳定。组织提取液如果储放－20℃ 过夜，LD，和 LD，将丧失全部活性。加入 NAD＋ 或谷胱甘肽可以阻止活性丧失。在血清中清蛋白和其他蛋白分子的巯基能延缓 LD，或 LD。的失活作用。血清标本应存放在室温中，室温存放 2～3d 将不出现活性的丧失。如果血清标本必领存放较长时间，应加入 NAD（10mg/mL）或谷胱 t 甘肽（3.1mg/mL）后保存于 4C 环境中以降低 LD，和 LD。的失活速率。用血清或肝素抗凝血浆测定 LDH 活性的效果令人满意，草酸盐抗凝剂对 LD 活性有抑制作用。标本应严格避免溶血。

二、连续监测法（LD－P 法）

（一）原理

在反应过程中，丙酮酸还原成乳酸，同时 NADH 氧化成 NAD＋，引起 340nm 吸光度的下降，吸光度下降速率与标本中 LD 活性呈正比关系。

(二)试剂

试剂成分和在反应液中的参考浓度：①Tris 缓冲液：50mmol/L；EDTANa：5mmol/L；丙酮酸 1.2mmol/L；NADH0.2mmol/L；温度 37℃；pH(反应混合液 37℃)。②Tris EDTA 缓冲液(pH7.4,37℃)：称取 Tris6.8g(56mmol/L)，EDTA·Na2.1g(5.6mmol/L)，溶于约 900ml 蒸馏水中，温热至 37℃，pH 计下用 1mol/LHCl(约加 47mL)调节至 pH7.4.再加水至 1000mL。③0.2mmol/L NADH(Tris－EDTA)缓冲液：称取 β－NADH(二钠盐,MW＝709.4)14.2mg，溶于 100ml Tris－EDTA 缓冲液中，置棕色瓶放冰箱保存，下称 NADH－TrisEDTA 缓冲液。④14mmol/L 丙酮酸溶液：称取 154mg 丙酮酸钠(MW＝110.06)，溶于 100mL 蒸馏水中,4℃保存,可稳定 20d。

(三)操作

在光径 1.0cm 方形比色杯中,加入血清 50pL,和 2.0mL NADH－Tris EDTA 缓冲液,混匀,37℃预温 5min(消除血清标本中内源性 α－酮酸对 NADH 的消耗)。再加入 0.2mL 丙酮酸溶液(已预温),混匀,立即记录 340nm 吸光度的下降速率(－△A/min)。

(四)计算

LDU/L＝△A/min×10⁶/6220×2.35/0.05－△A/min×7234

(五)正常参考值

37℃,200～380U/L。

(六)附注

本法检测线性高达 3000U/L(37℃),超过此值,血清最好用 50g/L 清蛋白溶液或 Tris－EDTA 缓冲液适当稀释,得出结果乘以稀释倍数。本法的大多数实验数据是在 37℃获得,但只要建立相应的参考值范围在 30℃亦能获得满意的结果。当有微量金属离子存在时,NADH 的稳定性较差,试剂中加入 EDTA 以结合金属离子,增加 NADH 的稳定性。在 37℃、pH7.4 时,Tris 缓冲液具有适宜的缓冲液容量。NADH 在 TrisEDTA－HCl 缓冲液中的稳定性比在磷酸缓冲液中大。用 TrisEDTA－HCl 缓冲液配制 10mmol/L。NADH 溶液,可于－20℃存放两星期,4℃存放一星期或 25℃存放 24h。关于预孵育期:有学者认为,内源性反应不会显著改变△A/min 值;另有学者认为需要 3～5min 预孵育期。最好根据自己的实验确定。

三、比色法

(一)原理

乳酸脱氢酶催化 L－乳酸脱氢,生成丙酮酸。丙酮酸和 2,4－二硝苯肼反应,生成丙酮酸二硝基苯腙,在碱性溶液中呈棕红色。其颜色深浅与丙酮酸浓度呈正比,由此计算酶活力单位。

(二)试剂

(1)底物缓冲液(含 0.3mol/L 乳酸锂,pH8.8)：称取二乙醇胺 2.1g,乳酸锂 2.9g,加蒸馏水约 80mL,以 1mol/L 盐酸调节至 pH8.8,加水至 100mL。

(2)11.3mmol/LNAD 溶液：称取 NAD15mg(如含量为 70%,则称取 21.4mg),溶于 2mL 蒸馏水中,4℃保存至少可用 2 周。

(3)1mmol/L2,4－二硝基苯肼溶液：称取 2,4－二硝苯肼 198mg,加 10mol/L 盐酸

100ml,待溶解后加蒸馏水至 1000mL,置棕色玻璃瓶,室温中保存;0.4mol/L 氢氧化钠溶液

(4)0.5mmol/L 丙酮酸标准液:准确称取丙酮酸钠(标准品级,MW＝110.06)11mg,以底物缓冲液溶解后,移入 200mL 容量瓶,加底物缓冲液稀释至刻度,临用前配制。

(三)附注

乳酸锂、乳酸钾、乳酸钠都可作为乳酸脱氢酶底物,但后两种为水溶液,保存不当易产生酮酸类物质,抑制酶反应,并且含量不够准确,而乳酸锂为固体,稳定,容易称量。除二乙醇胺缓冲液外,也可用三羟甲基氨基甲烷或焦磷酸缓冲液。金氏原法用 pH10 的甘氨酸缓冲液,现已知甘氨酸对 LD 有抑制作用。本法使用二乙醇胺缓冲液。在二乙醇胺缓冲液中,LD_1 的最适 pH 为 8.7～9.8;LD_5的最适 pH 为 8.4～9.6。用 pH8.8 的二乙醇胺缓冲液测定时,无论心脏疾病时或肝脏疾病时,LD 的增高率明显多于使用 pH10 的甘氨酸缓冲液测定时的增高率。

(四)临床意义

乳酸脱氢酶增高主要见于心肌梗死、肝炎、肺梗死、某些恶性肿瘤、白血病等。某些肿瘤转移所致的胸腹腔积液中乳酸脱氢酶活力往往升高。目前,常用于心肌梗死、肝病和某些恶性肿瘤的辅助诊断。

第十节　粪便的酶类测定

一、粪便的蛋白酶

胰液内的酶,经过肠道时绝大多数被分解为氨基酸被小肠重吸收,其中仅糜蛋白酶破坏较少。粪便糜蛋白酶的测定在一程度上可作为胰腺外分泌的指标之一。有人研究肠促胰液肽及肠促胰霉素刺激试验后,十二指肠液内和粪内糜蛋白酶和胰蛋白酶含量的比较,认为粪糜蛋白酶的含量与十二指肠液内含量相关,而胰蛋白酶的相关性差。标本收集与粪便脂肪吸收定量试验相同。

(一)原理

糜蛋白酶水解苯甲酰酪氨酸乙酯(BTEE)产生 BT,波长 256mm 吸收的增高代表 BT,亦即表示糜蛋白酶活力。

(二)参考值

$104\mu g/g$ 粪便,成年人变化范围很大。

(三)临床意义

糜蛋白酶测定可以较好地区别正常或有疾病的胰腺,但也有 10％ 左右的假阳性和假阴性。低于 $100\sim75\mu g/g$ 为可疑,低于 $75\mu g/g$ 为肯定异常。本法对于诊断慢性胰腺炎性或癌性疾病有一定的价值,特别对于诊断胰腺纤维化囊肿病最有价值,因患者绝大多数为儿童,对于插十二指肠引流管不易接受,与汗腺内氯化物测定结果比起来,基本上能解决诊断问题。

二、粪胰蛋白酶

(一)原理

粪中胰蛋白酶能切割合成试剂的苯甲酰 L 精氨酸 P 溴苯胺盐酸盐(LBAPNA)产生蓝色对硝基苯胺,可在 410nm 处比色。标本中缺乏胰蛋白酶时可能为无色或黄白色。参考值:$104\mu g/g$ 粪便,成年人变化范围很大。

(二)临床意义

慢性胰腺炎、胰腺囊性纤维化患者粪便胰蛋白酶明显降低可<$20\mu g/g$ 粪便。

三、粪淀粉酶

(一)原理

用染料标记的淀粉做底物。将直链淀粉或支链淀粉与各种活性染料通过形成醚键或酯键而结合成水不溶性染料淀粉。染料为三嗪的衍生物,结构如下:R1 及 R2 为芳香基发色团,通过基氨基与三嗪环结合。淀粉在其葡萄糖残基的 C2 上与染料共价结合。其在缓冲液中的悬浊液被淀粉酶催化,在 $\alpha-1,4$ 键处水解,产生溶于水的含染料的片段,经离心或过滤除去不溶性染料淀粉后,比色测定有色产物的浓度。其浓度与淀粉酶活力成正比。

参考值:$(757\pm88)U/g$(染蓝色淀粉法),P 型同工酶$(656\pm82)U/g$。

(二)临床意义

该试验能很好地反映胰腺的外分泌功能。森吉百合子检测 24 例慢性胰腺炎和 12 例胰腺癌其粪中总淀粉酶活力明显降低,其 P 型同工酶分别降低到$(131\pm38)U/g$ 和$(163\pm72)U/g$。急性胰腺炎恢复期粪中 P 型同工酶则显著升高。

第十一节　D－木糖小肠吸收试验

D－木糖是右旋戊醛糖,分子式 $C_5H_{10}O_{10}$ 分子量 15013。服入一定量的 D 木糖后测定血及尿中 D－木糖的浓度,用以评价小肠的吸收能力。木糖主要在空肠吸收,肾小管不重吸收,所以迅速排入尿中。D－木糖与 L－木糖在小肠中以不同速率吸收,推测除被动扩散作用外,可能还有较弱的载体吸收机制。被动吸收的能力很大程度上依赖于胃肠道黏膜的完整性;一旦吸收则相当大的一部分迅速由尿排出。因此,口服术糖后尿中排出的 D－木糖后正比于小肠的被动吸收能力。测定 D－木糖的方法主要有 3 种:邻甲苯胺、对溴苯胺法及间苯三酚法。对溴苯胺法因结果稳定作为推荐方法,间苯三酚法作为推荐的替补方法。

一、原理

尿或无蛋白滤液中的 D－木糖,在热酸溶液中脱水产生糠醛,后者与对溴苯胺结合形成粉红色化合物,用硫脲作抗氧化剂。为防止从其他碳水化合物、葡萄糖醛酸及抗坏血酸形成糠醛,取温和反应条件。520nm 波长测吸光度。形成糠醛的反应式如下:

二、参考值

成人口服 25gD－木糖后 5h 尿中至少排出 25%,前提是肾功能正常。1h 及 2h 血浆 D 木糖通常在 2.0mmol/L（300mg/L）以上。儿童按每 kg 体重口服 0.5g 木糖，5h 尿中也应排出 25％，但血浆中水平只有 0.53～1.86mmol/L（80～280mg/L）。

三、临床意义

D－木糖试验是用于了解小肠吸收营养成分的一个总试验。Helmet 和 Fouts 观察证明 D 木糖试验可作为胃肠道疾病检查指标。作为临床应用目的，推荐用 25g 口服剂量，收集 5h 尿，不必用血浆。空肠的各种病理情况下，血清木糖水平降低，或 5h 尿中排泄木糖减少。多见于小肠吸收不良的腹泻患者。木糖吸收减少代表肠黏膜吸收能力减弱。腹腔积液（一部分木糖可能潴积在腹腔）、呕吐、胃排空迟缓、尿收集不准、阿司匹林治疗用量大及新霉素、秋水仙碱、吲哚美辛、阿托品治疗 D－木糖排泄亦可减低。肾功能损害者 D－木糖排泄显著减少。若是高血值低尿值，则更表明肾功能异常。胰腺功能引起的吸收不良，木糖吸收仍为正常。

第十二节　血清 L－γ 谷氨酰基移换酶（GGT）测定

γ 谷氨酰基移换酶（GGT）是催化 γ 谷氨酰基移换反应的一种酶，γ 谷氨酰的天然供体为谷胱甘肽（GSH），天然受体是 L 氨基酸，在体内主要功能是参与"γ 谷氨酰循环"，与氨基酸通过细胞膜的转运及调节 GSH 的水平有关。人体各器官中 GGT 含量按下列顺序排列：肾、前列腺、胰、肝、盲肠和脑。在肾脏、胰腺和肝脏中，此酶含量之比为 100:8:4。肾脏中 GGT 含量最高，但肾脏疾病时，血液中该酶活性增高却不明显。有人认为，肾单位病变时，GGT 经尿排出，测定尿中酶活力可能有助于肾脏疾患。GGT 在体外测定方法为连续监测法与重氮反应比色法。底物多用人工合成的如 γ 谷氨酰－萘胺或 γ 谷氨酰－对硝基苯胺等为供体，甘氨酰甘氨酸（双甘肽）为受体，最适 pH 底物缓冲液种类而异。

一、连续监测法（Ⅰ）（L－γ－谷氨酰－3 羧基－对硝基萘胺）

（一）原理

本法以溶解度较大的 L－γ 谷氨酰 3－羧基－对硝基苯胺为底物，双甘肽为谷氨酰基的受体。在 GGT 的催化下，谷氨酰基转移到双甘肽分子上，同时释放出黄色的 2 硝基－5－氨基苯甲酸，引起 405～410nm 处吸光度的增高。吸光度增高速率与 GGT 活性呈正比关系。

（二）试剂

试剂成分和在反应液中的参考浓度：TrisHCl 缓冲液：110mmol/L；L－γ 谷氨酰－3 羧基；对－硝基苯胺 6mmol/L；双甘肽 110mmol/L；pH（25℃）。目前已有市售试剂盒，试剂与操作详见说明书。

（三）操作

以半自动分析仪为例。血清稀释度：血清 0.1mL，加 37℃预温的底物缓冲液 1.0mL，立即吸入自动分析仪，血清稀释倍数为 11。主要参数：系数 1159；孵育时间 30s；连续监测时间 60s；波长 405nm；吸样量 500uL；温度 37℃。

(四)计算

GGT U/L＝△A/min×10⁶/9490×1.1/0.1＝△A/min×1159。式中 9490 为 2 硝基－5 氨基苯甲酸在 405nm 处的摩尔吸光度。

(五)正常参考值

男性 11～50U/L(37℃)；女性 7～32U/L(37℃)。

附注：L－γ谷氨酰－3－羧基－4－硝基苯胺由于分子中具有羧基,因而溶解度较前述底物为大,容易配制底物溶液,又没有明显的自然水解,所测得的 GGT 活力较高。因此,该底物在临床检验中已被推广应用。由于酶动力学的复杂性,同时有几个"最适方法"被推荐是不足为奇的。

根据计算机进行"应答面方法学"处理,在下列范围内的测定条件,均能得到较大的 GGT 活力：

pH7.8～8.5,双甘肽 100～250mmol/L,LY 谷氨酰－3－羧基－4－硝基苯胺 6.6～10.2mmol/L,Tris HCI 缓冲液 100mmol/L,反应液中血清与试剂的体积比例为 1∶10。用含羧基底物所测的参考值,要比用不含羧基底物所测的参考值高许多。为了两者所测结果相近,便于比较,有些试剂盒中有意降低含羧底物的浓度。例如北京中生公司试剂盒中羧基底物浓度为 2.9mmol/L。测定波长为 450nm,因为羧基衍生物在此波长比非羧基底物有较高的吸光度,而在此波长处空白吸光度更低。2－硝基 5－氨基苯甲酸的摩尔吸光度,由于各仪器的性能与精度有差别,建议各实验室应自行测定。

二、重氮试剂比色法

(一)原理

γ谷氨酰 α 萘胺在 γ 谷氨酰转肽酶作用下发生转肽作用,释放出 ar 萘胺与重氮试剂作用,生成红色化合物(N－α－萘胺偶氮苯磺酸),其色度深浅与酶活力成正比。

(二)试剂

pH9.0 硼酸缓冲液。基质液(10pmol/mL)称取 γ 谷氨酰－α－萘胺 54.2mg 加 pH9.0 硼酸缓冲液 20mL,加热助溶,冷却后保存冰箱备用,可用 1 周,注意加热时间不要过长,溶解后即置于冷水中冷却,防止基质分解。重氮试剂 11.6mmol/L 氨基苯磺酸溶液,称取对氨基苯磺酸 2g,溶于 400mL 蒸馏水中,加热助溶,冷却后加冰醋酸 200mL,再加蒸馏水稀释至 1000mL。14mmol/L 亚硝酸钠溶液,此液应经常新鲜配置,置冰箱内保存,一般可用 1 周。临用前、以 29∶1 混合,不可久贮。α－萘胺标准液(2pmol/L)；称取 α－萘胺 143mg 溶于 10mL 无水乙醇中,加蒸馏水至 500mL。临用前配制。

(三)操作

血清(mL)：测定管 0.1,对照管 0.1。

缓冲液(mL)：测定管 1.0,37℃水浴 5min。

基质液(mL)：测定管 0.1,37℃水浴 5min。

HC1.0.05mo/L(mL)：测定管 2.5,对照管 2.5。

基质液(ml)：对照管 0.1。

混匀,用 410nm 波长比色,以蒸馏水调"0"点读取各管吸光度。

(四)单位定义

1L 血清的 γ－GT 每分钟能催化产生 1μmol 对硝基苯胺为一个国际单位。

(五)结果计算

△A＝测定管吸光度－对照管吸光度

γ－GT IU/L＝OA/10×3.7/7.6×1000/0.1＝△A×487

式中 3.7 为测定液总量(mL)，△A/10 为折算成每分钟的△A，0.1 为标本实际用量，7.6 为对硝基苯胺在 721 型分光光度计上 410nm 时的毫摩尔消光系数。

附注:酶促反应生成的对硝基苯胺为黄色，色液稳定，在两小时内其吸光度无甚变化。本法血清 γGT 活力在 300IU/1 以下时，酶促反应在 10min 中内基本呈直线关系。

(六)正常参考值

40IU/L 以下。

(七)临床意义

γ－谷氨酰转肽酶分布于肾、肝、胰等实质性脏器，肝脏中 γ－GT 主要局限于毛细胆管和肝细胞的微粒体中，可用于对占位性肝病，肝实质损伤(慢性肝炎和肝硬化)的诊断及观察乙醇肝损害的过程。轻度和中度增高者为传染性肝炎、肝硬化、胰腺炎等。明显增高者如原发或继发性癌、肝阻塞性黄疸、胆汁性肝硬化、胆管炎、胰头癌、肝外胆管癌等。特别在诊断恶性肿瘤患者有无肝转移和肝癌术后有无复发时，阳性率可达 90％。嗜酒或长期接受某些药物如苯巴比妥、苯妥英钠、安替比林者，血清 GGT 活性常升高，口服避孕药会使 GGT 值增高 20％。但是，GGT 作为肝癌标志物的特异性欠高，急性肝炎、慢性肝炎活动期、阻塞性黄疸、胆管感染、胆石症。急性胰腺炎时都可以升高。

第四章　激素类检验

第一节　甲状腺激素检验

甲状腺激素的测定大多采用标记免疫的方法直接测定血清中的激素浓度。包括放射免疫法(RIA)、多相酶联免疫法(ELISA)、均相酶放大免疫法(EMIT),还有化学发光免疫分析及数种荧光免疫法。

一、血清总 T_4(tT_4)和总 T_3(tT_3)测定

血清中的 T_4 和 T_3 99%以上与血浆蛋白结合,即以与甲状腺素结合球蛋白(TBG)结合为主。所以 TBG 的含量可以影响 tT_4 和 T_3。如当妊娠、应用雌激素或避孕药、急性肝炎、6 周内新生儿等使血清 TBG 增高时,tT_4 也增高。而当应用雄激素、糖皮质激素、水杨酸、苯妥英钠等药物,肝硬化、肾病综合征等低蛋白血症使血清 TBG 降低时,tT_4 也降低。临床测定血清 tT_4 和 T_3 常用化学免疫法,其灵敏度、特异性、精密度都很高。

临床应用:

(1)血清 tT_4 的增加见于甲亢和 TBG 增加,tT_4 降低见于甲减、TBG 减少、甲状腺炎、药物影响(如服用糖皮质激素等)。tT_4 是诊断甲低可靠和敏感的指标。

(2)血清 tT_3 是诊断甲亢最可靠和灵敏的指标,尤其是对诊断 T_3 型甲亢的患者有特殊意义。这类甲亢患者血清 tT_4 浓度不高,但 tT_3 却显著增高。同样,tT_3 的检测结果也受到血清 TBG 含量的影响。

(3)低 T_3 综合征在饥饿、慢性消耗性疾病(如肝硬化、未控制的糖尿病等)时,外周 T_4 转变为 rT_3 增加,转变为 T_3 减少,此时血清 T_4 正常而 T_3 减少,即所谓的低 T_3 综合征。

二、血清游离 T_4(fT_4)和游离 T_3(fT_3)的测定

正常情况下,血浆甲状腺激素结合型和游离型之间存在着动态平衡,但只有游离型才具有生理活性,所以 fT_4 和 fT_3 的水平更能真实反映甲状腺功能状况。RIA 法测定 fT_4 和 fT_3 的分为两步:

(1)用沉淀剂将血清所有蛋白(包括 TBG)沉淀除去。

(2)以 RIA 法测定上清液中 fT_4、fT_3 的含量。

现在发展的敏感的免疫化学法如时间分辨荧光免疫分析法等,也逐渐应用于临床,逐渐取代有同位素污染的 RIA 法。

参考范围:T_4 和 fT_3 在血清中浓度很低、检测结果受检测方法、试剂盒质量等影响显著,所以参考范围差异很大。

fT_4:10～30pmol/L　fT_3:3.55～10.1pmol/L(RIA 法)

临床应用:总的来说,fT_4 和 fT_3 的临床应用与 fT_4 和 fT_3 相同,但因不受血清 TBG 影响,而

是代表具有生物活性的甲状腺激素的含量,因而具有更重要的临床价值。

(1)甲状腺功能亢进:对于诊断甲亢来说,fT_4、fT_3 均较 fT_4、fT_3 灵敏,对甲亢患者治疗效果的观察,fT_4、fT_3 的价值更大。

(2)甲状腺功能减退:大多数口服 T_4 治疗的患者,在服药后 1～6 小时血中 fT_4 浓度达到高峰,其升高程度与服药剂量有关。fT_4 是甲状腺素替代性治疗时很好的检测指标。

(3)妊娠:孕妇血中 TBG 明显增加,因此,fT_4、fT_3 的检测较 tT_4、tT_3 更为准确。

(4)药物影响:肝素可能对 fT_4、fT_3 的测定产生影响,使结果偏离。

三、血清反 T_3(rT_3)测定

rT_3 与 T_3 结构基本相同,仅是三个碘原子在 3.3'5'位,主要来源于 T_4,在外周组织(如肝、肾等)经,5-脱碘酶作用生成。rT_3 也是反映甲状腺功能的一个指标。血清中 T_4、T_3 和 rT_3,维持一定比例,可以反映甲状腺激素在体内代谢情况。临床采用 RIA 法和化学发光免疫法测定血清中 rT,浓度。

参考范围:0.15～0.45nmol/L。

临床应用:rT_3 与 T_3 在化学结构上属异构体,但 T_3 是参与机体代谢的重要激素,该过程消耗氧,而 rT_3 则几乎无生理活性。rT_3 增加,T_3 减少,可以降低机体氧和能量的消耗,是机体的一种保护性机制。

(1)甲亢时血清 rT_3 增加,与血清 T_4、T_3 的变化基本一致。而部分甲亢初期或复发早期仅有 rT_3 的升高。

(2)甲低时血清 rT_3 降低。rT_3 是鉴别甲低与非甲状腺疾病功能异常的重要指标之一。

(3)非甲状腺疾病,如心肌梗死、肝硬化、糖尿病、尿毒症、脑血管意外和一些癌症患者,血清中 rT_3 增加 T_3/rT_3 比值降低,这一指标对上述疾病程度的判断、疗效观察及预后估计均有重要意义。

(4)羊水中 rT_3 浓度可作为胎儿成熟的指标。如羊水中 rT_3 低下,有助于先天性甲低的宫内诊断。

四、T_3 摄取率的测定

将 ^{125}I 标记的 T_3($^{125}I-T_3$)加入患者血清,$^{125}I-T_3$ 即与血清 TBG 的剩余部分(剩余结合容量)结合,未被结合而成游离态的 $^{125}I-T_3$ 可被吸附剂(红细胞、树脂等)吸附。通过测定吸附剂所摄取的 $^{125}I-T_3$,即可了解 TBG 的剩余结合容量,从而间接反映 tT_4 水平。

$^{125}I-T_3$ 摄取率=(吸附剂摄取 $^{125}I-T_3$ 量)/(加入的 $^{125}I-T_3$ 总量)×100%

本实验为体外试验,适于孕妇、乳母及儿童。该实验不受碘剂及抗甲状腺药物的影响,但受血清 TBG 浓度、T_4/T_3 比值及苯妥英钠等药物影响,应用时应与 T,测定合并进行。

参考范围:13%±4.6%(红细胞摄取率)。

临床应用:摄取率>17%可诊断为甲亢,甲低时降低。

第二节 肾上腺皮质激素检

肾上腺皮质分泌类固醇激素,或称甾体激素,是维持生命所不可缺少的物质。肾上腺皮质的球状带束状带及网状带,各分泌功能是不同的激素。醛固酮(盐皮质激素)由球状带分泌,是

调节水、盐代谢的激素。束状带分泌的皮质醇及皮质酮(糖皮质激素)调节糖,脂肪、蛋白质三大代谢。网状带分泌的性激素主要作用于肌肉、毛发及第二性征的发育。目前已由肾上腺皮质中提出激素数十种,但一般认为皮质醇、皮质酮、醛固酮是正常情况下分泌的最主要的激素。皮质激素的半寿期很短,在血浆中约为 80~120min,其代谢产物由尿中排出。尿中出现的皮质激素代谢产物有 3 大类,即 17-羟皮质类固醇、17-酮类固醇和 17-生酮类固醇。的二者为临床上最常用的测量肾上腺皮质功能的试验。肾上腺皮质疾病可分为肾上腺类固醇的增多、减少或不释放等几点。肾上腺皮质功能亢进可表现为皮质醇增多(库欣综合征 Cushing-syndrome),醛固酮增多症及肾上腺雄激素增多(先天性肾上腺增生)。引起库欣病最多见的原因属于医源性,即长期使用糖皮质激素,又可见于良性垂体瘤(ACTH 增加),肾上腺恶性肿瘤(少见)或腺瘤,异位性 ACTH 分泌等情况。醛固酮增多症时,由于醛固酮体用于远曲小管而引起保钠排钾,钠潴留又使血浆体积增加,血压上升。醛固酮增多症可分为原发性与继发性两种。原发性者即所谓 Conn's 综合征,可由肾上腺瘤、癌或增生引起。因此血浆肾素是反应性降低,并有钾钠代谢异常。继发性醛固酮增加,多为非肾上腺性刺激引起,如心功能不全、肾病综合征、梗阻性肾病等,与原发性相反,其血浆肾素升高。肾上腺皮质功能低下:原发性肾上腺皮质功能低下,即所谓艾狄森病,此病 80% 是由特异性肾上腺皮质萎缩引起(可能由于自身免疫性原因),此时常合并有内分泌病,如糖尿病、甲状旁腺功能低下、甲状腺病等。其余 20% 可能是肾上腺皮质结核、出血、肿瘤、淀粉样变性或感染等。双侧皮质损害 90% 时出现症状,由于皮质醇的减少,血 ACTH 升高。

肾上腺皮质功能低下还可能继发于各种原因所引起的 ACTH 减少。

肾上腺皮质功能试验一般可分三类:①直接测定体液(血、尿)中肾上腺皮质激素及其产物,是最常用的一类。②通过外源药物的影响而反映肾上腺功能试验。③间接反映肾上腺皮质功能的试验,如唾液中钾、钠浓度测定,这一类试验极为少用。

一、皮质醇测定

人肾上腺皮质分泌类固醇激素以皮质醇为主,血浆皮质醇分为游离与结合两种形式。测定其血浆皮质醇浓度,是直接了解垂体肾上腺皮质系统功能的方法。皮质醇是由肾上腺皮质束状带合成分泌的一种糖皮质类固醇激素,每日约分泌 10~35mg,半衰期约 100min。皮质醇的分泌有明显的昼夜节律,以清晨 6~8 时最高(50~250μg/L),晚上 10 时至凌晨 2 时为最低(20~100μg/L)。皮质醇的主要功能是增加糖异生,对蛋白质和脂肪代谢的影响亦非常显著。皮质醇分泌人血后绝大部分与血循环中皮质类固醇结合球蛋白(CBG)结合。真正具有生物活性的只是游离皮质醇,它只占总皮质醇的 1%~3%,亦只有游离的皮质醇才能从肾小球滤过,从尿中排出。故测定尿皮质醇,可排除 CBG 变化的影响,反映血浆游离皮质醇水平。

(一)参考值

上午 8:00:(127±55)μg/L。

下午 4:00:(47±19)μg/L。

午夜:(3.4±12)ug/L。

新生儿脐带血浆:85~550μg/L。

(二)临床应用

(1)血浆总皮质醇升高见于下列情况:皮质醇增多症(库欣病),肾上腺肿瘤、妊娠、口服避孕药,异位 ACTH 综合征、垂体前叶功能亢进症,单纯性肥胖,应激状态(手术、创伤、心肌梗死等)。

(2)血浆总皮质醇降低见于:肾上腺皮质功能降低,垂体前叶功能低下,全身消耗性疾病,口服苯妥钠、水杨酸钠等药物。先天性肾上腺皮质功能低下症,席汉综合征。皮质醇功能减退者,分泌节律基本正常;而血浓度明显降低。

二、皮质酮测定

皮质酮属 21 碳类固醇激素,是合成醛固酮的前体物质。其糖皮质激素活性为皮质醇的 1/5,盐皮质激素样活性为皮质醇的 2 倍,为醛固酮的 1/200。

(一)参考值

上午 8:00:(25.5±8.4)nmol/L[(8.8±2.9)ng/ml]。

下午 4:00:(17±8.4)nmol/L[(5.9±1.6)ng/ml]。

(二)临床应用

(1)皮质酮增高见于下列情况:库欣病、ACTH 瘤、肾小管性酸中毒、肾病综合征、口服避孕药、先兆子痫、充血性心力衰竭、异常钠丢失、特发性浮肿、给予钾离子治疗后,低钠饮食等。

(2)皮质酮减低见于:肾上腺皮质功能减退,单纯性醛固酮缺乏,去氧皮质酮分泌过多(先天性肾上腺皮质增生症,11-B-羟化酶缺乏等),摄钾过低,大量水摄入,大量滴注高渗盐水。

三、去甲肾上腺素测定

去甲肾小腺素又名正肾上腺素,属于儿茶酚胺类激素。主要由交感神经末梢释放,小部分由肾上腺髓质释放。主要作用于 a 受体。有强烈的收缩血管作用,特别对皮肤、黏膜和肾血管有强烈收缩作用,使血压升高。但对冠状动脉有微弱扩张作用,对心脏 β 受体也有兴奋作用,但比肾上腺素要弱。

(一)参考值

血浆:125~310ng/L,(200±80)ng/L。

尿:10~70pg/24h,(41.5±11.0)μg/24h。

(二)临床应用

去甲肾上腺素增高见于下列情况。嗜铬细胞瘤、神经母细胞瘤以及神经节神经瘤、肝昏迷、晚期肾脏病、充血性心力衰竭。

四、18-羟 11-去氧皮质酮(18-OH-DOL)测定

18-羟-11-去氧皮质酮属 21 碳类固醇激素。主要由肾上腺皮质束状带产生,为盐皮质激素。其分泌受 ACTH 和肾素、血管紧张素系统双重调节,以前者为主。其生物效应主要为潴钠排钾。

(一)参考值

普食:(68±26)ng/L。

低钠饮食:(125±24)ng/L。

高钠饮食:(66±8)ng/L。

(二)临床应用

18-羟-11-去氧皮质酮检测能反映垂体-肾上腺皮质功能。血浆 18-OH-DOL 增

高见于库欣综合征或库欣病,原发性醛固酮增多症,原发性高血压。18 羟－11－去氧皮质酮减低见于艾迪生病,垂体前叶功能低下。

五、醛固酮测定

醛固酮(ALD)是肾上腺皮质球状带合成和分泌的类固醇激素,分子量 360.4 是一个非常强的电解质排泄的调节因子,其作用是增加 Na^+ 和 CI 的回收,排出 K^+ 和 H^+。由于它能影响电解质和水的排泄及血容量,所以对维持机体内环境的恒定起着重要作用。醛固酮含量可用放免方法测定。血浆醛固酮可受体位、饮食中钾、钠含量的影响,受血钾、钠浓度的调节,其排泄受肝、肾功能影响。检测血醛固酮的患者应停服利尿剂至少 3 周,停服抗高血压药物 1 周。测定醛固酮时,在试验前要给予高盐饮食,因为高血压患者多维持低盐饮食,会导致尿醛固酮增加而给以假阴性结果。

(一)参考值

血 ALD(放免法):①普食饮食:卧位为(86.0±37.5)pmol/L(59.9～173.9pmol/L);立位为(151.3±88.3)pmol/L(65.2～295.7pmol/L)。②低钠饮食:卧位为(233.1±20.2)pmol/L(121.7～369.6pmol/L);立位为(340.9±177.0)pmol/L(139.0～634.0pmol/L)。

尿 ALD:①普食:1.0～8.0μg/24h 尿;②低钠:7～26μg/24h 尿。

(二)临床应用

(1)ALD 增高见于下列情况:原发性 ALD 增多症、Conn 综合征;双侧肾上腺增生,肾上腺癌、继发性 ALD 增多症、肾素瘤、肾血管性高血压、多发性肾囊肿、Wilms 肿瘤、Portter 综合征,特发性浮肿,恶性高血压,充血性心力衰竭,肾性综合征,肝硬化、17α－羟化酶缺乏,Dasmit 综合征,体位性高血压,口服避孕药,先兆子痫或子痫,肾小管酸中毒,妊娠。

(2)血 ALD 浓度和尿 ALD 排泄降低见于下列情况:原发性低醛固酮症,继发性低醛固酮症,艾迪生病,双侧肾上腺切除,原发性高血压、18－羟类固醇脱氢酶缺乏、18－羟化酶缺乏、Rose 综合征,Liddle 综合征,11－3 羟化酶缺乏,3－β 羟类固醇脱氢酶缺乏,库欣综合征,服用甘草、可乐定、β－阻滞剂后。

六、口服地塞米松抑制试验

垂体与肾上腺皮质之间,存在着刺激与负反馈之间相互关系,垂体分泌 ACTH,刺激肾上腺皮质分泌糖皮质激素在血中水平升高,反过来抑制垂体前叶 ACTH 的分泌,此试验的原理即在于此。方法是作用强,而剂量小的地塞米松,观察用药后尿中 17 羟皮质类固醇比用药前减少的程度,籍此来诊断依钦科－库欣综合征及其肾上腺皮质病变性质。有小剂量与大剂量法两种。

(一)小剂量法

口服地塞米松,每天 2mg 分 4 次服,连续 2d。试验前留 24h 尿做 17 羟皮质类固醇测定,用药后即留 24h 尿亦做 17－羟皮质类固醇测定,前后两次所测结果进行比较。

临床应用:正常人服地塞米松后,尿 17－羟皮质类固醇排出量明显降低,降低值超过试验前的 50%,或低于 11μmol/d。肥胖病,Stenleventhal 综合征(多囊卵巢综合征),也受到抑制。

甲状腺功能亢进患者,服地塞米松后,尿 17－羟皮质类固醇降低不如正常人显著。低软科－库欣病患者,不管其病变性质如何,均很少下降到 11μmol/d 或根本不下降。肾上腺皮质功能亢进者,不论其病原为增生性或肿瘤,其抑制一般不大于对照值50%。

(二)大剂量法

口服地塞米松,每天 8mg,分 4 次服,连续 2d 仍测定药前后 24 小时进尿中 17-羟皮质类固醇含量,以示比较。

临床应用:病变性质为肾上腺增生所致的依钦科-库欣综合征者,服药后尿中 17 羟皮质类固醇含量比用药前下降 50%。而病变为肾上腺肿瘤或癌者,则服药后无明显下降或不下降,为肿瘤细胞分泌皮质素有其自主性,不受垂体分泌的 ACTH 控制。女性男性化,先天性肾上腺皮质增生引起的女性假两性畸形者,尿中 17-酮类固醇排泄量明显高于正常。因此小剂量法试验尿中 17 酮类固醇明显降低。如肾上腺皮质肿瘤中所致的男性化病例,在大剂量法试验下,尿中 17-酮类醇无明显降低。

第三节 性激素检验

一、睾酮测定

男性睾酮(T)主要是由睾丸间质细胞分泌。肾上腺皮质及卵巢也有少量分泌。属 19 碳类固醇激素,是血中活性最强的雄性激素。睾酮经代谢生成生物活性更强的双氢睾酮(DHT),也可被芳香化为離二醇。睾酮的分泌受促黄体生成激素(LH)的调节,与下丘脑-垂体轴之间存在负反馈关系。在女性睾酮主要由卵巢和肾上腺分泌的雄烯二酮转化而来。睾酮分泌具有生理节律,通常清晨最高,中午时最低。睾酮主要在肝脏灭活,与清蛋白和性腺结合球蛋白结合在体内运输。其主要生理功能是刺激男性性征的出现,促进蛋白质的合成伴有水钠潴留和骨钙磷沉积,此外睾酮还与 FSH 协同维持生精。

(一)参考值

男性:成人 300~1000ng/dL(放免法);青春期前(后)10~20ng/dL。

女性:成人 20~80ng/dL;青春期前(后)20~80ng/dL;绝经期 8~35ng/dL。

(二)临床应用

(1)血睾酮增高见:①睾丸间质细胞瘤。②先天性肾上腺皮质增生(21 和 1-羟化酶缺陷)及肾上腺肿瘤;③女性男性化,XYY 女性,多囊卵巢综合征患者。④注射皋酮或促性腺激索。⑤多毛症。

(2)d 血睾酮减低见:①先天性睾丸发育不全综合征,睾丸炎或 X 线照射后等。②垂体前叶功能减退。③性腺功能减退:类睾综合征(如 Kallman 综合征)及睾丸不发育或睾丸消失综合征。

二、双氢睾酮测定

双氢睾酮(DHT)是 19 碳类固醇雄性激素。血循环中的双氢睾酮一部分来自睾丸间质细胞的合成、分泌,一部分由睾酮在外周的代谢转化而来。其产生率男性约 $300\mu g/d$,女性 $50\sim70\mu g/d$,在有的靶细胞内睾酮必须代谢至 DHT 后,再和相应的特异受体相结合发挥生理效应。DHT 的生理作用同睾酮。

(一)参考值

男性：1.02～2.72nmol/L(放免法)。

女性：0.10～0.43nmol/L。

(二)临床应用

(1)双氢睾酮增高见于：男性睾丸间质细胞瘤，女子多毛症，多囊卵巢综合征，真性性早熟等。

(2)双氢睾酮减低见于：睾丸女性化，发育不良，睾丸间质细胞发育不良，女性外阴硬化性苔藓等。

三、脱氧异雄酮测定

脱氢异雄酮(DHA)是由 17α－羟孕烯醇酮经 17 碳链酶作用而成，为雄烯二酮及睾酮的前体，DHA 是肾上腺皮质分泌的主要雄激素，此外卵巢与睾丸也有少量产生，分泌量成人平均每日约为 25mg。DHA 入血后，一部分在外周组织转化为睾酮(雄性激素的生理作用见睾酮项目)。

(一)参考值

男性：(32.3±12.1)nmol/L(20.8～45nmol/L)(放免法)。

女性：(21.4±8.3)nmol/L(13.8～31.2nmol/L)。

(二)临床应用

肾上腺皮质肿瘤患者能产生大量的 DHA，尤其是恶性肾上腺肿瘤。先天性肾上腺皮质增生症，如 3－β 羟脱氢酶缺乏症(17－β 羟脱氢酶缺陷症)、女性多毛症。妊娠中晚期母血中 DHA 降低。

四、雄烯二酮测定

雄烯二酮的生物活性介于活性很强的雄性激素睾酮和雄性激素很弱的去氢雄酮之间。雄烯二酮具有激素原的特性。在女性雄烯二酮的 50% 来自卵巢、50% 来自肾上腺。女性日产率超过 3000pug，男性则更高。成年男性雄烯二酮测定水平略低同龄女性，绝经妇女因肾上腺及卵巢的含量均减少致血循环中的浓度下降。

(一)参考值

男性：(6.3±1.7)nmol/L(3.5～7.5nmol/L)。

女性：(7.1±2.0)nmol/L(4.5～10.8nmol/L)。

(二)临床应用

正常妇女雄烯二酮的分泌量为睾酮的 10 倍。在女性卵巢中也能测到雄烯二酮，男性化疾病的女性雄烯二酮水平可升高。先天性肾上腺皮质增生时可增高，多囊卵巢病时雄烯二酮正常或轻度升高，多毛症增高。

雄烯二酮减低：男性发育延迟(1.6～3.0nmol/L)，侏儒症。

五、17α－羟黄体酮测定

17α－羟黄体酮(17α－OHP)由肾上腺皮质及性腺产生，其黄体酮活性很低。17α－OHP 经 21－羟化生成皮质醇的前体化合物 S(CpS)。17α－OHP 具有与肾上腺皮质醇一致的昼夜节律变化。成年育龄妇女 17α－OHP 浓度随月经周期而变化,黄体期高于卵泡期。妊娠时胎儿、胎盘及肾上腺可产生大量 17α－OHP。妊娠 32 周后 17α－OHP 浓度急剧升高直到分娩期,17α－OHP 也存在于新生儿的脐带血中。

(一)参考值

育龄女性:卵泡期 0.1～0.8ng/mL;黄体期 0.27～2.9ng/mL;妊娠末 3 个月 2～12ng/mL,男性:0.31～2.13ng/mL。

(二)临床应用

21－羟化酶缺乏的先天性肾上腺皮质增生患者血 17α－OH－P 浓度明显升高,11－羟化酶缺乏时 17α－OHP 上升幅度较少。约 6% 的成年多毛女性有不同程度的 21－羟化酶缺乏。这一类迟发型缺乏症病例中 17P 浓度常超过卵泡期的高限 0.9ng/mL。17α－OHP 的测定也用于分析男性和女性的普通痤疮、男性秃顶及一些不明原因的不育症。

六、雌二醇测定

雌二醇(E_2)是一种 C18 类固醇激素,E_2 由睾丸、卵巢和胎盘分泌释放入血,或由雄激素在性腺外转化而来。E_2 是生物活性最强的天然雌激素。对于排卵的女性,E_2 起初来源于一组正在成熟的卵泡,最后则来源于一个完整的即将排卵及由它形成的黄体。绝经后的女性 E_2 来源于雄激素的转化,循环中 E_2 水平低,不具周期性变化。青春期前的儿童和男性 E_2 水平低也不具周期性变化。

(一)参考值

男性:110～264.2pmol/L。

女性:卵泡期 132～220pmol/L;排卵期 1431～2932pmol/L;黄体期 403.7～1123pmol/L。

(二)临床应用

血糖二醇浓度是检查下丘脑、垂体、生殖靶腺轴功能指标之一。对诊断早熟,发育不良等内分泌及妇科疾病有一定价值。E_2 增高还见于多胎妊娠,糖尿病孕妇,肝硬化、卵巢癌、浆液性囊腺癌,不明原因乳房发育、男性、肾上腺肿瘤等。

E_2 减低见于:妊娠高血压综合征,无脑儿,下丘脑病变,垂体卵巢性不孕,皮质醇增高症,席汉综合征,胎儿宫内死亡,下丘脑促性腺激素释放激素(GnRH)类似物对垂体具有调节作用等。

七、雌三醇测定

雌三醇(E_3)属 18 碳类固醇激素。一般认为 E_3 是 E_2 和雌酮的代谢产物,生物活性较它们为低。在妊娠中晚期,胎盘合成的 E_3 大部分来自胎儿的 16－α－羟硫酸脱氢异雄酮。E_3 能反映胎儿－胎盘单位功能,因此通过测定 E_3 监测胎盘功能及胎儿健康状态具有重要意义。

(一)参考值

成人:$0.58 \pm 0.04 \mu g/L$。

(二)临床应用

(1)E_3 增高见于:先天性肾上腺增生所致胎儿男性化、肝硬化、心脏病。

(2)E_3 减低见于:胎儿先性肾上腺发育不全,无脑儿,胎儿宫内生长迟缓,孕期应用糖皮质激素,胎盘硫酸酯酶缺乏,过期妊娠,胎儿窘迫,死胎,胎儿功能不良,妊娠高血压综合征,先兆子痫等。

八、雌酮测定

雌酮(E_1)属18碳类固醇雌激素,其活性次于E_2。E_1来源于脱氧异雄酮(DHA),E_2在肝脏灭活后亦生成E_1。

(一)参考值

男性:(216.1±83.3)pmol/L。

女性:卵泡期(290.8±77.3)pmol/L;排卵期(1472.6±588.7)pmol/L;黄体期(814.0±162.8)pmol/L;绝经后(125.1±88.8)pmol/L。

(二)临床应用

(1)E_1增高见于:睾丸肿瘤、心脏病、肝病,系统性红斑狼疮、心肌梗死,多囊卵巢综合征。卵巢颗粒细胞肿瘤。

(2)E_1减低见于:原发性、继发性闭经、垂体促性腺激素细胞功能低下,LH和FSH分泌减少,继而卵巢内分泌功能减退,雌酮和雌二醇均降低。高催乳素征,神经性厌食,Turner综合征。

九、黄体酮测定

黄体酮(P)是在卵巢、肾上腺皮质和胎盘中合成的,尿中主要代谢产物是孕二醇。由于LH和FSH的影响,在正常月经周期的排卵期卵巢分泌黄体酮增加,排卵后6~7天达高峰。排卵后的黄体是月经期间黄体酮的主要来源,如果卵子未受精,则本黄体萎缩出现月经,黄体酮水平下降;如果卵子受精,由于来自胎儿胎盘分泌的促性腺激素的刺激,黄体继续分泌黄体酮。妊娠第七周开始胎盘分泌黄体酮的自主性增强,在量上超过黄体。黄体酮可排制子宫兴奋性,此种对子宫收缩的抑制作用可持续至分娩前。

(一)参考值

女性:卵泡期(0.79±0.40)ng/mL(0.2~0.9ng/mL);排卵期(2.05±1.11)ng/mL(1.16~3.13ng/ml);黄体期(13.59±4.25)ng/mL(3.0~35ng/mL);绝经期后0.03~0.3ng/mL;妊娠20~400ng/mL。

男性:(0.48±0.17)ng/mL。

(二)临床应用

1.确证排卵

要使黄体酮成为排卵的有用指标需在黄体中期取血。太靠近月经或在LH分泌高峰的3~4d内,黄体酮正急剧升高或下跌,结果不稳定。一次随机的黄体期水平＞3ng/ml,是支持排卵的强有力证据。

2.除外异位妊娠

黄体酮水平≥25ng/mL可除外异位妊娠(97.5%)。

3.除外活胎

不管胎位如何,单次血清黄体酮≤5ng/mL,可除外活胎提示为死胎。

4.流产

先兆流产时虽其值在高值内,若有下降则有流产趋势。

第四节　前列腺素检验

一、酸性磷酸酶与前列腺酸性磷酸酶测定

酸性磷酸酶（ACP）为前列腺癌的肿瘤标志物已有很长的历史，1938年Gutman等首次报道前列腺癌血清酸性磷酸酶的血清标志，第1次描述血清物质与肿瘤的关系。酸性磷酸酶存在于红细胞，肝、肾及骨骼等几乎所有体内细胞的溶酶体和前列腺中。但以前列腺内的活性最高。成年男性血清中的1/3～1/2的ACP来自前列腺，其余ACP及女性血清中的ACP可能来自血红细胞及破骨细胞。据报道有20多种不同的ACP同工酶，由于它们分子中碳氢部分不均匀性所致。已确认的同工酶有ACCPp，ACP_1、ACP_2、ACP_3、ACP_4及ACP_5。现在能鉴定的同工酶，仅前列腺的酸性磷酸酶（$vcbACP_2$）和来自人脾脏的ACP_1和ACP_5。在Gaucher病中证明了与临床应用间的关系。PAP在前列腺中的含量较其他细胞高出100～1000倍。PAP降解精液内磷酸单酯，尤其是磷酸胆碱裂解的酶。PAP由前列腺葡萄糖状上皮产生，有免疫特性，是前列腺的特征性酶。当前列腺细胞恶变时，便扩散进入细胞间隙，并出现在血液中。

PAP的测定方法分3类：①酶活性测定法，它是利用一些底物在样品中的PAP作用下发生水解的原理。使底物有多种，但灵敏度较低。②酶免疫学的方法，较适用的是对流免疫电泳法，和竞争性结合分析法。它们的特点是有较高的准确性，但灵敏度不高。③放射免疫分析法，其灵敏、特异性和准确性均优于上述两种方法。根据ROY等报告，RIA法可以诊断33%A级，79%B级，71%C级，92%D级的前列腺癌患者，而酶学方法诊断率分别12%、15%、29%和60%。

(一)参考值

男性：0～2.5pg/L[（0.82±0.62）μg/L]（放免法）。

女性：0～1.4μg/L[（0.39±0.44）pg/L]。

(二)临床应用

(1)前列腺癌特别是转移时，血清ACP可显著增高。轻度增高见于急性尿潴留。变形性骨炎。近期做过直肠检查者。

(2)PAP是前列腺癌诊断、分期、疗效观察及预后的重要指标。尤其前列腺癌伴骨转移PAP水平升高显著（范围1.78～474μg/L）。

(3)作用前列腺手术动态监测，手术前高，术后血清PAP下降或正常。

(4)前列腺增生与前列腺癌的鉴别诊断，前列腺增生血清PAP水平为1.30±0.84μg/L，范围0～4.14μg/L，但有8%～20%患者PAP增高，其水平与前列腺大小有关。恶性肿瘤PAP均在正常范围，曾有报道膀胱移行细胞癌可见PAP增高。

二、胎盘碱性磷酸酶测定

胎盘碱性磷酸酶是由Fishman从一例燕麦细胞肺癌患者（Regan）的血中发现一种特殊的同工酶，称为胎盘碱性磷酸酶（PLAP）又称为Regan酶。这种酶后来在正常肺、宫颈及卵巢组

织中发现有。PLAP 与一种肿瘤相关的碱性磷酸酶相似,称为 PLAP 与一种肿瘤相关的碱性磷酸酶相似,称为 PLAP 类似酶,又称"Nagao"酶。少量存在于睾丸组织。Nagao 与 Regan 酶不同之处前者对于 L 亮氨酸以非竞争性抑制非常敏感,在肺癌、乳腺癌及结肠癌患者中酶升高者 10%～15%,在妇科肿瘤患者中升高率为 20%～30%,在精原细胞瘤为 50%～70%。利用多克隆抗体技术。进一步把 PLAP 同工酶亚型加以区分,大大提高了肿瘤诊断的准确率。

(一)参考值

成人:0.02～0.1U/L。

(二)临床应用

(1)PLAP 增高见精原细胞瘤阳性率为 88%,混合精原细胞瘤阳性率为 54%。

(2)其他类肿瘤,卵巢癌阳性率 35%,宫颈癌阳性率为 25%,乳腺癌阳性率 5.9%,支气管癌阳性率 22.2%,肺癌阳性率 11.2%。

三、BB 型磷酸肌酸激酶测定

BB 型磷酸肌酸激酶(CK-BB)是由两条 β 亚单位组成的磷酸肌酸激酶,主要分布于脑,胃肠道和泌尿细胞质中。正常人血清中含量很低,占总血清 CK 的 1.1%,因为 CK-BB 不能穿越血脑屏障,而且半衰期极短,血液中出现 CK-BB 主要与神经系统疾病有关。CK-BB 主要功能是维持相应组织中 ATP 含量。

(一)参考值

<10ng/mL。

(二)临床应用

CK-BB 增高见于:前列腺癌阳性率为 89%,并与肿瘤累及的范围有关,随病情的恶化缓解而相应增减。其他类 CKBB 增高见于,脑损伤,乳腺癌,小细胞肺癌。

四、6-酮前列腺素 $F_{1\alpha}$ 测定

前列腺素是一组由 20 个碳原子组成的不饱和脂肪酸,最早发现于精液中,故名为前列腺素(PG)。PG 由一个五碳环结构和两条侧链构成。其结构分为 A,B,C,D,E,F,G,H,I 等类型,字母右下角的阿拉伯数字表示 PG 分子侧链所含双键数目,如 PGE_1 和 PGE_2。凡 PG 五碳环上的取代基在环平面以下者标以 α,如 PGF_1 若在环平面以上则标以 β,如 $PGF_{2\beta}$。不同类型的 PG,其生物学作用亦不同。目前研究较多的有 PGE_1、PGE_2、$PGF_{2\alpha}$、PGA_2、PGI_2、TXA_2 和 TXB_2,其中尤以前列环素(PGI_2)和血栓素(TXA_2)的研究最为广泛。PG 广泛存在于哺乳动物及人的各种重要组织和体液中。在血管壁、血小板、肺、肾、胃肠、脑和生殖系统等部位含量较丰富。PG 的半衰期仅 1～5min。6-酮-$PGF_{1\alpha}$。是 PGI_2 的稳定代谢产物。PG 是在局部产生而又在局部起作用的一类激素。PG 的生理作用极为广泛复杂,各型 PG 对不同组织和细胞呈现完全不同的作用。PG 与心血管、生殖、中枢神经、呼吸、消化、泌尿系、血小板功能、炎症反应,免疫调节,以及肿瘤转移等均有一定的关系。PGI_2 能扩张血管,降低周围血管阻力,增加器官血流量,并有排钠利尿作用,从而使血压降低。

(一)参考值

血浆:6-酮 $PGF_{1\alpha}$(138±477.9)ng/L。

尿:(641.5±234.6)pg/min 尿。

（二）临床应用

6－酮－$PGF_{1\alpha}$水平变化见于：①心血管系：动脉粥样硬化患者血浆 6－酮 $PGF_{1\alpha}$。下降，TXB_2增加。糖尿病，高脂血症有类似变化。TXA_2/PGI_2比值升高易于导致血小板聚集，血栓形成，促进动脉硬化和冠心病。由出血、损伤和内毒素引起的休克动物血浆中 6－酮 $PGF_{1\alpha}$。水平增高。②慢性肾衰患者尿中 TXB_2和 6－酮－$PGF_{1\alpha}$。下降。肾内 PG 对调节肾血流有重要意义，肾血管性高血压、肾病综合征和 Batter 征患者尿中有显著变化。③PG 对生殖系特别是与排卵过程、黄体转归、甾体合成，子宫活动，以及卵子与精子的运行有密切关系。孕妇 PGI 浓度升高，并对血管紧张素Ⅱ的加压效应的敏感性减弱可能与胎盘 PGI 合成增多有关。④炎症反应：如接触性皮炎患者皮肤洗出液中 PGE 和 PGF 的含量比无炎症皮肤高 10 倍。炎症渗出液中也含有 PGI_2和 TXB_2。注入外源性 PGE 和 PGI_2等表现出强烈的红、肿、热痛等炎症反应。PG 合成酶抑制剂有良好的抗炎效果、亦说明 PG 类物质在炎症发展中起着重要作用。⑤肿瘤转移：恶性肿瘤患者动脉组织中 PGI_2较良性肿瘤患者少，半衰期变短。PGI_2和 TXB_2的产生，可能阻止肿瘤细胞侵袭血小板进而黏附在血管表面。抑制血小板 TXA_2生成和增加血管内皮细胞 PGI_2生成的因素有肿瘤转移作用。

五、前列腺特异性抗原的检测

前列腺特异抗原（PSA）是由 Wang 等人于 1979 年从人前列腺组织中分离出来的丝氨酸蛋白酶，分子量为 3.3～3.5kD 是一种由前列腺组织合成的前列腺上皮细胞分泌的糖蛋白，含糖量为 7％，肽链由 24 个氨基酸组成，具有类似糜蛋白酶的特性，仅存在于前列腺上皮细胞的胞质导管上皮和粘液内，可与不同的抗胰蛋白酶形成稳定复合物，其功能主要是水解精细胞蛋白。正常情况下 PSA 分泌进入精液，在精液中对精子囊胞的分裂和精液的液化发挥着生理作用。在前列腺液中 PSA 水平约高于血清 PSA 水平的 100 万倍，前列腺管上皮细胞层，基底细胞层和基底膜将 PSA 局限于前列腺管内。虽然绝大多数 PSA 位于前列腺管中，但有一小部分被吸收进入血液，在血液与抗胰酶（ACT）和巨球蛋白结合形成复合物（PSA，ACT）。然而当上述屏障受到损害时，PSA 进入组织间隙和淋巴管增多，导致血清 PSA 水平的升高。血清中 PSA 浓度的增加反映前列腺发生病理变化，包括前列腺良性增生和前列腺癌。PSA 被认为是特异性高，敏感性强的诊断前列腺癌不可缺少的首选肿瘤标志物。也是目前前列腺癌肿瘤标志中最具有应用价值的物质。PSA 不论作为免疫组化标记，还是作为病情监测、分期和诊断，以及早期诊断等都得到了广泛的应用。前列腺特异抗原至少有 4 种方法可测 PSA（见参考值）。这些方法都可以用来进行早期前列腺癌普查筛选以及后期的病期监测。测定 PSA 时要考虑许多因素，这一点非常重要的，因为 PSA 的半衰期为 2～3d（3.15±0.09）d，虽然 PSA 的产生并无生理性节律变化，但在同一天的不同时间从同一患者中采集的标本的值有6％～7％差异。活动时的值大于静坐时的值。住院 24h 内，数值最多可降低 50％（平均 18％）。不同的方法测得的值可有不同，可相差 1.4～1.8 倍。

（一）参考值

1～100$\mu g/L$（免疫放射法）。

0～150$\mu g/L$（酶免法）。

0～50$\mu g/L$（免疫放射法）。

0～100μg/L(酶免法)。

(二)临床应用

(1)筛选和诊断前列腺癌:前列腺特异抗原被认为敏感性高,特异性强的诊断前列腺癌的首选肿瘤标志物,因而于筛选和辅助诊断前列腺癌。一般讲,PSA<4pg/L,提示癌症相对率较低,4～10μg/L 以上,则癌症相对率较高。PSA 检测前列腺癌的阳性率高于 ACP,临床 A 期可达 55%,B 期达 75%,C 期可达 80%～90%,D 期可达 90%以上。但良性前列腺肥大症也可高达 50%～60%,因此在考虑诊断时要充分考虑到这一点。目前为提高 PSA 的特异性,已提出许多改进方法。请参考后文中 PSA 检测进展。

(2)判断是否发生骨转移:血清 PSA 水平的检测也是判断初治患者是否有骨转移的一个有用指标。有人检测了 306 例骨扫描阳性的患者中仅有 1 例患者的血清 PSA 水平在 20μg/L 以下。血清 PSA 水平<10μg/L,并有骨扫描阳性的患者概率约为 1.4%。因此,可以认为 PSA 是用于判断是否伴有骨转移的可靠指标。

(3)进行疗效评估:在施行前列腺癌根治术后的 3～4 星期后,血清 PSA 水平从理论上讲应该为 0,因为 PSA 在体内的半衰期为 2.2～3.2d。在前列腺癌根治术后或放射治疗后,PSA 可认为是反应疾病变化和转归的第 1 指标。如果在根治术后,患者的 PSA 水平降不到现有检测方法测不出的水平,说明患者有活动前列腺癌病灶。另一事实也说明这一点:即在临床患者有远处转移的病灶,根治术后其血清 PSA 水平都降不到检测不出水平。手术切除前列腺癌后血清 PSA 约下降,复发后又上升。如果手术后跟踪检验 3～6 个月,PSA<0.2μg/L 的患者,仅有 11%复发,而 PSA>0.4pg/L 者,则 100%复发。

(4)PSA 也是评价放疗后前列腺癌细胞生物学行为的有用指标:在放疗以后,血清 PSA 水平呈现进行性下降,半衰期为 1.4～2.6 个月。有人观察接受放疗平均 61 个月的共 183 例前列腺癌患者,11%的患者 PSA 降至检测不出的水平,25%降至正常水平,而有 64%表现为 PSA 水平升高。在接受放疗的第 1 年中,82%患者 PSA 下降,然而只有 8%在治疗 1 年以后持续下降,其余又复发上升。这一结果反映了前列腺癌患者对放疗的敏感性的差异。如果在治疗前 PSA 低于正常值 4 倍时,表示有 82%的机会获得完全的治疗反应,而高于 4 倍都仅有 30%的患者有较好的治疗反应。其次,PSA 降到正常的时间也是重要因素,如果 PSA 在治疗后 6 个月内降至正常,有 94%的患者可以获得完全的治疗反应,而在 6 个月后 PSA 上升者,仅有 8%出现治疗反应。

(5)在激素治疗过程中,PSA 降到最低也是反映治疗显效的重要指标:有人对此做过观察,在接受激素治疗后,约有 22%的转移性前列腺癌患者血清 PSA 水平降至正常范围,有 9%降至检测不出的水平。绝大多数患者在有效治疗 5 个月后,PSA 降至最低水平。然而有 76%患者在治疗 6 个月后 PSA 开始上升。对激素治疗无效的患者,PSA 不是一种可靠的指标。一般来说,激素治疗后,PSA 水平降至 40μg/L 以下,其缓解期比不能降至正常水平的患者显著延长。没有一个 PSA 降至正常的患者出现病情恶化的迹象。相反,PSA 水平的升高则预示着病情的恶化。这些结果提示 PSA 的检测特别是动态监测是判断激素治疗是否有效的重要指标。

六、血栓素测定

血栓素(TXA_2)是前列腺素中的一种,由血小板产生,具有血小板凝聚及血管收缩作用,与前列环素作用相反,两者动态平衡以维持血管舒缩功能及血小板聚集作用。TXA_2生物半衰期仅 30s,迅速转化为无活性的血栓素 B_2(TXB_2)。

(二)参考值

血浆:男性(132 ± 55)ng/L。女性(116 ± 30)ng/L。

尿液:(174.1 ± 50.2)pg/min。

(二)临床应用

血栓素水平变化见于:动脉粥样硬化、心绞痛、冠心病,糖尿病、高脂血症等增高,TXA_2/PGI_2比值升高易于导致血小板聚集、血栓形成,促使动脉粥样硬化和冠心病。出血、损伤和内毒素休克动物血浆中 TXB_2 显著增加,这与休克时肺循环阻力升高有关。慢性肾衰患者尿中 TXB_2 和 6—酮—$PGF_{1\alpha}$ 下降。肾血管性高血压、肾病综合征和 Batter 综合征患者尿中 PG 亦有显著性变化。

第五节　其他相关激素检

一、尿 17—酮类固醇(17—KS)检验

(一)原理

尿中 17—酮类固醇是肾上腺皮质激素及雄性激素的代谢产物,大部分为水溶性的葡萄糖醛酸酯或硫酸酯,必须经过酸的作用使之水解成游离的类固醇,再用有机溶剂提取,经过洗涤除去酸类与酚类物质。17—酮类固醇分子结构中的酮—亚甲基(—CO—CH_2—)能与碱性溶液中的间二硝基苯作用,生成红色化合物。在 520m 有一吸收峰,可以进行比色测定。

(二)患者准备与标本处理

(1)取样前 1 周,患者应停止饮茶和服用甲丙氨酯、安乃近、氯丙嗪、降压灵、普鲁卡因胺、类固醇激素、中草药及一些带色素的药物,以减少阳性干扰。

(2)尿量应通过饮水调控在 1000～3000mL/24h 之间。

(3)收集 24 小时尿液加浓盐酸约 10mL 或甲苯 5mL 防腐。如尿液不能及时进行测定,应置冰箱内保存,以免 17—酮类固醇被破坏而使测定数值减低。

(三)参考值

成年男性 28.5～61.8pmol/24h,成年女性 20.8～52.1pmol/24h。

二、尿 17—羟皮质类固醇(17—OHCS)检验

(一)原理

在酸性条件下,17—羟皮质类固醇水溶性下降,用正丁醇氯仿提取尿液中的 17—OHCS,在尿提取物中加入盐酸苯肼和硫酸,17—OHCS 与盐酸苯肼作用,成黄色复合物,用氢化可的松标准液同样呈色,以分光光度计比色,求得其含量。

(二)患者准备与标本处理

同尿 17—酮类固醇测定。

(三)参考值

成年男性 $27.88\pm6.6\mu mol/24h$，成年女性 $23.74\pm4.47\mu mol/24h$。

三、尿香草扁桃酸(VMA)检验

(一)原理

用乙酸乙酯从酸化尿液中提取 VMA 和其他酚酸，然后反提取到碳酸钾水层。加入高碘酸钠($NaIO_4$)，使 VMA 氧化成香草醛。用甲苯从含有酚酸杂质的溶液中选择性提取香草醛，再用碳酸盐溶液反抽提到水层，用分光光度计于波长 360nm 测定水层中香草醛的浓度。

(二)患者准备与标本处理

(1)收集标本前 1 周限制患者食用含有香草醛类的食物，如巧克力、咖啡、柠檬、香蕉以及阿司匹林和一些降压药物，这些药物中含有酚酸对该法有阳性干扰，可使结果假性升高。

(2)尿量应通过饮水调控在 1000～3000mL/24h 之间。

(3)收集 24 小时尿液加浓盐酸约 10mL 或甲苯 5mL 防腐。若尿液不能及时进行测定，应置冰箱内保存，以免 VMA 被破坏而使测定数值减低。

第四篇　微生物检验

第一章　细菌检验技术

第一节　细菌形态学检查

一、显微镜

显微镜是由一个或几个透镜组合构成的一种光学仪器,主要用于放大微小物体成为人肉眼所能看到的仪器。由于细菌个体微小,观察其形态结构需要借助显微镜。根据所用光源的不同,显微镜可分为光学显微镜与电子显微镜。

光学显微镜通常由光学部分和机械部分组成。目前光学显微镜的种类很多,主要有普通光学显微镜、暗视野显微镜、荧光显微镜、相差显微镜、激光扫描共聚焦显微镜、偏光显微镜、微分干涉差显微镜、倒置显微镜等。

(一)普通光学显微镜

普通光学显微镜主要用于观察细菌菌体染色性、形态、大小,细胞形态学以及寄生虫等。操作基本步骤如下。

1.取镜和放置

一般右手紧握镜臂,左手托住镜座,将显微镜放于实验台上,距离实验台边缘5~10cm,并以自己感觉舒适为宜。

2.光线调整

低倍镜对准通光孔,打开并调节光栅,根据需要调整至适宜的光线强度。

3.放置标本

将制备好的玻片放在载物台上,并用弹簧夹卡住玻片,然后调整至最佳位置。

4.调节焦距

先用粗螺旋调整至能看见物像,再用细螺旋调焦使物像清晰。

5.物镜的使用

先从低倍镜开始,将位置固定好,放置标本玻片,调节亮度、焦距至成像清晰。显微镜设计一般是共焦点,使用高倍镜时,仅需要调节光线强度即可呈现清晰图像。观察细菌一般使用油镜,从低倍镜、高倍镜到油镜依次转动物镜,滴少许香柏油至载玻片上,先将油镜头浸入香柏油中并轻轻接触到载玻片,注意不要压破载玻片,然后慢慢调节粗、细螺旋升起油镜,直到观察到清晰物像为止。

(二)暗视野显微镜

暗视野显微镜主要用于未染色的活体标本的观察,如观察未染色活螺旋体的形态和动力等。与普通光学显微镜结构相似,不同之处在于以暗视野聚光器取代了明视野聚光器。该聚光器的中央为不透明的黑色遮光板,使照明光线不能直接上升进入物镜内,只有被标本反射或散射的光线进入物镜,因此,视野背景暗而物体的边缘亮。

(三)荧光显微镜

荧光显微镜用于组织细胞学、微生物学、免疫学、寄生虫学、病理学以及自身免疫病的观察诊断。荧光显微镜按照光路不同分为两种:透射式荧光显微镜和落射式荧光显微镜。透射式荧光显微镜的激发光源是通过聚光器穿过标本材料来激发荧光的,常用暗视野聚光器,也可使用普通聚光器,调节反光镜使激发光转射和旁射到标本上。优点是低倍镜时荧光强,缺点是随放大倍数增加而荧光减弱,所以对观察较大标本材料较好。落射式荧光显微镜是近代发展起来的新式荧光显微镜,与透射式荧光显微镜的不同之处是激发光从物镜向下落射到标本表面。优点是视野照明均匀,成像清晰,放大倍数越大荧光越强。

(四)相差显微镜

相差显微镜可以观察到透明标本的细节,适用于活体细胞生活状态下的生长、运动、增殖情况以及细微结构的观察。因此,相差显微镜常用于微生物学、细胞和组织培养、细胞工程、杂交瘤技术和细胞生物学等现代生物学方面的研究。

(五)倒置显微镜

倒置显微镜用于微生物、细胞、组织培养、悬浮体、沉淀物等的观察,可以连续观察细胞、细菌等在培养液中繁殖分裂的过程,在微生物学、细胞学、寄生虫学、免疫学、遗传工程学等领域广泛应用。倒置显微镜与普通光学显微镜结构相似,均具有机械和光学两大部分,只是某些部件安装位置有所不同,如物镜与照明系统颠倒,前者在载物台之下,后者在载物台之上。

(六)电子显微镜

电子显微镜简称电镜,是以电子束作为光源来展示物体内部或表面的显微镜。电子显微镜可用于细胞、微生物(细菌、病毒、真菌)等表面及内部结构的观察。在医学、微生物学、细胞学、肿瘤学等领域有广泛应用。电子显微镜按照结构和用途不同分为透射式电子显微镜(TEM)、扫描式电子显微镜(SEM)、反射式电子显微镜和发射式电子显微镜等。透射式电子显微镜常用于观察分辨细微物质的结构,扫描式电子显微镜主要用于观察物体表面的形态、外貌,可以与 X 射线衍射仪或电子能谱仪结合,构成电子微探针,用于物质成分分析。

二、不染色标本检查

形态学检查是认识细菌、鉴定细菌的重要手段。细菌体积微小,需要借助显微镜放大1000 倍左右才可识别。由于细菌无色透明,直接镜检只能观察细菌动力,对细菌形态、大小、排列、染色特性以及特殊结构的观察,则需要经过一定染色后再进行镜检。研究超微结构则需要用电子显微镜观察。

不染色标本的检查用于观察标本中的各种有形成分,如观察细菌在生活状态下的形态、动力和运动状况等,可用普通光学显微镜、暗视野显微镜或相差显微镜进行观察。常用的观察方法有悬滴法、湿片法和毛细管法。

(一)悬滴法

取洁净的凹形载玻片以及盖玻片各一张,在凹孔四周的平面上涂布一层薄薄的凡士林,用接种环挑取细菌培养液或细菌生理盐水 1～2 环放置于盖玻片中央,将凹窝载玻片的凹面向下对准盖玻片上的液滴轻轻按压,然后迅速翻转载玻片,将四周轻轻压实,使凡士林密封紧密,菌液不至于挥发,放于镜下观察。先用低倍镜调成暗光,对准焦距后以高倍镜观察,不可压破盖玻片。有动力的细菌可见其从一处移到另一处,无动力的细菌呈布朗运动而无位置的改变。螺旋体由于菌体纤细、透明,需用暗视野显微镜或相差显微镜观察其形态和动力。

(二)湿片法

湿片法又称压片法。用接种环挑取菌悬液或培养物2环,置于洁净载玻片中央,轻轻压上盖玻片,于油镜下观察。制片时菌液要适量以防外溢,并避免产生气泡。

(三)毛细管法

毛细管法主要用于检查厌氧菌的动力。先将待检菌接种在适宜的液体培养基中,经厌氧培养过夜后,以毛细管吸取培养物,菌液进入毛细管后,用火焰密封毛细管两端。将毛细管固定在载玻片上,镜检。

三、染色检查

通过对标本染色,能观察到细菌的大小、形态、排列、染色特性,以及荚膜、鞭毛、芽孢、异染颗粒、细胞壁等结构,有助于细菌的初步识别或诊断。染色标本除能看到细菌形态外,还可按照染色反应将细菌加以分类。如革兰染色分为革兰阳性菌和革兰阴性菌。细菌的等电点(pI)较低,pI为2～5,在近中性或弱碱性环境中细菌带负电荷,容易被带正电荷的碱性染料(如亚甲蓝、碱性复红、沙黄、结晶紫等)着色。

(一)常用染料

用于细菌染色的染料,多为人工合成的含苯环的有机化合物,在其苯环上带有色基与助色基。带有色基的苯环化合物—色原,虽然本身带色,但与被染物无亲和力而不能使之着色,助色基并不显色,但它本身能解离,解离后的染料可以与被染物结合生成盐类,使之着色。根据助色基解离后的带电情况,可将染料分为碱性和酸性两大类。此外,还有复合染料。

(二)常用的染色方法

在细菌感染标本的检查中,临床上常用的染色方法有革兰染色、抗酸染色和荧光染色。

第二节　培养基的种类和制备

一、常用玻璃器材的准备

微生物实验室内应用的玻璃器材种类很多,如吸管、试管、烧瓶、培养皿、培养瓶、毛细吸管、载玻片、盖玻片等,在采购时应注意各种玻璃器材的规格和质量,一般要求能耐受多次高热灭菌,且以中性为宜。玻璃器皿用前要经过刷洗处理,使之干燥清洁,有的需要无菌处理。对于每个从事微生物工作的人员应熟悉和掌握各种玻璃器皿用前用后的处理。

(一)新购入玻璃器皿的处理

新购玻璃器皿常附有游离碱质,不宜直接使用,应先在2%盐酸溶液中浸泡数小时,以中和碱性,然后用肥皂水及洗衣粉洗刷玻璃器皿内外,再以清水反复冲洗数次,以除去遗留的酸质,最后用蒸馏水冲洗。

(二)用后玻璃器皿的处理

凡被病原微生物污染过的玻璃器皿,在洗涤前必须进行严格的消毒后,再行处理,其方法如下:

(1)一般玻璃器皿(如平皿、试管、烧杯、烧瓶等)均可置高压灭菌器内灭菌(压力:103.4kPa,温度:121.3℃,时间:15～30分钟)。随后趁热将内容物倒净,用温水冲洗后,再用5%肥皂水煮沸5分钟,然后按新购入产品的方法同样处理。

(2)吸管类使用后,投入2%来苏儿或5%苯酚溶液内浸泡48小时,以使其消毒,但要在盛来苏儿溶液的玻璃器皿底部垫一层棉花,以防投入吸管时损破。吸管洗涤时,先浸在2%肥皂水中1～2小时,取出,用清水冲洗后再用蒸馏水冲洗。

(3)载玻片与盖玻片用过后,可投入2%来苏儿或5%苯酚溶液,取出煮沸20分钟,用清水反复冲洗数次,浸入95%酒精中备用。

凡粘有油脂如凡士林、石错等的玻璃器材,应单独进行消毒及洗涤,以免污染其他的玻璃器皿。这种玻璃器材于未洗刷之前须尽量去油,然后用肥皂水煮沸趁热洗刷,再用清水反复冲洗数次,最后用蒸馏水冲洗。

(三)玻璃器皿的干燥

玻璃器材洗净后,通常倒置于干燥架上,自然干燥,必要时亦可放于干烤箱中50℃左右烘烤,以加速其干燥;烘烤温度不宜过高,以免玻璃器皿碎裂。干燥后以干净的纱布或毛巾拭去于后的水迹,以备做进一步处理应用。

(四)玻璃器皿的包装

玻璃器皿在消毒之前,须包装妥当,以免消毒后又被杂菌污染。

1.一般玻璃器材的包装

如试管、三角瓶、烧杯等的包装,选用大小适宜的棉塞,将试管或三角烧瓶口塞好,外面再用纸张包扎,烧杯可直接用纸张包扎。

2.吸管的包装

用细铁丝或长针头塞少许棉花于吸管口端,以免使用时,将病原微生物吸入口中,同时又可滤过从口中吹出的空气。塞进的棉花大小要适度,太松太紧对其使用都有影响。最后,每个吸管均需用纸分别包卷,有时也可用报纸每5～10支包成一束或装入金属筒内进行干烤灭菌。

3.培养皿、青霉素瓶的包装

用无油质的纸将其单个或数个包成一包,置于金属盒内或仅包裹瓶口部分直接进行灭菌。

(五)玻璃器材的灭菌

玻璃器材干燥包装后,均置于干热灭菌器内,调节温度至160℃维持1～2小时进行灭菌,灭菌后的玻璃器材,须在1周内用完,过期应重新灭菌,再行使用。必要时,也可将玻璃器材用油纸包装后,用121℃高压蒸汽灭菌20～30分钟。

二、培养基的成分与作用

培养基是指用人工方法配制的适合细菌生长繁殖的营养基质。培养基的成分主要可以分为营养物质、水、凝固物质、指示剂和抑制剂五大类。

(一)营养物质

1.肉浸液

是将新鲜牛肉去除脂肪、肌腱及筋膜后,浸泡、煮沸而制成的肉汁。肉汁中含有可溶性含氮浸出物、非含氮浸出物及一些生长因子。该物质可为细菌提供氮源和碳源。

2.牛肉膏

由肉浸液经长时间加热浓缩熬制而成。由于糖类物质在加热过程中被破坏,因而其营养价值低于肉浸液,但因无糖可用作肠道鉴别培养基的基础成分。

3.糖与醇类

为细菌生长提供碳源和能量。制备培养基常用的糖类有单糖(葡萄糖、阿拉伯胶糖等)、双糖(乳糖、蔗糖等)、多糖(淀粉、菊糖等);常用醇类有甘露醇、卫茅醇等。糖、醇类物质除作为碳源和提供能量外,还用于鉴别细菌。糖类物质不耐热,高温加热时间过长会使糖破坏,因而制备此类培养基时不宜用高温灭菌,而宜用 $55.46kPa/cm^2$ 的压力灭菌。

4.血液

血液中既含有蛋白质、氨基酸、糖类及无机盐等营养物质,还能提供细菌生长所需的辅酶(如 V 因子)、血红素(X 因子)等特殊生长因子。培养基中加入血液,适用于营养要求较高的细菌的培养。含血液的培养基还可检测细菌的溶血特性。

5.鸡蛋与动物血清

鸡蛋和血清不是培养基的基本成分,却是某些细菌生长所必需的营养物质,因而可用于制备特殊的培养基,如培养白喉棒状杆菌的吕氏血清培养基、培养结核分枝杆菌用的鸡蛋培养基等。

6.无机盐类

提供细菌生长所需要的化学元素,如钾、钠、钙、镁、铁、磷、硫等。常用的无机盐有氯化钠和磷酸盐等。氯化钠可维持细菌酶的活性及调节菌体内外渗透压;磷酸盐:是细菌生长良好的磷源,并且在培养基中起缓冲作用。

7.生长因子

是某些细菌生长需要但自身不能合成的物质。主要包括 B 族维生素、某些氨基酸、嘌呤、嘧啶及特殊生长因子(X 因子、V 因子)等。在制备培养基时,通常加入肝浸液、酵母浸液、肉浸液及血清等,这些物质中含有细菌生长繁殖所需要的生长因子。

(二)水

水是细菌代谢过程中重要的物质,许多营养物质必须溶于水才能被细菌吸收。制备培养基常用不含杂质的蒸馏水或离子交换水。也可用自来水、井水、河水等,但此类水中常含有钙、磷、镁等,可与蛋白胨或肉浸液中磷酸盐生成不溶性的磷酸钙或磷酸镁,高压灭菌后,可析出沉淀。因而用自来水、井水等制备培养基时应先煮沸,使部分盐类沉淀,过滤后方可使用。

(三)凝固物质

制备固体培养基时,需在培养基中加入凝固物质。最常用的凝固物质为琼脂,特殊情况下亦可使用明胶、卵清蛋白及血清等。

琼脂是从石花菜中提取的一种胶体物质,其成分主要为多糖(硫酸酚醋半乳糖)。该物质在 98℃以上时可溶于水,45℃以下时则凝固成凝胶状态,且无营养作用,不被细菌分解利用,是一种理想的固体培养基赋形剂。

(四)指示剂

在培养基中加入指示剂,可观察细菌是否利用或分解培养基中的糖、醇类物质。常用的有酚红(酚磺酞)、溴甲酚紫、溴麝香草酚蓝、中性红、中国蓝等酸碱指示剂及亚甲蓝等氧化还原指示剂。

(五)抑制剂

在培养基中加入某种化学物质,抑制非目的菌的生长而利于目的菌的生长,此类物质称抑制剂。抑制剂必须具有选择性抑制作用,在制备培养基时,根据不同的目的选择不同的抑制剂。常用的有胆盐、煌绿、玫瑰红酸、亚硫酸钠、抗生素等。

三、培养基的种类

(一)按培养基的物理性状可分为 3 类

1.液体培养基

在肉浸液中加入 1% 蛋白胨和 0.5%NaCl,调 pH 至 7.4,灭菌后即成为液体培养基。液体培养基常用于增菌培养或纯培养后观察细菌的生长现象。

2.半固体培养基

在液体培养基中加入 0.2%～0.5% 的琼脂,琼脂溶化后即成半固体培养基。半固体培养基常用于保存菌种及观察细菌的动力。

3.固体培养基

在液体培养基中加入 2%～3% 的琼脂,琼脂溶化后即成固体培养基。该培养基倾注至培养皿中制成平板,用于细菌的分离纯化、鉴定及药敏试验等,注入试管中则可制成斜面而用于菌种的保存。

(二)按培养基的用途可分为下列几类

1.基础培养基

含有细菌生长所需的基本营养成分,如肉浸液(肉汤)、普通琼脂平板等。基础培养基广泛应用于细菌检验,也是制备其他培养基的基础成分。

2.营养培养基

包括通用营养培养基和专用营养培养基,前者为基础培养基中添加合适的生长因子或微量元素等,以促使某些特殊细菌生长繁殖,例如链球菌、肺炎链球菌需在含血液或血清的培养基中生长;后者又称为选择性营养培养基,即除固有的营养成分外,再添加特殊抑制剂,有利于目的菌的生长繁殖,如碱性蛋白胨水用于霍乱弧菌的增菌培养。

3.鉴别培养基

在培养基中加入糖(醇)类、蛋白质、氨基酸等底物及指示剂,用以观察细菌的生化反应,从而鉴定和鉴别细菌,此类培养基称为鉴别培养基。常见的有糖发酵培养基、克氏双糖铁琼脂等。

4.选择培养基

是根据某一种或某一类细菌的特殊营养要求,在基础培养基中加入抑制剂,抑制非目的菌的生长,选择性促进目的菌生长,此类培养基为选择培养基。常用的有 ss 琼脂、伊红亚甲蓝琼脂、麦康凯琼脂等。

5.厌氧培养基

专供厌氧菌的分离、培养和鉴别用的培养基,称为厌氧培养基。这种培养基营养成分丰富,含有特殊生长因子,氧化还原电势低,并加入亚甲蓝作为氧化还原指示剂。其中心、脑浸液和肝块、肉渣含有不饱和脂肪酸,能吸收培养基中的氧;硫乙醇酸盐和半胱氨酸是较强的还原剂;维生素 K、氯化血红素可以促进某些类杆菌的生长。常用的有庖肉培养基、硫乙醇酸盐肉汤等,并在液体培养基表面加入凡士林或液状石蜡以隔绝空气。

四、培养基的制备

不同培养基的制备程序不尽相同,但配制一般培养基的程序基本相似,分为下列几个步骤:

(一)培养基配方的选定

同一种培养基的配方在不同著作中常会有某些差别。因此,除所用的是标准方法并严格按其规定进行配制外,一般均应尽量收集有关资料加以比较核对,再依据自己的使用目的加以选用,记录其来源。

(二)培养基的制备

记录每次制备培养基均应有记录,包括培养基名称,配方及其来源,最终 pH 值、消毒的温度和时间、制备的日期和制备者等,记录应复制一份,原记录保存备查,复制记录随制好的培养基一同存放,以防发生混乱。

(三)培养基成分的称取

培养基的各种成分必须精确称取并要注意防止错乱,最好一次完成,不要中断。每称完一种成分即在配方上做出记号,并将所需称取的药品一次取齐,置于左侧,每种称取完毕后,即移放于右侧。完全称取完毕后还应进行一次检查。

(四)培养基各成分的混合和溶化

使用的蒸煮锅不得为铜锅或铁锅,以防有微量铜或铁混入培养基中,使细菌不易生长。最好使用不锈钢锅加热溶化,也可放入大烧杯中再置于高压蒸汽灭菌器或流动蒸汽消毒器中蒸煮溶化。在锅中溶化时,可先用温水加热并随时搅动,以防焦化,如发现有焦化现象,该培养基即不能使用,应重新制备。待大部分固体成分溶化后,再用较小火力使所有成分完全溶化,直至煮沸。如为琼脂培养基,应先用一部分水将琼脂溶化,用另一部分水溶化其他成分,然后将两溶液充分混合。在加热溶化过程中,因蒸发而丢失的水分,最后必须加以补足。

(五)培养基 pH 值的调整

培养基 pH 值即酸碱度,是细菌生长繁殖的重要条件。不同细菌对 pH 值的要求不一样。一般培养基的 pH 值为中性或偏碱性的(嗜碱细菌和嗜酸细菌例外)。所以配制培养基时,都要根据不同细菌的要求将培养基的 pH 调到合适的范围。

在未调 pH 之前,先用精密 pH 试纸测量培养基的原始 pH,如果偏酸,用滴管向培养基中滴加入 1mol/L NaOH,边加边搅拌,并随时用 pH 试纸测其 pH,直至 pH 达到 7.2~7.6。反之,用 1mol/L HCl 进行调节。注意 pH 值不要调过头,以避免回调,否则将会影响培养基内各离子的浓度。对于有些要求 pH 值较精确的微生物,其 pH 的调节可用酸度计进行(使用方法,可参考有关说明书)。

培养基在加热消毒过程中 pH 会有所变化,例如,牛肉浸液约可降低 pH0.2,而肝浸液 pH 却会有显著的升高。因此,对这个步骤,操作者应随时注意探索经验、以期能掌握培养基的最终 pH,保证培养基的质量。pH 调整后,还应将培养基煮沸数分钟,以利培养基沉淀物的析出。

(六)培养基的过滤澄清

液体培养基必须绝对澄清,琼脂培养基也应透明无显著沉淀、因此需要采用过滤或其他澄清方法以达到此项要求。一般液体培养基可用滤纸过滤法,滤纸应折叠成折扇或漏斗形,以避免因压力不均匀而引起滤纸破裂。琼脂培养基可用清洁的白色薄绒布趁热过滤。亦可用中间夹有薄层吸水棉的双层纱布过滤。新制肉、肝、血和土豆等浸液时,则须先用绒布将碎渣滤去,再用滤纸反复过滤。如过滤法不能达到澄清要求,则须用蛋清澄清法。即将冷却至 55～60℃ 的培养基放入大的三角烧瓶内,装入量不得超过烧瓶容量的 1/2,每 1000ml 培养基加入 1～2 个鸡蛋的蛋白,强力振摇 3～5 分钟,置高压蒸汽灭菌器中 121℃加热 20 分钟,取出,趁热以绒布过滤即可。若能自行沉淀者,亦可静置冰箱中 1～2 天吸取其上清液即可。

(七)培养基的分装

1.基础培养基

基础培养基一般分装于三角烧瓶中,灭菌后备用。

2.琼脂平板

将溶化的固体培养基(已灭菌)冷却至 50℃左右,按无菌操作倾入无菌平皿内,轻摇平皿,使培养基铺于平皿底部,凝固后备用。一般内径为 90mm 的平皿中倾入培养基的量约为 13～15ml,如为 MH 琼脂则每个平皿倾入培养基的量为 25ml。内径为 70mm 的平皿内,倾入培养基约 7～8ml 较为适宜。

3.半固体培养基

半固体培养基一般分装于试管内,分装量约为试管长度的 1/3,灭菌后直立凝固待用。

4.琼脂斜面

制备琼脂斜面应将培养基分装在试管内,分装量为试管长度的 1/5,灭菌后趁热放置斜面凝固,斜面长约为试管长度的 2/3。

5.液体培养基

液体培养基一般分装在试管内,分装量为试管长度的 1/3,灭菌后备用。

(八)培养基的灭菌

一般培养基经高压蒸汽法灭菌,这是目前最可靠的方法。培养基的灭菌温度和时间因培养基的品种、装量和容器的大小而定,如培养基中含不耐热的成分,灭菌时的压力不可过高。培养基可采用 121℃高压蒸汽灭菌 15 分钟的方法。在各种培养基制备方法中,如无特殊规定,即可用此法灭菌。某些畏热成分,如糖类应另行配成 20% 或更高的溶液,以过滤或间歇灭菌法消毒,以后再用无菌操作技术定量加入培养基。明胶培养基亦应用较低温度灭菌。血液、体液和抗生素等则应从无菌操作技术抽取和加入已经冷却约 50℃ 的培养基中。琼脂斜面培养基应在灭菌后立即取出,待冷至 55℃～60℃时,摆置成适当斜面,待其自然凝固。

(九)培养基的质量测试

为确保培养基的使用效果,制备好的培养基应做以下检验,以确定所制的培养基质量是否合格。

1.一般性状检查

一般性状检查包括培养基的颜色、澄清度、pH 值等是否符合要求。固体培养基还查其软硬度是否适宜。干燥培养基则应测定其水分含量和溶解性等。

2.无菌检查

无论是经高压蒸汽灭菌或是无菌分装的培养基,均应做无菌试验,合格的方可使用。通常将配制好的培养基于 37℃培养,过夜后,观察是否有细菌生长。如果没有细菌生长视为合格。

3.培养基性能试验

对于细菌生长繁殖、增菌、分离、选择和鉴别等用培养基,均应用已知特性的、稳定标准菌株进行检查,符合规定要求的方可使用。即使市购的干燥培养基商品,也要按照产说明书规定进行检查。

(1)测试菌株选择:测试菌株是具有其代表种的稳定特性并能有效证明实验室特定培养基最佳性能的一套菌株,应来自国际/国家标准菌种保藏中心的标准菌株。

(2)定量测试方法:测试菌株过夜培养物 10 倍递增稀释;测试平板和参照平板划分为 4 个区域并标记;从最高稀释度开始,分别滴一滴稀释液于试验平板和对照平板标记好的区域;将稀释液涂满整个 1/4 区域,379C 培养 18 小时;对易计数的区域计数,按公式计算生长率(生长率＝待测培养基平板上得到的菌落总数/参照培养基平板上获得的菌落总数)。非选择性培养基上目标菌的生长率应不低于 0.7,该类培养基应易于目标菌生长;选择性培养基上目标菌的生长率应不低于 0.1。

(3)半定量测试方法:平板分 ABCD 四区,共划 16 条线,平行线大概相隔 0.5cm,每条有菌落生长的划线记作 1 分,每个仅一半的线有菌落生长记作 0.5 分,没有菌落生长或生长量少于划线的一半记作 0 分,分数加起来得到生长指数 G。目标菌在培养基上应呈现典型的生长,而非目标菌的生长应部分或完全被抑制,目标菌的生长指数 G 大于 6 时,培养基可接受。

(4)定性测试方法:平板接种观察法,用接种环取测试菌培养物,在测试培养基表面划平行直线。按标准中规定的培养时间和温度对接种后的平板进行培养,目标菌应呈现良好生长,并有典型的菌落外观、大小和形态,非目标菌应是微弱生长或无生长。

(十)培养基的保存

新配制的培养基,其保存条件的好坏,对培养基的使用寿命关系很大。如保存不当,加速培养基的物理和化学变化,因为培养基的成分大多是由动物组织提取的大分子肽和植物蛋白质,它们能引起不溶性的沉淀和雾浊。为避免和减慢这些变化,新配制的培养基一般存于 2℃～8℃冰箱中备用;为防止培养基失水,液体或固体的试管培养基应放在严密的容器中保存;平板培养基应密封于塑料袋中保存。放置时间不宜超过一周,倾注的平板培养基不宜超过 3 天。

第三节　细菌的接种和培养

一、无菌技术

微生物检验的标本主要来自患者,这些标本具有传染性,有可能导致实验室感染和医院感染。另外,微生物广泛分布于自然界及正常人体,这些微生物可能污染实验环境、实验材料等,因而影响实验结果的判断。因此,微生物检验工作中,工作人员必须牢固树立无菌观念,严格执行无菌操作技术。

(1)无菌室、超净工作台、生物安全柜使用前必须消毒。

(2)微生物检验所用物品在使用前应严格进行灭菌,在使用过程中不得与未灭菌物品接触,如有接触必须更换无菌物品。

(3)接种环(针)在每次使用前、后,均应在火焰上烧灼灭菌。

(4)无菌试管或烧瓶在拔塞后及回塞前,管(瓶)口应通过火焰1~2次,以杀灭管(瓶)口附着的细菌。

(5)细菌接种、倾注琼脂平板等应在超净工作台或生物安全柜内进行操作。

(6)使用无菌吸管时,吸管上端应塞有棉花,不能用嘴吹出管内余液,以免口腔内杂菌污染,应使用吸耳球轻轻吹吸。

(7)微生物实验室所有感染性废弃物、细菌培养物等不能拿出实验室,亦不能随意倒入水池。须进行严格消毒灭菌处理后,用医用废物袋装好,送医疗废物集中处置部门处置。

(8)临床微生物检验工作人员须加强个人防护。工作时穿工作衣、戴口罩及工作帽,必要时穿防护衣、戴防护镜及手套。离开时更衣、洗手。实验台在工作完毕应进行消毒灭菌。

二、接种工具

接种环和接种针是微生物检验中用以取菌、接种及分离细菌的器具,是细菌学实验必需的工具。接种环可用于划线分离培养、纯菌转种、挑取菌落和菌液以及制备细菌涂片等。接种针主要用以挑取单个细菌、穿刺接种及斜面接种细菌等。

接种针一般用镍合金制成。接种环系由接种针的游离端弯成圆环而成,环部的直径一般2~4mm。接种针的另一端固定于接种杆上,接种杆另一端为接种柄。使用时右手握持接种环(针)的柄部(握毛笔状),将环(针)部置于酒精灯火焰上或红外接种环灭菌器中灭菌,杀灭环(针)部的细菌,冷却后挑取细菌。接种完毕再灭菌接种环(针)。

三、细菌的一般接种方法

细菌接种时,应根据待检标本的种类、检验目的及所用培养基的类型选择不同的接种方法。常用的细菌接种方法有平板划线分离法、斜面接种法、穿刺接种法、液体和半固体接种法、涂布接种法等。

(一)平板划线分离法

平板划线分离法是指把混杂在一起的微生物或同一微生物群体中的不同细胞用接种环在平板培养基表面,通过分区划线稀释而得到较多独立分布的单个细胞,经培养后生长繁殖成单菌落,通常把这种单菌落当做待分离微生物的纯种。有时这种单菌落并非都由单个细胞繁殖而来的,故必须反复分离多次才可得到纯种。

为方便划线,一般培养基不宜太薄,每皿约倾倒 20ml 培养基,培养基应厚薄均匀,平板表面光滑。划线分离主要有分区划线法和连续划线法两种。分区划线法是将平板分为大小相似的几个区。划线时每次将平板转动 60°~70° 划线,每换一次角度,应烧灼灭菌接种环,再通过上次划线处划线;另一种连续划线法是从平板边缘一点开始,连续作波浪式划线直到平板的另一端为止,当中不需烧灼灭菌接种环。

1.连续划线法

轻轻摇匀待接种试管,左手手心托待接种试管底侧部,右手执接种环,右手小指拔下试管塞,灭菌接种环,并于酒精灯附近将接种环伸进试管,稍候,再插入待接接种液中,蘸一下,取满一环,抽出、烧塞、盖盖、放回试管架。或将接种环通过稍打开皿盖的缝隙伸入平板,在平板边缘空白处接触一下使接种环冷却,然后以无菌操作接种环直接取平板上待分离纯化的菌落。

用左手小指和无名指托接种的平皿底部,中指和拇指捏平皿盖,于靠近酒精灯处打开平皿盖约 30°,右手将环伸进平皿,将菌种点种在平板边缘一处,轻轻涂布于琼脂培养基边缘,抽出接种环,盖上平皿盖,然后将接种环上多余的培养液在火焰中灼烧,打开平皿盖约 30° 伸入接种环,待接种环冷却后,再与接种液处轻轻接触,开始在平板表面轻巧滑动划线,接种环不要嵌入培养基内划破培养基,线条要平行密集,充分利用平板表面积,注意勿使前后两条线重叠,划线完毕,关上皿盖。灼烧接种环,待冷却后放置接种架上。培养皿倒置于适温的恒温箱内培养(以免培养过程皿盖冷凝水滴下,冲散已分离的菌落)。

2.分区划线法

取菌、接种、培养方法与"连续划线法"相似。用接种环挑取细菌标本,将标本沿平板边缘均匀涂布在培养基表面,约占培养基面积的 1/5,此为第一区:烧灼灭菌接种环,待冷,转动平板约 70°,将接种环通过第一区 3~4 次,连续划线,划线面积约占培养基面积的 1/5,此为第二区。依次划第三区、第四区、第五区。分区划线法多用于含菌量较多的细菌标本的接种,如粪便、脓汁、痰液等标本。经过分区划线,可将标本中的细菌分散开,从而获得单个菌落。

(二)斜面接种法

该法主要用于单个菌落的纯培养、保存菌种或观察细菌的某些特性。

(1)左手平托两支试管,拇指按住试管的底部。外侧一支试管是斜面上长有菌苔的菌种试管,内侧一支是待接的空白斜面,两支试管的斜面同时向上。用右手将试管塞旋松,以便在接种时容易拔出。

(2)右手拿接种环(如握毛笔一样),在火焰上先将环部烧红灭菌,然后将有可能伸入试管的其余部位也过火灭菌。

(3)将两支试管的上端并齐,靠近火焰,用右手小指和掌心将两支试管的试管塞一并夹住拔出,试管塞仍夹在手中,然后让试管口缓缓过火焰。注意不得将试管塞随意丢于桌上受到玷污,试管口切勿烧得过烫以免炸裂。

(4)将已灼烧的接种环伸入外侧的菌种试管内。先将接种环触及无菌苔的培养基上使其冷却。再根据需要用接种环蘸取一定量的菌苔,注意勿刮破培养基。将沾有菌苔的接种环迅速抽出试管,注意勿使接种环碰到管壁或管口上。

(5)迅速将沾有菌种的接种环伸入另一支待接斜面试管的底部,轻轻向上划线(直线或曲线,根据需要确定),勿划破培养基表面。

(6)接种好的斜面试管口再次过火焰,试管塞底部过火焰后立即塞入试管内。

(7)将沾有菌苔的接种环在火焰上烧红灭菌。先在内焰中烧灼,使其干燥后,再在外焰中烧红,以免菌苔骤热,会使菌体爆溅,造成污染。

(8)放下接种环后,再将试管塞旋紧,在试管外面上方距试管口 2~3cm 处贴上标签。

(9)在 28℃~37℃ 恒温中培养。

斜面接种方法及无菌操作过程如下具体操作过程。

(三)穿刺接种法

此方法用于半固体培养基或细菌生化反应用鉴别培养基的接种。用接种针挑取菌落或培养物,由培养基中央垂直刺入管底(距管底约 0.4cm),再沿穿刺线拔出接种针。

(四)液体和半固体接种法

1.液体接种法

用接种环(针)挑取细菌,倾斜液体培养管,先在液面与管壁交界处(以试管直立后液体培养基能淹没接种物为准)研磨接种物,并蘸取少许液体培养基与之调和,使细菌均匀分布于培养基中。此方法多用于普通肉汤、蛋白胨水等液体培养基的接种。

2.半固体培养基接种法

将烧灼过的接种针插入菌种管冷却后,蘸取菌液少许,立即垂直插入半固体培养基的中心至接近于管底处,但不可直刺至管底,然后按原路退出。管口通过火焰,塞上棉塞,接种针烧灼灭菌后放下。将上述已接种好的培养物,37℃ 恒温箱内培养,24 小时后取出观察结果。

(五)涂布接种法

将琼脂平皿半开盖倒置于培养箱内至无冷凝水,用无菌移液管吸取菌悬液 0.1ml,滴加于培养基平板上,右手持无菌玻璃涂棒,左手拿培养皿,并用拇指将皿盖打开一缝,在火焰旁右手持玻璃涂棒与培养皿平板表面将菌液自平板中央均匀向四周涂布扩散,切忌用力过猛将菌液直接推向平板边缘或将培养基划破。接种后,将平板倒置于恒温箱中,培养观察。

四、细菌的一般培养方法

根据细菌标本的类型、细菌的种类及培养目的,选择适宜的培养方法,对细菌进行培养。常用方法有:普通培养、二氧化碳培养及厌氧培养法等。

(一)普通培养法

又称需氧培养法,将已接种好的平板、肉汤管、半固体、斜面置于 37℃ 温箱中,一般的细菌培养 18~24 小时即可生长,但菌量很少或生长较慢的细菌培养 3~7 天,甚至一个月才能生长。注意事项:①箱内不应放过热或过冷物品,取放物品时应随手关闭箱门,以维持恒温。②箱内培养物不宜过挤,以保证培养物受温均匀。③金属孔架上物品不应过重,以免压弯孔架,物品滑脱,打碎培养物。④温箱底层温度较高,培养物不宜与之直接接触。

(二)二氧化碳培养

二氧化碳培养是将细菌置于 5%~10% CO_2 环境中进行培养的方法。有的细菌(如脑膜炎奈瑟菌、淋病奈瑟菌、布鲁菌等)初次分离培养时在有 CO_2 环境中生长良好。常用方法有：

1.二氧化碳培养箱培养法

二氧化碳培养箱能调节箱内 CO_2 的含量、温度和湿度。将已接种好细菌的培养基置于二氧化碳培养箱内,孵育一定时间后,可观察到细菌的生长现象。

2.烛缸培养法

将接种好细菌的培养基置于标本缸或玻璃干燥器内,把蜡烛点燃后置于缸内,加盖,并用凡士林密封缸口,待蜡烛自行熄灭,缸内可产生 $50\% \sim 10\%$ 的 CO_2。

3.化学法

将接种好细菌的培养基置于标本缸内,按标本缸每升容积加碳酸氢钠 0.4g 和浓盐酸 0.35ml 的比例,分别加此两种化学物质于平皿内,将该平皿放入标本缸内,加盖密封标本缸。使标本缸倾斜,两种化学物质接触后发生化学反应,产生 CO_2。

(三)厌氧培养

厌氧菌对氧敏感,培养过程中,必须降低氧化还原电势,构成无氧环境。厌氧培养的方法很多,常用的方法有以下几种。

1.庖肉培养法

此法为利用动物组织促进还原法。培养基中的肉渣含有不饱和脂肪酸和谷胱甘肽,能吸收培养基中的氧,使氧化还原电势下降。加之培养基表面用凡士林封闭,使与空气隔绝而造成厌氧条件。

方法:接种时先于火焰上稍加热,使凡士林融化后接种(如作厌氧芽饱菌分离,接种后将肉渣培养基置 80℃～85℃水浴 10 分钟处理),置 37℃温箱培养 2～4 天观察结果。

2.焦性没食子酸法

焦性没食子酸与碱能生成棕色的焦性没食子碱,此碱性溶液能迅速吸收空气中的氧,造成厌氧条件。

方法:于接种厌氧菌的血平板盖的外侧面中央,放一直径约 4cm 圆形纱布两层,其上放焦性没食子酸 0.2g,再盖同样的纱布两层。然后加 100g/L NaOH0.5ml,迅速将平皿底倒扣在盖上,周围用石蜡密封,置 37℃温箱培养 24～48 小时观察结果。

3.硫乙醇酸钠法

硫乙醇酸钠是还原剂,能除去培养基中氧或还原氧化型物质,有利于厌氧菌生长。

方法:将厌氧菌接种于含 1g/L 的硫乙醇酸钠液体培养基中,37℃温箱培养 24～48 小时,观察结果。培养基内加有亚甲蓝作氧化还原指示剂,无氧时亚甲蓝还原成无色。

4.气袋法

此法不需要特殊设备,具有操作简便、使用方便等特点。气袋为一透明而密闭的塑料袋,内装有气体发生安瓿、指示剂安瓿、含有催化剂的带孔塑料管各 1 支。

方法:将接种厌氧菌的平板放入气袋中,用弹簧夹夹紧袋口(或用烙铁加热封闭),然后用手指压碎气体发生安瓿。30 分钟后再压碎指示剂安瓿,若指示剂不变蓝仍为无色,证明袋内达到厌氧状态。可放 37℃温箱进行培养 18～24 小时,观察厌氧菌生长情况。一只厌氧袋只能装 1～2 个平板,故只适合小量标本的使用。

5.厌氧罐法

此法适用于一般实验室,具有经济并可迅速建立厌氧环境的特点。

方法:将已接种厌氧菌的平板置于厌氧罐中,拧紧盖子。用真空泵抽出罐中空气,再充入氮气使压力真空表指针回到零,如此反复三次,以排出绝大部分空气。最后当罐内压力为 $-79.98kPa$ 时,充入 $80\%\ N_2$,$10\%\ H_2$,$10\%\ CO_2$。排气过程中厌氧指示剂亚甲蓝呈淡蓝色,待罐内无氧环境建立后,指示剂亚甲蓝则持续无色。

6.厌氧箱培养法

这是一种较先进的厌氧菌培养装置。适合于处理大量标本。标本接种、分离培养和鉴定等全部检验过程均在箱内进行,有利于厌氧菌检出。装置由手套操作箱和传递箱两个主要部分组成。

传递箱有两个门,一个与操作箱连接,一个与外部相通,起缓冲间的作用,以保持操作箱内的无氧环境不变。由外向内传递物品时,先关闭内侧门,物品由外侧门进入传递箱,然后关闭外侧门。用真空泵排气减压,充入氮气。重复排气一次,其中的氧可排除 99% 以上。再通过手套操作箱打开内侧门,无氧的气体则从操作箱自动流入传递箱,保持无氧环境。手套操作箱内有接种环、灭菌器、标本架和过氧化氢酶等用品。

五、细菌在培养基中的生长现象

将细菌接种到适宜的培养基中,经 35℃培养 18～24 小时(生长慢的细菌需数天或数周)后,可观察到细菌的生长现象。不同的细菌在不同的培养基中的生长现象不一样,据此可鉴别细菌。

(一)细菌在液体培养基中的生长现象

细菌在液体培养基中生长可出现 3 种现象。

1.混浊

大多数细菌在液体培养基中生长后,使培养基呈现均匀混浊。

2.沉淀

少数呈链状生长的细菌在液体培养基底部形成沉淀,培养液较清亮。如链球菌、炭疽芽孢杆菌等。

3.菌膜

专性需氧菌多在液体表面生长,形成菌膜。如铜绿假单胞菌等。

(二)细菌在半固体培养基中的生长现象

有鞭毛的细菌在半固体培养基中可沿穿刺线扩散生长,穿刺线四周呈羽毛状或云雾状。无鞭毛的细菌只能沿穿刺线生长,穿刺线四周的培养基透明澄清。

(三)细菌在固体培养基上的生长现象

细菌经分离培养后,在固体培养基上生长可形成菌落。菌落是由单个细菌分裂繁殖形成的肉眼可见的细菌集团。当进行样品活菌计数时,以在琼脂平板上形成的菌落数来确定样品中的活菌数,用菌落形成单位表示。不同细菌在琼脂平板上形成的菌落特征不同,表现在菌落大小、形态、颜色、气味、透明度、表面光滑或粗糙、湿润或干燥、边缘整齐与否等方面各有差异。据细菌菌落表面特征不同,可将菌落分为 3 种类型:

1.光滑型菌落(S型菌落)

菌落表面光滑、湿润、边缘整齐。新分离的细菌大多为光滑型菌落。

2.粗糙型菌落(R型菌落)

菌落表面粗糙、干燥,呈皱纹或颗粒状,边缘不整齐。R型菌落多为S型细菌变异失去表面多糖或蛋白质而成,其细菌抗原不完整,毒力及抗吞噬能力均比S型细菌弱。但也有少数细菌新分离的毒力株为R型,如结核分枝杆菌、炭疽芽孢杆菌等。

3.黏液型菌落(M型菌落)

菌落表面光滑、湿润、有光泽,似水珠样。多见于有肥厚荚膜或丰富黏液层的细菌,如肺炎克雷伯菌等。

另外,细菌在血琼脂平板上生长可出现不同的溶血现象。如出现 α 溶血(亦称草绿色溶血),菌落周围出现 1~2mm 的草绿色溶血环,可能为细菌代谢产物使红细胞中的血红蛋白变为高铁血红蛋白所致;β 溶血(又称完全溶血),菌落周围出现一个完全透明的溶血环,系由细菌产生溶血素使红细胞完全溶解所致;γ 溶血(即不溶血),菌落周围培养基无溶血环。

有些细菌在代谢过程中产生水溶性色素,使菌落周围培养基出现颜色变化,如绿脓杆菌产生的绿脓色素使培养基或脓汁呈绿色;有些细菌产生脂溶性色素,使菌落本身出现颜色变化,如金黄色葡萄球菌色素。

此外,有的细菌在琼脂平板上生长繁殖后,可产生特殊气味,如铜绿假单胞菌(生姜气味)、变形杆菌(巧克力烧焦的臭味)、厌氧梭菌(腐败的恶臭味)、白色假丝酵母菌(酵母味)和放线菌(泥土味)等。

第四节　常用染色技术

一、细菌染色的原理

细胞的细胞膜上含有蛋白质,具有兼性离子的性质,其等电点较低,pH 一般在 2~5 之间,通常情况下细菌带负电荷,易与带正电荷的碱性染料结合着色,所以细菌染色多用碱性染料,常用的有亚甲蓝、碱性复红、沙黄、结晶紫等。但有时也用中性或酸性染料。细菌染色的机制,一方面是由于物理的吸附作用而使细菌着色,另一方面可能是与细菌菌体成分起化学反应。

二、染色的一般步骤

(一)涂片

于洁净载玻片上滴加 1 小滴生理盐水,再用接种环挑取菌落少许,均匀涂布于盐水中。脓汁、痰、分泌物、菌液等直接涂片。有的标本或细菌培养物在载玻片上不易附着,常与少量无菌血清或蛋白溶液一起涂布。涂片应自然干燥或温箱加热使其干燥。

(二)固定

多采用加热法,涂片膜向上以中等速度通过火焰三次也可用乙醇或甲醇固定。其目的是保持细菌原有的形态和结构,杀死细菌,并使染料易于着色,另外使细菌附着于载玻片上,不易被水冲掉。

(三)染色

一般采用低浓度(1%以下)的染色液。为了促使染料与菌体结合,有的染色液中需加入酚、明矾,有的在染色过程中需滴加碘液进行媒染。

(四)脱色

根据某些细菌具有着色后能耐受醇、丙酮、氯仿、酸或碱而不被脱色的特性,对染色标本进行脱色,有时需复染来作鉴别。70%的乙醇和无机酸脱色能力强,常用作抗酸染色的脱色剂,95%的乙醇常用于革兰染色法脱色。

(五)复染

又称对比染色,其反衬作用,如与紫色对比用稀释复红或沙黄,与红色对比用亚甲蓝或苦味酸,与深蓝色对比用黄吡精或俾土麦褐等。

三、常用染色方法

(一)革兰染色法

1.试剂

(1)初染液:结晶紫(或甲紫)2.0g,95%乙醇20.0ml,1%草酸铵水溶液80.0ml,先将结晶紫溶于乙醇中,然后与草酸铵溶液混合。

(2)媒染液(碘液):碘1.0g,碘化钾2.0g,蒸馏水300.0ml,将碘化钾溶于少量蒸馏水中,待其完全溶解后,加入碘,充分振摇溶解后,加蒸馏水至300ml。

(3)脱色剂:95%乙醇或乙醇、丙酮(7:3)混合液。

(4)复染液:稀释苯酚复红或沙黄液(2.5%沙黄乙醇液10ml加蒸馏水90ml混匀)。

2.方法

在已固定的细菌染片上,滴加结晶紫染液染1分钟,水洗。滴加碘液作用1分钟,水洗。将玻片上残水甩掉。用95%乙醇脱色,至无明显紫色继续脱落为止(约10~30秒,依涂片厚薄而定),水洗。滴加复染液,染30秒钟,水洗,干后镜检。

3.结果

革兰阳性菌呈紫色,革兰阴性菌呈红色。

4.注意事项

(1)在同一载玻片上,用已知金黄色葡萄球菌和大肠埃希菌作为革兰阳性和阴性对照,以利判断。

(2)染色的关键在于涂片和脱色。涂片过于浓厚,常呈假阳性。在镜检时应以分散存在的细菌染色反应为准。纯细菌涂片脱色,以95%乙醇易于掌握,如涂片上有水分,则脱色力强,易形成假阴性。所以去掉玻片上的残留水或印干后再行脱色很有必要。

(3)涂片干燥和固定过程中应注意:涂片后自然干燥,不可用酒精灯加热,以免因掌握温度不准使菌体变性而影响染色效果。固定时通过火焰三次即可,不可过分。黏稠标本涂片近干时,再行涂抹均匀,以免因表层下不干染色时被冲掉。

(4)初染液以结晶紫为好,因甲紫不是单一成分染料,常不易脱色,出现假阳性。

(5)革兰阳性菌的染色反应,有的受菌龄影响,培养 24 或 48 小时以上,则部分或全部转变为阴性反应,此点应特别注意。

(二)稀释复红染色法

1.染色液

用姜－纳二氏苯酚复红溶液做 10 倍稀释即为稀释苯酚复红染色液。

2.方法

将涂片在火焰上固定,待冷。滴加染液,染 1 分钟,水洗,干后镜检。

3.结果

细菌呈红色。

(三)碱性亚甲蓝染色法

1.染色液

亚甲蓝 0.3g,95％乙醇 30.0ml,0.01％氢氧化钾溶液 100.0ml,将亚甲蓝溶于乙醇中,然后与氢氧化钾溶液混合。

2.方法

将涂片在火焰上固定,待冷。滴加染液,染 1 分钟,水洗,待干后镜检。

3.结果

菌体呈蓝色。

(四)抗酸染色法

抗酸染色法主要用于检查临床标本中的结核分枝杆菌等具有抗酸性的细菌。常用的有以下两种方法。

1.齐－尼染色法

(1)涂片、加热固定后滴加 2～3 滴苯酚复红液,用火焰微微加热至出现蒸汽,维持至。

(2)用第二液盐酸乙醇脱色约 1min,至涂片无色或呈淡红色为止,水洗。

(3)滴加第三液亚甲蓝复染液复染 1min,水洗,自然干燥后镜检。

(4)结果:抗酸菌呈红色,背景及其他细菌呈蓝色。

2.金永染色法

(1)用接种环挑取待检标本涂片、自然干燥。

(2)滴加苯酚复红染 5～10min,不用加热,水洗。

(3)滴加盐酸乙醇脱色至无色为止,水洗。

(4)滴加亚甲蓝复染 30s,水洗待干燥后镜检。

(5)结果:抗酸菌染成红色,其他细菌、细胞等为蓝色。

(五)鞭毛染色法

1.镀银染色法

(1)染液:

第一液:鞣酸 5g,$FeCl_3$ 1.5g,15％甲醛溶液 2ml,1％ NaOH 1ml,蒸馏水 100ml。

第二液:硝酸银 2g,蒸馏水 100ml。

待硝酸银溶解后,取 10ml 备用。向剩余的 90ml 中滴加浓氢氧化铵,形成浓厚的沉淀,再继续滴加氢氧化铵至刚刚溶解沉淀为澄清溶液为止,再将备用的硝酸银慢慢滴入,则出现薄雾,轻轻摇动,薄雾状沉淀消失,再滴入溶液,直至摇动仍呈现轻微而稳定的薄雾状沉淀为止,雾重时为银盐析出,不宜使用。

(2)方法:将涂片自然干燥后,滴加第一液染 3～5 分钟,蒸馏水冲洗。用第二液冲去残水后加第二液染 30～60 秒,并在酒精灯上稍加热(涂片切勿烘干),再用蒸馏水冲洗,待干镜检。

(3)结果:菌体为深褐色,鞭毛为褐色。

(4)注意事项:

1)鞭毛染色用新培养的菌种为宜。一般用新制备的斜面,接种后培养 16～24 小时。如所用菌种已长期未移种,最好用新制备的斜面连续移种 2～3 次后再使用。

2)涂片时采用光滑洁净的载玻片,在其一端滴蒸馏水一滴,用接种环挑取斜面上少许菌苔(注意不可带上培养基),轻蘸几下水滴(切勿用接种环转动涂抹防止鞭毛脱落)。将玻片稍倾斜,使菌液随水流至另一端,然后平放在空气中干燥。切勿以火焰固定。

3)染色过程中,要充分洗净第一液后再加第二液。另外,染液当日配制效果最佳。

2.申云生染色法

(1)染液:20%鞣酸水溶液(加温溶解)2ml,20%钾明矾溶液(加温溶解)2ml,1:12 苯酚饱和液 5ml,无水乙醇复红饱和液 1.5ml。

(2)方法:取培养 12 小时琼脂斜面培养物管内的凝集水 0.5ml,加蒸馏水 3ml,轻轻摇后,离心沉淀 15 分钟,去上清液。重复两次后,用生理盐水 3ml 制成悬液,加入 10%甲醛液 2ml,放于 37℃孵育 2 小时,取上液滴于洁净载玻片上,略侧动载玻片使菌液自然流散成薄膜,待其自然干燥。滴加染液染 2.5～3 分钟,水洗,待干镜检。

(3)结果:菌体呈深红色,鞭毛呈红色。

3.谷海瀛鞭毛染色法

(1)鞭毛肉汤:胰胨 10.0g,NaCl 2.5g,K_2HPO_4 1.0g,H_2O 1000ml,pH 7.0。

(2)菌株培养:菌株均分别划线接种血琼脂平板和鞭毛肉汤管,30 培养 18～24 小时。鞭毛肉汤管出现微混浊即在显微镜下观察动力。

(3)涂片制备:血平板培养物:在处理过的洁净玻片一端加 2～3 滴蒸馏水,用灭菌过的接种针蘸取蒸馏水后蘸取单个菌落,轻轻点于玻片上蒸馏水中,轻轻晃动,使菌体分散于玻片上,室温风干或置于 35℃ 温箱干燥。2ml 鞭毛肉汤培养物加入 0.1ml 37%甲醛,1200g 离心 20 分钟,倾掉上清液后加 2ml 蒸馏水轻轻晃动使菌体分散,再离心 20 分钟,再加入适量蒸馏水,变成微乳混浊,制成涂片。

(4)染色液配制:

1)媒染剂 A:3.0g $FeCl_3$·$6H_2O$,100ml 0.01mo/L HCl 溶液,室温存放,长期稳定。

2)媒染剂 B:鞣酸 15.0g 溶解于 100ml 蒸馏水中,加 37%甲醛 1.0ml。室温存放,长期稳定。

3)银染液 C:$AgNO_3$ 5.0g 溶于 100ml 蒸馏水。取出 10.0ml 备用,向余下的 90ml 硝酸银溶液缓缓滴加浓氨水,边加边摇动直到形成沉淀又渐渐溶解恰好形成澄清溶液,再用备用硝酸银溶液慢慢回滴形成稳定薄雾状溶液。取出 20ml,余下染液避光密封,4℃冰箱存放。

（5）染色方法：

1）取 A 液 0.1ml（4 滴）加入带塞的试管内，再加入 B 液 0.1ml（4 滴），充分混合，用酒精灯火焰轻微缓缓加热 10～20 秒，稍冷却。

2）用 A、B 混合液染片 40 秒（30～60 秒）即可，蒸馏水缓慢冲洗干净。A、B 混合物不稳定，加热后 10 分钟内使用，否则影响染色质量。

3）滴加银染液 C 染色，加热至微冒蒸气染 10～20 秒，蒸馏水洗净染液，干后，油镜检查，应观察 10 个视野以上。

（6）涂片染色鞭毛质量评分：应用 West 等方法，根据染色质量不同，分别记作 1、2、3、4、5 分。

1 分：为只见菌体，未见鞭毛。

2 分：见很少的鞭毛，但鞭毛形态很差。

3 分：见很少的鞭毛，但鞭毛形态完整。

4 分：见很多的鞭毛，鞭毛形态完整但仅局限在涂片某部位。

5 分：见很多的鞭毛，且形态完整，分布在大部分涂片上。

（六）荚膜染色法

1.奥尔特荚膜染色法

（1）染液：3％沙黄水溶液（乳钵研磨溶化）。

（2）方法：在已固定的细菌涂片上滴加染液，用火焰加温染色，持续 3 分钟，冷后水洗，待干镜检。

（3）结果：菌体呈褐色，荚膜呈黄色，此法主要用于炭疽杆菌。

2.Hiss 硫酸铜法

（1）染液：第一液：结晶紫乙醇饱和液 5ml 加蒸馏水 95ml，混合。第二液：20％硫酸铜水溶液。

（2）方法：细菌涂片自然干燥后，经乙醇固定，滴加第一液，加微热染 1 分钟。再用第二液将涂片上的染液洗去，切勿再水洗，倾去硫酸铜液，以吸水纸吸干镜检。

（3）结果：菌体及背景呈紫色，荚膜呈鲜蓝色或不着色。

（七）芽孢染色法

1.染液

第一液：姜－纳二氏苯酚复红液。

第二液：95％乙醇。

第三液：碱性亚甲蓝液。

2.方法

在已固定的细菌涂片上滴加第一液，加热染 5 分钟，待冷，水洗。用第二液脱色 2 分钟，水洗。加第三液复染 1 分钟，水洗，待干镜检。

3.结果

菌体呈蓝色，芽孢呈红色。

(八)负染色法

背景着色而菌体本身不着色的染色为负染色法,最常见的是墨汁负染色法,用来观察真菌及细菌荚膜等。

方法:取标本或培养物少许于载玻片上,必要时加少量盐水混匀,再加优质墨汁或碳素墨水一小滴,混合后加盖玻片(勿产生气泡),镜检。背景为黑色,如新型隐球菌可呈圆形、厚壁、生芽、围以荚膜的形态。以油镜检查,细菌荚膜可呈现明显的透亮圈。

第五节　细菌数量测定

一、物理计数

(一)计数器测定法

即用血细胞计数器进行计数。取一定体积的样品细菌悬液置于细胞计数器的计数室内,用显微镜观察计数。由于计数室的容积是一定的($0.1mm^3$),因而可根据计数器刻度内的细菌数计算样品中的细菌数量。本法简便易行,可立即得出结果。

(二)电子计数器计数法

电子计数器的工作原理是测定小孔中液体的电阻变化,小孔仅能通过一个细胞,当一个细胞通过这个小孔时,电阻明显增加,形成一个脉冲,自动记录在电子记录装置上。该法测定结果较准确,但只识别颗粒大小,而不能区分是否为细菌。因此,要求菌悬液中不含任何其他碎片。

(三)比浊法

比浊法是根据菌悬液的透光度间接地测定细菌的数量。细菌悬浮液的浓度在一定范围内与透光度成反比,与吸光度成正比,所以,可用光电比色计测定菌液,用吸光度表示样品中菌液浓度。此法简便快捷,能检测含有大量细菌的悬浮液,得出相对的细菌数目。

(四)测定细胞重量法

此法分为湿重法和干重法。湿重法是指单位体积培养物经离心后将湿菌体进行称重;干重法是指单位体积培养物经离心后,以清水洗净放入干燥器加热烘干,使之失去水分然后称重。此法适于菌体浓度较高的样品,是测定丝状真菌生长量的一种常用方法。

二、生物计数

生物计数法即活细胞计数法。常用的有平板菌落计数法,是根据每个活的细菌能长出一个菌落的原理设计的。取一定容量的菌悬液,作一系列的倍比稀释,然后将定量的稀释液与融化好的培养基进行平板倾注培养,根据培养出的菌落数,可算出培养物中的活菌数。此法灵敏度高,是目前国际上所采用的检测活菌数的常用方法。生物计数法广泛应用于尿液、水、牛奶、食物、药品等各种材料的细菌检验。

注意事项如下。

(1)一般选取菌落数在30～300之间的平板进行计数,过多或过少均不准确。

(2)为了防止菌落蔓延而影响计数,可在培养基中加入 0.001% 2,3,5-氯化三苯基四氮唑(TTC)。

(3)本法限用于形成菌落的微生物。

(一)菌落总数

菌落是指细菌在固体培养基上生长繁殖而形成的能被肉眼识别的生长物,它是由数以万计相同的细菌集合而成。当样品被稀释到一定程度后与培养基进行混合,在一定培养条件下,每个细菌都可以在平板上形成一个可见的菌落。菌落总数就是指在一定条件下(如需氧情况、营养条件、pH 值、培养温度和时间等)每克(每毫升)检样所生长出来的菌落总数。如在需氧情况下,37℃培养 48h,能在普通营养琼脂平板上生长的菌落总数。所以厌氧或微需氧菌、有特殊营养要求的以及非嗜中温的细菌,由于现有条件不能满足其生理需求,故难以生长繁殖。因此,菌落总数并不表示实际中的所有细菌总数,另外,菌落总数并不能区分其中细菌的种类,所以也称为杂菌数或需氧菌数等。菌落总数测定常用于判定食品被细菌污染的程度及卫生质量,它反映食品在生产过程中是否符合卫生要求,以便对被检样品做出适当的卫生学评价。菌落总数的多少在一定程度上标志着食品卫生质量的优劣。

(二)检验方法

菌落总数的测定,一般将被检样品制成几个不同的 10 倍递增稀释液,然后从每个稀释液中分别取出 1ml 置于灭菌平皿中与营养琼脂培养基混合,在一定温度下,培养一定时间后(一般为 48h),记录每个平 m 中形成的菌落数量,依据稀释倍数,计算出每克(或每毫升)原始样品中所含细菌菌落总数。

(三)倾注培养检验方法

1.操作方法

根据标准要求或对标本情况进行估计进行适宜比例的稀释,用吸管吸取 1mL 稀释液于灭菌平皿中,每个稀释度做 2 个平皿。将凉至 46℃的营养琼脂培养基注入平皿约 15ml,并转动平皿混合均匀。同时将营养琼脂培养基倾入已加 1ml 无菌生理盐水的灭菌平皿内作对照。待琼脂凝固后,翻转平板,置 35℃孵箱内培养 18~24h,计算平板内菌落数目,再乘以稀释倍数,即得出每毫升(每克)样品所含细菌的数量。

2.注意事项

倾注用培养基应在 46℃水浴内保温,温度过高会影响细菌生长,过低琼脂易于凝固而不能与菌液充分混匀。如无水浴,应以皮肤感受较热而不烫为宜。倾注培养基的量规定不一,从 12~20ml 不等,一般以 15ml 较为适宜,平板过厚可影响观察,太薄又易干裂。倾注时培基底部如有沉淀物,应将其弃去,以免与菌落混淆而影响计数观察。为使菌落能在平板上均匀分布,标本加入平皿后,应尽快倾注培养基并旋转混匀,可正、反两个方向旋转,标本从开始稀释到倾注最后一个平皿所用时间不宜超过 20min,以防止细菌死亡或繁殖。培养温度一般为 35℃。培养时间一般为 48h,培养箱应保持一定的湿度,培养 48h 后培养基失重不应超过 15%。

第六节 细菌的生化反应

一、糖类代谢试验

(一)糖(醇、苷)类发酵试验

1.原理

不同细菌发酵糖类的酶不同,故分解糖的能力不同,所产生的代谢产物也随细菌种类而异。观察细菌能否分解各类单糖(如葡萄糖等)、双糖(如乳糖等)、多糖(如淀粉等)、醇类(如甘露醇等)和糖苷(如水杨苷等),是否产酸或产气。

2.方法

将纯培养的细菌接种到含各种糖的培养管中,放置于一定条件下孵育后取出,观察结果。

3.结果判断

若细菌能分解此种糖产酸,则指示剂呈酸性变化;不产酸,则培养基颜色无变化。产气可使液体培养基中倒置的小管内出现气泡,或在半固体培养基内出现气泡或裂隙。

4.注意事项

糖发酵培养基内不能含有任何其他糖类和硝酸盐,以免出现假阳性反应。因为有些细菌可使硝酸盐还原产生气体,而影响结果观察。

(二)葡萄糖代谢类型鉴别试验该试验又称氧化/发酵(O/F)试验

1.原理

观察细菌对葡萄糖分解过程中是利用分子氧(氧化型),还是无氧降解(发酵型),或不分解葡萄糖(产碱型)。

2.方法

从平板上或斜面上挑取少量细菌,同时穿刺接种于 2 支 O/F 管,其中 1 支滴加无菌液状石蜡覆盖液面 0.3~0.5cm,经 37℃ 培养 48h 后,观察结果。

3.结果判断

仅开放管产酸为氧化型,两管都产酸为发酵型,两管均不变为产碱型。

4.注意事项

有些细菌不能在 O/F 培养基上生长,若出现此类情况,应在培养基中加入 2% 血清或 0.1% 酵母浸膏,重做 O/F 试验。

(三)β−半乳糖苷酶试验(ONPG 试验)

1.原理

某些细菌具有 β−半乳糖苷酶,可分解邻−硝基酚−β−D−半乳糖苷,产生黄色的邻−硝基酚。

2.方法

取纯菌落用无菌盐水制成浓的菌悬液,加入 ONPG 溶液 0.25ml,35℃ 水浴,于 20min 和 3h 观察结果。

3.结果判断

通常在 20～30min 内显色,出现黄色为阳性反应。

4.注意事项

①ONPG 溶液不稳定,若培养基变为黄色即不可再用。②ONPG 试验结果不一定与分解乳糖相一致。

(四)三糖铁试验(TSI 试验)

1.原理

能发酵葡萄糖和乳糖的细菌产酸产气,使三糖铁的斜面均呈黄色,并有气泡产生;只能发酵葡萄糖,不发酵乳糖的细菌,使斜面呈红色,而底层呈橙黄色;有些细菌能分解培养基中的含硫氨基酸,产生硫化氢,硫化氢遇到铅或铁离子形成黑色的硫化铅或硫化铁沉淀物。

2.方法

挑取纯菌落接种于三糖铁琼脂上,经 35℃培养 18～24h。

3.结果判断

出现黑色沉淀物表示产生硫化氢。

4.注意事项

三糖铁琼脂配制时,应掌握好高压灭菌的温度和时间,以免培养基中的糖被分解。

(五)甲基红试验

1.原理

某些细菌能分解葡萄糖产生丙酮酸,丙酮酸进一步分解为乳酸、甲酸、乙酸,使培养基的 pH 值降到 4.5 以下,加入甲基红指示剂即显红色(甲基红变红范围为 pH4.4～6.0);某些细菌虽能分解葡萄糖,如果产酸量少,培养基的 pH 值在 6.2 以上,加入甲基红指示剂呈黄色。

2.方法

将待检菌接种于葡萄糖蛋白胨水培养基中,35℃培养 1～2 日,加入甲基红试剂 2 滴,立即观察结果。

3.结果判断

呈红色者为阳性,呈黄色者为阴性。

4.注意事项

①培养基中的蛋白胨可影响甲基红试验结果,在使用每批蛋白胨之前要用已知甲基红试验阳性细菌和阴性细菌做质量控制。②甲基红反应并不因增加葡萄糖的浓度而加快。

(六)VP 试验

VP 试验亦称伏普试验。

1.原理

某些细菌能分解葡萄糖产生丙酮酸,并进一步将丙酮酸脱羧成为乙酰甲基甲醇,后者在碱性环境中被空气中的氧氧化成二乙酰,进而与培养基的精氨酸等所含的胍基结合,形成红色的化合物,即为 VP 试验阳性。

2.操作步骤

(1)将待检细菌接种于葡萄糖蛋白胨水培养基中,35℃孵育 1～2 天。

(2)观察方法—贝氏法：观察时按每 2ml 培养物加入甲液 1ml、乙液 0.4ml 混合，置 35℃ 15～30min，出现红色为阳性。若无红色，应置 37℃ 4h 后再判断，本法较奥氏法敏感。

3.结果判断

红色者为阳性。

4.注意事项

α—蔡酚酒精容易失效，试剂放室温暗处可保存 1 个月，KOH 溶液可长期保存。

(七)淀粉水解试验

1.原理

产生淀粉酶的细菌能将淀粉水解为糖类，在培养基上滴加碘液时，在菌落周围出现透明区。

2.方法

将被检菌划线接种于淀粉琼脂平板或试管中，35℃培养 18～24h，加入碘液数滴，立即观察结果。

3.结果判断

阳性反应时菌落周围有无色透明区，其他地方为蓝色；阴性反应时培养基全部为蓝色。

4.应用

用于白喉棒状杆菌的生物分型，重型淀粉酶水解试验阳性，轻、中型为阴性；也可用于芽孢杆菌属菌种和厌氧菌某些种的鉴定。

(八)胆汁七叶苷试验

1.原理

在 10%～40%胆汁条件下，有些细菌具有分解七叶苷的能力。七叶苷被细菌分解产生七叶素，七叶素与培养基中的枸橼酸铁的二价铁离子发生反应形成黑色化合物。

2.方法

被检菌接种于胆汁七叶苷培养基中，35℃培养 18～24h，观察结果。

3.结果判断

培养基基本变黑为阳性，不变色为阴性。

4.应用

主要用于 D 群链球菌与其他链球菌的鉴别，以及肠杆菌科细菌某些种的鉴别。

(九)明胶液化试验

1.原理

细菌分泌的胞外蛋白水解酶(明胶酶)能分解明胶，使明胶失去凝固能力而液化。

2.方法

将待检菌接种于明胶培养基中，35℃培养 24h 至 7 天，每 24h 取出放入 49℃冰箱，约 2h 后观察有无凝固。

3.结果判断

如无凝固则表示明胶已被水解，液化试验阳性，如凝固则需继续培养。

4.注意事项

注意培养时间应足够长,时间不够,容易形成假阴性结果;应该同时作阳性对照和阴性对照。

(十)吡咯烷酮芳基酰胺酶(PYR)试验

1.原理

多数肠球菌含有吡咯烷酮芳基酰胺酶,能水解吡咯烷酮－β－萘基酰胺,释放出 β－萘基酰胺,后者可与 PYR 试剂作用,形成红色的复合物。

2.方法

直接取细菌培养物涂在 PYR 纸片上,放在 35℃孵育 5min,滴加 PYR 试剂。

3.结果

显红色为阳性,呈无色或不改变为阴性。

(十一)葡萄糖酸盐氧化试验

1.原理

某些细菌可氧化葡萄糖酸钾,产生 α－酮基葡萄糖酸。α－酮基葡萄糖酸是一种还原性物质,可与班氏试剂反应,生成棕色或砖红色的氧化亚铜沉淀。

2.方法

将待检菌接种于葡萄糖酸盐培养基中(1ml),置于 35℃孵育 48h,加入班氏试剂 1ml,于水浴中煮沸 10min,迅速冷却观察结果。

3.结果判断

出现黄色到砖红色沉淀为阳性;不变色或仍为蓝色为阴性。

4.注意事项

隔水煮沸应注意试管受热均匀,以防管内液体喷出。

二、氨基酸和蛋白质代谢试验

(一)吲哚(靛基质)试验

1.原理

某些细菌具有色氨酸酶,能分解培养基中的色氨酸产生吲哚,吲哚与试剂(对二甲氨基苯甲醛)作用,形成玫瑰吲哚而呈红色。

2.方法

将待检细菌接种于蛋白胨水培养基中,35℃孵育 1～2 天,沿管壁慢慢加入吲哚试剂 0.5ml,即可观察结果。

3.结果判断

两液面交界处呈红色反应者为阳性,无色为阴性。

4.注意事项

蛋白胨中应含有丰富的色氨酸,否则不能应用。

(二)尿素试验

1.原理

某些细菌能产生脲酶,分解尿素形成氨,使培养基变为碱性,酚红指示剂变为红色。

2.方法

将待检细菌接种于尿素培养基中,35℃孵育1～4天。

3.结果判断

呈红色者为尿素试验阳性。

4.注意事项

尿素培养基颜色的变化是依靠出现碱性来实现的,故对尿素不是特异的。某些细菌如铜绿假单胞菌利用培养基中的蛋白胨可分解为大量氨基酸,使pH值升高而呈碱性,造成假阳性。因此,必须用无尿素的相同培养基作为对照。

(三)氨基酸脱羧酶试验

1.原理

有些细菌能产生某种氨基酸脱羧酶,使该种氨基酸脱去羧基,产生胺(如赖氨酸→尸胺、鸟氨酸→腐胺、精氨酸→精胺),从而使培养基变为碱性的,使指示剂变色。

2.方法

挑取纯菌落接种于含有氨基酸及不含氨基酸的对照培养基中,加无菌液状石蜡覆盖,35℃孵育4天,每日观察结果。

3.结果判断

若仅发酵葡萄糖显黄色,为阴性;由黄色变为紫色,为阳性。对照管(不含氨基酸)为黄色。

4.注意事项

①由于脱羧酶培养基含有蛋白胨,培养基表面的蛋白胨氧化和脱氨基作用可产生碱性反应,所以培养基应封闭,隔绝空气,以消除假阳性反应。②不含氨基酸的空白对照管,孵育18～24h后,仍应保持黄色(发酵葡萄糖)。

(四)苯丙氨酸脱氨酶试验

1.原理

有些细菌产生苯丙氨酸脱氨酶,使苯丙氨酸脱去氨基产生苯丙酮酸,与三氯化铁作用形成绿色化合物。

2.方法

将待检细菌接种于苯丙氨酸琼脂斜面上,35℃孵育18～24h,在生长的菌苔上滴加三氯化铁试剂,立即观察结果。

3.结果判断

斜面呈绿色为阳性。

4.注意事项

①注意接种菌量要多,否则会出现假阴性反应。②苯丙氨酸脱氨酶试验在加入三氯化铁试剂后,应立即观察结果,因为绿色会很快褪去,不管阳性或阴性结果,都必须在5min内做出判断。

(五)硫化氢试验

1.原理

细菌分解培养基中的含硫氨基酸(如胱氨酸、半胱氨酸等)产生硫化氢,硫化氢遇到铅或铁离子产生黑色硫化物。

2.方法

将培养物接种于醋酸铅培养基或克氏铁琼脂培养基中,35℃孵育1～2天,观察结果。

3.结果判断

呈黑色者为阳性。

(六)精氨酸双水解(ADH)试验

1.原理

精氨酸经两次水解后产生鸟氨酸、氨及二氧化碳,鸟氨酸又在脱羧酶的作用下生成腐胺,氨与腐胺均为碱性物质,可使培养基指示剂变色。

2.方法

将待检菌接种于精氨酸双水解培养基上,35℃孵育1～4天,观察结果。

3.结果判断

溴甲酚紫指示剂呈紫色为阳性,酚红指示剂呈红色为阳性,呈黄色为阴性。

4.应用

主要用于肠杆菌科细菌及假单胞菌属某些细菌的鉴定。

三、有机酸盐和铵盐代谢试验

(一)枸橼酸盐利用试验

1.原理

在枸橼酸盐培养基中,细菌能利用的碳源只有枸橼酸盐。当某种细菌能利用枸橼酸盐时,可将其分解为碳酸钠,使培养基变为碱性,pH指示剂溴麝香草酚蓝由淡绿色变为深蓝色。

2.方法

将待检细菌接种于枸橼酸盐培养基斜面,于35℃孵育1～4天。

3.结果判断

培养基由淡绿色变为深蓝色者为阳性。

4.注意事项

接种菌量应适宜,过少可发生假阴性,接种过多可导致假阳性。

(二)丙二酸盐利用试验

1.原理

在丙二酸盐培养基中,细菌能利用的碳源只有丙二酸盐。当某种细菌能利用丙二酸盐时,可将其分解为碳酸钠,使培养基变为碱性,pH指示剂溴麝香草酚蓝,由淡绿色变为深蓝色。

2.方法

将待检细菌接种子丙二酸盐培养基上,于35℃孵育1～2天,观察结果。

3.结果判断

培养基由淡绿色变为深蓝色者为阳性。

4.注意事项

某些利用丙二酸盐的细菌产碱量少,造成判断困难。可将其与未接种的培养基进行对比。培养48h后有蓝色表示为阳性,阴性结果必须在培养48h后才能做出判断。

(三)乙酰胺利用试验

1.原理

非发酵菌产生脱酰胺酶,可使乙酰胺经脱酰胺酶作用释放氨,使培养基变为碱性。

2.方法

将待检菌接种于乙酰胺培养基中,于 35℃孵育 24～48h,观察结果。

3.结果判断

培养基由黄色变为红色为阳性,培养基颜色不变为阴性。

4.应用

主要用于非发酵菌的鉴定。铜绿假单胞菌、无色杆菌、代尔伏特菌为阳性,其他非发酵菌大多数为阴性。

(四)醋酸盐利用试验

1.原理

细菌利用铵盐作为唯一氮源,同时利用醋酸盐作为唯一碳源时,可在醋酸盐培养基上生长,分解醋酸盐产生碳酸钠,使培养基变为碱性。

2.方法

将待检菌接种于醋酸盐培养基斜面上,于 35℃孵育 7 天,逐日观察结果。

3.结果判断

斜面上有菌落生长、培养基变为蓝色为阳性,否则为阴性。

4.应用

肠杆菌科中埃希菌属为阳性,志贺菌属为阴性;铜绿假单胞菌、荧光假单胞菌等非发酵菌为阳性。

四、酶类试验

(一)触酶试验

1.原理

具有触酶(过氧化氢酶)的细菌,能催化过氧化氢放出新生态氧,继而形成气泡。

2.方法

取 3%过氧化氢溶液 0.5ml,滴加于不含血液的细菌培养基上,或取 1～3ml 滴加于盐水菌悬液中。

3.结果判断

培养物出现气泡者为阳性。

4.注意事项

①细菌要求新鲜。②不宜用血平板上的菌落做触酶实验,因红细胞内含有触酶,可能出现假阳性。③需用已知阳性菌和阴性菌做对照。

(二)氧化酶试验

1.原理

氧化酶(细胞色素氧化酶)是细胞色素呼吸酶系统的酶。具有氧化酶的细菌,首先使细胞色素 C 氧化,再用氧化型细胞色素 C 使对苯二铵氧化,生成具有颜色的醌类化合物。

2.方法

取洁净的滤纸一小块,蘸取菌苔少许,加一滴 10g/L 盐酸对苯二铵溶液于菌落上,观察颜色变化。

3.结果判断

立即呈粉色并迅速转为紫红色者为阳性。

4.注意事项

①试剂在空气中容易氧化,故应经常更换试剂,或配制时在试剂内加入 0.1％维生素 C 以减少自身氧化。②不宜采用含有葡萄糖的培养基上的菌落(葡萄糖发酵可抑制氧化酶活性)。③实验时应避免含铁的培养基等含铁物质,因本实验过程中遇铁时会出现假阳性结果。

(三)靛酚氧化酶试验

1.原理

具有氧化酶的细菌,首先使细胞色素 C 氧化,再由氧化型细胞色素 C 使盐酸对二甲胺基苯胺氧化,并与 α－萘酚结合,产生靛酚蓝而呈蓝色。

2.方法

取靛酚氧化酶纸片用无菌盐水浸湿,然后直接蘸取细菌培养物,立即观察结果。

3.结果判断

纸片在 10s 内变成蓝色为阳性。

(四)血浆凝固酶试验

1.原理

金黄色葡萄球菌可产生两种凝固酶。一种是结合凝固酶,即结合在细菌细胞壁上,为纤维蛋白原的受体,能与血浆中的纤维蛋白原结合,可用玻片法测出。另一种是游离凝固酶,为分泌至菌体外的蛋白质,能被血浆中的协同因子激活成为凝血酶样物质,从而使血浆发生凝固。

2.方法

(1)玻片法:取兔或人血浆和生理盐水各一滴分别置于清洁玻片上,挑取待检菌落分别与血浆及生理盐水混合。如果血浆中有明显的颗粒出现而生理盐水中无自凝现象为阳性。

(2)试管法:取试管 3 支,分别加入 0.5ml,的血浆(经生理盐水 1：4 稀释),挑取菌落数个加入测定管充分研磨混匀,将已知阳性菌株和阴性菌株加入对照管,37℃水浴 3～4h。血浆凝固为阳性。

(3)注意事项:若被检菌为陈旧的肉汤培养物(大于 18～24h)或生长不良、凝固酶活性低的菌株往往出现假阴性。该试验需要设阳性对照与阴性对照。

(五)DNA 酶试验

1.原理

某些细菌可产生细胞外 DNA 酶。DNA 酶可水解 DNA 长链,形成数个寡核苷酸链,后者可溶于酸。在平板上加入酸后,若菌落周围出现透明环,表示该菌具有 DNA 酶。

2.方法

将待检细菌点种于 DNA 琼脂平板上,35℃培养 18～24h,在细菌生长物上加一层 1mol/L 盐酸(使菌落浸没)。

3.结果判断

菌落周围出现透明环为阳性,无透明环为阴性。

4.注意事项

培养基表面凝固水需烘干,以免细菌蔓延状生长。也可在营养琼脂的基础上增加 0.2%DNA。

(六)硝酸盐还原试验

1.原理

硝酸盐培养基中的硝酸盐可被某些细菌还原为亚硝酸盐,后者与乙酸作用产生亚硝酸。亚硝酸与对苯氨基苯磺酸作用,形成偶氮苯磺酸,再与 α-萘胺结合生成红色的 N-α-萘胺偶氮苯磺酸。

2.方法

将待检细菌接种于硝酸盐培养基中,于 35℃ 孵育 1~2 天,加入甲液和乙液各 2 滴,即可观察结果。若加入硝酸盐试剂不出现红色,需检查硝酸盐是否被还原。可于原试管内加入少量锌粉,如出现红色,证明产生芳基肼,表示硝酸盐仍然存在;若仍不产生红色,表示硝酸盐已被还原为氨和氮。也可在培养基内加 1 支小导管,若有气泡产生,表示有氮气产生,用以排除假阴性。如铜绿假单胞菌、嗜麦芽窄食单胞菌等可产生氮气。

3.结果判断

呈红色者为阳性。若不呈红色,再加入少量锌粉,如仍不变为红色者为阳性,表示培养基中的硝酸盐已被还原为亚硝酸盐,进而分解成氨和氮。加锌粉后变为红色者为阴性,表示硝酸盐未被细菌还原,红色反应是由于锌粉还原所致。

4.注意事项

本实验在判定结果时,必须在加试剂之后立即判定,否则会因迅速褪色而造成判定困难。

五、其他试验

(一)氢氧化钾拉丝试验

1.原理

革兰阴性菌的细胞壁在稀碱溶液中容易破裂,释放出未断裂的 DNA 螺旋,使氢氧化钾菌悬液呈现黏性,可用接种环搅拌后拉出黏液丝,而革兰阳性菌在稀碱溶液中没有上述变化。

2.方法

取 1 滴 40g/L 氢氧化钾水溶液于洁净玻片上,取新鲜菌落少量混合均匀,并不断提拉接种环,观察是否出现拉丝。

3.结果判断

出现拉丝者为阳性,否则为阴性。

(二)黏丝试验

1.原理

霍乱弧菌与 0.5% 去氧胆酸盐溶液混匀,1min 内菌体溶解,悬液由混浊变为清晰,并变黏稠,用接种环挑取时有黏丝形成。

2.方法

在洁净载玻片上加 0.5％去氧胆酸盐溶液,与可疑细菌混匀,用接种环挑取,观察结果。

3.结果判断

在 1min 内菌悬液由混变清并且黏稠,有黏丝形成为阳性,否则为阴性。

(三)CAMP 试验

1.原理

B 群链球菌具有"CAMP"因子,能促进葡萄球菌 β 溶血素的活性,使两种细菌在划线处呈现箭头形透明溶血区。

2.方法

先用产溶血素的金黄色葡萄球菌在血平板上划一横线,再取待检的链球菌与前一划线做垂直接种,两者相距 0.5～1.0cm,于 35℃孵育 18～24h,观察结果。

3.结果判断

在两种细菌划线交界处,出现箭头形透明溶血区为阳性。

4.注意事项

被检菌与金黄色葡萄球菌划线之间留出 0.5～1.0cm 的距离,不得相接。

(四)奥普托欣敏感试验

1.原理

Optochin(乙基氢化去甲奎宁 ethylhydrocupreine 的商品名)可干扰肺炎链球菌叶酸的生物合成,抑制该菌的生长,故肺炎链球菌对其敏感,而其他链球菌对其耐药。

2.方法

将待检的 α 溶血的链球菌均匀涂布在血平板上,贴放 Optochin 纸片,35℃孵育 18～24h,观察抑菌环的大小。

3.结果判断

抑菌环大于 15mm 的为肺炎链球菌。

4.注意事项

①做 Optochin 敏感实验的平板不能在二氧化碳环境下培养,因其可使抑菌环缩小。②同一血平板可同时测定几株菌株,但不要超过 4 株。③Optochin 纸片可保存于冰箱中,一般可维持 9 个月。如用已知敏感的肺炎链球菌检测为耐药时,纸片应废弃。

(五)新生霉素敏感试验

1.原理

金黄色葡萄球菌和表皮葡萄球菌可被低浓度新生霉素抑制,表现为敏感,而腐生葡萄球菌表现为耐药。

2.方法

将待检菌接种于 MH 琼脂平板或血平板上,贴上每片含 5μg 新生霉素诊断纸片一张,35℃孵育 18～24h,观察抑菌环的大小。

3.结果判断

抑菌环直径大于 15mm 为敏感,不大于 15mm 为耐药。

(六)杆菌肽敏感试验

1.原理

A群链球菌对杆菌肽几乎全部敏感,而其他群链球菌对杆菌肽一般为耐药。故用以鉴别A群链球菌和非A群链球菌。

2.方法

用棉拭子将待检菌均匀接种于血平板上,贴上每片含0.04U的杆菌肽纸片一张,放35℃孵育18～24h,观察结果。

3.结果判断

抑菌环直径大于10mm为敏感,不大于10mm为耐药。

(七)O/129抑菌试验

1.原理

O/129(2,4二氨基－6,7－二异丙基喋啶)能抑制弧菌属、发光杆菌属和邻单胞菌属细菌生长,而气单胞菌属和假单胞菌属细菌耐药。

2.方法

用棉拭子将待检菌均匀涂布于碱性琼脂平板上,把每片含10μg、每片含150μg两种含量的O/129纸片贴于其上,放35℃孵育18～24h,观察结果。

3.结果判断

出现抑菌环者表示敏感,无抑菌环者为耐药。

4.注意事项

弧菌属、邻单胞菌属敏感,气单胞菌属细菌为耐药。上述细菌传染性强危害大,实验过程中务必做好生物安全工作,或在相应生物安全级别实验室进行。

第七节 分子微生物学检验技术

分子生物学的理论和技术的迅速发展为微生物的鉴定与鉴别,微生物的分型,耐药基因的检测,分子流行病学的调查等提供了重要手段,使得其更加准确、简洁和快速。

一、脉冲场凝胶电泳

脉冲场凝胶电泳(PFGE)以其重复性好、分辨力强而被誉为微生物分子分型技术的"金标准"。无论是在固体还是液体培养基中生长的细菌,用蛋白裂解酶溶解细胞壁和蛋白质后,再经DNA特异位点内切酶消化、酶切,再将经如上处理的微生物DNA放置凝胶中电泳。定时改变电场方向的脉冲电源,每次电流方向改变后持续1秒至5分钟左右,然后再改变电流方向,反复循环,使DNA在琼脂糖凝胶的网孔中呈曲线波动,从而将10～800kb的大片段微生物DNA有效地分离,此电泳图谱经荧光素染色(如溴乙啶)后观察。成像的数据可贮存在商品化的数据库中,并用商品化的软件包进行数据分析。

PFGE图谱的判别标准,根据其电泳条带来判定,如PFGE图谱一致,说明为相同菌株;有

1～3 条带的差异说明菌株间有相近关系,且只有单基因的改变;4～6 条带的差异说明菌株间可能有相近关系,但可有两个独立基因的差异;如菌株间有 6 条带或更多条带差异,表明有三个或更多基因的改变,可视为无相关性。此标准只适用于小量的局部性基因的变化研究,有一定的局限性。

PFGE 适用于各种病原菌分析,与其他分型方法比较有着更高的分辨力和重复性。目前,许多常见的细菌病原体如肺炎链球菌、肠球菌、肠杆菌、铜绿假单胞菌和其他革兰阴性菌以及非结核分枝杆菌等都可用 PFGE 进行分析。但是,对耐甲氧西林金黄色葡萄球菌、流感嗜血杆菌 b 型和大肠埃希菌 0157：H7 型等,由于它们各菌属间有相同的内切酶位点,故在流行病学上无相关性的分离株也可表现出相同的 PFGE 图谱,不易区分。尽管如此,PF－GE 在分子生物学分型技术中仍是分辨率最好的方法,实验表明较大多数其他方法分辨率高,如在鉴别乙酸钙不动杆菌和鲍曼不动杆菌、淋病奈瑟菌等菌株时,其分辨率也明显高于重复序列片段 PCR(Rep－PER)。凝胶扫描分析仪和相应软件有助于创建所有病原菌 PFGE 图谱数据库。将鉴定的图谱数据与数据库中的相比较,可判断被测菌株与相关菌属间的遗传学关系。

二、DNA 印迹和限制性片段长度多态性分析

DNA 印迹主要用于测定和定位各种真核和原核生物体基因序列,其方法是将全染色体 DNA 经内切酶消化后,用琼脂糖凝胶电泳将其片段分离,再将分离的 DNA 片段从琼脂糖凝胶中转印到硝酸纤维素或尼龙膜上,最后将结合在膜上的核酸通过与一个或多个同源性探针杂交进行检测。探针的标记可用酶显色底物或酶化学发光底物等。该方法已成功地用于细菌菌株的分型中,它基于各种内切酶位点在不同菌株的基因特异性区域中呈多态性的原理,根据琼脂糖电泳的条带大小来判定菌株间的关系。

基因特异性探针现已用于监测微生物的流行菌(毒)株。在 RFLP－DNA 印迹的基础上发展起来另一个分型法,核糖体分型技术,其最大特点是选用细菌核糖体中 16SrRNA 或 23SrRNA 基因为杂交探针,核糖体分型可用于区分不同的细菌菌株的研究。由于该方法产生的杂交条带较少,结果的判别较容易,但对基因关系相近的菌株间其分辨力尚显不够。

多基因位点也能成为细菌分型中 DNA 印迹研究的靶点,如采用 toxA 基因和 16S 与 23SrRNA 基因的复合探针用于铜绿假单胞菌的分型。但应用双基因探针法的 DNA 印迹技术,其分辨力仍低于 PFGE,又由于 DNA 印迹技术烦琐,其应用多已被 PCR 特异性位点 RFLP 方法所代替。

三、随机扩增 DNA 多态性分析

随机扩增 DNA 多态性分析(RAPD)又称为随机引物 PCR(PCR)最初由 Williams、Welsh 及 Mc－Clelland 等报道。RAPD 分析是基于较短的随机序列引物(9～10 个碱基长度),在低退火温度下能与染色体 DNA 序列有较好的亲和力,能用于细菌基因区域的初始扩增。如果当退火时两个 RAPD 引物分别在数千 bp 的范围内,与模板结合后 PCR 所产生的分子长度与两者间的结合距离相一致。由于在同种细菌的不同株之间与随机引物结合位点的数量不同,在理论上不同菌株经琼脂糖电泳分离扩增后产物所产生的条带图谱有所不同。

在多数情况下,RAPD 引物序列所产生的最佳 DNA 条带靠经验来确定试验条件。有人用噬菌体 M$_{13}$的一段保守 DNA 序列作为 RAPD 指纹图谱分析的引物,可能有助于 RAPD 方

法的标准化。

RAPD 法可用来进行细菌和真菌的分型。与其他的分型技术比较,RAPD 分析 16rRNA 基因和 16S～23SrRNA 间隔区较 RFLP 有更好的分辨性,但不及 Rep－PCR。RAPD 分析中的问题是缺乏重复性和难以标准化。由于引物不能直接与一些特殊的基因位点结合使得引物与模板位点间发生不完全性杂交,加之扩增过程敏感性极高,在退火温度下的轻微变化都能导致图谱条带的改变,且根据经验来设计引物,给确定最佳反应条件和试剂浓度的选择带来了困难,这些都是该技术难以标准化的因素。

四、PCR－异性位点 RFLP

PCR 能对细菌特异性的基因区域进行扩增并进行比较,被检测的这些特异性区域常用相应的特异性引物来进行扩增,将产物进行 RFLP 分析。消化后的 DNA 片段可通过琼脂糖或聚丙烯凝胶电泳进行分离。

PCR－特异性位点 RFLP(RFLP)特异性位点的 RFLP 方法能用于微生物基因分型研究。细菌的 16S、23S 和 16S～23S 区域常用于特异性位点 RFLP 的研究靶点。核糖体 DNA 的扩增、内切酶消化和 DNA 片段的电泳分离,较之 DNA 印迹的传统核糖体分型更加简便,同时,特异性位点的 RFLP 方法还可运用于耐药基因的筛查中,Cockerill 等曾通过扩增对异烟肼不同程度耐药的结核分枝杆菌 katG 基因的 RFLP 方法来观察其突变。

由于 PCR 特异性位点 RFLP 所检测的细菌基因区域有限,研究表明,PCR－核糖体分型与 PFGE 和生化分型方法比较,其分辨率较低。

五、重复片段 PCR

此法通过 PCR 扩增细菌基因的重复 DNA 片段来获得菌株特异性图谱。目前主要应用两种重复片段,一种是基因外重复回文序列(REP),它是一个有 38bp 的片段,由一个保守回文段以及两端分别为有 6 个降解位点和一个 5bp 的可变框组成。REP 序列已在许多肠杆菌科细菌中发现,REP 片段中的回文特性和它能形成框架结构的特性是导致其具有高度保守结构分散等多重功能的关键。第二种常用于分型的 DNA 序列是肠杆菌科基因间重复序列(ERIC),其核酸为 126bp,其中包含了一个高度保守的中央倒置重复序列并位于细菌染色体中的基因外区域,它们在大肠埃希菌和沙门菌的基因序列中极其重要。

在扩增时,无论 REP 还是 ERIC 片段可以是一对引物或一组引物,也可选用多组复合引物。ERIC 法所产生的图谱一般较 REP 简单,但在对细菌菌株的分辨力却相似。同时选用 REP 和 ERIC 引物进行 PCR 分型可提高其分辨能力。

在细菌 DNA 分型中,重复片段 PCR(Rep－PCR)方法应用最为广泛,REP 和 ERIC 引物都适合于肠杆菌属等各种革兰阴性菌和肺炎链球菌等各种革兰阳性菌。由于该方法简便,适合于大批量菌株的鉴定,但其分辨力仍不及 PFGE。

六、扩增片段长度多态性分析

扩增片段长度多态性分析(AFLP)是一种基因指纹技术,其原理是对经内切酶消化的 DNA 片段进行选择性的扩增,最初该方法主要用于鉴定植物基因的特性,后也用于细菌的 DNA 分型中。一般 AFLP 可选用两个不同的内切酶和两个引物,也可用一个内切酶和一个引物进行。通常细菌 DNA 经提取、纯化后,用两个不同的酶如 EcoRI 和 MseI 消化,选用与酶切位点和被检序列有同源性的片段作为 PCR 引物,则能较好地与之互补进行扩增。为了便于观察,PCR 引物可用放射性同位素或荧光素标记,也可用于溴乙啶染色检查。研究表明,AFLP 在菌株分型中有着较好的重复性,其分辨能力优于 PCR－核糖体技术,但不如 Rep－PCR 和 PFGE。

七、DNA 序列测定

所有鉴别微生物的基因检测方法都是根据菌(毒)株间 DNA 序列的差异而设计,故在理论上 DNA 序列测定是最可靠的微生物分型手段,也是微生物鉴定的基本依据。但因需特殊设备且成本较高,故不宜在临床应用。DNA 序列测定通常是采用 PCR 扩增样品 DNA 中的某一片段,再将 PCR 产物进行测序,RNA 也可通过逆转录后进行序列分析。自动化的 DNA 测序仪是基于实时荧光来监测标记的测序产物而进行,常用的 DNA 测序仪通常采用的是双脱氧链终止法,即在 DNA 合成反应中加入 5'被荧光素标记的寡核苷酸引物和少量的一种 ddNTP 后,链延伸将与偶然发生但却十分特异的链进行竞争,反应产物是一系列的核苷酸,其长度取决于起始 DNA 合成的引物末端到出现链终止位置之间的距离,在 4 组独立的酶反应中分别采用 4 种不同的 ddNTP,结果将产生 4 组寡核苷酸,它们将分别终止于模板的每一个 A、C、G、T 的位置上。再将四管反应物同时进行聚丙烯酰胺凝胶电泳,在电泳时,荧光标记物被氩激光所激发而自动检测,其数据结果经特殊的软件处理而判读出碱基序列。

DNA 序列测定的应用需注意以下几个问题,首先 DNA 序列测定只适用于细菌染色体中非常小范围内的直接检测,不适宜对复杂序列或细菌染色体大范围的测定,而 PFGE、Rep－PCR 和 RAPD 分析等则是检测的细菌全染色体。其次,由于序列测定的 DNA 范围有效,在选择序列范围时,应避开细菌的高度保守区域,以提高其分辨能力。再次,在分型中所选择的被测序列应不能水平地传递给其他菌株,以保证其分型的准确性。

第八节　生物芯片技术

生物芯片技术是迅速兴起的高新技术,其特点是高通量(同时检查多种目标)、高集成、微量化且具有高敏感性和高特异性。它在微生物感染的诊断中具有独特的技术优势。目前还主要用于科研,但其发展极为迅速,用于临床和微生物感染诊断的前景广阔。

生物芯片有多种,其分类方法也有不同;如按其用途大体可分为:①蛋白质芯片:依据免疫学原理,使多项抗原－抗体反应同时在一张芯片上进行,又可分为:测抗原的蛋白质芯片、测抗体的蛋白质芯片、测多肽的蛋白质芯片、测受体和酶的蛋白质芯片等。②基因(DNA)芯片:在固相支持物上合成或点加用于杂交的寡核苷酸探针。提取并扩增目的基因后与芯片探针杂交,以检测仪检出杂交信号,计算机软件自动判读结果。有多种检测技术,依其用途又可分为:测序 DNA 芯片、基因表达芯片、基因组比较芯片、微生物等目的基因检出芯片等。③液体芯片:靶基因或检测对象与探针在液相中杂交。探针是有两种荧光粒子按不同的比例混合制备而成。杂交后的信号由流式细胞仪检测,由检测到的荧光的差异而测知目的基因或目的物。

用于微生物感染诊断的芯片以基因芯片为主,但检测微生物的抗原或抗体也是诊断的重要手段,蛋白质芯片也是检查抗原或抗体的敏感而特异的方法,故本节也将蛋白质芯片包括在内。

一、基因芯片

基因芯片也称 DNA 芯片、DNA 微阵列、DNA 微集芯片、寡核苷酸阵列等。

(一)基本原理

将大量的核酸片段(寡核苷酸、cDNA、基因组 DNA)以预先设计好的方式固定在支持物即芯片上。此类芯片可依需要选用玻片、硅片、聚丙烯酰胺凝胶、尼龙膜等。在芯片上组成密集的阵列式探针,用来与经荧光或其他标记物标记的靶分子进行特异性结合。结合的荧光或其他标记物的信号由专用仪器自动检测、自动判读,从而判断标本中靶分子的性质与数量。

(二)主要制备过程

1.探针的设计

用于微生物分类和鉴定的寡核苷酸探针选择目的微生物的特异基因片段。登录 GenBank 检索为此提供重要的工具。对于细菌,选用核糖体的 16S rDNA、23S rD－NA 或 16S rDNA 和 23S rDNA 间隔区基因片段可兼及细菌的保守序列和变异序列。

2.载体芯片的选择

固体片状材料可选用玻片、硅片或瓷片。薄膜材料可选用硝酸纤维素膜、尼龙膜或聚丙烯膜等。载体表面要经活化,一般用涂布多聚赖氨酸或包被氨基硅烷耦联试剂,使表面带有羟基或氨基等活性基团。

3.芯片的制备

基本方法有去光保护原点合成法,过程较复杂,已不多用。分子印章原位合成法和喷印合成法和合成点样法,后者采用较多,由专用微阵列点样仪完成。

(三)主要检测过程

标本中 DNA 或 RNA 的提取,已有商品成套试剂供应,关键是提取效率和避免污染。

1.PCR 扩增

关键在适当的引物设计和扩增体系的优化。

2.扩增物的标记

常用者有同位素、荧光物、生物素、地高辛、纳米金粒子、胶体金纳米粒子等。

3.与芯片上的探针杂交

重要的是选择合适的杂交条件,减少杂交错配。

4.杂交信号的检测分析

依标记物的不同应用荧光显像仪,质谱仪,化学发光仪等。信号再经自动搜集,处理进行定性或定量分析,判定结果。

二、蛋白质芯片

基本原理同上,但芯片上加有多种标记过的抗原经固定后与标本中的抗体结合,再检测标记信号可知标本中存在何种抗体。同样可用各种标记的已知抗体检查标本中的微生物抗原,进行感染的快速诊断。

三、生物芯片技术在微生物诊断中的应用

这方面的进展在飞速地进步。每天均有新的应用文章出现,仅据近期的应用资料可大体归纳如下:

(一)各种病原体

包括病毒、细菌、支原体、衣原体、螺旋体、立克次体等的基因测序、DNA 指纹图谱和分类、定型。

(二)病毒的检测和自标本中同时检查多种病毒

应用较多的有 HIV 的检出与分型,HBV 和 HCV 的分型,流感病毒的检出与分型,流感病毒 H_5N_1 的检查与抗原变异分析,引起传染性非典型性肺炎(SARS)的新型冠状病毒的检测与分型,西尼罗等新病毒的检测,自呼吸道标本总同时检查多种呼吸道病毒,自脑脊液中同时检查多种病毒,自粪便中检查多个型别的轮状病毒等。

(三)自标本中同时检查多种不同的病原体

如性传播性疾病的检查芯片可同时检查病毒、细菌、衣原体和梅毒螺旋体等。

(四)多种细菌的同时检定

如菌血症芯片、呼吸道细菌芯片、肠道病原菌芯片、致腹泻大肠埃希菌(包括产素性、致病性、侵袭性、产志贺毒素性、聚集性大肠埃希菌各型)芯片、食源性病原菌芯片、水中细菌芯片、海水中细菌芯片等。

(五)病原菌的鉴定和分型芯片

葡萄球菌及分型芯片、耐苯唑西林葡萄球菌检出及分型芯片、链球菌分型芯片、葡萄球菌肠毒素芯片、厌氧菌鉴定芯片、类杆菌鉴定芯片、棒状杆菌鉴定芯片、结核与非结核分枝杆菌鉴定芯片、肺炎链球菌分型芯片、军团菌、流感嗜血杆菌、李斯特菌、白喉杆菌、炭疽杆菌、卡他摩拉菌等的鉴定与分型芯片等。

(六)细菌耐药基因检测芯片

已研制出革兰阳性菌、革兰阴性菌的多种耐药基因同时检测的芯片、结核分枝杆菌耐药基因、ESBL 几百种基因同时检测、耐喹诺酮多种耐药基因同时检测的芯片等。

(七)其他

多种真菌同时检出及分型芯片、衣原体诊断及分型芯片、支原体诊断及分型芯片、螺旋体诊断及分型芯片、朊粒(prion,朊毒体)研究用芯片。

第九节　菌株保存和管理

微生物菌种是指可培养的有一定科学意义或实用价值的细菌、真菌细胞株及其相关信息。它是一个国家重要和宝贵的生物资源之一。因此,必须重视微生物的保存,使其尽可能不发生变异或死亡,为科学研究和实验鉴定提供良好的菌种。

一、菌种类型

(一)参考菌株

参考菌株主要用于临床微生物实验室室内质量控制,也可作为实验室培训的示教材料。实验室必须长期保存一定种类和数量的参考菌株,以满足工作需要。参考菌株的基本特性如下。

(1)形态、生理、生化及血清学特征典型,并相当稳定。

(2)菌株对所测定抗菌药物的抑菌环直径或 MIC 值稳定一致。

(3)对测试项目反应敏感。如测试在巧克力琼脂平板的分离能力,应选择流感嗜血杆菌或脑膜炎奈瑟菌。

(二)临床菌株

根据临床检验、教学、科研的需要,从临床各类标本中分离的典型菌株或比较少见菌株,也可做短期或长期保存。

二、各类菌种的保藏方法

保存菌株所采用的培养基必须能使微生物长期维持生存与稳定,不出现生长或新陈代谢过于旺盛的情况,使菌株较长时间存活而保持性状稳定。

(一)培养基直接保存法

(1)将菌种接种在适宜的固体斜面培养基上,待菌充分生长后,棉塞部分用油纸包扎好,移至 4℃ 的冰箱中保藏。

(2)保藏时间依微生物的种类而有所不同,放线菌及有芽孢的细菌保存 2～4 个月移种一次。一般细菌每月移种一次。

此法为临床微生物实验室和教学实验室常用的保藏法,优点是操作简单,使用方便,不需特殊设备,能随时检查所保藏的菌株是否死亡、变异与污染杂菌等。缺点是屡次传代易使微生物发生变异,表现为代谢等生物学性状的改变,且污染杂菌的机会亦较多。

(二)液状石蜡保藏法

(1)将液状石蜡分装于三角烧瓶内,塞上棉塞,并用牛皮纸包扎,$1.05kgf/cm^2$($1kgf/cm^2 = 0.098MPa$)、121.3℃ 高压蒸汽灭菌 20min,然后放在 40℃ 温箱中,使水汽蒸发掉,备用。

(2)将需要保藏的菌种在最适宜的斜面培养基中培养,以得到健壮的菌体。

(3)用无菌吸管吸取灭菌的液状石蜡,注入已长好菌的斜面上,其用量以高出斜面顶端 1cm 为准,使菌种与空气隔绝。

(4)将试管直立,置于低温或室温下保存(有的微生物在室温下比冰箱中保存的时间还要长)。

此法实用且效果好。放线菌、芽孢细菌可保藏 2 年以上,一般无芽孢细菌也可保藏 1 年左右,甚至用一般方法很难保藏的脑膜炎球菌,在 37℃ 温箱内,亦可保藏 3 个月之久。其优点是制作简单,不需特殊设备,且不需经常转种。缺点是保存时必须直立放置,所占位置较大,同时也不便携带。从液状石蜡下面取培养物移种后,接种环在火焰上烧灼时,培养物容易与残留的液状石蜡一起飞溅,应特别注意。

(三)滤纸保藏法

(1)将滤纸剪成 0.5cm×1.2cm 的小条,装入 0.6cm×8cm 的安瓿管中,每管 1～2 张,塞以棉塞,1.05kg/cm2、121.30℃高压蒸汽灭菌 20min。

(2)将需要保存的菌种,在适宜的斜面培养基上培养,使其充分生长。

(3)取灭菌脱脂牛乳 1～2ml 滴加在灭菌平皿或试管内,取数环菌苔在牛乳内混匀,制成浓悬液。

(4)用灭菌镊子自安瓿管取滤纸条浸入菌悬液内,使其吸饱后再放回至安瓿管中,塞上棉塞。

(5)将安瓿管放入内有五氧化二磷作吸水剂的干燥器中,用真空泵抽气至干。

(6)将棉花塞入管内,用火焰熔封,保存于低温下。

(7)需要使用菌种进行复活培养时,可将安瓿管口在火焰上烧热,滴一滴冷水在烧热的部位,使玻璃破裂,再用镊子敲掉口端的玻璃,待安瓿管开启后,取出滤纸将其放入液体培养基内,置于温箱中培养。

细菌可保藏 2 年左右,此法较液氮、冷冻干燥法简便,不需要特殊设备。

(四)冷冻真空干燥保藏法

1.准备安瓿管

用于冷冻干燥菌种保藏的安瓿管宜采用中性玻璃制造,形状可用长颈球形底,亦称泪滴型安瓿管,大小要求外径 6～7.5mm,长 105mm,球部直径 9～11mm,壁厚 0.6～1.2mm。也可用没有球部的管状安瓿管。塞好棉塞,1.05kgf/cm^2、121.3℃高压蒸汽灭菌 20min,备用。

2.准备菌种

用冷冻真空干燥法保藏的菌种,其保藏期可达数年至十余年,为了在许多年后不出差错,故所用菌种要特别注意其纯度,不能有杂菌污染,然后在最适培养基中以最适温度培养。菌龄要求超过对数生长期,若用对数生长期的菌种进行保藏,其存活率反而降低。一般要求 24～48h 的培养物;放线菌则培养 7～10 天。

3.制备菌悬液与分装

以细菌斜面为例,用脱脂牛乳 2ml 左右加入斜面试管中,制成浓菌液,每支安瓿管分装 0.2ml。

4.冷冻真空干燥

将分装好的安瓿管放入低温冰箱中冷冻,无低温冰箱可用冷冻剂如干冰(固体 CO_2)酒精液或干冰丙酮液。将安瓿管插入冷冻剂,只需冷冻 4～5min,悬液即可结冰。为在真空干燥时使样品保持冻结状态,需准备冷冻槽,槽内放碎冰块与食盐,混合均匀,可冷至-15℃。抽气一般若在 30min 内能达到 93.3Pa(0.7mmHg)真空度时,则干燥物不致熔化,继续抽气至肉眼观察被干燥物已趋干燥,一般抽到真空度 26.7Pa(0.2mmHg),保持压力 6～8h 即可。

5.封口

真空干燥后取出安瓿管,接在封口用的玻璃管上,用 L 形五通管继续抽气,约 10min 即可达到 26.7Pa。于真空状态下以煤气或酒精喷灯的细火焰在安瓿管颈中央进行封口。封口后保存于冰箱或室温暗处。

三、菌种保藏机构

目前,国内外有一些专门机构进行菌种保藏和供应。如:美国典型菌种保藏中心(ATCC)、英国国家典型菌种保藏中心(NCTC)、德国微生物菌种保藏中心(DSMZ)、法国巴斯德研究所菌种保藏中心(CIP)、荷兰微生物菌种保藏中心(CBS)、新西兰环境科学研究所医学部微生物保藏中心(ESR)、中国普通微生物菌种保藏管理中心(CGMCC)、中国医学细菌保藏管理中心[NMCC(B)]、中国抗生素菌种保藏管理中心(CACC)、中国典型培养物保藏中心(CCTCC)等。

四、菌种保存的注意事项

(一)入库菌种应建立档案菌种档案

应包括菌种名称、编号、来源、保存日期、传代日期、定期鉴定的生化反应结果等,并详细记录菌种档案年限、菌种种类,分别归档管理,每一菌种一页,记录传代和复查结果。

(二)菌种实行双人双管

保存菌种的冰箱应上锁,实验室保存的菌株不得擅自处理或带出实验室,如确因工作或科研需要而带离实验室,须经上级有关领导批准,并做好详细记录。

(三)实验室保存菌种应按规定时间转种

每转种三代做一次鉴定,检查该菌株是否发生变异,并在菌种档案卡上做详细记录,包括菌名、来源、标号、保存转种日期、菌株是否发生变异等。如遇工作调动,应及时做好交接工作。

第二章　真菌检验技术

第一节　真菌形态检验技术

形态学检查为检测真菌的重要手段,可获得真菌感染的直接证据,是最常用的实验室诊断方法。

一、标本的采集与处理

不同疾病采集不同的标本。浅部真菌病可采集皮屑、甲屑、毛发等,深部真菌病可采集血液、脓汁、脑脊液、痰液、分泌物、尿液、组织等,食物中毒可采集可疑食物、粪便等。标本应在用药前采集,已用药者,停药一段时间后再采集。采集标本时,应无菌操作,必要时培养基内要加入抗生素抑制细菌的生长。标本量要充足,液体标本应多于 5ml,组织标本应根据病理检验和组织培养的需要采取。标本采集后,立即送往实验室检查,一般不超过 2 小时,4℃保存不超过8 小时。

二、直接镜检

直接采取标本制片镜检,不染色,若发现真菌菌丝或孢子可初步判定为真菌感染。但多数不能确定其种类。常用的方法有:

(一)氢氧化钾透明法

常用于癣病标本的检查。将皮屑、甲屑、毛发、组织等少许标本置于载玻片上,加一滴 10%～20% 的 KOH,盖上盖玻片,微加热促进角质蛋白溶解,使标本透明,并轻压盖玻片,驱逐气泡,用棉拭或吸水纸吸去周围溢液,置于显微镜下检查。检查时光线稍暗,先在低倍镜下检查有无菌丝和孢子,然后用高倍镜观察孢子和菌丝的形态特征。

(二)生理盐水法

常用于观察真菌的出芽现象。将标本置于载玻片上,加一滴生理盐水,在盖玻片四周涂上凡士林,盖在标本上,可防止水分蒸发,37℃ 3～4 小时观察结果。此外,脓液、尿液、粪便等标本可滴加生理盐水直接镜检。

此外,还可用水合氯醛－苯酚－乳酸液来消化透明标本。

三、染色镜检

染色镜检可清晰地观察到真菌的形态结构,提高检出率。可根据菌种和检验要求选取染色方法,常用的染色方法如下:

(一)革兰染色

适用于酵母菌、孢子丝菌、组织孢浆菌等。所有真菌均为革兰阳性,深紫色。

(二)乳酸－酚－棉蓝染色

用于各种真菌的检查及标本保存。将少许标本置于洁净载玻片上,滴加染液,加上盖玻片

(加热或不加热),镜检。真菌被染成蓝色。如需保存染色片,盖玻片四周用特种胶封固。

(三)印度墨汁染色

常用于脑脊液(CSF)中的新生隐球菌的检查。将印度墨汁或优质墨汁 1 滴滴于洁净载玻片上,加入待检标本或脑脊液沉渣 1 滴,必要时加生理盐水 1 滴稀释,加上盖玻片,镜检。在黑色背景下可见到圆形或有出芽的透亮菌体,外周有一层透明的荚膜,宽度与菌体相当。

如标本是皮屑、甲屑、毛发等,须先用 10%～20% KOH 处理 5～20 分钟,然后再在盖玻片一端加染液,另一端用吸水纸缓慢将 KOH 吸去,直到真菌染上颜色为止。此外,根据需要还可选用其他染色方法。如瑞氏染色用于骨髓和血液中荚膜组织胞浆菌的检测;黏蛋白卡红染色法(MCS)用于新生隐球菌荚膜染色;糖原染色(PAS)、嗜银染色(GMS)及荧光染色可用于标本直接涂片或组织病理切片染色检查。

直接镜检也有局限性,阴性结果不能排除真菌感染,不如培养法敏感。可有假阳性结果,如脑脊液中的淋巴细胞在墨汁染色中易误认为新型隐球菌,微小的脂肪滴可误认为出芽的酵母细胞。可疑结果应复查或进一步培养检查。

第二节　真菌的培养技术

一、基本条件

多数真菌营养要求不高,在一般细菌培养基上能生长,多用沙保弱培养基培养。培养基可加入一些抑菌剂,有利于选择培养。深部真菌可用血琼脂或脑心葡萄糖血琼脂 37℃ 培养。还有通过显色来鉴别真菌的显色培养基。培养真菌需较多氧气。多数真菌在 22～28℃ 生长良好,有些深部真菌最佳生长温度为 37℃。最适 pH 为 4.0～6.0。需较高的湿度。真菌生长较慢,除类酵母菌等可在 1～2 天内长出菌落外,其他真菌需培养 1～2 周才能形成典型菌落。所有分离标本应孵育至少 4 周。

二、培养方法

(一)大培养

又称平皿培养,将标本接种在培养皿或特别的培养瓶内,因表面较大,可使标本分散,易于观察菌落特征。但因水分易蒸发,只能用于培养生长繁殖较快的真菌。

(二)试管培养

将标本接种在琼脂斜面上,主要用于临床标本分离培养、菌种保存和传代。

(三)其他培养方法

根据临床需要还可选用其他培养方法,如小培养、组织或细胞培养、单孢子培养等。

三、生长现象

真菌经过培养后,会长出菌落,菌落是鉴别真菌的重要依据。主要从生长速度、菌落的性质(酵母型菌落、类酵母型菌落、丝状菌落)、菌落的形态特征(菌落大小、菌落颜色、菌落表面、菌落质地、菌落的边缘、菌落高度及菌落底部等)来观察真菌的生长现象。

此外,通过小培养可在显微镜下直接观察菌体的结构及菌丝、孢子等形态。若培养基上长满细菌或确定为实验室污染菌者应弃去,尽快采集新鲜标本重检。

第三节　真菌的其他检验技术

一、生化试验检查

主要用于检测深部感染真菌,如假丝酵母菌、新型隐球菌等。有糖(醇)类发酵试验、同化碳源试验、同化氮源试验、明胶液化试验、牛乳分解试验、尿素分解试验及测定淀粉样化合物等试验。临床常用微量生化反应管或鉴定卡来鉴别真菌,有酵母样真菌生化鉴定管、酵母样真菌同化试验编码鉴定管等。

二、免疫学检查

色真菌的诊断除依靠病原学诊断外,有时还需免疫学手段进行辅助诊断。深部感染的病原菌如白念珠菌、曲霉菌和隐球菌等,传统的微生物检测方法主要为血培养,时间太长,阳性率较低,可用免疫学方法检测抗原、抗体及代谢产物辅助诊断。常用的方法有胶乳凝集试验、ELISA 法、荧光免疫法、放射免疫法等。

真菌的其他鉴定诊断实验还有动物实验、核酸检测及真菌毒素的检测及组织病理学检查,可根据临床需要选用。

第三章　病毒检验技术

第一节　病毒形态学检查

一、形态学检查

(一)电镜技术

绝大多数病毒的大小超过了光学显微镜的分辨能力,通常只有在电镜下放大几万至几十万倍才能观察病毒的形态。

1.标本制备

用电镜观察病毒颗粒必须使标本中含有大量的病毒才能进行,因此,浓缩标本是必要的。可以用超速离心或超过滤法直接浓缩标本中的病毒,也可以将标本接种于培养细胞使病毒增生后再检查。此外,如果病毒是已知的,且有特异的抗血清,可用免疫凝集的方法浓缩病毒。常用的病毒标本制备方法有两种。①超薄切片法:也称正染法,标本用戊二醛固定,经过脱水、包埋、切片、染色后,观察病毒颗粒,本法操作复杂,但标本可长期保存。②负染法:直接将病毒悬液(也可用细胞)滴在铜网上,用重金属盐(通常用磷钨酸)进行染色,观察病毒颗粒,10～20min 可出结果,负染技术基于负性染料不渗入病毒颗粒,而是将病毒颗粒包绕,由于负性染料含重金属,不穿透电子束,使病毒颗粒具有亮度,在周围暗背景上显示亮区,这种方法较正染法显示的图像清晰,可显示病毒的表面结构,其缺点是敏感性低。

为了提高电镜技术的敏感性与特异性,在负染的基础上,又发展了免疫电镜技术。它基于抗原抗体结合形成免疫复合物的原理,用特异性抗体与样品结合,观察凝集的病毒颗粒,可使其敏感性提高 10～100 倍,同时病毒也较易识别。此外,还有胶体金标记技术。

2.病毒的识别

负染技术将病毒分为两种形态,即裸露病毒和有包膜病毒,属于前者的有腺病毒、乳多空病毒等,属于后者的有疱疹病毒、布尼亚病毒等。大小也是鉴定病毒的标准之一,如小 RNA 病毒为 20～40nm,痘病毒达 200～300nm。电镜下病毒的形态有圆形、杆形、子弹形等规则形和不规则的多边形,如肠道病毒、登革病毒为圆形,狂犬病病毒为子弹形,呼肠孤病毒为六角形,疱疹病毒为圆形或多边形。有的病毒表面有刺突,如麻疹病毒、水疱性口炎病毒,而另一些病毒表面是光滑的,如单纯疱疹病毒、巨细胞病毒。RNA 病毒通常在细胞质成熟,DNA 病毒在细胞核成熟(痘病毒例外)。核衣壳的对称性也是鉴定病毒特征的重要标准,DNA 病毒一般为立体对称,RNA 病毒一般为螺旋对称。总之,在进行病毒的形态学识别时,应充分注意其特殊性与复杂性。很多病毒,如轮状病毒、星状病毒、嵌杯状病毒、甲型肝炎病毒等,都是用电镜首先发现的。

(二)光学显微镜

光学显微镜通常很难直接看到病毒颗粒,当细胞感染某些病毒以后,在细胞质和/或细胞核内可出现包涵体,通过 HE 染色后,在光学显微镜下可以看到包涵体;不同病毒的包涵体往往具有独特的形态、染色特性和存在部位,例如,单个还是多个、圆形还是不规则形、外围有无晕圈、嗜酸性还是嗜碱性、在核内还是在胞质内等。通过包涵体的特征往往可以推断出是哪类病毒感染。例如,疱疹病毒形成核内嗜酸性包涵体,痘病毒则形成胞质内嗜酸性包涵体,麻疹病毒同时形成核内和胞质内嗜酸性包涵体,狂犬病病毒在患病动物的神经细胞的胞质内形成嗜酸性内基小体等。

二、病毒大小的测定

测量病毒体大小的方法较多,如电子显微镜直接测量法、过滤法、超速离心沉淀法等,最常使用的是电子显微镜直接测量法。

(一)电子显微镜直接测量法

电子显微镜可直接观察到病毒的大小,将标本悬液置于载网膜上,进行负染色观察,对照电镜视野标尺,可以直接算出病毒体的实际大小。

(二)过滤法

将病毒液通过不同孔径大小的滤膜,根据通过与滞留病毒的孔径与滤过病毒的感染滴度可间接测定出病毒的大小。其方法如下:

(1)将病毒液(应含有少量的蛋白质,以防止病毒颗粒被滤膜或滤板吸附,一般用含 2% 血清或 0.5% 明胶或 0.5% 清蛋白的 MEM)10000r/min 离心 20~30min,吸取上清液进行测定。

(2)取上清液分别通过不同孔径的滤器。

(3)将未过滤的病毒液以及通过各级孔径的滤液分别用敏感细胞或实验动物测定感染力,并计算出 LD_{50} 或 $TCID_{50}$。

(4)根据通过与滞留病毒的孔径与滤过病毒的感染滴度计算出病毒的大小。

第二节 病毒的分离和鉴定

一、标本采集

根据临床诊断及病期的不同采集不同标本。无菌标本(脑脊液、血液、血浆、血清等)可直接接种于细胞、鸡胚或动物;无菌组织块经培养液洗涤后制成 10%~20% 悬液离心后,取上清液接种;咽洗液、粪便、尿、感染组织等污染标本在接种前先用抗生素处理,杀死杂菌。

二、病毒的分离培养

病毒是严格的细胞内寄生的微生物,因此,应根据病毒的种类选择敏感的动物、组织细胞或鸡胚进行病毒的分离培养。

(一)细胞培养

用分散的活细胞培养称为细胞培养。所用培养液是含血清(通常为胎牛血清)、葡萄糖、氨基酸、维生素的平衡溶液,pH7.2~7.4。细胞培养适合绝大多数病毒生长,是病毒实验室的常规技术。细胞培养方法通常有以下几种。

1.原代细胞培养

用胰蛋白酶将人胚(或动物)组织分散成单细胞,加一定培养液,37℃孵育1~2d后逐渐在培养瓶底部长成单层细胞,如人胚肾细胞、兔肾细胞。原代细胞均为二倍体细胞,可用于产生病毒疫苗,如兔肾细胞生产风疹疫苗,鸡成纤维细胞生产麻疹疫苗,猴肾细胞生产脊髓灰质炎疫苗。原代细胞不能持续传代培养,不便用于诊断工作。

2.二倍体细胞培养

原代细胞只能传2~3代细胞即退化,少数细胞在体外分裂50~100代仍能保持染色体数为二倍体,称为二倍体细胞。大多为人成纤维细胞,如人胚肺细胞。二倍体细胞一经建立,应尽早将细胞悬浮于10%二甲基亚砜中,大量分装于安瓿瓶中,储存于液氮(-196℃)内,供以后传代使用。目前多用二倍体细胞培养制备病毒疫苗,也用于病毒的实验室诊断工作。

3.传代细胞培养

通常是由癌细胞或二倍体细胞突变而来(如 Hela、Hep-2、Vero 细胞系等),染色体数为非整倍体,细胞生长迅速,可无限传代,在液氮中能长期保存,目前广泛用于病毒的实验室诊断工作,根据病毒对细胞的亲嗜性,选择敏感的细胞系使用。

(二)鸡胚培养

用受精孵化的活鸡胚培养病毒比用动物更加经济、简便。一般采用孵化9~14d 的鸡胚,根据病毒的特性可分别接种在鸡胚绒毛尿囊膜、尿囊腔、羊膜腔、卵黄囊、脑内或静脉内。

1.羊膜腔

可用于初次分离培养流感病毒。

2.尿囊腔

可用于流感病毒和腮腺炎病毒的分离培养。

3.绒毛尿囊膜

可用于接种痘病毒和疱疹病毒。

4.卵黄囊

可用于接种嗜神经性的狂犬病病毒和乙型脑炎病毒。如有病毒增生,则鸡胚发生异常变化或羊水、尿囊液出现红细胞凝集现象,常用于流感病毒及腮腺炎病毒等的分离培养,但多数病毒在鸡胚中不生长。

(三)动物试验

动物试验是最原始的病毒分离培养方法。常用的实验动物有小鼠、大鼠、豚鼠、家兔及猴等,接种途径可根据各病毒对组织的亲嗜性而定,如鼻内、皮内、皮下、脑内、腹腔或静脉接种等,接种后逐日观察实验动物的发病情况,如有死亡,则取病变组织剪碎、研磨均匀制成悬液,继续传代,并作鉴定。

三、病毒的鉴定

(一)病毒在细胞内增生的指征

1.细胞病变效应

病毒在细胞内增生可引起细胞退行性病变,表现为细胞皱缩、变圆,出现空泡、死亡和脱落。某些病毒产生特征性 CPE,倒置于光学显微镜下观察上述细胞病变,结合临床表现可作出预测性诊断。免疫荧光法(IF)用于鉴定病毒具有快速、特异的优点,细胞内的病毒或抗原可被荧光素标记的特异性抗体着色,在荧光显微镜下可见斑点状黄绿色荧光,根据所用抗体的特异性判断为何种病毒感染。

2.红细胞吸附现象

流感病毒和某些副黏病毒感染细胞后 24～48h,在细胞膜上可出现病毒的血凝素(HA),能吸附豚鼠、鸡等动物及人的红细胞,发生红细胞吸附现象。若加入相应的抗血清,可中和病毒血凝素,抑制红细胞吸附现象的发生,称为红细胞吸附抑制试验。这一现象不仅可作为这类病毒增生的指征,还可用于病毒种和型的初步鉴定。

3.干扰现象

一种病毒感染细胞后可以干扰另一种病毒在该细胞中的增生,这种现象称为干扰现象。如前者为不产生 CPE 的病毒(如风疹病毒),但可干扰以后进入的病毒(如 ECHO 病毒)增生,使后者进入宿主细胞后不再产生 CPE。

(二)病毒感染性的定量测定

1.空斑形成单位测定

一种测定病毒感染性比较准确的方法。将适当浓度的病毒悬液接种到生长成单层细胞的平皿或培养瓶中,当病毒吸附于细胞后,再在其上覆盖一层熔化的半固体营养琼脂,待凝固后,孵育培养。当病毒在细胞内复制增生后,每一个感染性病毒颗粒在单层细胞中产生一个局限性的感染细胞病灶,病灶逐渐扩大,若用中性红等活性染料染色,在红色的背景中显出没有着色的空斑,空斑清楚可见。由于每个空斑由单个病毒颗粒复制形成,所以病毒悬液的滴度可以用每毫升空斑形成单位(PFU)来表示。

2.50%组织细胞感染量的测定

可估计所含感染性病毒的数量。将病毒悬液做 10 倍连续稀释,接种于敏感的单层细胞中,培养一定时间后,观察 CPE 等指标,以能感染 50% 的细胞最高稀释度,计算出 $TCID_{50}$。

(三)病毒形态结构的观察

借助电子显微镜可直接观察分离培养的病毒颗粒,根据其大小、形态可初步判断病毒属于哪一类。

(四)病毒抗原或核酸的检测

可利用已知的诊断血清或单克隆抗体来检测分离培养的病毒抗原,或用核酸杂交、PCR等方法检测病毒核酸,必要时进行核酸测序,对病毒作出进一步鉴定。

第三节　病毒免疫学检测

一、病毒抗原的检测

(一)免疫荧光(IF)技术

IF技术可用于细胞培养病毒的鉴定,也适用于检测临床标本中的病毒抗原,具有快速、特异的优点。直接免疫荧光技术是用荧光素直接标记特异性抗体检测病毒抗原;间接免疫荧光技术是先用特异性抗体与标本中抗原结合,再用荧光素标记第二抗体与特异性抗体结合,从而间接识别抗原。近年来使用单克隆抗体(McAb),大大提高了检测的灵敏度和准确性。

(二)免疫酶法(IEA)

其原理与应用范围同免疫荧光技术,IEA是用酶(通常是辣根过氧化物酶或碱性磷酸酶)取代荧光素标记抗体,酶催化底物形成有色产物,在普通光学显微镜下清晰可见,不需荧光显微镜,便于推广使用。

(三)放射免疫测定法(RIA)

RIA分为竞争RIA和固相RIA两种方法。竞争RIA是用同位素标记的已知抗原与标本中未标记的待检抗原竞争性结合特异性抗体的试验,将形成的复合物分离出来,用放射免疫检测仪测定其放射活性,同时与系列稀释的标准抗原测定结果进行比较,确定出待检抗原的浓度;固相RIA是用特异性抗体包被于固相载体以捕获标本中的抗原,然后加入放射性标记的特异性抗体与抗原结合,测定其放射活性,得知抗原的量。RIA是最敏感的方法,其缺点在于操作烦琐、费时,且有放射污染性,不易于广泛开展。

(四)酶联免疫吸附试验(ELISA)

先将特异性抗体包被(吸附)到塑料微孔板中以捕捉标本中相应抗原,然后加入酶标特异性抗体,相应抗原被夹在抗体之间,当加入酶的底物后显色,显色程度直接反映了标本中病毒抗原的量。因其敏感性接近RIA,又不接触放射性物质,现已被广泛应用于临床。

此外,必要时也可以用蛋白质印迹试验(WB)检测标本中的病毒抗原。

二、特异性抗体的检测

病毒感染后通常诱发机体针对病毒一种或多种抗原的免疫应答,特异性抗体效价升高或IgM抗体出现有辅助临床诊断的价值。

(一)补体结合试验(CFT)

CFT分两个阶段:①抗原与抗体(一个为已知,一个为待检)混合,加入一定量的补体,若抗原与抗体相对应,则补体被消耗。②在上述混合物中加入溶血素致敏的绵羊红细胞,若补体已与抗原抗体复合物完全结合,则没有剩余补体存在,那么绵羊红细胞就不会溶血,结果为阳性,说明待检标本中有特异性抗体(或抗原)存在,出现阳性结果时血清标本最高稀释度为抗体的效价。由于补体结合抗体产生早、消失快,适用于诊断病毒近期感染。

(二)中和试验(NT)

在活体或活细胞内测定病毒被特异性抗体中和而失去致病力的试验称为NT。实验方法:①先测出病毒的半数致死量(LD_{50})或半数感染量(ID_{50})。②随即取活病毒与被试血清按不同比例混合,放置$1\sim2h$让其充分结合。③将病毒与血清混合液注入各组动物、鸡胚或组织细胞培养管/瓶内培养。④根据动物、鸡胚死亡数或细胞病变的管/瓶数,计算出百分比(％),然后再计算这些试验对象中的半数免于死亡或免于致病所需要的最少量血清(或最大量的病毒),就是该血清的中和抗体效价(称为50％终点的中和效价)。诊断病毒性疾病时,须取患者双份血清同时做对比试验,病后血清的中和抗体效价也必须超过病初血清4倍或4倍以上才能确诊。用此法鉴定病毒时,须将病毒分别与免疫血清及正常血清(对照)混合做对比试验,免疫血清比正常血清多中和$50\sim100$倍剂量的病毒,才能断定是该病毒。

病毒中和抗体的特异性高,持续时间久,显性或隐性感染后,血中可长期存在中和抗体,所以适用于流行病学调查或人群免疫水平研究,但因试验方法繁杂,耗用动物、鸡胚或细胞培养较多,故一般不作常规使用。

(三)血凝抑制试验(HIT)

某些病毒如流感病毒、副流感病毒、腮腺炎病毒、乙型脑炎病毒等能凝集红细胞,而抗体与这些病毒结合后能阻止其凝集,若双份血清抗体效价升高大于或等于4倍时,可诊断为这类病毒感染。本法简便、快速、经济、特异性高,常用于流行病学调查等。

(四)IgM 捕捉 ELISA

特异性 IgM 出现于病毒感染的早期或病毒感染的活动期,因此,从急性期患者单份血清中检出特异性 IgM,作为实验室早期诊断病毒感染的可靠方法。实验中先用抗 μ 链血清包被微孔板,用以捕捉血清标本中的 IgM 类抗体,再加入特异性病毒抗原及酶标抗体以证实特异性 IgM 的存在。在先天性感染中,IgM 检测有特殊意义,因 IgM 不能通过胎盘,新生儿血清中如发现抗病毒 IgM 则提示为宫内感染。

(五)免疫印迹试验(WB)

对于某些病毒感染的诊断需慎重,如 HIV 感染,在初筛阳性后,尚需用 WB 法进行确认试验,先将提纯的 HIV 病毒裂解后经 SDS－PAGE,病毒蛋白质按其相对分子质量大小分开,再电转印至硝酸纤维素膜上制成膜条,然后将待检患者血清与带有 HIV 蛋白的膜条反应,若血清中含抗 HIV 抗体则可与膜条上相应的 HIV 蛋白质条带结合,即可确证。

第四节　病毒的分子生物学检测

一、核酸杂交

临床病毒学中快速诊断方法通常是检测标本中的病毒抗原,然而核酸杂交具有高度敏感性和特异性,斑点杂交广泛用于检测呼吸道、尿液标本中的病毒核酸。标本滴加到硝酸纤维素膜上,病毒 DNA 结合到膜上,在原位进行碱变性处理后,用放射标记或生物素标记的 DNA 探针,按碱基互补原则结合成双链,经放射自显影或其他检测手段就可以判定膜上是否有同源的核酸分子存在。

二、DNA 印迹和 RNA 印迹

(一)DNA 印迹

将标本中提取的 DNA,经琼脂糖凝胶电泳进行分离,继而将其变性并按其在凝胶中的位置转移到硝酸纤维素薄膜或尼龙膜上,固定后再与同位素或其他标志物标记的 DNA 或 RNA 探针进行反应。

(二)RNA 印迹

在变性条件下将待检的 RNA 样品进行琼脂糖凝胶电泳,继而按照 Souther blot 相同的原理进行转膜和用探针进行杂交检测。但 RNA 变性方法与 DNA 不同,不能用碱变性,因为碱会导致 RNA 的水解。

三、聚合酶链反应

聚合酶链反应(PCR)是一种体外快速扩增特异性 DNA 片段的技术。PCR 反应体系中含有模板 DNA、引物、Mg^{2+}、4 种脱氧核糖核苷酸(dNTP)和 TaqDNA 聚合酶,在高温 94℃ 下变性,使双链模板解链为两条单链,在退火温度下使引物与模板 DNA 形成部分双链 DNA,然后在 60~72℃ 下,通过 TaqDNA 聚合酶使引物从 5' 端向 3' 端延伸,随着 4 种 dNTP 的掺入合成新的 DNA 互补链,完成第一轮变性、退火和延伸反应循环,由于每一轮循环扩增的产物可作为下一轮扩增反应的模板,因此,理论上每一轮循环可使 DNA 数量增加一倍。反复 25~30 次,特异 DNA 序列片段以指数方式可扩增 10^6 倍以上。PCR 扩增倍数 $=(1/X)^n$,X 为扩增效率,n 为 PCR 循环次数。通过这个技术,可使非常微量的 DNA 甚至单个细胞所含的 DNA 起始,产生微克(μg)量的 PCR 产物。经琼脂糖凝胶电泳,可见到溴化乙啶染色的核酸条带,扩增片段的大小取决于两引物的间距。此法较核酸杂交敏感、快速,已用于肝炎病毒、疱疹病毒等感染诊断,尤其适用于不易分离培养及含量极少的病毒标本,也可以用 RT-PCR 法扩增标本中的病毒 RNA。近年发展起来的实时荧光定量 PCR 法还可以定量检测标本中的病毒 DNA。

四、基因芯片技术

基因芯片技术的原理是将已知的基因探针大规模有序地排布于一小块硅片等载体上,与待检样品中的基因序列相互作用和反应,在激光的顺序激发下,产生的荧光谱信号被接收器收集,经计算机自动分析处理数据得出结果,可以一次性完成大量样品 DNA 的检测和分析。目前对已发现的病原性病毒的全基因测序已基本完成,为基因芯片技术的应用奠定了基础。

第五篇　体液与排泄物检验

第一章 尿液检验

第一节 尿液标本

一、尿液标本种类

根据临床检查要求,应正确留取尿液标本。临床上常见以下几种尿液标本:

(一)晨尿

即清晨起床后的第一次尿标本,为较浓缩和酸化的标本,尿液中血细胞、上皮细胞及管型等有形成分相对集中且保存较好。适用于可疑或已知泌尿系统疾病的动态观察及早期妊娠实验等。但由于晨尿在膀胱内停留时间过长易发生变化,现多建议留取第二次晨尿。

(二)随机尿

即留取任何时间的尿液,适用于门诊、急诊患者。本法留取尿液方便,但易受饮食、运动、用药等影响。

(三)餐后 2h 尿

通常于午餐后 2h 收集患者尿液,此标本对病理性糖尿和蛋白尿的检出更为敏感,因餐后增加了负载,使已降低阈值的肾不能承受。此外由于餐后肝分泌旺盛,促进尿胆原的肠肝循环,餐后机体出现的碱潮状态也有利于尿胆原的排出。因此,餐后尿适用于尿糖、尿蛋白、尿胆原等检查。

(四)定时尿

计时开始时,嘱患者排空膀胱,收集以后的一定时间的尿液。常用的有 3h,12h,24h 尿。分别用于尿细胞排泄率、尿沉渣定量和尿化学成分定量测定。气温高时,需加防腐剂。

(五)其他

包括中段尿、导尿、耻骨上膀胱穿刺尿等。后两种方法尽量不用,以免发生继发性感染。

二、尿液标本保存

尿液排出体外后会发生物理和化学变化,其中尿胆原、胆红素等物质见光后易氧化变质;细胞在高渗、低渗的环境中易变形破坏;尿中细菌的繁殖消耗葡萄糖易造成假阴性;非致病菌还原硝酸盐使亚硝酸盐定性假阳性,并分解尿素产生氨,导致 pH 值升高,还会破坏细胞、管型及其他有形成分。标本长期存放还会使酮体、挥发性酸在尿中含量降低,菌体蛋白还会干扰蛋白质检验。因此,标本留取后应立即检查,若不能检查应妥善保存。

(一)4℃冷藏或冰冻

1.4℃冷藏

4℃冷藏可防止一般细菌生长,维持较恒定的弱酸性及某些成分的生物活性。但有些标本冷藏后,由于磷酸盐与尿酸盐的析出与沉淀,妨碍对有形成分的观察。4℃冷藏不超过 6h。

2.冰冻

冰冻可较好地保存尿中的酶类、激素等,需先将新鲜标本离心除去有形成分,保存上清液。

(二)化学防腐

大多数防腐剂的作用是抑制细菌生长、维持酸性并保持某些成分的生物活性。常用的化学防腐剂有以下几种:

1.甲醛(福尔马林 400g/L)

每升尿中加入 5mL 甲醛,用于尿液管型、细胞防腐。注意甲醛过量时可与尿素产生沉淀物,干扰显微镜检查。

2.甲苯

是一种有机溶剂,能在尿液标本表面形成一薄层,阻止标本与空气接触,起到防腐的作用。每升尿中加入 5mL 甲苯,用于尿糖、尿蛋白等定量检查。

3.麝香草酚

每升尿中加入小于 1g 麝香草酚既能抑制细菌生长,又能较好地保存尿中有形成分,可用于化学成分检查及防腐,但过量可使尿蛋白定性实验(加热乙酸法)出现假阳性,还会干扰尿胆色素的检查。

4.浓盐酸

一些物质在酸性环境中较稳定,加酸降低 pH 值是最好的保存办法。每升尿中加入 10mL 浓盐酸用于尿 17-酮、17-羟类固醇、儿茶酚胺等定量测定。

5.碳酸钠

是卟啉类化合物的特殊保护剂,用量为 10g/L 尿。将标本储存于棕色瓶中。

三、尿液标本检测后处理

实验后应按照《临床实验室废物处理原则》(WS/T/249-2005)处理残余标本和所用器械,以免污染环境和造成室内感染。如残余标本用 10g/L 过氧乙酸或 30~50g/L 漂白粉液处理后排入下水道;所用实验器材须经 75% 乙醇浸泡或 30~50g/L 漂白粉液处理,也可用 10g/L 次氯酸钠浸泡 2h,或 5g/L 过氧乙酸浸泡 30~60min,再用清水冲洗干净,干燥后留待下次使用;一次性尿杯或其他耗材可集中焚烧。

四、临床意义

尿液由肾脏生成,通过输尿管、膀胱及尿道排出体外。肾脏通过泌尿活动排泄废物,调节体液及酸碱平衡。此外肾脏还兼有内分泌功能,在新陈代谢中发挥着极其重要的作用。

尿液中的成分受饮食、机体代谢、人体内环境及肾处理各种物质的能力等因素的影响。尿中含水约 96%~97%,成人每日排出总固体约 60g,其中有机物(尿素、尿酸、葡萄糖、蛋白、激素和酶等)约 35g,无机物(钠、钾、钙、镁、硫酸盐和磷酸盐等)约 25g。

临床检验中的尿液分析又称为尿液检查,是根据临床需要,通过实验室手段对尿液中的某些成分进行的检查,是临床实验室最常用的检测项目之一。通过尿液检查,可指导临床医师解决以下问题:

(一)泌尿系统疾病的诊断与疗效观察

泌尿系统的炎症、结石、肿瘤、血管病变及肾移植术后发生排异反应时,各种病变产物直接出现在尿中,引起尿液成分变化。因此尿液分析是泌尿系统疾病诊断与疗效观察的首选项目。

(二)其他系统疾病的诊断

尿液来自血液,其成分又与机体代谢有密切关系,故任何系统疾病的病变影响血液成分改变时,均能引起尿液成分的变化。因此通过尿液分析可协助临床诊断,如糖尿病时进行尿糖检查、急性胰腺炎时的尿淀粉酶检查、急性黄疸型病毒性肝炎时做尿液胆色素检查等,均有助于上述疾病的诊断。

(三)安全用药的监护

某些药物如庆大霉素、卡那霉素、多黏菌素 B 与磺胺类药物等常可引起肾损害,故用药前及用药过程中须观察尿液变化,确保用药安全。

(四)职业病的辅助诊断

铅、镉、铋、汞等重金属均可引起肾损害,尿中此类重金属排出量增多,并出现有关的异常成分,故尿液检查对劳动保护与职业病的诊断及预防有一定价值。

(五)对人体健康状态的评估

预防普查中对人群进行尿液分析,可筛查有无肾、肝、胆疾病和糖尿病等,达到早期诊断及预防疾病的目的。

五、尿液检查的注意点

为保证尿液检查结果的准确性,必须正确留取标本,在收集和处理标本时应注意以下几点:

(1)收集容器要求清洁、干燥、一次性使用。容器有较大开口便于收集。

(2)避免污染,如阴道分泌物、月经血、粪便等。

(3)无干扰化学物质(如表面活性剂、消毒剂)混入。

(4)有明显标记,如被检者姓名、病历号、收集日期等,必须粘贴在容器上。

(5)能收集足够尿液量,最好超过 50mL,至少 12mL,如收集定时尿,容器应足够大,并加盖,必要时加防腐剂。

(6)如需细菌培养应在无菌条件下,用无菌容器收集中段尿液。尿标本收集后应及时送检及检测,以免发生细菌繁殖、蛋白质变性、细胞溶解等。尿标本应避免强光照射,以免尿胆原等物质因光照分解或氧化而减少。

(7)尿液中可能含细菌、病毒等感染物,因此必须加入过氧乙酸或漂白粉消毒处理后排入下水道。

(8)所用容器及试管须经 75％乙醇液浸泡或 30～50g/L 漂白粉液处理,也可以用 10g/L 次氯酸钠液浸泡 2h 或用 5g/L 过氧乙酸浸泡 30～60min,再用清水冲洗干净。

第二节 尿液理学检查

尿液理学检查包括气味、尿量、外观(颜色、清晰度)、尿比重、尿液渗透浓度等项目。

一、气味

正常尿液略带酸味,是由尿液中的酯类和挥发酸共同产生的。尿液气味也可受到食物和

某些药物的影响,如进食葱、蒜、韭菜、咖喱,过多饮酒,以及服用某些药物后尿液可出现各自相应的特殊气味。除此之外:

(1)尿液搁置过久,细菌污染繁殖,尿素分解,可出现氨臭味。若新鲜的尿液带有刺鼻的氨味,提示有慢性膀胱炎或尿潴留。

(2)糖尿酮症酸中毒时,尿中可闻到类似烂苹果的气味。

(3)苯丙酮尿患者的尿液中有特殊的"老鼠尿"样的臭味。

二、尿量

尿量主要取决于肾小球的滤过率、肾小管的重吸收和浓缩与稀释功能。此外,尿量变化还与外界因素如每日饮水量、食物种类、周围环境(气温、湿度)、排汗量、年龄、精神因素、活动量等相关。一般健康成人尿量为 $1\sim2L/24h$;昼夜尿量之比为$(2\sim4):1$;儿童的尿量个体差异较大,按体质量计算较成人多 $3\sim4$ 倍。

(一)多尿

24h 尿量大于 2.5L 称为多尿。在正常情况下多尿可见于饮水过多或多饮浓茶、咖啡、精神紧张、失眠等情况,也可见于使用利尿剂或静脉输液过多时。

病理性多尿常因肾小管重吸收障碍和浓缩功能减退,可见于:①内分泌病,如尿崩症、糖尿病等;②肾性疾病,如慢性肾炎、肾功能不全、慢性肾盂肾炎、多囊肾、肾髓质纤维化或萎缩;③精神因素,如癔症大量饮水后;④药物,如噻嗪类、甘露醇、山梨醇等药物治疗后。

(二)少尿

24h 尿量少于 0.4L 或每小时尿量持续少于 17mL 称为少尿。生理性少尿见于机体缺水或出汗过多时,在尚未出现脱水的临床症状和体征之前可首先出现尿量的减少。病理性少尿可见于:①肾前性少尿,各种原因引起的脱水如严重腹泻、呕吐、大面积烧伤引起的血液浓缩、大量失血、休克、心功能不全等导致的血压下降、肾血流量减少,重症肝病、低蛋白血症引起的全身水肿、有效血容量减低。②肾性少尿,如急性肾小球肾炎时,滤过膜受损,肾内小动脉收缩,毛细血管腔变窄、阻塞、滤过率降低引起少尿。③肾后性少尿,如单侧或双侧上尿路梗阻性疾病,尿液积聚在肾盂不能排出,可见于尿路结石、损伤、肿瘤及尿路先天畸形和机械性下尿路梗阻致膀胱功能障碍、前列腺肥大症等。

(三)无尿

24h 尿量小于 0.1L,或在 12h 内完全无尿者称为无尿。进一步排不出尿液,称为尿闭,发生原因与少尿相同。

三、外观

尿液外观包括颜色和透明度。尿的颜色可随机体生理和病理的代谢情况而变化。正常新鲜的尿液呈淡黄至深黄色、透明。影响尿液颜色的主要物质为尿色素、尿胆原、尿胆素和卟啉等。此外尿色还受酸碱度,摄入食物或药物的影响。

透明度也可以用混浊度表示,分为清晰、雾状、云雾状混浊、明显混浊几个等级。混浊的程度根据尿中混悬物质的种类及量而定。正常尿混浊的主要原因是含有结晶(pH 值改变或温度改变后形成或析出)。病理性混浊可因尿中含有白细胞、红细胞及细菌等导致,尿中含有蛋白可随 pH 值变化析出产生混浊。淋巴管破裂产生的乳糜尿也可引起混浊。常见的尿外观改变的有以下几种。

(一)血尿

尿内含有一定量的红细胞时称为血尿。由于出血量的不同可呈淡红色云雾状、洗肉水样或鲜血样,甚至混有凝血块。每升尿内含血量超过 1mL 即可出现淡红色,即为肉眼血尿。凡每高倍镜视野见 3 个以上红细胞时可确定为镜下血尿。血尿多见于:①泌尿生殖系统疾病,如肾结核、肾肿瘤、肾或泌尿系类结石及外伤、肿瘤。②血液病,如血友病、过敏性紫癜及血小板减少性紫癜。③其他,如系统性红斑狼疮、流行性出血热,某些健康人运动后可出现一过性血尿。

(二)血红蛋白尿

当发生血管内溶血时,血红蛋白超过珠蛋白的结合能力,游离的血红蛋白就从肾小球滤出,形成不同程度的血红蛋白尿。在酸性尿中血红蛋白可氧化成为正铁血红蛋白而呈棕色,如含量多则呈棕黑色酱油样。血红蛋白尿与血尿不同,离心沉淀后前者上清液仍为红色,隐血实验强阳性,镜检时不见红细胞或偶见溶解红细胞的碎屑;后者离心后上清液透明,隐血实验阴性,镜检时可见完整红细胞。血红蛋白尿还需与卟啉尿鉴别,后者见于卟啉症患者,尿液呈红葡萄酒色。此外碱性尿液中如存在酚红、番泻叶、芦荟等物质,酸性尿液中如存在氨基比林、磺胺等药物均可有不同程度的红色。

(三)胆红素尿

尿中含有大量的结合胆红素可致尿液外观呈深黄色,振荡后泡沫亦呈黄色。若在空气中久置可因胆红素被氧化为胆绿素而使尿液外观呈棕绿色。胆红素尿见于阻塞性黄疸和肝细胞性黄疸。服用核黄素、呋喃唑酮后尿液亦可呈黄色,但胆红素定性实验阴性。服用较大剂量的熊胆粉、牛磺类药物时尿液颜色亦可呈黄色。

(四)乳糜尿

因淋巴循环受阻,从肠道吸收的乳糜液未能经淋巴管引流入血而逆流进入肾,使肾盂、输尿管处的淋巴管破裂,淋巴液进入尿液中致尿液外观呈不同程度的乳白色,有时含有多少不等的血液。乳糜尿多见于丝虫病,少数可由结核、肿瘤、腹部创伤或者手术引起。乳糜尿液离心沉淀后外观不变,沉渣中可见少量红细胞和淋巴细胞,丝虫病沉渣中可查出微丝蚴。乳糜尿需与脓尿或结晶尿等混浊尿相鉴别,后二者经离心后上清液转为澄清,镜检可见多数的白细胞或盐类结晶,结晶尿加热加酸后混浊消失。确定乳糜尿还可于尿中加少量乙醚震荡提取,因尿中脂性成分溶于乙醚使水层混浊,混浊程度比原尿减轻。

(五)脓尿

尿液中含大量白细胞可使外观呈不同程度的黄白色混浊或含脓丝状悬浮物,见于泌尿系统感染及前列腺炎、精囊炎。脓尿蛋白定性实验常为阳性,镜检可见大量脓细胞。

(六)盐类结晶尿

排出的新鲜尿外观呈白色或淡粉红色颗粒状混浊,尤其在气温低时常很快析出沉淀物。这类混浊尿可通过加热加酸鉴别,尿酸盐加热后混浊消失,磷酸盐、碳酸盐则混浊增加,但加乙酸后二者均变清,碳酸盐尿同时产生气泡。

四、尿比重

尿比重（SG）是指在 4℃ 时尿液与同体积纯水重量之比。因尿中含有 3‰ N5070 的固体物质，故尿比重常大于纯水。尿比重高低随尿中水分、盐类及有机物含量而异。在病理情况下还受蛋白质、糖及细胞成分等影响，如无水代谢失调，尿比重测定可粗略反映肾小管的浓缩稀释功能。

(一)方法学评价

1.尿比重法

即浮标法，此法最普及，但标本用量多，实验影响因素多，准确性差。因而 NCCLS 建议不再使用比重法。

2.折射仪法

用折射仪测定，目前已广泛应用，所用的尿量少，但受温度影响，在测定蛋白尿和糖尿病患者尿液时必须校正。折射仪法可用去离子水和已知浓度溶液，如 0.513mol/L（30g/L）氯化钠溶液、0.85mol/L 氯化钠溶液、0.263mol/L 蔗糖溶液进行校准。

3.试带法

简单、快速，近年来已用尿液全自动分析仪的测定，但测定范围较窄，实验影响因素多，精密度差。仅适用于测定健康人群的普查，不适用于测定过高或过低比重的尿液。

(二)参考值

晨尿或通常饮食条件下：1.015～1.025；随机尿：1.003～1.030；婴幼儿尿比重偏低。

(三)临床意义

1.高比重尿

可见于高热、脱水、心功能不全、周围循环衰竭等尿少时，也可见于尿中含葡萄糖和碘造影剂时。

2.低比重尿

尿比重降低对临床诊断更有价值。比重近于 1.010（与肾小球滤液比重接近）的尿称为等渗尿，主要见于慢性肾小球肾炎、肾盂肾炎等导致远端肾单位浓缩功能严重障碍的疾病。

五、尿渗量

尿渗量（Osm），指尿中具有渗透活性的全部溶质微粒的总数量，与颗粒大小及所带电荷无关，反映溶质和水的相对排出速度，蛋白质和葡萄糖等大分子物质对其影响较小，是评价肾脏浓缩功能的指标。

(一)检测原理

溶液中有效粒子数量可以采用该溶液的冰点下降（液态到固态）或沸点上升的温度（$\triangle T$）来表示。检测方法有冰点减低法（常用浓度计法，又名晶体渗透浓度计法）、蒸汽压减低法和沸点增高法。冰点指溶液呈固相和液相处于平衡状态时的温度。1 个 Osm 浓度可使 1kg 水的冰点下降 1.858℃，因此摩尔渗透量：

$$Osm/(kg \cdot H_2O) = 观察取得冰点下降度数/1.858$$

(二)方法学评价

尿比重和尿渗量都能反映尿中溶质的含量。尿比重测定比尿渗量测定操作简便且成本低,但测定结果易受溶质性质的影响,如葡萄糖、蛋白质等大分子物质及细胞等增多,尿比重也增高。尿渗量主要与溶质的颗粒数量有关,受葡萄糖、蛋白质等大分子物质的影响较小。在评价肾脏浓缩和稀释功能方面,尿渗量较尿比重优越。冰点渗透压计测定的准确性高,不受温度的影响。

(三)质量保证

包括仪器的标化、标本的正确处理和操作条件的控制。

(四)参考值

尿渗量:600~1000mOsm/(kg·H_2O·24h 尿)相当于 SG 1.015~1.025,最大范围 40~1400mOsm/(kg·H_2O·24h 尿)。尿渗量与血浆渗量之比为(3.0~4.7):1。

(五)临床意义

1.评价肾脏浓缩稀释功能

健康人禁水 12h 后,尿渗量与血浆渗量之比应大于 3,尿渗量大于 800mOsm7(kg·H_2O)。若低于此值时,说明肾脏浓缩功能不全。等渗尿和低渗尿可见于慢性肾小球肾炎、慢性肾盂肾炎、多囊肾、阻塞性肾病等慢性间质性病变。

2.鉴别肾性少尿和肾前性少尿

肾小管坏死致肾性少尿时,尿渗量降低,常小于 350mOsm/(kg·H_2O)。肾前性少尿时肾小管浓缩功能仍好,故尿渗量较高,常大于 450mOsm/(kg·H_2O)。

六、尿液浓缩稀释实验

正常情况下远端肾小管升支上皮细胞能选择性地吸收原尿中的 Na^+ 和 Cl^-,而不吸收水,使得尿中电解质浓度逐渐降低,这就是肾小管的稀释功能。集合管上皮细胞仅选择性地允许水和尿素通过,造成集合管内与近髓肾间质之间的渗透压力差,促进集合管对水的重吸收,此即肾小管的浓缩功能。浓缩实验是检查患者禁水时,肾小管是否能加大对水的重吸收而排出浓缩尿液;稀释实验是观察患者 30min 内饮水 1500mL 时,肾脏能否通过尿液稀释而排出多余的水分。通过测定尿比重的变化反映远端肾小管对水和溶质再吸收的能力,判断肾脏浓缩稀释功能。

(一)测定方法及评价

本检查无须特殊仪器,临床医生可进行病床边检查。

1.Fishberg(费氏)浓缩稀释实验

分为浓缩实验与稀释实验。浓缩实验又称禁水实验。可反映早期肾损害情况,但结果受吸烟及精神因素影响,心衰伴水肿患者的结果不可靠。实验时不但要求患者禁水,且须同时控制药物及饮食。稀释实验须患者在 30min 内饮水 1500mL,对肾功能评价不敏感。两者都不适合于尿毒症患者,故临床上基本不用。

2.昼夜尿比重实验(又称莫氏浓缩稀释实验)

实验时,患者正常饮食,每餐饮水量不超过 500~600mL。上午 8:00 排空膀胱,于 10:00、12:00、14:00、16:00、18:00 及 20:00 各收集一次尿液,此后至次晨 8:00 的夜尿收集在一个容器内,分别测定 7 份标本的尿量和尿比重。本法简便,安全可靠,易被患者接受,临床上应用较多。

3.3h 尿比重实验(又称改良莫氏实验)

即在保持日常饮食和活动情况下,晨8:00排空膀胱后每3h收集一次尿液,至次晨8:00共8份尿标本,准确测定每次尿量和尿比重。

以上方法都受尿中蛋白质、葡萄糖的影响,只能粗略地估计肾功能受损的程度,且水肿患者因钠、水潴留,影响实验结果,不宜做该实验。因此在条件允许的实验室,最好测定尿渗量,或进行尿酶、β2-微球蛋白等测定:以早期发现肾小管功能损害。

(二)参考区间

昼夜尿比重实验:24h尿量为 1000~2000mnL,昼夜尿量之比为(3:1)~(4:1),12h夜尿量少于 750mL;尿液最高比重应大于 1.020;最高比重与最低比重之差大于 0.009。3h尿比重实验:白天的尿量占24h尿量的 2/3~3/4,其中必有一次尿比重大于 1.025,一次小于 1.003。

(三)质量控制

(1)最好采用折射仪法测定尿比重。

(2)每次留尿必须排空,准确测量尿量及比重并记录。

(3)夏季夜间留尿需注意防腐,解释实验结果时还应考虑气温的影响。

(4)水肿患者因钠、水潴留,影响实验结果,不宜做该实验。

(四)临床意义

肾脏浓缩功能降低见于:

1.肾小管功能受损早期

如慢性肾炎晚期、慢性肾盂肾炎,高血压、糖尿病、肾动脉硬化晚期,常表现为多尿、夜尿增多、低比重尿。当进入尿毒症期时,尿比重恒定在 1.010 左右,称为等渗尿。

2.肾外疾病

如尿崩症,妊娠高血压,严重肝病及低蛋白水肿等。

第三节　尿液化学成分检查

一、酸碱度

尿液酸碱度简称为尿酸度,分为可滴定酸度和真酸度。前者可用酸碱滴定法进行滴定,相当于尿液酸度总量,后者指尿中所有能解离的氢离子浓度,通常用氢离子浓度的负对数表示。

(1)试带法:采用双指示剂法。模块中含溴麝香草酚蓝(pH6.0~7.6)和甲基红(pH4.6~6.2),变色范围为黄色(pH5.0)、绿色(pH7.0)、蓝色(pH9.0),多由仪器判读,也可由肉眼目测与标准色板比较判断。

(2)pH试纸法:pH广泛试纸是浸渍有多种指示剂混合液的试纸条,色泽范围为棕红至深黑色,肉眼观察与标准色板比较,可判断尿液 pH 近似值。

(3)指示剂法:酸碱指示剂原理。常用 0.4g/L 溴麝香草酚蓝溶液为指示剂。当指示剂滴于尿液后,显黄色为酸性尿,显蓝色为碱性尿,显绿色为中性尿。

(4)滴定法:酸碱中和反应原理。通常用 0.1mol/L 标准氢氧化钠溶液将定量尿液滴定至 pH7.4,由氢氧化钠消耗量求得尿可滴定酸度。

(5)pH 计法:又称电极法,银－氯化银指示电极通过盐桥与对 pH 灵敏的玻璃膜和参比电极(甘汞电极,$Hg-Hg_2Cl_2$)相连。当指示电极浸入尿液后,H^+ 通过玻璃膜,指示电极和参比电极之间产生电位差,经电压计测得后转为 pH 读数。

(一)方法学评价

1.试带法

配套应用于尿液分析仪,是目前满足临床对尿 pH 检查需要且应用最广泛的一种筛检方法。

2.pH 试纸法

操作简便,采用 pH 精密试纸可提高检测的灵敏度,但试纸易吸潮失效。

3.指示剂法

澳麝香草酚蓝变色范围为 pH6.0～7.6,当尿 pH 值偏离此范围时,检测结果不准确;黄疸尿、血尿将直接影响结果判读。

4.滴定法

可测定尿酸度总量。临床上用于尿酸度动态监测,但操作复杂,故少用。

5.pH 计法

结果精确可靠,需特殊仪器,操作烦琐,故少用。可用于肾小管性酸中毒定位诊断、分型、鉴别诊断时尿 pH 值精确测定。

(二)质量保证

1.检测前

应确保标本新鲜、容器未被污染。陈旧标本可因尿中 CO_2 挥发或细菌生长使 pH 值增高;细菌和酵母菌可使尿葡萄糖降解为乙酸和乙醇,pH 值降低。

2.检测中

(1)试纸法或试带法:应充分考虑试带检测的范围能否满足临床对病理性尿液 pH 变化范围的需要;应定期用弱酸和弱碱检查试带灵敏度;应确保试纸或试带未被酸碱污染,未吸潮变质,并在有效期内使用。

(2)指示剂法:因一般指示剂不易溶于水,故在配制指示剂溶液时,应先用少许碱液(如 NaOH 稀溶液)助溶,再加蒸馏水稀释到适当浓度,以满足指示剂颜色变化范围,防止指示剂解离质点状态与未解离质点状态呈现的颜色不相同。

(3)pH 计法:应经常校准 pH 计,确保处于正常状态。本法对测定温度有严格要求,当温度升高时 pH 值下降,故首先应调整仪器测定所需的标本温度。新型 pH 计可自动对温度进行补偿。

3.检测后

生理条件下,多见尿液为弱酸性或弱碱性。尿液 pH 值大于 8.0 可见于:①标本防腐或保存不当,细菌大量繁殖并分解尿素产生氨。②患者服用大量碱性制剂。建立完善的尿液检测报告审核制度,通过申请单获取临床信息,通过电话、实验室信息系统(LIS)、走访病房等形式与临床沟通,探讨异常结果可能的影响因素,对达到尿 pH 检测实用的临床价值很有必要。

(三)参考值

正常饮食条件下:①晨尿,多偏弱酸性,pH5.5~6.5,平均 pH6.0。②随机尿,pH4.6~8.0。尿可滴定酸度:20~40mmol/24h 尿。

(四)临床意义

尿酸碱度检测主要用于了解机体酸碱平衡和电解质平衡情况,是临床上诊断呼吸性或代谢性酸/碱中毒的重要指标。同时,可经了解尿 pH 值的变化调节结石患者的饮食摄入,通过酸碱制剂的干预帮助机体解毒或排泄药物。

1.生理性变化

尿液 pH 值受食物摄取、机体进餐后碱潮状态、生理活动和药物的影响。进餐后,因胃黏膜分泌盐酸以助消化、通过神经体液调节使肾小管的泌 H^+ 作用减低和 Cl^- 重吸收作用增高,尿 pH 值呈一过性增高,即为碱潮。

2.药物干预

①用氯化铵酸化尿液,可促进碱性药物从尿排泄,对使用四环素类、呋喃妥因治疗泌尿系统感染非常有利。②用碳酸氢钠碱化尿液,可促进酸性药物从尿排泄,常用于氨基糖苷类、头孢菌素类、大环内酯类、氯霉素等抗生素治疗泌尿系统感染。③发生溶血反应时,口服 $NaHCO_3$ 碱化尿液,可促进溶解及排泄血红蛋白。

二、尿蛋白质定性检查

(一)加热乙酸法

1.原理

加热可使蛋白质变性凝固,加酸可使蛋白质接近等电点,促使蛋白质沉淀。此外,加酸还可以溶解碱性盐类结晶。

2.试剂

5%(V/V)冰乙酸溶液:取冰乙酸 5mL,加蒸馏水至 100mL。

3.器材

酒精灯、13mm×100mm 试管、试管夹、滴管。

4.操作

(1)取尿:取试管 1 支,加清澈尿液至试管的 2/3 处。

(2)加热:用试管夹夹持试管下端,斜置试管使尿液的上 1/3 于酒精灯火焰上加热,沸腾即止。

(3)加酸:滴加 5%冰乙酸 2~3 滴。

(4)加热:再继续加热至沸腾。

(5)观察:立即观察结果。

(6)注意:

1)坚持加热-加酸-再加热。

2)加入醋酸要适量。

3)加热部位要控制。

4)观察结果要仔细。

(二)磺基水杨酸法

1.原理

在酸性条件下,磺基水杨酸的磺酸根阴离子与蛋白质氨基酸阳离子结合,形成不溶性蛋白质盐沉淀。

2.试剂

200g/L磺基水杨酸溶液:磺基水杨酸200g溶于1L蒸馏水中。

3.器材

小试管、滴管。

4.操作

(试管法)

(1)取尿:试管2支,各加入清澈尿液1mL(约20滴)。

(2)加液:于一支试管内加入磺基水杨酸2滴,轻轻混匀,另一支试管不加试剂作空白对照。

(3)混匀。

(4)观察:1min内在黑色背景下观察结果。

5.注意

(1)本法敏感,能检出极微量蛋白质,无临床意义。

(2)判断结果应严格控制在1min内,否则随时间延长可导致反应强度升级。

(3)混浊尿应离心后取上清液做实验,强碱性尿应使用稀乙酸酸化尿液至pH5.0后再做实验。

(4)假阳性:见于受检者使用有机碘造影剂、大剂量青霉素等。尿中含尿酸或尿酸盐过多时,也可导致假阳性,但加热后消失。

(三)干化学试纸法

1.原理

根据指示剂蛋白误差原理,即在pH3.2时指示剂溴酚蓝产生阴离子,与带阳离子的蛋白质如清蛋白结合,发生颜色反应,蛋白质浓度越高变色程度越大。

2.试剂

试带条。

3.器材

尿分析仪或目测。

4.操作

按说明书要求进行,一般要求将试带浸于尿液中,1～2s后取出,15s后与标准比色板比较,观察结果,也可在尿分析仪上比色,仪器自动打印出结果。

(四)方法学评价

尿蛋白定性实验:尿蛋白定性为过筛性实验,目前常用加热乙酸法、磺基水杨酸法和干化学试带法。

1.加热乙酸法

为古老传统的经典方法,加热煮沸尿液使蛋白变性、凝固,然后加酸使尿 pH 值接近蛋白质等电点(pH4.7),有利于已变性蛋白下沉,同时可消除尿中某些磷酸盐因加热析出所致的混浊。本法能使所有蛋白质发生沉淀反应,结果准确,灵敏度为 0.15g/L,影响因素少,但如加酸过少、过多,致尿 pH 值远离蛋白质等电点,也可使阳性程度减弱。如尿中盐浓度过低,也可致假阴性。因操作烦琐,不适于筛检。

2.磺基水杨酸法

在略低于蛋白质等电点的 pH 值条件下,蛋白质带有正电荷的氨基与带负电荷的磺基水杨酸根相结合,形成不溶性蛋白质盐而沉淀。该法操作简便敏感,清蛋白、球蛋白、本周蛋白均可发生反应。但在用某些药物如青霉素钾盐及有机碘造影剂(胆影葡胺、泛影葡胺、碘酸),或在高浓度尿酸、草酸盐、黏蛋白等作用下均可呈假阳性反应,加热煮沸后沉淀可消失,有别于尿蛋白。现常被用作尿蛋白定性实验过筛方法,本法检测蛋白尿的敏感度为 0.05～0.1g/L。

3.干化学试带法

本法是利用指示剂的蛋白质误差原理(指示剂离子因与清蛋白携带电荷相反而结合,使反应显示的 pH 颜色变为较高 pH 颜色,这种 pH 颜色改变的幅度与清蛋白含量成正比)而建立的。该法有简便、快速等优点,适用于人群普查,还可以同时用肉眼观察和尿液分析仪检测,以减少误差。不同厂家、不同批号的试带显色有差异。缺点是指示剂只与清蛋白反应,与球蛋白反应很弱。

(五)参考值定性实验

阴性。

(六)临床意义

1.生理性蛋白尿

生理性蛋白尿或无症状性蛋白尿是指由于各种内外环境因素对机体的影响导致的尿蛋白含量增多,可分为功能性蛋白尿及体位性(直立性)蛋白尿。

(1)功能性蛋白尿:指剧烈运动、发热、低温刺激、精神紧张、交感神经兴奋等时引起的暂时性、轻度性的蛋白尿。其形成机制可能是上述原因造成肾血管痉挛或充血使肾小球毛细血管壁的通透性增加。当诱发因素消失时,尿蛋白也迅速消失。功能性蛋白尿定性一般不超过(＋),定量小于 0.5g/24h,多见于青少年期。

(2)体位性蛋白尿:指由于直立体位或腰部前突时引起的蛋白尿,又称直立性蛋白尿。其特点为卧床时尿蛋白定性为阴性,起床活动若干时间后即可出现蛋白尿,尿蛋白定性可达(＋＋),甚至(＋＋＋),平卧后又转成阴性,常见于青少年,可随年龄增长而消失。此种蛋白尿生成机制可能与直立时前突的脊柱压迫肾静脉,或直立位时肾的位置向下移动,使肾静脉扭曲致肾脏处于瘀血状态,淋巴、血流受阻有关。

(3)摄食性蛋白尿:摄入蛋白质过多,也会出现暂时性蛋白尿。

2.病理性蛋白尿

病理性蛋白尿,根据其发生机制可分为以下 6 类:

(1)肾小球性蛋白尿:因受到炎症、毒素等损害,肾小球毛细血管壁通透性增加,滤出较多的血浆蛋白,超过了肾小管重吸收能力所形成的蛋白尿,称为肾小球性蛋白尿。形成蛋白尿的机制除肾小球滤过膜的物理性空间构型改变导致"孔径"增大外,还与肾小球滤过膜的各层,特别是唾液酸减少或消失致静电屏障作用减弱有关。蛋白电泳检查出的蛋白质中清蛋白约占70%~80%,β_2－微球蛋白可轻度增多。此型蛋白尿中尿蛋白含量常大于 2g/24h,主要见于肾小球疾病如急性肾小球肾炎,某些继发性肾脏病变如糖尿病性肾病,免疫复合物病如红斑狼疮性肾病等。

(2)肾小管性蛋白尿:由于炎症或中毒引起的近曲小管对低分子量蛋白质的重吸收功能减退,出现以低分子量蛋白质为主的蛋白尿,称为肾小管性蛋白尿。通过尿蛋白电泳及免疫化学方法检查,发现尿中以 β_2－微球蛋白、溶菌酶等增多为主,清蛋白正常或轻度增多。单纯性肾小管性蛋白尿,尿蛋白含量较低,一般低于 1g/24h。此型蛋白尿常见于肾盂肾炎、间质性肾炎、肾小管性酸中毒、重金属中毒及肾移植术后等。尿中 β_2－微球蛋白与清蛋白的比值,有助于区别肾小球与肾小管性蛋白尿。

(3)混合性蛋白尿:肾脏病变如果同时累及肾小球和肾小管,产生的蛋白尿称混合性蛋白尿。在尿蛋白电泳的图谱中显示低分子量的 β_2－微球蛋白及中分子量的清蛋白同时增多,而大分子量的蛋白质较少。

(4)溢出性蛋白尿:主要指血液循环中出现大量低分子量(分子量小于 4.5 万)的蛋白质,如本周蛋白、血浆肌红蛋白(分子量为 1.4 万),超过肾小管重吸收的极限,在尿中大量出现时称为溢出性蛋白尿。如当肌红蛋白增多超过肾小管重吸收的极限,在尿中大量出现时称为肌红蛋白尿,可见于骨骼肌严重创伤及大面积心肌梗死等。

(5)组织性蛋白尿:由肾小管代谢生成的和肾组织破坏分解的蛋白质,以及由于炎症或药物刺激泌尿系统分泌的蛋白质(黏蛋白、T－H 蛋白、分泌型 IgA)形成的蛋白尿,称为组织性蛋白尿。组织性蛋白尿常见于尿路感染。

(6)假性蛋白尿:假性蛋白尿也称为偶然性蛋白尿,当尿中混有多量血、脓、黏液等成分导致蛋白定性实验阳性时称为偶然性蛋白尿。主要见于泌尿道炎症、出血及在尿中混入阴道分泌物、男性精液等,一般并不伴有肾脏本身的损害。

三、尿糖定性检查

(一)班氏法

1.原理

葡萄糖还原性醛基在热碱性条件下,将蓝色硫酸铜还原为氢氧化亚铜,进而生成棕红色的氧化亚铜沉淀。

2.试剂

甲液:枸橼酸钠 85g,无水碳酸钠 76.4g,蒸馏水 700mL,加热助溶。

乙液:硫酸铜 13.4g,蒸馏水 100mL,加热助溶。

冷却后,将乙液缓慢加入甲液中,不断混匀,冷却至室温后补充蒸馏水至 1000mL 即为班氏试剂。如溶液不透明则需要过滤,煮沸后出现沉淀或变色则不能使用。其中硫酸铜提供铜离子;枸橼酸钠可与铜离子形成可溶性络合物,防止生成氢氧化铜沉淀;碳酸钠提供碱性环境。

3.器材

酒精灯、13mm×100mm 试管、试管夹、滴管。

4.方法

(1)取液:试管中加 1mL 班氏试剂。

(2)煮沸:边加热边摇动试管,检查班氏试剂是否变质,如变色则试剂变质不能使用。

(3)加尿:0.1mL 尿(2 滴)。

(4)再煮沸:1~2min。

(5)观察:冷却后观察沉淀颜色。

(6)注意:

1)标本必须新鲜,久置细菌能分解葡萄糖使结果偏低。

2)试剂与尿液比例为 10∶1。

3)尿中含有大量尿酸盐时,煮沸后可混浊并略带绿色,但冷却后沉淀物显灰蓝色不显黄色。

4)煮沸时应不断摇动试管,试管口不能对人。

5)非糖还原性物质也可呈阳性。

6)使用青霉素、维生素 C 等药物时,可出现假阳性反应。

(二)葡萄糖氧化酶试带法

1.原理

尿液中的葡萄糖在试带中葡萄糖氧化酶的催化下,生成葡萄糖酸内酯和过氧化氢,在过氧化氢酶的作用下,使色原(邻甲苯胺等)脱氢,分子结构发生改变,色原显色。根据颜色深浅,可大致判断葡萄糖含量。

2.试剂

试带条。

3.器材

尿分析仪或目测。

4.操作

按说明书要求进行,一般要求将试带浸于尿液中,1~2s 后取出,15s 后与标准比色板比较,观察结果,也可在尿分析仪上比色,仪器自动打印出结果。

(三)方法学评价

1.班氏尿糖定性实验

此法稳定,敏感度为 5.5mmo/L,是测定葡萄糖的非特异实验。凡尿中存在其他糖(如果糖、乳糖、戊糖等)及其他还原物质(如肌酐、尿酸、维生素 C 等)均可呈阳性反应,现多已不用。

2.葡萄糖氧化酶试带法

此法特异性高、灵敏性高、简便、快速,并可用于尿化学分析仪,可进行半定量分析,假阳性极少,但有假阴性。酶制品保存要适当。

3.薄层层析法

此法是鉴别、确保尿糖种类的特异敏感的实验方法,但操作复杂,不适合临床使用,仅在必要时应用。

(四)参考值定性实验

阴性。

(五)临床意义

1.血糖增高性糖尿

(1)饮食性糖尿:可因短时间摄入大量糖类引起。因此为确诊有无糖尿,必须检查清晨空腹的尿液以排除饮食的影响。

(2)一过性糖尿:也称应激性糖尿。见于颅脑外伤、脑血管意外、情绪激动等情况下,血糖中枢受到刺激,导致肾上腺素、胰高血糖素大量释放,出现暂时性高血糖和糖尿。

(3)持续性糖尿:清晨空腹尿中尿糖呈持续阳性,最常见于因胰岛素绝对或相对不足所致糖尿病。此时空腹血糖水平已超过肾糖阈,24h尿中排糖近于100g或更多,每日尿糖总量与病情轻重相平行,因而尿糖测定也是判断糖尿病治疗效果的重要指标之一。如并发肾小球动脉硬化症,则肾小球滤过率减少,肾糖阈升高,此时血糖虽已超过一般的肾糖阈值,但查尿糖仍可呈阴性。一些轻型糖尿病患者的空腹血糖含量正常,尿糖亦呈阴性,但进食后2h由于负载增加可见血糖升高,尿糖呈阳性。对于此型糖尿病患者,不仅需要同时进行空腹血糖及尿糖定量、进食后2h尿糖检查,还需进一步进行糖耐量实验,以明确糖尿病的诊断。

(4)其他血糖增高性糖尿:①甲状腺功能亢进:由于肠壁的血流加速和糖的吸收增快,因而在饭后血糖高出现糖尿。②肢端肥大症:可因生长激素分泌旺盛致血糖升高,出现糖尿。③嗜铬细胞瘤:可因肾上腺素及去甲肾上腺素大量分泌,致使磷酸化酶活性增加,促使肝糖原降解为葡萄糖,引起血糖升高出现糖尿。④库欣综合征:因皮质醇分泌增多,使糖原异生旺盛,抑制己糖磷酸激酶和对抗胰岛素作用,出现糖尿。

2.血糖正常性糖尿

肾性糖尿属血糖正常性糖尿,因肾小管对葡萄糖的重吸收功能低下所致,见于范右尼综合征,患者出现糖尿但空腹血糖和糖耐量实验均正常。新生儿糖尿乃因肾小管功能还不完善。后天获得性肾性糖尿可见于慢性肾炎、肾病综合征。以上均需与真性糖尿鉴别,要点是肾性糖尿时空腹血糖及糖耐量实验结果均为正常。妊娠后期及哺乳期妇女,出现糖尿可能与肾小球滤过率增加有关。

3.其他

尿中除葡萄糖外还可出现乳糖、半乳糖、果糖、戊糖等,除受进食影响外,也可能与遗传代谢紊乱有关。

(1)乳糖尿:妊娠或哺乳期妇女尿中可能同时出现乳糖与葡萄糖,是因为缺乏乳糖酶。如摄入过多乳糖或牛奶也可诱发本病。

(2)半乳糖尿:先天性半乳糖血症是一种常染色体隐性遗传性疾病,由于缺乏半乳糖－1－磷酸尿苷转化酶或半乳糖激酶,不能将食物内半乳糖转化为葡萄糖所致。患儿可出现肝大,肝功损害,生长发育停滞,智力减退、哺乳后不安、拒食、呕吐、腹泻、肾小管功能障碍蛋白尿等。

(3)果糖尿:遗传代谢缺陷性患者可伴蛋白尿与氨基酸尿,偶见于大量进食蜂蜜或果糖者。糖尿病患者尿中有时也可查出果糖。

四、尿酮体定性检查

(一)粉剂法

1.原理

丙酮或乙酰乙酸在碱性溶液中与硝普钠和硫酸铵作用,生成异硝基或异硝基铵,后者与 $Fe(CN)53-$ 生成紫红色复合物。

2.试剂

硝普钠 0.5g,无水碳酸钠 10g,硫酸铵 10g。配制前分别将各种试剂烘干、称量并研磨混匀。密闭存于棕色瓶中,防止受潮。

3.器材

玻片、塑料勺、滴管。

4.方法

(1)取粉:取 1 勺(约 1g)粉剂摊在玻片上。

(2)加尿:以浸润粉剂为准。

(3)观察:有无紫红色出现。

(4)注意:尿酸盐可致橙色反应,肌酐可致假阳性。粉剂一定要研细否则出现颜色不均。本反应需在试剂与水接触产热时使氨放出。

(二)环状法

(1)取尿 2mL。

(2)加酸 0.2mL(3~4 滴),避免肌酐引起假阳性。

(3)加液,饱和硝普钠 0.2mL。

(4)混匀。

(5)加氨沿管壁。

(6)观察环色。

(7)注意黄色环不能判断为阳性,是尿酸盐所致。

(三)方法学评价

以往采用硝普钠试管或粉剂检查法,现多被简易快速的干化学试带法取代。此法主要对丙酮及乙酰乙酸起反应,也可用酶法定量或进一步用气相色谱法分析。

(四)参考值定性实验

阴性。

(五)临床意义

1.糖尿病酮症酸中毒

由于糖利用减少,分解脂肪产生酮体,使酮体增加引起酮症。应与其他疾病(低血糖、心脑疾病乳酸中毒或高血糖高渗透性糖尿病昏迷)相区别。酮症酸中毒时尿酮体均呈阳性,而其他疾病时尿酮体一般不增高,但应注意糖尿病酮症者肾功能严重损伤而肾阈值增高时,尿酮体亦可减少,甚至完全消失。

2.非糖尿病性酮症

感染性疾病如肺炎、伤寒、败血症、结核等发热期,严重腹泻、呕吐、饥饿、禁食过久、全身麻酸后等均可出现酮尿,此种情况相当常见。妊娠期妇女常因妊娠反应、呕吐、进食少,易发生酮症致酮尿。

3.中毒

如氯仿、乙醚麻醉后、磷中毒等。

4.服用双胍类降糖药

苯乙双胍等药物有抑制细胞呼吸的作用,可出现血糖下降,但酮尿阳性的现象。

五、尿胆色素定性检查

尿中胆色素包括胆红素、尿胆原及尿胆素,俗称尿三胆。由于送检的多为新鲜尿,尿胆原尚未氧化成尿胆素,临床上多查前两者,俗称尿二胆。

(一)尿胆红素定性检查(哈氏浓缩法)

1.原理

用 $BaSO_4$ 吸附尿液中的胆红素并浓缩,胆红素与 $FeCl_3$ 反应,被氧化为胆绿素而显绿色。

2.试剂

(1)0.41mol/L 氯化钡溶液:氯化钡($BaCl_2 \cdot 2H_2O$)10.0g,溶于 100mL 蒸馏水中。

(2)Fouchet 试剂:100g/L 的 $FeCl_3$ 溶液 10mL,250g/L 三氯乙酸溶液 90mL,混合后备用。

3.方法

(1)取尿:5mL 于中试管。

(2)加液:BaCl2 溶液 2.5mL(尿量的一半)。

(3)混匀。

(4)离心:在 3000r/min 下离心 3~5min。

(5)弃液:弃上清液留下管底沉淀。

(6)氧化:在沉淀上滴加福氏试剂 2~3 滴。

(7)观察:沉淀是否变色。

(8)注意:

1)尿与 $BaCl_2$ 的比例。

2)尿中 SO2- 4,PO3- 4 不足,沉淀可减少。

3)氧化剂用量应适当,过多可使胆红素被氧化为胆绿素,再进一步氧化为胆黄素。

4)受检者使用阿司匹林等药物可出现假阳性。

5)标本需新鲜,否则胆红素易分解。

(二)尿胆原定性检查(改良欧立法)

1.原理

尿胆原在酸性条件下与对二甲氨基苯甲醛反应,生成樱红色化合物。

2.试剂

Ehrlich 试剂:对二甲氨基苯甲醛 2.0g,溶于 80mL 蒸馏水,再缓慢加入浓盐酸 20mL,混匀后储存于棕色瓶中备用。

3.方法

(1)处理:去除尿中的胆红素。

（2）取尿：取 1mL 去除胆红素的尿液。

（3）加液：欧氏试剂 0.1mL。

（4）混匀。

（5）静置 10min。

（6）观察：在白色背景下，从管口向管底观察结果。

（7）注意：①新鲜尿：否则尿胆原氧化为尿胆素，出现假阴性，只有两者均阴性方可否定。②干扰物呈红色不溶于氯仿，可鉴别。

（三）尿胆红素定性检查

胆红素是红细胞破坏后的代谢产物，可分为未经肝处理的未结合胆红素和经肝与葡萄糖醛酸结合形成的结合胆红素。未结合胆红素不溶于水，在血中与蛋白质结合不能通过肾小球滤膜。结合胆红素分子量小，溶解度高，可通过肾小球滤膜，由尿排出。由于正常人血中结合胆红素含量很低，滤过量极少，因此尿中检不出胆红素，如血中结合胆红素增加，可通过肾小球滤膜使尿中结合胆红素量增加，尿胆红素实验呈阳性反应。

1.方法学评价

尿内胆红素检查方法有氧化法与重氮法两种。氧化法是用氧化剂将胆红素氧化为胆绿素，呈绿色为阳性。Smith 碘法操作最简单，但敏感性低，Harrison 法操作稍繁，但敏感性高。以 2,4－二氯苯胺重氮盐偶联反应的干化学试剂带法操作简单，且可用于尿自动化分析仪，灵敏度为 7～14μmol/L，目前多用其做定性筛选实验。如果反应颜色不典型，应进一步分析鉴别。在尿液 pH 值较低时，某些物质或其代谢产生（如吡啶和依托度酸）可引起假阳性反应，或不典型颜色。1.42mmol/L 维生素 C 可引起假阴性反应。

2.参考值定性实验

阴性。

（四）尿胆原及尿胆素定性检查

尿胆原经空气氧化及光线照射后转变成黄色的尿胆素（粪胆素）。

1.方法学评价

尿胆原检测已成尿试带的组成之一，用于疾病的尿筛选检查。尿胆原的测定采用 Ehrilich 醛反应，即尿胆原与对－二甲氨基苯甲醛反应后呈樱红色，既可用于定性检查也可用于定量检查。尿胆素的测定采用 Schleisinger 法，即将尿液中尿胆原氧化后加饱和的乙酸锌溶液，可观察到绿色荧光。在尿胆原为阴性时应用尿胆素检查进一步证实。检查尿胆原或尿胆素时均应除去胆红素，以免胆红素的色泽干扰。

2.参考值尿胆原定性实验

阴性或弱阳性（1∶20 稀释后阴性）。

尿胆素定性实验：阴性。

3.临床意义

利用尿胆红素、尿胆原和血胆红素等检查可协助鉴别黄疸病因。

（1）溶血性黄疸：当体内有大量红细胞破坏时未结合胆红素增加，使血中胆红素含量增高，由于未结合胆红素不能通过肾脏滤过，故尿胆红素实验呈阴性。当其排入肠道后转变为粪胆原,因而肠道吸收粪胆原及由尿中排出尿胆原的量均亦相应增加,尿胆原实验呈明显阳性。溶血性黄疸可见于各种溶血性疾病、大面积烧伤等。

(2)肝细胞性黄疸:肝细胞损伤时其对胆红素的摄取、结合、排除功能均可能受损。由于肝细胞摄取血浆中未结合胆红素能力下降,使其在血中的浓度升高,生成的结合胆红素又可能由于肝细胞肿胀、毛细胆管受压,在肿胀与坏死的肝细胞间弥散,经血窦进入血循环,导致血中结合胆红素升高。因其可溶于水并经肾排出,使尿胆红素实验呈阳性。此外,经肠道吸收的粪胆原也因肝细胞受损不能转变为胆红素,而以尿胆原形式由尿中排出,故肝细胞黄疸时尿胆红素与尿胆原测试明显呈阳性。在急性病毒性肝炎时,尿胆红素阳性可早于临床黄疸。其他原因引起的肝细胞黄疸,如药物、毒物引起的中毒性肝炎也可出现类似的结果。

(3)梗阻性黄疸:胆汁淤积使肝胆管内压增高,导致毛细胆管破裂,结合胆红素不能排入肠道而逆流入血由尿中排出,尿胆红素测试呈阳性。由于胆汁排入肠道受阻,尿胆原亦减少。可见于各种原因引起的肝内、外完全或不完全梗阻,如胆石症、胆管癌、胰头癌等。

六、乳糜尿定性检查

经肠道吸收的脂肪皂化后成乳糜液,由于种种原因致淋巴引流不畅而未能进入血循环,逆流至泌尿系统淋巴管中,可致淋巴管内压升高、曲张、破裂,乳糜液流入尿中,使尿液呈不同程度的乳白色,严重者似乳状称乳糜尿。如在乳糜尿中混有血液时称为血性乳糜尿。尿中乳糜的程度与患者摄入脂肪量、淋巴管破裂程度及运动强度有关。乳糜尿中主要含卵磷脂、胆固醇、脂酸盐及少量纤维蛋白原、清蛋白等。如合并泌尿道感染,可出现乳糜脓尿。

(一)原理

乳糜尿含有大量脂肪颗粒,形成乳糜状混浊尿。脂肪可溶于乙醚中,脂肪小滴可通过染色识别。

(二)试剂

(1)乙醚(AR)。

(2)苏丹Ⅲ乙酸乙醇染色液　5%乙醇10mL,冰乙酸90mL,苏丹Ⅲ粉末1药匙。先将乙醇与冰乙酸混合,再倾入苏丹Ⅲ粉末,使之充分溶解。

(3)猩红染色液　先配70%乙醇和丙酮1:1溶液,后将猩红加入至饱和为止。

(三)样本

新鲜尿液。

(四)方法

1.溶解脂肪

取尿液5~10mL,加入乙醚2~3mL,用力振摇,使脂肪溶于乙醚。

2.静置离心

静置数分钟后,2000r/min离心5min。

3.涂片染色

吸取乙醚与尿液界面层涂片,加苏丹Ⅲ乙酸乙醇染色液1滴。

4.结果观察

低倍镜下观察是否有红色脂肪小滴(必要时可高倍镜观察)。

5.稀释

如为阳性,按 1∶20 稀释后再同上操作。

(五)注意

(1)乳糜含量和患者摄入脂肪量、运动的强度和淋巴管破裂程度等因素有关。乳糜尿的浊度和颜色取决于乳糜量,乳糜尿可呈乳白色、乳酪样或色泽较浑浊。

(2)乳糜尿须与脓尿、大量盐类的混浊尿和脂肪尿相区别。

(六)方法学评价

乳糜尿由脂肪微粒组成,外观呈白色。尿液中加入乙醚充分振荡后,与原尿相比,如乳浊程度明显减轻则可确诊、因所含脂肪性成分被乙醚溶解。乳糜尿与脓尿或严重的结晶尿的鉴别要点为:后二者离心沉淀后上清液呈澄清状,沉渣显微镜检查可见多数白细胞或无定形磷酸盐结晶(加热、加酸后溶解),而乳糜尿离心沉淀后外观不变。丝虫病引起乳糜尿者,偶在尿液沉渣中查到微丝蚴,在乳糜尿中加入苏丹Ⅰ染液置显微镜下观察,见大小不等的橘红色球形小体则为阳性。

(七)临床意义

(1)淋巴管阻塞,常见于丝虫病。丝虫在淋巴系统中引起炎症反复发作,大量纤维组织增生,使腹部淋巴管或胸导管广泛阻塞。由于肾的淋巴管最脆弱,故易于肾盂及输尿管处破裂,出现乳糜尿。如为丝虫病引起的,可在尿沉渣中于显微镜下见到微丝蚴。先天淋巴管畸形、腹骨结核、肿瘤压迫等也可以出现乳糜尿。

(2)胸腹创伤、手术伤及腹腔淋巴管或胸导管炎症也可出现乳糜尿,但少见。

(3)过度疲劳、妊娠及分娩后、糖尿病脂血症、肾盂肾炎、棘球蚴病、疟疾等也偶见乳糜尿。

七、人绒毛膜促性腺激素(HCG)

是妇女受精卵移动到子宫腔内着床后形成胚胎,由胎盘滋养层细胞分泌产生,具有促性腺发育功能的一种糖蛋白激素。HCG 的主要功能就是刺激黄体,使雌激素和黄体酮持续分泌,以促进子宫蜕膜的形成,使胎盘生长成熟。HCG 由一条 α 多肽链,一条 β 多肽链组成。HCG 的 α 链与其他激素,如黄体生成素(LH)、促卵泡生成素(FSH)及促甲状腺素(TSH)的 α 链相似,而卢多肽链基本是 HCG 所特有的,故用 β—HCG 的抗体来测定 HCG 有较高的特异性。HCG 主要存在于孕妇的血液、尿液、羊水、初乳和胎儿体内。当妊娠 1~2.5 周时,孕妇血清和尿中的 HCG 水平即可迅速升高,孕第 8 周达到高峰,至孕期第 4 个月始降至中等水平,并一直维持到妊娠末期。尿液 HCG 检查主要用于早期妊娠的诊断和滋养层细胞肿瘤的诊断和疗效观察。

(一)胶乳凝集抑制实验

1.原理

将尿液与抗 HCG 血清混合,经过一一段时间反应后,加入被 HCG 致敏的胶乳悬液。当尿中有 HCG 时,HCG 先与抗血清结合,不引起胶乳的凝集反应,仍呈均匀的乳状。反之,当尿中无 HCG 时,抗血清中的抗体与胶乳抗原发生反应,出现凝集。

2.试剂

抗 HCG 血清,HCG 胶乳抗原。

3.方法

(1)加尿:在玻片上滴加尿液1滴。

(2)加抗血清:滴加抗血清1滴。

(3)混匀:与尿液充分混匀。

(4)静置:1min。

(5)加胶乳抗原:滴加1滴充分混匀的胶乳抗原。

(6)混匀:摇动3min。

(7)观察:在强光下观察有无肉眼可见的颗粒状凝集。

(8)对照:阴性对照、阳性对照。

(9)判断:阴性对照:凝集。阳性对照:不凝集。标本凝集为阴性,不凝集为阳性。

(10)注意:

1)标本新鲜、透明,浑浊尿应离心后取上清尿液检查。

2)抗原、抗体应是同一批号。

3)加液顺序不能错。

4)加液量一致。

5)试剂于2~8℃保存,不能冷冻。

(二)胶体金实验

1.原理

免疫胶体金法是将羊抗人HCG抗血清(多抗)、羊抗鼠IgG分别固定在特制的纤维素试带.上并呈两条线上下排列,羊抗鼠IgG线在试带的上方为阴性对照,羊抗人HCG多抗在下方为测定。试带条中含均匀分布的胶体金标记鼠抗人β-HCG单克隆抗体和无关的金标记鼠IgG。检测时将试带浸入被检尿液中(液面低于固定的两条抗体线)后迅速取出。尿液沿试带上行,尿中的β-HCG在上行过程中与胶体金标记单克隆抗体结合,待行至羊抗人HCG抗体检测线时,形成金标记的β-HCG单抗-尿HCG-羊抗人HCG抗体的双抗体夹心式复合物,而在试带上呈红色区带,为HCG阳性反应,试带上无关的金标记鼠IgG随尿液继续上行至羊抗鼠IgG处时与之形成紫红色的金标记的抗原抗体复合物为阴性对照。判断结果时,含HCG的尿液试带可显示上、下两条紫红色线条,阴性标本则只显出上边一条紫红色线。

2.方法(或按说明书)

(1)浸尿:将试纸浸入尿液5s。

(2)取出:取出后平放。

(3)观察:5min内观察结果。

3.结果判断

上下两条红线-阳性

仅上面一条红线-阴性

仅下面一条红线-失效

上下均无红线-失效

(三)测定方法及评价

1.胶乳凝集抑制实验(LAIT)和血凝抑制实验(HAIT)

Wide 及 Gemzell 开始采用胶乳凝集抑制实验技术测定尿中的 HCG,即将尿液与抗 HCG 血清混合后,加入已吸附抗原的胶乳,如尿液中含。HCG 较多,则胶乳先与抗 HCG 血清结合,当不再有多余的抗 HCG 血清与胶乳产生凝集而呈均匀的乳胶状时,为阳性。相反,不含 HCG 的尿液,不与抗血清作用,当加入吸附抗原的胶乳后,抗血清可与胶乳抗原反应,出现明显的特异性凝集颗粒,即为阴性。也可利用血细胞的血凝抑制实验检查 HCG,其原理与胶乳法一致,只是载体由胶乳改成羊红细胞。这两种实验方便简单,灵敏度为 $100\sim500mU/mL$,适合大批标本检查,但因特异性差,不能定量,已逐渐被单克隆抗体法取代。

2.放射免疫实验(RIA)

利用放射标记的 HCG 与被检测尿中的 HCG 竞争性地结合抗 HCG 抗体,当被检尿中 HCG 增加时,结合物的放射性减低,与不同含量标准品对比可测尿中 HCG 的含量。RIA 使定量检测成为可能。由于 RIA 需一定设备,实验手续烦琐,且有核素污染问题,不适用于临床常规应用。

3.酶联免疫吸附实验(ELISA)

该方法已广泛应用于临床,基本原理是运用夹心免疫酶分析技术,即采用 HCG 单克隆抗体包被于固相表面,样品中的 HCG 都将与支持物表面的抗体相结合。结合物与样品一起孵育后,冲洗,然后加入特异性酶标抗 β-HCG 亚基的单克隆抗体,最后加入酶作用的基质,即产生颜色。该法可目测,灵敏度为 $20\sim50\mu U/mL$,采用抗 β-HCG 单克隆抗体二点酶免疫法进行定量,灵敏度可达 $2\sim10\mu U/mL$。目前,免疫酶法进一步发展为更简便、适于患者自检的一步法,即免疫酶渗透实验。

4.单克隆抗体胶体金实验

该方法快速简便、特异性强、灵敏度高($10\sim25IU/L$),可半定量,在受精 $7\sim10$ 天即可做出诊断。临床已广泛应用。试带中所用试剂为胶体金。胶体金是氯化金与还原剂反应形成的一种胶体颗粒。试带呈红色是由于胶体金颗粒大小呈红色到紫红色变化。

(四)参考值定性实验

阴性。

(五)临床意义

HCG 的检查对早期妊娠诊断有重要意义,对与妊娠相关疾病、滋养细胞肿瘤等疾病的诊断、鉴别和病程观察有一定价值。

1.诊断

早期妊娠孕后 $35\sim50$ 天,HCG 可升至大于 $2500IU/L$。孕后 $60\sim70$ 天,可达 $8000\sim320000IU/L$。

2.异常妊娠与胎盘功能的判断

①异位妊娠:如宫外孕时,本实验只有 60% 的阳性检出率,在子宫出血 3 天后,HCG 仍可为阳性,故 HCG 检查可作为异位妊娠与其他急腹症的鉴别。HCG 常为 $312\sim625IU/L$。②流产诊断与治疗:不完全流产如子宫内尚有胎盘组织残存,HCG 检查仍可呈阳性;完全流产

或死胎时 HCG 由阳性转阴性,因此可作为保胎或吸宫治疗的参考依据。③先兆流产:如尿中 HCG 仍维持高水平多不会发生流产。如 HCG 在 2500IU/L 以下,并逐渐下降;则有流产或死胎的可能,当降至 600IU/L 则难免流产。在保胎治疗中,如 HCG 仍继续下降说明保胎无效,如 HCG 不断上升,说明保胎成功。

3.滋养细胞肿瘤诊断与治疗监测

(1)葡萄胎、恶性葡萄胎、绒毛膜上皮癌及睾丸畸胎瘤等患者尿液中 HCC 显著升高,可达 10 万到数百万单位,可用稀释实验诊断。如妊娠 12 周以前 1:500 稀释尿液呈阳性,妊娠 12 周以后 1:200 稀释尿液呈阳性,对葡萄胎诊断有价值。1:500 稀释尿液呈阳性对绒毛膜癌也有诊断价值,如男性尿中 HCG 升高,要考虑睾丸肿瘤如精原细胞癌、畸形及异位 HCG 瘤等。

(2)滋养层细胞肿瘤患者术后 3 周,尿液中 HCG 应小于 50IU/L,术后 8~12 周应呈阴性,如 HCG 不下降或不转阴性,提示可能有残留病变。

八、尿的其他检验

(一)血红蛋白尿检查

正常人血浆中含有 50mg/L 游离 Hb,尿中无游离 Hb。当有血管内溶血,血中游离 Hb 急剧上升,超过触珠蛋白的结合能力(正常情况下最大结合力为 1.5g/L 血浆)即可排入尿中,可通过尿游离 Hb 的实验(尿隐血实验)检出。

1.方法学评价

血红蛋白尿检测采用的是与粪便隐血检查相同的化学法,如邻甲苯胺法、氨基比林法等,这两种方法除与 Hb 反应外,也与完整的红细胞反应(敏感度为红细胞达 5~10μL),故要注意尿沉渣中红细胞对结果的影响,现已被试带法取代。此外,尿路感染时某些细菌产生过氧化物酶可致假阳性,大剂量的维生素 C 或其他还原物质可导致假阴性。目前新发展起来的 Hb 单克隆抗体免疫检测法能克服以上缺点。

2.参考值定性实验

阴性。

3.临床意义

(1)隐血阳性可见于各种引起血管内溶血的疾病,如 6-磷酸葡萄糖脱氢酶缺乏患者在食蚕豆或用药物伯氨喹、磺胺、非那西丁时引起的溶血。

(2)血型不合引起急性溶血、阵发性冷性或睡眠性血红蛋白尿症。

(3)重度烧伤、毒覃中毒、毒蛇咬伤。

(4)自身免疫性溶血性贫血、系统性红斑狼疮等。

(二)肌红蛋白尿检查

肌红蛋白(Mb)是横纹肌、心肌细胞内的一种含亚铁血红素的蛋白质,其结构及特性与血红蛋白相似,但仅有一条肽链,分子量为 1.6 万~1.7 万。当有肌肉损伤时,肌红蛋白释放进入血循环,因分子量较小,易通过肾小球滤过,排入尿中。

1.方法学评价

(1)化学法:因 Mb 分子中含血红素基团,也具有类似过氧化物酶样活性,故以往经常采用与血红蛋白相同的化学法检查。临床上已有多种隐血检查试剂及干化学试带,因此检查起来方便,灵敏度也较高。临床上常用来作为过筛实验。

(2)分光光度法:Mb 的氧化物在 578nm 处有吸收光谱;而 Hb 在 568nm 处有吸收光谱,借此可将二者区别,但不够敏感。

(3)单克隆抗体免疫法:最为敏感、特异的方法,既可作为确证实验又可进行尿液中 Mb 定量分析。尤其对急性心肌梗死的肌红蛋白尿液检查具有重要的临床价值。

2.参考值定性实验

阴性。

3.临床意义

肌红蛋白尿多发生于有肌肉损伤时,例如:①阵发性肌红蛋白尿:肌肉痛性痉挛发作后72h,尿中出现 Mb;②创伤:挤压综合征、子弹伤、烧伤、电击伤、手术创伤等;③组织局部缺血,如心肌梗死早期、动脉阻塞缺血;④砷化氢、一氧化碳中毒、巴比妥中毒、肌糖原积累等;⑤原发性(遗传性)肌疾病,如皮肤肌炎。

(三)本周蛋白尿检查

本周蛋白尿(BJP)实质为免疫球蛋白轻链或其聚合体从尿中排出,特性为将尿液在pH4.5~5.5,56℃条件下加热出现白色混浊及凝固,100℃煮沸后混浊消失或明显减退,再冷却时又可重新凝固,又称凝溶蛋白。免疫球蛋白的轻链单体分子量为 2.3 万,二聚体分子量为4.6万。蛋白电泳时可在 α_2 至 γ-球蛋白区区带间的某个部位出现 M 区带,大多位于 γ 区带及 $\beta-\gamma$ 区带之间。用已知抗 K 和抗 λ 抗血清可进一步将其分型。BJP 可通过肾小球滤过膜滤出,若量超过近曲小管所能吸收的极限,则从尿中排出,在尿中排出率多于清蛋白。肾小管对 BJP具有重吸收及异化作用,当 BJP 通过肾排泄时,可抑制肾小管对其他蛋白成分的重吸收,并可损害近曲、远曲小管,导致肾功能障碍及形成蛋白尿,同时有清蛋白及其他蛋白成分排出。

1.方法学评价

加热凝固法一般需尿中 BJP 大于 0.3g/L,有时甚至高达 2g/L,且必须在合适的 pH 值下才能检出。如尿中存在其他蛋白如清蛋白、球蛋白时,加酸后可出现沉淀,煮沸时沉淀不再溶解,影响判断结果。当 BJP 浓度过高时加热至沸腾,沉淀也可不再溶解。目前多用对甲苯磺酸法过筛,灵敏度高。如尿中存在清蛋白不沉淀,球蛋白大于 5g/L 可出现假阳性。乙酸纤维膜或聚丙烯酰胺凝胶电泳对 BJP 的阳性检出率可达 97%,但如尿中含量较低,则需预先浓缩。

2.临床意义

约 35%~65%多发性骨髓瘤的病例尿液中可出现 BJP,且多为人型。早期 BJP 可呈间歇性排出,半数病例每日大于 4g,最多达 90g。在血性腹腔积液或其他体液中也可查出。约15%的巨球蛋白血症患者也可出现 BJP 尿。重链病中 μ 链病也可有 BJP 尿。此外,淀粉样变性恶性淋巴瘤、慢淋白血病、转移癌、慢性肾炎、肾盂肾炎、肾癌等患者尿中也偶见 BJP,其机制还不清楚,可能与尿中存在免疫球蛋白碎片有关。动态观察 BJP 有助于了解是否伴有肾功能不全。BJP 产生水平常可反映产生 BJP 的单克隆细胞数,因此测定 BJP 对观察骨髓瘤病程和判断化疗效果等都有一定意义。

(四)尿液 β_2 -微球蛋白检查

血清 β_2 -微球蛋白(β_2M)平均浓度为 1.8mg/L,β_2M 可自由通过肾小球滤过膜,在肾小管被重吸收,故尿中仅含滤量的 1%。可采用酶免疫或放射免疫法测定。

1.参考值

血:β_2M<3mg7L。

尿:β_2M<0.2mg/L。

2.临床意义

(1)血或尿液中的 β_2M 可用于肾小球与肾小管损伤的鉴别。当肾小管损伤时,如急性肾小管炎症、坏死、药物及毒物(如庆大霉素、汞、镉、铬、金制剂等)引起肾小管损害,使得肾小管重吸收不良,尿中排出 β_2M 增高。肾小球病变早期,虽然肾小球通透性增加,β_2M 大量滤过,但因肾小管重吸收功能尚好,故血或尿中 β_2M 均不增高。肾小球病变晚期,滤过功能降低,血中 β_2M 可明显增加。

(2)单纯性膀胱炎时尿中的 β_2M 正常。

(3)肾移植后如有排异反应,影响肾小管功能,尿中 β_2M 含量增加。

(4)自身免疫病如红斑狼疮活动期,造血系统恶性肿瘤如慢性淋巴细胞性白血病时,因 β_2M 合成加快,血清 β_2M 增加,尿中 β_2M 含量也可增高。

(五)尿含铁血黄素定性检查

人体内约有 25% 的储存铁,以铁蛋白和含铁血黄素两种形式存在。尿含铁血黄素是一种暗黄色不稳定的铁蛋白质聚合物,呈颗粒状。当发生血管内溶血时,大部分血红蛋白随尿排出产生血红蛋白尿,其中一小部分游离血红蛋白被肾小管上皮细胞吸收并分解为含铁血黄素,当细胞脱落时随尿排出。

1.测定方法及评价

当尿中有含铁血黄素时,其中的高铁离子(Fe^{3+})与亚铁氰化钾作用,在酸性环境中,生成蓝色的亚铁氰化铁沉淀称 Prussian 蓝反应;而含铁血黄素的低铁离子(Fe^{2+})在酸性环境中被高铁氰化钾氧化成 Fe^{3+} 参加反应。本法阳性是诊断血管内溶血的有用指标,但尿含铁血黄素定性检查阴性也不能完全排除血管内溶血,因为只有含铁血黄素颗粒直径在 $1\mu m$ 以上时,才能在显微镜下观察出来。

2.质量控制

(1)留清晨第一次尿,将全部尿液自然沉淀,再取沉淀物离心,提高阳性检出率。

(2)所用盛尿容器,检验用试管、玻片、试剂均应防止铁剂污染,否则会出现假阳性。

(3)每次实验应做阴性对照。如亚铁氰化钾与盐酸混合即显深蓝色,表示试剂已被污染。

(4)要保持盐酸的浓度,实验时盐酸过少,易出现假阴性。

3.参考值定性实验

阴性。

4.临床意义

急、慢性血管内溶血、阵发性睡眠性血红蛋白尿症可引起含铁血黄素尿。在溶血初期,由于血红蛋白尚未被肾小管上皮细胞吸收,朱形成含铁血黄素排出,虽然有血红蛋白尿,但该实验可呈阴性,而隐血实验可呈阳性。但有时血红蛋白含量少,隐血实验呈阴性,但本实验呈阳性。

(六)尿液亚硝酸盐定性检查

当尿中有病原微生物增殖,并且尿液在膀胱中存留足够长时间的情况下,某些含有硝酸盐还原酶的感染病原菌可将尿中的硝酸盐还原为亚硝酸盐(NIT)。最常见的细菌有:大肠杆菌属、克雷白杆菌属、变形杆菌、假单孢菌属等。此外,产气杆菌、铜绿假单胞菌、某些厌氧菌以及真菌也富含硝酸盐还原酶。因此,亚硝酸盐定性实验可作为泌尿系统感染的筛选指标之一。

1.测定方法及评价

NIT 测定基本上都是利用 Griss 原理,即 NIT 先与对氨基苯磺酸或氨基苯磺酰胺反应形成重氮盐,再与 α-萘胺结合形成红色偶氮化合物。

(1)湿化学法:即将混合药物的干粉直接与尿液作用,观察颜色的变化。此法使用方便,检测快速。

(2)干化学法:目前临床广泛使用的多联干化学试带是根据 Griss 原理设计开发的,主要用于检测尿路因大肠杆菌感染产生的亚硝酸盐。使用含白细胞测定模块的多联干化学试带对泌尿系统感染的诊断筛查更有意义。NIT 反应敏感度为 0.3~0.6mg/L。此法也可用于仪器检测。

由于 Griss 反应取决于以下 3 个条件:感染的病原微生物的种类,尿液滞留时间,硝酸盐的存在。因此,NIT 测定对泌尿系统感染的阳性检出率并非 100%。

2.参考值定性实验

阴性。

3.质量控制

(1)防止假阳性干扰:当标本被非感染性细菌污染时会呈假阳性。因此应用新鲜标本测定。

(2)控制假阴性:

1)最好使用晨尿,以便尿液在膀胱内有足够的存留时间使细菌完成还原作用。

2)患者服用利尿剂后,由于排尿次数增多会使结果呈假阴性。大剂量维生素 C 可抑制 Griss 反应而呈假阴性。

3)硝基呋喃可降低实验的敏感度,使用抗生素后可抑制细菌活动使反应转为阴性。

4)其他:高比重尿使反应的敏感度降低,当 NIT 含量小于 1mg/L 时结果会呈阴性。另外若饮食中摄入蔬菜、水果过少,也会呈阴性。

(3)结果分析本实验只针对具有硝酸盐还原酶的病原体,因此在分析结果时应结合镜检报告。仅有 NIT 阴性不能排除泌尿系统感染,反之 NIT 阳性也未必一定有泌尿系统感染,应进一步进行细菌学检查。

4.临床意义

该指标可作为泌尿系统感染的过筛实验,但 NIT 阴性不能排除感染。

(七)尿卟啉定性检查

卟啉是构成血红蛋白、肌红蛋白及细胞色素等的重要成分,是血红素合成的中间体。正常人血和尿中含有很少量的卟啉类化合物。卟啉病患者卟啉代谢紊乱,其产物大量由尿和粪便排出。尿液中排出过多的卟啉即卟啉尿。可用乙酸乙酯提取尿中卟啉,再转入盐酸溶液,盐酸溶液中卟啉在紫外线照射下显红色荧光。本法最低检出量为 $200\mu g/L$ 尿。也可用溶剂抽提后,用分光光度法、薄层层析法、高效液相层析法等做定量测定。正常人阴性,阳性见于卟啉病。卟啉病是由于人体内一些酶缺陷,在血红蛋白合成过程中产生过多的卟啉或其前体的疾病。本病常为遗传性,后天性多因肝炎、肝硬化、化学药物和铅中毒引起。

(八)尿苯丙酮酸定性检查

苯丙酮酸是苯丙氨酸的代谢产物。苯丙酮酸尿(PKU)是氨基酸尿的一种,为常染色体隐性遗传疾病。发病机理是由于肝脏中缺乏 L－苯丙氨酸羟化酶,苯丙氨酸不能转化为酪氨酸,只能转变为苯丙酮酸,大量苯丙酮酸不能被肾小管重吸收而排入尿中。尿苯丙酮酸定性检查(三氯化铁实验)是尿液中的苯丙酮酸与三价铁离子作用产生蓝绿色反应。该法较敏感,操作简单,试剂便宜容易获得,缺点是尿中的干扰物质较多,与三氯化铁有显色反应,应注意观察。干扰显色而导致假阴性的是磷酸盐,可先用沉淀剂将磷酸盐转变成磷酸铵镁沉淀除去,如对羟基苯酮酸、胆红素、尿黑酸、丙酮酸、乙酰乙酸、对氨基水杨酸、氨基比林等。正常人阴性,苯丙酮酸尿患儿,出生后 5～15 天即可出现阳性,当排出量大于 0.5g/24h 时才能查出。

第四节　尿液沉渣检查

一、尿液沉渣显微镜检查。

(一)制片

1.取尿取刻度离心管,倒入混合后的新鲜尿液 10mL。

2.离心 1500r/min 离心 5min。

3.弃液吸去上清液,留下 0.2mL 尿沉渣。

4.混匀。

5.涂片用滴管吸取混匀尿沉渣 1 滴,滴在载玻片上,用盖玻片覆盖;或滴入专用的尿沉渣计数板中。

(二)镜检

先用低倍镜(10×)观察管型、上皮细胞及结晶,再转到高倍镜(40×)观察红细胞、白细胞,分别观察 20 个低倍镜视野和 10 个高倍镜视野,以观察到的最低值和最高值报告或平均值报告。

(三)注意

1.鉴别管型

应注意管型与假管型(如结晶团、细胞团、类圆柱体、黏液丝)的鉴别。

2.注意鉴别 RBC 与酵母菌等

尿液显微镜检查是用显微镜对尿液中的有形成分进行鉴别观察,识别尿液中细胞、管型、结晶、细菌、寄生虫等各种病理成分,辅助诊断泌尿系统疾病定位、鉴别诊断及预后判断的重要常规实验项目。在一般性状检查或化学实验中不能发现的变化,常可通过尿液显微镜检查发现。如尿蛋白检查为阴性者,镜检却可见少量红细胞,这说明在判断尿沉渣结果时,必须与物理、化学检查结果相互参照,并结合临床资料等进行综合分析判断。

二、细胞

(一)红细胞

正常人尿中排出红细胞较少,如每个视野见到1~2个红细胞时应考虑为异常,若每个高倍视野均可见到3个以上红细胞,则诊断为镜下血尿。新鲜尿中红细胞形态对鉴别肾小球源性和非肾小球源性血尿有重要价值,因此除注意尿中红细胞数量外还要注意其形态。

1.形态用相差显微镜观察

可将血尿分成3种。

(1)均一红细胞血尿:红细胞外形大小正常,在少数情况下也可见到因丢失血红蛋白使细胞外形轻微改变而形成棘细胞。总之,均一红细胞血尿中红细胞形态较一致,整个尿标本中不超过两种以上的红细胞形态类型。

(2)变形红细胞血尿:红细胞大小不等,呈两种以上的多形性变化,常见以下形态:胞质从胞膜向外突出呈相对致密小泡,胞膜破裂,部分胞质丢失;胞质呈颗粒状,沿细胞膜内侧间断沉着;有皱缩的红细胞及大型红细胞,胞质沿边缘沉着;细胞的一侧向外展,类似葫芦状或发芽状;胞质内有散在的相对致密物,成细颗粒状;胞质向四周集中形似炸面包圈样,以及破碎的红细胞等。

(3)混合性血尿:为上述两种血尿的混合,依据其中哪一类红细胞超过50%又可分为以变形红细胞为主和以均一红细胞为主两种。肾小球源性血尿多为变形红细胞血尿,或以其为主的混合性血尿,可通过相差显微镜诊断,与肾活检的诊断符合率达96.7%。非肾小球疾病的血尿,则多为均一性血尿,与肾活检诊断符合率达92.6%。如果进一步用扫描电镜观察血尿标本,可观察到红细胞表面的细微变化,如红细胞有帽状、碗状、荷叶状、花环状等,即使红细胞有轻微的形态变化也可查出。注意:不要把酵母菌误认为红细胞。

2.临床意义

正常,人特别是青少年在剧烈运动、急行军、冷水浴、久站或重体力劳动后可出现暂时性镜下血尿,这种一过性血尿属正常生理性变化范围。女性患者还应注意月经污染问题,应通过动态观察加以区别。引起血尿的疾病很多,可以归纳为3类原因。

(1)泌尿系统自身的疾病:泌尿系统各部位的炎症、肿瘤、结核、结石、创伤、肾移植排异、先天性畸形等均可引起不同程度的血尿,如急、慢性肾小球肾炎、肾盂肾炎、泌尿系统感染、肾结石、肾结核等,都是引起血尿的常见原因。

(2)全身其他系统的疾病:主要见于各种原因引起的出血性疾病,如特发性血小板减少性紫癜、血友病、DIC、再生障碍性贫血和白血病合并有血小板减少时,某些免疫性疾病如系统性红斑狼疮等也可发生血尿。

(3)泌尿系统附近器官的疾病:如前列腺炎、精囊炎、盆腔炎等患者尿中也偶尔见到红细胞。

（二）白细胞

除在肾移植术后发生排异及淋巴细胞白血病时可在尿中见到淋巴细胞外,尿中白细胞一般主要是中性分叶核粒细胞。尿中的白细胞来自血液,健康成人尿中排出的白细胞和上皮细胞不超过 200 万/24h。因此在正常尿中可偶然见到 1~2 个白细胞/HPF,如果每个高倍视野见到 5 个以上白细胞为增多。

1.形态

白细胞体积比红细胞大,呈圆球形,在中性、弱酸性或碱性尿中均见不到细胞核,通过染色可清楚地看到核结构。炎症时白细胞发生变异或已被破坏外形变得不规则,结构不清,称为脓细胞。急性肾盂肾炎时,在低渗条件下有时可见到中性粒细胞内颗粒呈布朗分子运动,由于光折射,在油镜下可见灰蓝色发光现象,因其运动似星状闪光,故称为闪光细胞。

2.临床意义

（1）泌尿系统有炎症时均可见到尿中白细胞增多,尤其在细菌感染时,如急、慢性肾盂肾炎、膀胱炎、尿道炎、前列腺炎、肾结核等。

（2）女性阴道炎或宫颈炎、附件炎时可因分泌物进入尿中,而见白细胞增多,常伴有大量扁平的上皮细胞。

（3）肾移植后如发生排异反应,尿中可出现大量淋巴及单核细胞,肾盂肾炎时也偶见到。

（4）尿液白细胞中单核细胞增多,可见于药物性急性间质性肾炎及新月形肾小球肾炎。急性肾小管坏死时单核细胞减少或消失。

（5）尿中出现大量嗜酸性粒细胞时称为嗜酸性粒细胞尿,可见于某些急性间质性肾炎患者。药物导致的变态反应,或在尿道炎等泌尿系统其他部位的非特异性炎症时,也可出现嗜酸性粒细胞尿。

（三）上皮细胞

尿中所见上皮细胞由肾小管、肾盂、输尿管、膀胱、尿道等处脱落掉入尿液。肾小管上皮细胞为立方,上皮细胞,在肾实质损伤时可出现于尿液中。肾盂、输尿管、膀胱等处均覆盖移行上皮细胞。尿道为假复层柱状上皮细胞,近尿道外为复层扁平鳞状上皮细胞。在这些部位有病变时,尿中相应的上皮细胞会增多。男性尿中偶尔见到前列腺细胞。

1.鳞状上皮细胞

正常尿中可见少量鳞状上皮细胞,这种细胞大而扁平,胞质宽阔呈多角形,含有小而明显的圆形或椭圆形的核。女性尿中可成片出现,无临床意义,如同时伴有大量白细胞应怀疑有泌尿生殖系统炎症,如膀胱炎、尿道炎等。在肾盂肾炎时也增多,肾盂、输尿管结石时也可见到。

2.移行上皮细胞

正常时少见,有多种形态,如呈尾状称尾状上皮细胞,含有一个圆形或椭圆的核,胞质多而核小。在肾盂、输尿管或膀胱颈部炎症时可成片脱落,但形态随脱落部位而稍有区别。

3.肾小管上皮细胞

来自肾小管,是中性粒细胞的略约 1.5 倍,含一个较大的圆形胞核,核膜很厚,因此细胞核突出易见,在尿中易变形呈不规则的钝角状。胞质中有小空泡,颗粒或脂肪小滴,这种细胞在正常人尿中极为少见,在急性肾小管肾炎时可见到。急性肾小管坏死的多尿期可大量出现。

肾移植后如出现排异反应亦可见成片脱落的肾小管上皮细胞。在慢性肾炎、肾梗死、充血性梗阻及血红蛋白沉着时,肾小管上皮细胞质中如出现脂肪颗粒或含铁血黄素颗粒,甚至将胞核覆盖者称为复粒细胞。

(四)吞噬细胞

吞噬细胞比白细胞大 2~3 倍,为含吞噬物的中性粒细胞,可见于泌尿道急性炎症,如急性肾盂肾炎、膀胱炎、尿道炎等,且常伴有白细胞增多。

(五)肿瘤细胞

泌尿系统的肿瘤细胞脱落可随尿排出,用瑞-吉或巴氏染色进行识别辨认。

三、管型

管型为尿沉渣中有重要意义的成分,它的出现往往提示有肾实质性损害。它是尿液中的蛋白质和细胞颗粒成分在肾小管、集合管内凝固形成的圆柱状结构物。管型的形成必须有蛋白尿,形成基质物为 Tamm-HorsfaⅡ糖蛋白。在病理情况下,由于肾小球基底膜的通透性增加,大量蛋白质由肾小球进入肾小管,在肾远曲小管和集合管内浓缩(水分吸收)酸化(酸性物增加),在肾小管腔内凝集、沉淀,形成管型。

管型形成的必要条件是:①原尿中含有一定量的蛋白质(原尿中的清蛋白和肾小管分泌的 T-H 蛋白);②肾小管有使尿液浓缩酸化的能力,同时尿流缓慢及局部性尿液积滞,肾单位中形成的管型在重新排尿时随尿排出;③具有可供交替使用的肾单位。尿液通过炎症损伤部位时,有白细胞、红细胞、上皮细胞等脱落,这些细胞黏附在处于凝结过程的蛋白质上形成细胞管型。如附着的细胞退化变性,崩解成细胞碎屑,则形成粗或细颗粒管型。在急性血管内溶血时大量游离血红蛋白从肾小球滤过,在肾小管内形成血红蛋白管型。如肾小管上皮细胞出现脂肪变性,可形成脂肪管型,进一步变性可形成蜡样管型。

根据管型内含物的不同可分为透明、颗粒、细胞(红细胞、白细胞、上皮细胞)、血红蛋白、脂肪、蜡样等管型。还应注意细菌、真菌、结晶体及血小板等特殊管型。

(一)透明管型

透明管型主要由 T-H 蛋白构成。这种管型呈规则的圆柱体状,无色、半透明、两端钝圆、质地薄,但也有少许的颗粒及少量的细胞黏附在管型外或包含于其中。透明管型一般较狭窄而短,但也有形态较大者,多呈直形或稍弯曲状。观察透明管型应将显微镜视野调暗,否则易漏检。在剧烈运动、发热、麻醉、心功能不全时,肾受到刺激后尿中可出现透明管型。大量出现见于急、慢性肾小球肾炎、肾病、肾盂肾炎、肾淤血、恶性高血压、肾动脉硬化等疾病。急性肾炎时透明管型常与其他管型并存于尿中,慢性间质性肾炎患者尿中可持续大量出现。

(二)细胞管型

细胞管型为含有细胞成分的管型,其中细胞成分超过管型的 1/3 体积。按细胞类别可分为红细胞管型、白细胞管型和上皮细胞管型。

1.红细胞管型

指管型中以红细胞为主超过 1/3 体积,通常管型内的红细胞已被破坏。尿中见到红细胞管型,提示肾单位内有出血,可见于肾小球或肾小管出血。常见于溶血性输血反应、急性肾小管坏死、肾出血、肾移植术后产生排异反应。在系统性红斑狼疮、肾梗死、肾静脉血栓形成等情况时红细胞管型也可能是唯一的表现。

2.白细胞管型

指管型内以白细胞为主超过1/3体积,管型中白细胞多为退化变性坏死的白细胞。此种管型出现表示有化脓性炎症,常见于急性肾盂肾炎、间质性肾炎等,亦可见于红斑狼疮肾炎、肾病综合征及肾小球肾炎等。

3.肾小管上皮细胞管型

指管型内以肾小管上皮细胞为主超过1/3体积。所含细胞比白细胞略大,常见叠瓦状排列,根据细胞核的形状可与白细胞进行区别。此管型出现提示肾小管受累,肾小管上皮细胞剥离变性。常见于急性肾小管坏死、急性肾炎、肾淀粉样变性、间质性肾炎及重金属、药物中毒等。

4.复合管型

指两种以上细胞同时存在的混合管型,如果识别困难,可统称为细胞管型。主要见于活动性肾小球肾炎、缺血性肾小球坏死及肾梗阻等。

有时管型中的细胞成分难以区别,可笼统称为细胞管型,必要时可借助化学染色来区别。在DIC时,尿液中可出现血小板管型,可用相差显微镜或经抗血小板膜糖蛋白的McAb加以区别。

(三)颗粒管型

颗粒管型内含大小不同的颗粒物,其量超过1/3体积时称为颗粒管型。颗粒来自崩解变性的细胞残渣,也可由血浆蛋白及其他物质直接聚集于T−H蛋白基质中形成。其外形常较透明管型短且宽,呈淡黄褐色或棕黑色,还可根据颗粒的大小分成粗、细颗粒管型。可见于肾实质性病变,提示肾单位内淤滞,如急、慢性肾小球肾炎、肾病、肾动脉硬化等。药物中毒损伤肾小管及肾移植术发生排异反应时亦可见到。

(四)宽幅管型

宽幅管型又称肾功能不全管型,宽度可为一般管型的2～6倍,也有较长者。宽幅管型形似蜡样管型但较薄,可由损坏的肾小管上皮细胞碎屑在内径宽大的集合管内凝聚而成,或因尿液长期淤积使肾小管扩张,形成粗大管型,可见于肾功能不全患者尿中。急性肾功能不全者在多尿早期可大量出现这种类型的管型,随着肾功能的改善逐渐减少消失。宽幅管型出现于慢性肾炎晚期尿毒症时,常表示预后不良。

(五)脂肪管型

脂肪管型内可见大小不等,折光性很强的脂肪滴,亦可见含有脂肪滴的肾小管上皮细胞,可用脂肪染色鉴别。脂肪管型为肾小管损伤后上皮细胞脂肪变性所致,可见于慢性肾炎,尤其多见于肾病综合征。

(六)蜡样管型

蜡样管型为浅灰色或淡黄色、折光性强、质地厚、有切迹的管型,一般略有弯曲或断裂成平齐状。在肾单位慢性损害,长期少尿或无尿的情况下,由颗粒管型或细胞管型等长期滞留肾小管中演变而来,是细胞崩解的最后产物,也可由发生淀粉样变性的上皮细胞溶解后逐渐形成。它的出现提示肾小管的严重病变,预后差。可见于慢性肾小球肾炎晚期、肾功能不全及肾淀粉样变性时,亦可在肾小管炎症和变性、肾移植慢性排异反应时见到。

(七)其他管型

1.细菌管型

指管型中含有大量细菌。在普通光学显微镜下呈颗粒管型,可借助相差及干涉显微镜仔细识别,常见于肾脓毒性疾病。

2.真菌管型

指管型中含有大量真菌。可见于真菌感染时,但辨认困难,常需用细菌学及特殊染色等手段识别。发现此类管型,可早期诊断原发性及播散性真菌感染,对抗真菌药物的监测有一定作用。

3.结晶管型

指管型透明基质中含尿酸盐或草酸盐等结晶。临床意义类似相应的结晶尿。如管型中含小圆形草酸钙结晶时易被误认为是红细胞管型,应注意仔细观察,也可用细胞化学染色来区别。

4.血小板管型

在弥散性血管内凝血患者尿中可见血小板管型。

5.胆红素管型

管型中充满金黄色的非晶性的胆红素颗粒称为胆红素管型。

6.空泡变性管型

肾病综合征并发重症糖尿病的患者尿中,可见到泡沫状的空泡变性管型。

(八)类管型、黏液丝及与管型相似的物质

1.类管型

类圆柱体形态,与管型相似,但一端尖细扭曲或弯曲呈螺旋状。常与透明管型并存,可在急性肾炎患者尿液中见到,与肾血循环障碍或肾受刺激时有关。小

2.黏液丝

为长线条形,边缘不清,末端尖细卷曲,可见于正常尿中,如大量存在常表示尿道受刺激或有炎症反应。

3.其他

包括非晶形尿酸盐或磷酸盐团、细胞团,其他异物如棉、毛、麻的纤维、毛发及玻片上的纹痕等,均应与管型鉴别。

四、结晶

尿液中出现结晶称晶体尿,除包括草酸钙、磷酸钙、磷酸镁铵、尿酸及尿酸盐等结晶外,还包括磺胺及其他药物析出的结晶。尿液中是否析出结晶,取决于这些物质在尿液中的溶解度、pH、温度及胶体状况等因素。当各种促进与抑制结晶析出的因子和使尿液状态维持稳定动态平衡的因素失衡时,可见结晶析出。尿结晶可分成代谢性、病理性两大类。代谢性结晶多来自饮食,一般无重要临床意义。

(一)尿内常见的结晶

1.磷酸盐类结晶

包括无定形磷酸盐、磷酸镁铵、磷酸钙等。常在碱性或近中性尿液中见到,可在尿液表面形成薄膜。三联磷酸盐结晶无色透明闪亮,呈屋顶形或棱柱形,有时呈羊齿草叶形,加乙酸可溶解,一般在正常代谢中产生。如果长期在尿液中见到大量的磷酸钙结晶,应与临床资料结合考虑是否患有甲状旁腺功能亢进、肾小管性酸中毒,或因长期卧床骨质脱钙等。感染引起结石时,尿中常出现磷酸镁铵的结晶。

2.草酸钙结晶

为八面体,无色方形闪烁发光,有两条对角线互相交叉,有时呈菱形。不常见的形态为哑铃形或饼形,应与红细胞区别。结晶溶于盐酸但不溶于乙酸,属正常代谢成分,但又是尿路结石主要成分之一。如草酸盐排出增多,患者临床表现尿路刺激症状(尿痛、尿频、尿急)或有肾绞痛合并血尿,应注意有患尿路结石症的可能,患者尿中偶尔可见到排出的结晶团。

3.尿酸结晶

肉眼可见类似红细砂粒,常沉积在尿液容器底层。在显微镜下可见呈黄色或暗棕红色的菱形、三棱形、长方形、斜方形的结晶体,可溶于氢氧化钠溶液。尿酸为机体核蛋白中嘌呤代谢的终产物,常以尿酸或尿酸铵、尿酸钙、尿酸钠的盐类形式随尿排出体外,正常情况下如多食含高嘌呤的动物内脏可使尿中尿酸增加,但在急性痛风症、小儿急性发热、慢性间质性肾炎、白血病时,因细胞核大量分解,可排出大量尿酸盐。在肾小管对尿酸的重吸收发生障碍时也可见到高尿酸盐尿。

4.尿酸铵结晶

黄褐色不透明,常呈刺球形或树根状,为尿酸与游离铵结合的产物。尿酸铵结晶可在酸性、中性、碱性尿中见到,正常人尤其是小儿(新生儿、乳儿)尿中易见。尿液放置时间过长后见到此结晶多无意义,如果出现在新鲜尿中应考虑可能存在膀胱的细菌感染。

(二)其他病理性结晶

1.胱氨酸结晶

为无色、六边形、边缘清晰、折光性强的薄片状结晶,由蛋白分解形成,在尿沉淀物中少见。其特点是不溶于乙酸而溶于盐酸,能迅速溶解于氨水中,再加乙酸后结晶可重新出现。胱氨酸结晶可于先天性胱氨酸代谢异常时大量出现。

2.亮氨酸与酪氨酸结晶

尿液中出现的亮氨酸与酪氨酸结晶,为蛋白质分解产生。亮氨酸结晶为淡黄色小球形油滴状,折光性强,并有辐射及同心纹,特性为不溶于盐酸而溶于乙酸。酪氨酸结晶为略带黑色的细针状结晶,常成束成团,可溶于氢氧化钠而不溶于乙酸。这两种结晶不见于正常尿中,可见于有大量的组织坏死的疾病如急性重型肝炎、急性磷中毒患者尿中,在糖尿病性昏迷、白血病或伤寒等患者尿液中也可能出现。

3.胆固醇结晶

在尿沉淀物中很少见胆固醇结晶,如有则多在尿液表面成薄片状。胆固醇结晶形态为缺角的长方形或方形,无色透明,可溶于氯仿、乙醚。胆固醇结晶常在乳糜尿中看到,偶见于脓尿中。

4.胆红素结晶

镜下观察外形为黄红色成束针状或小块状结晶,由于氧化有时可呈非结晶体色素颗粒,加硝酸后因被氧化成胆绿素而成绿色,可溶解于氢氧化钠或氯仿中。可见于黄疸、急性重型肝炎、肝癌及磷中毒等患者的尿中。

（三）药物结晶

随着化学治疗的发展,尿中可见药物结晶日益增多。

1.放射造影剂

使用放射造影剂（如碘造影剂、尿路造影剂等）时患者如合并静脉损伤,可在尿中发现束状、球状、多形性结晶。尿比重可明显升高。结晶溶于氢氧化钠溶液,但不溶于乙醚、氯仿等有机溶剂。

2.磺胺类药物结晶

某些磺胺类药物在体内乙酰化率较高,易在酸性尿中析出结晶引起血尿、肾损伤,甚至尿闭。磺胺嘧啶结晶为棕黄色不对称的麦秆束状或球状。磺胺甲基异恶唑结晶为无色透明、长方形（或正方形）的六面体,似厚玻璃块,厚度大,边缘有折光阴影,散在或集束成"＋""×"形等排列。

3.解热镇痛药

退热药如阿司匹林、磺基水杨酸也可在尿中出现双折射性斜方形或放射性结晶,应加以注意。

此外由于新药日益增多,也有一些可能在尿中出现结晶,但尚未被人识别。因此对尿中出现异常结晶应多加研究,以识别其性质及来源。

五、其他成分

（一）脂肪球

肾上皮细胞、白细胞发生脂肪变性,尿中可见发亮的大小不等的小滴（不足以形成乳糜尿）,可被苏丹Ⅲ染色,多见于肾病综合征。

（二）细菌

正常人的尿液自形成到储存在膀胱中,这一阶段是没有细菌的,实验中检出的少量细菌,主要来自外生殖器。尿液是一种很好的培养基,放置后有利于细菌的生长繁殖,在夏季更为明显。因此尿液的细菌检查如不用无菌手段采取新鲜尿液,并立即进行检查是没有临床意义的。

（三）真菌

糖尿病患者、女性尿及碱性尿中有时可见酵母样真菌。一般无色,大小为 $2.5\sim5\mu m$ 的椭圆或圆柱形,有时有芽生孢子而群集。念珠真菌还可见到假菌丝。

（四）寄生虫

阴道毛滴虫多见于女性尿中,也可偶见于男性尿中,一般为感染所致。无色、大小为 $10\sim30\mu um$,呈纺锤状,有鞭毛,在夏季新鲜尿中可见运动活泼,如失去活力且形体较小者,应与白细胞进行鉴别。

（五）精子

多见于男性遗精后及前列腺炎患者的尿中,也见于性交后的两性尿中。

第五节 尿沉渣其他检查方法

一、尿沉渣定量计数

(一)1小时尿沉渣计数

健康人尿液中,含有极少量有形成分如红细胞、白细胞及透明管型。泌尿系统疾病患者尿液中有形成分的数量有不同程度的增加,增加的程度与病理性损害密切相关。1小时尿沉渣计数也称1小时有形成分排泄率,是指计数一定时间内尿液中细胞和管型排出的数量。

1.测定方法及评价

准确留取上午3h全部尿液(如上午6:30嘱患者排空膀胱内尿液弃去,然后收集至上午9:30的全部尿液),取混匀尿液10mL,以1500r/min离心10min,弃上清液留管底沉淀物1mL备用。取混匀沉淀物1滴充入细胞计数池内,分别计数细胞、管型,再换算成1小时的排出数。

该法标本收集时间短,不加防腐剂,且不受饮食限制(但不能大量饮水),对有形成分影响小,造成技术误差的因素较少。该法优于Addis计数,适用于门诊及住院患者的连续检查。

2.质量控制

要防止盐类结晶的影响,如酸性尿液中因尿酸盐结晶析出而混浊,可适当加温(37℃)使其溶解;尿液呈碱性可加适量醋酸溶解磷酸盐,保存细胞和管型。

3.参考值

男性:红细胞<3万/h;白细胞<7万/h。

女性:红细胞<4万/h;白细胞<14万/h。

管型<3400个/h。

4.临床意义

肾盂肾炎患者白细胞排出增多,可多达40万/h。急性肾炎患者红细胞排出增多,可见管型。

(二)Addis计数

本法由Addis于1948年建立,用于测定12小时尿液中管型、红细胞和白细胞的排出量,以了解泌尿系统疾病的发展和转归的情况。

1.测定方法及评价

准确收集12小时尿量(晚上8时排尿弃去,收集至次晨8时的全部尿液),显微镜计数沉淀物中的有形成分,计数方法同1小时尿沉渣计数。该法操作烦琐,受饮食限制,收集尿液时间长,随着尿液排出体外的时间延长,细胞和管型会逐渐破坏、溶解,因此重复性较差,现用1小时细胞排泄率替代。

2.质量控制

同1小时尿沉渣计数。

3.参考值

红细胞<50万/12h夜尿。

白细胞<100万/12h夜尿。

管型<0.5万/12h夜尿。

4.临床意义

同1小时尿沉渣计数。

(三)定量尿沉渣分析板法

尿沉渣专用定量分析板为特制的一次性使用的硬质塑料计数板,每块板上有10个计数池,每个计数池刻有10个大方格,每个大方格分为9个小方格,计数池的高度为0.1mm。每个方格的面积为$1mm^2$,故每个大方格容积为$0.1\mu L$,10个大方格的总容积为$1\mu L$。每个标本用1个计数池。

测定方法及评价:将离心沉淀的混匀尿沉渣充入专用分析板中,置显微镜下鉴定、计数,计算出每微升尿内的细胞及管型数。尿沉渣定量分析板的应用改变了过去尿沉渣不能定量测定的历史,是目前推荐的尿沉渣定量检查方法。

(四)倒置显微镜检查法

尿液标本经离心后取沉渣检测,虽然阳性检出率较高,但操作费时。倒置显微镜检查法是将未经离心的混匀尿液定量放入酶标板小孔中,静置一定时间后,有形成分自然下沉至孔底,在倒置显微镜下用高倍镜计数10个视野或规定区域中的细胞和管型数。

1.测定方法及评价

该法操作简单,且能定量,按每微升尿液中的细胞和管型报告。尿液未离心不但节省时间,还可减少因离心造成有形物的损伤,沉渣浓集又不会变形,阳性检出率和精确度与定量尿沉渣分析板法相关性较好,但有形物的沉淀易受尿比重的影响,适合基层单位使用。

2.质量控制

倒置显微镜与酶标板必须配套。酶标板的光洁度、深度、底面积等均有严格规定。操作过程中应严格执行操作规程。

二、尿沉渣染色检查法

为了防止在镜检时遗漏和误认某些病理成分,可用染色法进行镜检,确定某些特殊异常成分(如肿瘤细胞)、判断异形细胞及制备永久性标本等。尿沉渣中的各种有形成分,由于所含化学成分不同,经染色后,形态、结构清晰易于识别,特别是管型、肿瘤细胞更易识别。

(一)测定方法及评价

1.Stermheimer—Malbin(S—M染色法)

尿沉渣中管型,经结晶紫和沙黄对比染色后,形态清晰易于识别,不同管型类型沉渣中的白细胞经染色后可以区分为浓染细胞、淡染细胞和闪光细胞。此法是尿液常规沉渣染色检查的常用方法。但染液有时会破坏细胞。

2.改良Stermheimer法

细胞核及管型基质可被阿尔新蓝染成蓝色,胞质及RNA可被派洛宁染成红色,红与蓝有明显反差,易于镜下观察。但红细胞染色欠佳,有的不着色。

3.固定染色法

将沉渣制成薄膜后,先固定再染色检查效果较佳。常用的瑞氏、吉氏及瑞—吉染色对细胞染色效果极佳,肿瘤细胞用 HE、巴氏染色。本法缺点是易引起管型的变形和破碎。

4.尿沉渣的特殊染色法

此法是根据尿中所含成分的不同选择染色剂,脂肪球染色用苏丹Ⅲ,植物性淀粉及动物性糖原染色用碘,各种细胞鉴别用过氧化酶染色等。此法可提高尿沉渣检查的阳性检出率,对泌尿系统疾病的诊断有重要意义。

(二)质量控制

1.尿液必须新鲜。

2.要注意不同染色液的 pH 值变化;各种尿液的 pH 值不同,实验时要进行调节。

3.固定染色及特殊染色的质量控制,与血液和骨髓染色相同。

三、尿沉渣检查标准化的建议

尿沉渣检查是尿液分析的重要组成部分,对临床诊断、治疗监测及群体普查具有重要意义。针对目前国内临床检验的现状,参考相关文献,中华医学检验分会第五届血液与体液专

(一)材料与器械

1.收集标本的容器

(1)收集和运送尿液的容器应由不与尿液成分发生反应的惰性材料制成;洁净、防漏、防渗,一次性使用;容积应大于 50mL,圆形开口的直径大于 4cm,具有较宽的底部,尽可能使用安全、易于开启的密封装置,以保证标本运送安全。

(2)用于离心尿液的离心管,应具备以下条件:清洁、透明、带刻度,刻度应至少标明 10mL、1mL、0.2mL,容积应大于 12mL,试管底部呈锥形或缩窄形。试管口应尽可能具有密封装置,最好使用不易破碎的一次性塑料或玻璃离心管。

(3)用于尿沉渣分析的容器、离心管、玻片必须能进行标记,便于识别标本,且应保持洁净。

2.尿沉渣计数板

尿沉渣的量和压(涂)片厚度是标准化的重要环节。在普通玻片上随意滴加沉渣液或加盖玻片(甚至不加盖玻片),均不能提供标准化的结果。建议使用标准化的尿沉渣(专用)计数板。

3.离心机

采用水平式离心机,离心时应盖上盖,以保证安全。离心时,机内温度应尽可能保持低于 25℃;离心机相对离心力应在 400×g 左右。离心机转速与相对离心力的换算公式为:

g＝11.18×(rpm/1000)2×R 或 rpm＝1000×(500/11.18×R)1/2,式中,rpm:每分钟转数;R:半径,指从离心机轴中央到离心管底部的距离;g:相对离心力。

例如:水平式离心机半径为 20cm 时,采用 1338r/min(或 1350r/min)。

水平式离心机半径为 16cm 时,采用 1495r/min(或 1500r/min)。

水平式离心机半径为 10cm 时,采用 1892r/min(或 1900r/min)。

4.显微镜

尿沉渣检查尽可能使用具有内置光源的显微镜,光线强度可调,应具备 40 倍、10 倍的物镜和 10 倍的目镜。同一实验室如有多台显微镜,各显微镜的物镜及目镜的放大倍数应一致。

5.自动化设备

有条件的实验室可使用各类自动、半自动的尿沉渣分析仪进行尿沉渣分析,或用作过筛,

但此类仪器必须经权威机构认证。

6.计算机数据处理系统

在有条件的单位,可使用带计算机成像系统的显微镜、标准化的沉渣检测系统和相关辅助软件来自动处理结果,但检查方法和尿沉渣结果报告方式必须标准化。

(二)标本的收集与运送

1.标本的收集

实验室工作人员、医生、护士必须对患者留尿进行指导,务必使尿道口保持清洁。随机尿液标本的留取无特殊时间规定,但患者必须有足够的尿量(30～50mL)。晨尿指患者起床后第一次尿。收集"时段尿"时,应告知患者时间段的起点和终点,起始时先排空膀胱。三杯实验留尿时间要分段明确,做好标记。送检单上应注明留尿时间、送检时间。

2.标本的运送

按上述要求留取尿液应在 2 小时内完成检验,如果标本收集后 2 小时内无法完成分析,可置 2～8℃冰箱冷藏,并于 6 小时内完成检验;如仅做尿沉渣检查,可在尿标本中加适量防腐剂。

3.标本的标记标

本容器必须有标记,包括:患者姓名、特定编号(或住院患者的病区、床号)、标本收集时间。标签应贴在容器上,不可贴在盖上。

4.标本的接收

实验室应建立严格的标本接收制度。工作人员在接收标本时,必须检查标本容器是否符合要求;标记内容与医生所填化验单是否一致;从留尿到接收标本的时间是否过长;标本是否被污染。尿标本量不少于 30mL,在特殊病例不可能达到此要求时(如小儿、烧伤、肾衰无尿期等),应在检验报告单上注明收到尿量及检查方法(离心或未离心)。

(三)尿沉渣检验的操作步骤

1.离心

离心管中倒入充分混匀的尿液至 10mL 刻度处,RCF400×g,离心 5min。离心后倾倒或吸去上清液,离心管底部残留尿液的量应在 0.2mL 处,使之浓缩 50 倍。

2.镜检

沉渣液混匀后,取 1 滴(约 15～20μL)充液到专用标准尿沉渣计数板里(按说明书操作),先用低倍镜观察,后用高倍镜观察。计数细胞数或管型,按"××/μL"报告。尿结晶、细菌、真菌、寄生虫等以＋、＋＋、＋＋＋、＋＋＋＋或 1＋、2＋、3＋、4＋形势报告。

3.尿沉渣的检查内容

(1)细胞:红细胞、白细胞、吞噬细胞、上皮细胞(包括肾小管上皮细胞、移行上皮细胞、鳞状上皮细胞)、异型细胞等。

(2)管型:透明、细胞、颗粒、蜡样、脂肪、混合及宽幅管型等。

(3)结晶:磷酸盐、草酸钙、尿酸结晶和药物结晶等。

(4)细菌、寄生虫(或虫卵)、真菌、精子、黏液等。

(5)临床医生特殊要求的其他成分。

4.有条件的实验室应开展各种尿液有形成分的染色检查,配置多种类型显微镜(如相差显微镜,偏振光显微镜等),以便有形成分的进一步鉴别。

尿液沉渣检查仅为尿液分析的一部分,应结合尿液理学、化学检查及临床资料综合分析,再发出报告。尿沉渣检查应建立质量保证体系,同时应进行尿沉渣检查的专业培训,技术未达到要求者,不得上岗。

四、尿沉渣分析仪的使用

尿沉渣分析仪是用显微镜或专用设备对尿液有形成分检查的仪器。尿沉渣分析仪可做到尿沉渣分析的标准化、自动化。目前报道的尿沉渣分析仪,主要有流式细胞术法分析仪和图像识别法分析仪,以及近来出现的一种简便的尿沉渣分析工作站。

(一)测定方法及评价

1.流式细胞术法尿沉渣分析仪

该仪器运用流式细胞术及特殊荧光染色的原理对尿沉渣进行分析。尿液标本经染色后,进入鞘液流动池时,尿液中的每个有形成分单个纵列通过流动池中心轴线,每个粒子均被氩激光光束照射,并各自发出不同的荧光强度(信号)。尿沉渣细胞信号可表达为 3 类,即前向散射光、荧光和电阻抗。前向散射光信号又可分为前向散射光强度(Fsc),反映细胞大小;前向散射光脉冲宽度(Fscw),反映细胞长度。劳光信号也分为荧光强度(FI),反映细胞染色质的强度,以及荧光脉冲宽度(Flw),反映细胞染色质的长度。电阻抗反映细胞体积。仪器将这些信号转变为电信号,综合分析后得出细胞大小、长度、染色的强度和染色部分长度及细胞的体积资料,并给出每类细胞的散射图和直方图,计算出每微升尿中各种细胞的数量。该仪器自动化程度较高、精密度好,以散射图或直方图的方法报告结果,可对尿沉渣中的红细胞、白细胞、管型、细菌进行计数,做出定量报告,但对病理性管型、异常细胞、结晶等不能做分类检出。该仪器不能完全取代显微镜下形态学检查,仍属过筛实验。近年来,大型医院引进该仪器日益增多。

2.图像识别尿沉渣分析仪

该仪器采用流式细胞术、高速频闪光源和电视摄像的光学系统,利用计算机对图像进行分析。原理是利用液压将混匀的尿液注入仪器的标本口,仪器自动加染色液,尿液经染色后导入鞘流液内,在平板式流动池中做层流动,使管道中间的定量液体通过显微镜下的专用尿分析定量板。当尿液中的有形成分通过显微镜视野时,以每秒 60 次的高频闪光作光源,经摄像得到连续的静止图像。仪器可显示尿液中常见的 12 种颗粒,计算机将图像中的形态与已存在的管型、上皮细胞、红细胞和白细胞的形态资料进行对比、识别和分类,计算出各自的浓度。由于尿中有形成分形态复杂,不能识别的有形成分占比例较大,仍需人工逐一识别分类,该仪器造价昂贵,因此未能正式投入临床应用。

3.尿沉渣定量分析工作站

尿标本经离心、沉淀、浓缩、染色后,由微电脑控制,利用动力管道产生吸引力的原理,蠕动泵自动把已染色的尿沉渣吸入,并悬浮在一个透明、清晰、带有标准刻度的光学流动计数池内。通过显微镜摄像装置,操作者可在显示器屏幕上获得清晰的彩色尿沉渣图像,在规定范围内识别、计数,通过电脑计算出每微升尿沉渣中有形成分的数量。尿沉渣定量分析工作站是在密闭的管道内进行分析,因此标本不污染工作环境,安全性好,且使用光学流动计数池,体积准确恒定,视野清晰,人工识别容易。该法仍需人工离心沉淀,但全程自动、快捷高效、安全洁净,有利于尿沉渣定量分析标准化和规范化,目前国内已推广应用。

另一种尿沉渣定量分析系统附有专利样品管,集离心和观察区于一体,还备有计算机控制专用离心机。载有尿标本的专利样品管置于专用离心机中自动离心 47s,最后 2s 自动震荡混匀,取出专利样品管置于显微镜下观察、鉴别和计数,符合国际化标准要求。

(二)质量控制

1.标本一定要新鲜,留尿后标本应在 2h 内检查完毕。

2.由于不同厂家和不同类型仪器有不同的要求,操作人员必须熟悉仪器性能,严格按说明书操作,做好质控和仪器保养。

尿沉渣分析自动化的研究由来已久,难度较大,近年已取得重大进展。这类仪器对少数特殊细胞,如管型、结晶和细胞分类、肿瘤细胞的鉴别等仍有困难,因此目前它仍是一种筛查仪器,还不能完全取代人工镜检。实验室必须建立和执行复检标准。

第六节　尿液沉渣中的脱落细胞

一、标本的采集与制片

(一)标本采集的要求

1.尿液标本要新鲜,泌尿系统脱落的上皮细胞在尿液中易退化变性或自溶。因此,尿液排出后应在 1h 内完成制片、固定。若不能及时制片,可按标本的 1/10 量加入甲醛或等量的95%乙醇。

2.避免污染,除要求盛尿容器清洁以外,女性患者在自然排尿时,尿液中常混有大量阴道上皮细胞和白细胞而影响诊断。故可采取导尿的方法,或清洁外阴后留取中段尿。

3.标本的量要充足一般不少于 50mL。

(二)采集标本的方法

1.自然排尿

一般留取晨尿,也可留取日间新鲜尿,通常连续留取 3 天。

2.导尿管导

尿此法细胞成分较多,可见输尿管和肾盂的脱落细胞。

3.膀胱冲洗

用 50～100mL 生理盐水由尿道做膀胱冲洗,注入和抽取数次,获得膀胱冲洗液。

4.细胞刷片

在内镜的直视镜下,对膀胱、输尿管及肾盂等可疑部位,刷取细胞成分,直接涂片。

(三)制片方法

1.离心沉淀法

尿液中的细胞成分较少时,采用二次离心浓集法处理效果较好。

（1）先将全部尿液标本摇匀后,倒入 4～6 只离心管内,以 2000r/min 离心 10min。

（2）取出上述试管,倾出上清液,将各个试管底部沉淀物摇匀后集中在一支试管内,以同样的条件再离心 5～10min。

（3）倾去上清液后将沉淀物混匀。如细胞成分多,可制成薄片,如细胞成分少则取沉淀2～3 滴,制成厚片,厚度以略能流动为度。每份标本一般制 4 张涂片。待干后,立即浸入固定液固定。

由于正常尿液中不含蛋白质成分,所以细胞不易黏附在玻片上。为了防止脱落,可在沉淀物内滴加 1 滴血清,或在玻片上涂抹少量的甘油蛋清,然后再涂片。

若尿中含有大量盐类结晶或胶胨样物质,会引起背景污浊,影响诊断。可用0.5mol/L NaOH 或。0.5mol/L HCl 调节尿液 pH 值为 6.0,使盐类结晶溶解。离心沉淀后,在沉淀物内加入 5～10mL95％乙醇,静置 5min 固定细胞,然后逐渐加入蒸馏水轻轻振动试管使胶胨样物溶解,再做第二次离心,留沉淀物涂片。

2.自然沉淀法

用毛细吸管吸取尿液底部的沉淀物放入沉降筒中,尿中的细胞成分自然下沉,尿中水分被滤纸不断吸干,沉降时间一般为 30min,待干后固定染色。此法获得的细胞形态较好,但由于取用的尿标本少,肿瘤的阳性检出率不高。

二、固定

固定的主要目的是防止细胞自溶和细菌所致的腐败,保持细胞的自然形态。固定能沉淀和凝固细胞内的蛋白质,并能破坏细胞内的溶酶体,使细胞结构清晰并易于着色,所以制片后应尽快固定。固定越快,细胞越新鲜,染色效果越好。

（一）常用固定液

1.乙醚乙醇固定液

由 95％乙醇和乙醚等量混合而成。此液渗透性强,固定效果好,适用于 H－E 染色和巴氏染色。

2.95％乙醇固定液

制备简单,但渗透能力较差。适用于大规模防癌普查。

（二）固定方法

1.带湿固定

即涂片尚未干燥即行固定。可用浸入法,也可用滴加法。此法固定细胞结构清晰,染色鲜艳。适用于痰液、宫颈刮片及食管刷片等较黏稠的标本。

2.干燥固定

即涂片自然干燥后,再行固定。适用于较稀薄的标本,如尿液、浆膜腔积液等。

（三）固定时间

一般为 15～30min。含黏液较多的标本如痰液、宫颈刷片等,固定的时间要适当延长;不含黏液的标本,如尿液、胸腹腔积液等,固定时间可酌情缩短。

三、染色

染色是利用细胞中各种结构的生化组成不同,对染料的亲和力不同,而显示不同的颜色,

使细胞的形态和结构易于辨认。常用的染色方法有 H−E、巴氏及瑞−吉染色,其特点如下:

(一)H−E 染色

此法染色效果较好,只是胞质染料仅有伊红,染后色彩不丰富,不能用于观察阴道涂片中对雌激素水平测定。优点是操作简易,试剂易配制。

(二)巴氏染色

此法染色特点是细胞具有多色性。染细胞质的染料有 4 种,故色彩丰富鲜艳,胞内结构清晰,染色效果好,是细胞病理学检查常用的方法,尤其适于观察女性雌激素水平对阴道上皮细胞的影响。此法的缺点是操作程序复杂,试剂成本较大。

(三)瑞−吉染色

此法适用于血片、淋巴穿刺液和胸腹腔积液涂片。尤其是淋巴瘤细胞,瑞−吉染色优于其他染色方法。

四、涂片观察及报告方式

(一)涂片观察方法

(1)涂片观察前要认真核对涂片编号,了解送检申请单上填写的全部资料。

(2)由于涂片范围较大,癌细胞又分散,故显微镜检查主要在低倍镜下观察,当发现有异常细胞时,再换用高倍镜辨认,必要时用油镜观察。

(3)将玻片按自左到右、自上到下的顺序移动,全面、仔细地观察整个涂片的每一部分,不能有遗漏。如发现异常细胞,应做标记,以利复查。

(二)报告方式

细胞病理学检查癌细胞的报告方式分为直接法和分级法。

1.直接法

根据细胞形态,对有特异性细胞学特征的、较容易确诊的疾病可直接做出诊断,如脂肪瘤等。

2.分级法

分级法是常用的报告方式,能客观地反映细胞学的变化。目前有三级、四级和五级 3 种分类方法。

(1)三级分类法:

Ⅰ级阴性。涂片中均为正常细胞或一般炎症变性细胞。

Ⅱ级可疑。涂片发现核异质细胞。

Ⅲ级阳性。涂片中找到典型的癌细胞。可根据癌细胞形态,进一步分类。

(2)四级分类法:

Ⅰ级阴性。

Ⅱ级核异质。涂片中发现少量轻度核异质细胞,多由炎症变性所致。

Ⅲ级可疑。涂片中有重度核异质细胞,形态基本符合癌细胞标准。但由于数量过少,或形态不典型,不能排除癌前病变的可能性。

Ⅳ级阳性。涂片中可见典型的癌细胞。

（3）五级分类法

Ⅰ级涂片中均为正常细胞和一般炎症变性细胞。

Ⅱ级有少量轻度核异质细胞，但无恶性迹象。

Ⅲ级有较多重度核异质细胞，但不能肯定为恶性。

Ⅳ级有大量重度核异质细胞，强烈提示为恶性肿瘤，但仍缺乏特异性癌细胞。

Ⅴ级可见典型癌细胞，并能根据细胞学特点，做出初步分类。

第七节　尿液沉渣中的细胞形

一、正常上皮细胞形态

脱落细胞涂片中的细胞分为两类：一是上皮细胞，二是非上皮细胞。上皮细胞的种类很多，常见的有复层鳞状上皮细胞和柱状上皮细胞。

（一）复层鳞状上皮细胞

鳞状上皮是一种复层的上皮组织，由于表面的细胞为扁平鳞形，所以又称复层扁平上皮。主要分布于体表及与外界直接相通的腔道等部位，如皮肤、口腔、咽、食管、阴道及子宫颈外口。复层鳞状上皮从底部至表面可分为基底层、中层和表层。

1.基底层细胞

分为内底层和外底层。

（1）内底层细胞：为一层低柱状或立方形细胞，位于上皮的最底层，紧贴基底膜，具有很强的繁殖能力，是唯一具有有丝分裂能力的细胞，亦称生发层。脱落后细胞呈圆形，直径 $12\sim15\mu m$。核相对较大，呈圆形或椭圆形，多居中，染色质均匀细颗粒状，染紫蓝色。胞质较少，由于含丰富的游离核糖体，染暗红色。核与胞质比（即核的直径与细胞质幅缘之比，简称核胞质比）为 $1:(0.5\sim1)$。正常情况下罕见。

（2）外底层细胞：在内底层细胞之上，由 $2\sim3$ 层细胞构成，体积较内底层细胞大，直径$15\sim30\mu m$。核胞质比为 $1:(1\sim2)$。细胞核与内底层细胞相似，胞质略多，仍呈暗红色。底层细胞在正常涂片中不易见到，在黏膜炎症、溃疡或糜烂时可见。

2.中层细胞

位于鳞状上皮的中部，细胞层次较多。脱落后细胞呈圆形、椭圆形、菱形、多角形，形态多样，直径 $30\sim40\mu m$。核胞质比为 $1:(2\sim3)$，核相对较小，胞质量增多，染浅红色。

3.表层细胞

位于鳞状上皮的最表面，细胞扁平，呈不规则多边形，细胞体积增大，直径 $40\sim60\mu um$。根据细胞成熟程度，又分为角化前、不完全角化和完全角化细胞，胞质呈浅红色。

（1）角化前细胞：核胞质比为 $1:(3\sim5)$。细胞核直径 $6\sim8\mu m$，染色较深，但染色质仍均匀细致呈颗粒状，胞质量显著增多。

（2）不完全角化细胞：核胞质比为 $1:5$ 或以上，细胞核明显缩小，直径为 $4\mu m$，固缩、深染,核周可见白晕,有时近核处可见几个棕色小点。胞质透明,细胞可卷角。

(3)完全角化细胞:细胞核消失,胞质极薄,有皱褶、卷角,胞质内可见细菌。此种细胞为衰老死亡的细胞。

当上皮高度角化时,表层细胞成团环绕成洋葱状,形成上皮细胞角化珠,是上皮增生的标志。角化珠内细胞核小,固缩深染,大小均匀,形态及核胞质比正常,应与癌珠相鉴别。

复层鳞状上皮从底层到表层细胞形态的变化规律为:①细胞体积由小到大。②胞核由大到小,最后消失。③核染色质由细致、疏松、均匀到粗糙、紧密、固缩。④核胞质比由大到小。⑤胞质量由少到多,胞质染色由暗红色到浅红色(H－E染色),由深蓝到红色(巴氏染色)。

(二)柱状上皮细胞

柱状上皮主要分布于鼻腔、鼻咽、气管、肺、胃、肠、子宫颈、子宫内膜及输卵管等部位。其脱落后在涂片中根据形态和功能不同分为纤毛柱状上皮细胞、黏液柱状上皮细胞和储备细胞。

1.纤毛柱状上皮细胞

似胡萝卜状,细胞呈锥形,顶端宽平,表面有密集的纤毛,染淡红色,细胞底部尖细。核位于细胞中下部,呈卵圆形,顺细胞长轴排列,染色质细致、均匀,染色较淡,有时可见1～2个核仁,核边清晰,常与细胞边界重合。

2.黏液柱状上皮细胞

呈圆柱形或卵圆形,有时呈锥形,细胞较肥大。胞质丰富,含大量黏液,呈空泡状,故着色淡而透明,有时含巨大空泡,将核挤到一侧,呈月牙形或戒指形。核呈卵圆形,位于基底部,其大小、染色与纤毛柱状上皮细胞相似。

3.储备细胞

位于基底部,是具有增殖能力的幼稚细胞。胞体较小,呈多角形、圆形或卵圆形。染色质细致均匀,常见核仁。胞质量少,染暗红色。正常涂片中少见。

(三)成团脱落的上皮细胞

成团脱落的上皮细胞,因排列紧密,甚至细胞核有重叠,需与癌细胞团相鉴别。

1.成团脱落的基底层细胞

细胞呈多边形,细胞大小一致,核居中,核间距相等,排列似蜂窝状。

2.成团脱落的柱状上皮细胞

细胞呈蜂窝状结构,胞质丰富,含较多黏液,胞质透明。染色淡,核间距不等,有时在细胞团边缘可见栅栏状结构。

3.成团脱落的纤毛柱状上皮细胞

常聚集成堆,细胞间界限不清,胞核互相堆叠,形成核团,核团周围是胞质融合而成的胞质带。细胞团边缘有时可见部分纤毛。

二、上皮细胞的退化变性

细胞自然衰老时,就会出现退化变性的现象。当局部组织病理性损伤、炎症及恶性病变时,会加快上皮细胞的退化变性。细胞退化变性分为肿胀性退变和固缩性退变。

(一)肿胀性退变

细胞核和细胞质内水分增多,胞体比正常细胞大2～3倍。胞质内出现空泡,着色淡,核亦肿大,染色质结构不清,呈云雾状。有时细胞膜破裂,形成裸核。急性炎症时多见肿胀性退变。

(二)固缩性退变

细胞核和细胞质内水分减少,细胞脱水,胞体变小,胞质染红色。胞核固缩变小,着色深,呈深蓝色,最后可崩解消失。核与胞质之间可出现空隙,称核周晕。多见于慢性炎症。

表层鳞状上皮细胞常表现为固缩性退变;中、底层细胞常表现为肿胀性退变。柱状上皮细胞较鳞状上皮细胞更易发生退变,多见于肿胀性退变。

三、良性病变的上皮细胞形态

(一)上皮细胞的增生、再生和化生

1.增生

指细胞分裂增殖能力加强,数目增多,常伴有细胞体积增大。多由慢性炎症或其他理化因素刺激所致。增生的细胞形态特点有:胞核增大,可见核仁;胞质量相对较少,嗜碱性,核胞质比略大;少数染色质形成小结,但仍呈细颗粒状;核分裂活跃,可出现双核或多核。

2.再生

当组织损伤后,由邻近组织的同类细胞增殖补充的过程叫再生。细胞形态与增生的细胞相似,常伴有数量不等的白细胞。

3.化生

一种成熟的组织在某些因素的作用下,被另一类型的成熟组织所替代的过程称为化生。胃黏膜上皮在一些因素刺激下形成肠上皮,称肠上皮化生。如子宫颈柱状上皮细胞在慢性炎症时转变为鳞状上皮细胞,这种过程叫鳞状上皮化生,简称鳞化。若鳞化的细胞核增大,形态、大小异常,染色质增粗、深染,表明在化生的同时发生了核异质,称为异型化生或不典型化生。

(二)上皮细胞的炎症变性

按病程可将炎症分为急性、亚急性和慢性 3 种类型,具体表现如下:

1.急性炎症

以变性、坏死为主,上皮细胞常有明显的退变,以肿胀性退变为主。涂片中有较多坏死细胞碎屑及红染无结构的呈网状或团块状纤维素,伴有大量的中性粒细胞和巨噬细胞。

2.亚急性炎症

除有退变的上皮细胞和坏死的细胞碎片外,还有增生的上皮细胞,涂片中的各种白细胞常并存。

3.慢性炎症

以增生、再生和化生病理性改变为主,涂片中可见较多成团的增生上皮细胞。

炎症细胞以淋巴细胞和浆细胞为主。炎症时上皮细胞的改变主要是核的改变,如核增(肥)大、核固缩、核深染、核畸形(轻度)等表现。

(三)核异质

核异质细胞是介于良性和恶性之间的过渡型细胞,相当于组织病理学的不典型增生或间变,是指上皮细胞的核异常,主要表现为核增大、形态异常、染色质增多、分布不均、核膜增厚、核染色较深,胞质尚正常,特征是在核增大的基础上有一定程度的畸形和深染。根据核异质细胞形态改变程度,可分为轻度核异质和重度核异质。

1.轻度核异质

多由慢性炎症细胞刺激引起,又称炎症核异质。多见于鳞状上皮中、表层细胞。细胞核轻度增大,较正常细胞大 0.5 倍左右,并有轻度至中度畸形,染色质轻度增多,染色稍加深,核胞质比尚在正常范围内。

2.重度核异质

因部分可发展为癌,故又称癌前核异质。细胞核体积比正常大 1～2 倍,染色质增多,呈粗网状,分布不均,偶见染色质结节,核边增厚,核有中度以上畸形,核胞质比轻度增大。应结合临床进行动态观察。部分重度核异质来源于癌旁细胞。

(四)异常角化

异常角化又称不成熟角化或角化不良,是指鳞状上皮细胞胞质的成熟程度超过胞核的成熟程度。巴氏染色表现为上皮细胞核尚幼稚,而胞质已出现角蛋白,并染成红色或橘黄色。若出现在中、底层细胞称为早熟角化;若出现在表层角化前细胞,称为假角化。有人认为这可能是一种癌前表现应给予重视,定期复查。

四、肿瘤细胞形态

恶性肿瘤具有超正常的增生能力,并具有浸润性和转移性。从正常组织演变到恶性肿瘤是一个连续的过程,观察细胞的异型性应综合判断。来源于上皮组织的恶性肿瘤称为癌,约占所有恶性肿瘤的 90% 以上。来源于中胚层组织的恶性肿瘤称肉瘤。癌细胞的种类繁多,形态也各不相同,但仍具有一些共同的形态特征。一般来说,确定癌细胞主要是根据细胞核的改变,而区分肿瘤类型则考虑细胞质的改变和细胞的群象变化。根据细胞学类型可将癌分为 3 种类型:鳞状细胞癌、腺癌和未分化癌。

(一)恶性肿瘤细胞的一般形态特征

1.细胞核的改变

(1)核增大:通常与已知细胞的细胞核比较,癌细胞核染色质增生旺盛,形成多倍体及非整倍体,所以胞核显著增大,为同类正常细胞的 1～4 倍,有时可达 10 倍以上。小细胞未分化癌(如肺燕麦细胞癌)胞核较小,核胞质比明显增大。

(2)核畸形:癌细胞核除圆形、卵圆形以外,还出现各种畸形,如梭形、结节状、分叶状、长形、三角形、不规则形,可有凹陷、折叠。某些腺癌细胞畸形不明显。

(3)核深染:由于癌细胞 DNA 大量增加,染色质明显增多、增粗,与染核染料结合多染色加深,呈蓝紫色似墨滴状。腺癌深染程度不及鳞癌明显。

(4)核胞质比失调:由于胞核显著增大,胞浆的量多正常,故引起核胞质比增大。癌细胞分化越差,核胞质比失调越明显。

(5)染色质分布不均、核膜增厚:增多的染色质分布不均,甚至呈块状,多见围绕核膜排列,核膜明显呈不规则增厚。

(6)核仁异常:核仁增大、增多,癌细胞核仁直径可达 $5\mu m$ 以上,且外形不规则、数量增多,有的可达 3 个以上。癌细胞分化程度越低,核仁异常越明显。核仁异常是主要形态学特征之一。若见到巨大核仁(直径 $5～7\mu m$)就可诊断为恶性。有时可见多个核仁(75 个),尤其见于分化差的肿瘤。

（7）异常核分裂：癌细胞的主要特征是具有无限增殖性，使有丝分裂细胞增多，且常见异常分裂象，如不对称分裂、多极分裂、环状分裂。

（8）多核：癌细胞常出现双核或多核，各个核的大小、形态很不一致。

（9）裸核：由于癌细胞增生过快，营养供给不足，细胞容易退化，胞质溶解消失而呈裸核。腺癌和未分化癌多见。早期的裸核尚具有核的恶性特征，可供诊断参考，退化后期的裸核，呈云雾状结构，失去诊断价值。

以上是恶性肿瘤细胞核的改变，其中以核增大、核畸形、核深染、核胞质比失调及染色质分布不均为主要特征。

在癌细胞特别是乳腺癌、宫颈阴道癌细胞中，可见 X 染色体异常。正常女性性染色质小体（Barr 小体）呈致密的半圆形结构，靠近核膜，实质是失活的女性 X 染色体。出现 2 个或 2 个以上 Barr 小体称为 X 染色体异常。

2.细胞质的改变

（1）胞质量异常：胞质与核相比相对减少，分化程度越低，胞质量越少。

（2）染色加深：癌细胞胞质内含蛋白质较多，H－E 染色呈红色，且着色不均。

（3）细胞形态畸形：癌细胞呈不同程度的畸形变化，如纤维形、蝌蚪形、蜘蛛形及其他异型。细胞分化程度越高，畸形越明显。

（4）空泡变异：胞质内常有变性的空泡及包涵体等。腺癌细胞较为突出，常可融为一个大空泡，将核挤向一侧，形成戒指样细胞。

（5）吞噬异物：癌细胞胞质内常见吞噬的异物，如血细胞、细胞碎片等。偶见胞质内封入另一个癌细胞，称为封入细胞或鸟眼细胞。

3.细胞群的改变

癌细胞有成团脱落的倾向。成团脱落的癌细胞形态不一、大小不等、排列紊乱、失去极性。鳞癌细胞常分层排列；腺癌细胞常呈巢状，有腺样倾向。

（二）常见癌细胞的形态特征

1.鳞癌

由鳞状上皮细胞癌变形成的癌称为鳞状上皮细胞癌，简称鳞癌。

鳞癌细胞的核增大、核畸形、核深染、核胞质比失调、核大小不一等恶性肿瘤细胞的特点显著，细胞散在或成堆。根据细胞分化程度不同，可分为高分化鳞癌和低分化鳞癌。

（1）高分化鳞癌：以表层细胞癌变为主，癌细胞分化程度较高。胞体较大，常单个散在，或数个成团。细胞形态呈多形性，如蜘蛛形、蝌蚪状、纤维状，多数胞质有角化，染红色，有时可见癌珠（纤维状癌细胞团环绕而成）。核畸形显著，核染色质增粗、染色深，核仁增多不明显。癌细胞的多形性和癌珠是高分化鳞癌的标志。

（2）低分化鳞癌：以中、底层细胞癌变为主。癌细胞分化程度较低，胞体多为小圆细胞，可见不规则形。无角化，胞质较少，细胞大小不等，常成团脱落成堆叠状，分化越差，细胞越小。核增大，畸形，可见巨大核仁。

2.腺癌

由柱状上皮细胞恶变而来的癌称为腺癌。腺癌细胞的核增大、核畸形、核深染、核胞质比增大等现象都不及鳞癌细胞显著,而核仁增大、增多、核分裂象增多比鳞癌明显。胞质内会有多少不等的由黏液形成的大小不等的空泡。根据分化程度分为高分化腺癌和低分化腺癌)。

(1)高分化腺癌:细胞大小悬殊,胞质丰富,含有黏液空泡,有时大空泡将核挤于一侧,形成戒指样癌细胞。胞体较大,呈圆形或卵圆形,形态异形不明显,可单个脱落也可成排成团脱落,成团脱落时呈腺腔样结构。核大、畸形和深染都不及鳞癌明显。核仁增大、增多显著。

(2)低分化腺癌:胞体较小,多成团互相重叠,极性紊乱,易融合成团,呈花边样或桑葚样。胞质少,嗜碱性,可见少数小黏液空泡或无空泡。细胞核畸形和深染较高分化腺癌

3.未分化癌

从形态上难以确定组织来源,分化程度最低,恶性程度最高的癌,称为未分化癌。细胞较小,胞浆量也很少。根据癌细胞形态分为大细胞未分化癌和小细胞未分化癌。

(1)大细胞未分化癌:癌细胞常单个散在,大小较一致。胞体约为外底层细胞大小,呈不规则圆形、卵圆形,胞质量中等,嗜碱性。核大且大小不一,畸形明显,染色深。

(2)小细胞未分化癌:胞体小,核呈不规则圆形、梭形、瓜子形或燕麦形,又称燕麦细胞癌。染色质增粗,不均匀。胞质更少,核胞质比显著增大,似裸核样,常成束出现,排列紧密。因淋巴细胞退化变性时,核可增大并伴有畸形,故小细胞未分化癌要与淋巴细胞相鉴别。

五、非上皮细胞成分

涂片中非上皮细胞成分又称背景成分。非上皮细胞成分的形态,有助于细胞病理学的诊断。

(一)红细胞

在细胞学涂片上,常见红细胞。保存良好的红细胞常提示样本为新鲜出血。在恶性肿瘤涂片中,常见大量红细胞。取材时如有局部损伤也可见新鲜的红细胞。陈旧性出血可见棕色的含铁血黄素或染黄色的丝状纤维蛋白。

(二)白细胞

在大多数标本中都有白细胞。在不同部位,不同的生理、病理情况下,白细胞的种类和数量有所不同。急性炎症时常有大量的中性粒细胞,此种细胞易退化变性。寄生虫感染和变态反应时多见嗜酸性粒细胞。慢性炎症时较多出现淋巴细胞,多为小淋巴细胞,胞质少,呈裸核样,要与未分化癌细胞相鉴别。因淋巴细胞大小较恒定,可作为涂片中的"标尺"。浆细胞常见于慢性炎症。

(三)单核-吞噬细胞系统的细胞

1.组织细胞

又称小吞噬细胞,涂片中吞噬现象不明显。胞体略大于中性粒细胞,呈卵圆形或不规则形。核大而偏位,染色质细致,胞质呈泡沫感。正常涂片中较少,炎症时与大量白细胞同时出现。

2.巨噬细胞

胞体较大,胞质丰富,常含有空泡和各种异物,核明显偏位,偶见双核。在痰涂片中吞噬有黑色灰尘颗粒时称尘细胞或炭末细胞;有棕黄色含铁血黄素时称心衰细胞。

3.多核巨噬细胞

源自单核巨噬细胞的融合,体积巨大,相当于表层鳞状上皮细胞大小或更大。可含十多个核,核大小、形态较一致,排列无规则,染色质细致均匀。在结核病患者的痰涂片中可见。

4.其他物质

涂片中还可见到黏液、苏木素沉淀渣、细菌等物质。因恶性肿瘤易出血坏死,故涂片中常见较多的红细胞及坏死组织碎屑,整个涂片较为脏乱。在这种背景下易找到癌细胞,故把这种背景称为"阳性背景"。若继发感染,白细胞、黏液也可增多。

六、细胞病理学检查的基本技术

(一)标本采集

取材的好坏,直接关系到诊断的阳性检出率,因此标本的采集是细胞病理学诊断的关键步骤之一。标本多在病变部位直接采集,操作应尽量简单,手法轻柔,减少患者痛苦,避免引起严重并发症,防止癌细胞进一步扩散;尽量避免血液、黏液等成分混入标本;标本采集后,应尽快制片、固定,以免细胞自溶或退化变性。常用的标本采集方法如下:

1.直视采集法

即在肉眼观察下直接采集,采用刮取、吸取或刷取等方式采集标本,如阴道、宫颈、口腔、鼻咽等部位。对食管、胃、肠道、气管、支气管可借助内镜在病灶处直接刷取标本。

2.液体标本的采集

如尿液、痰液、乳头溢液等可直接留取。

3.穿刺吸取法

浆膜腔积液可用穿刺吸取标本;浅表及深部组织器官,如淋巴结、乳腺、甲状腺、肝等则用细针穿刺吸取。

4.摩擦法

用特制的器具与病变部位接触摩擦来采集标本,如食管、胃部、鼻咽部等。

5.灌洗法

向空腔器官或腹腔、盆腔(剖腹探查时)灌注一定量生理盐水冲洗,使其细胞成分脱落于液体中,收集灌洗液离心制片,做细胞学检查。

(二)涂片制作

1.推片法

适用于较稀薄的液体标本,如尿液、浆膜腔积液。通常将标本低速离心或自然沉淀后,取沉淀物推片。方法同血液制片。

2.涂抹法

适用于较黏稠的标本,如食管和宫颈黏液及痰液。用竹签将标本顺向涂抹,不宜反复涂抹。或将1滴标本加在载玻片上,另一张载玻片盖在上面并施加压力,将两张载玻片水平分开。

3.喷射法

用配有细针头的注射器将标本均匀地喷射在玻片上。此法适用于各种细针吸取的液体标本,如淋巴结穿刺液、乳腺穿刺液。

4.印片法

将小块病变组织轻轻在玻片上印按一下后拿开。此法为活体组织检查的辅助方法。

在标本制作时,对黏性小的标本如尿液,可在载玻片上先涂黏附剂(如蛋清甘油或多聚赖氨酸)后再涂片。涂片操作要轻柔,尽量减少对细胞的机械性损伤。涂片要均匀,厚薄要适宜。

七、尿液脱落细胞学检查

尿液脱落细胞学检查主要用于泌尿系统恶性肿瘤检查。泌尿系统的恶性肿瘤以膀胱癌多见,其次为肾肿瘤。

(一)尿液正常细胞形态

1.移行上皮细胞

主要覆盖于肾盂、肾盏、输尿管、膀胱和部分尿道。在组织学上移行上皮细胞可分为3层,即表层、中层和基底层细胞。

表层细胞体积较大,呈圆形、卵圆形或多边形,直径约 $20\sim30\mu m$,核居中,直径为 $6\sim8\mu m$,可有双核或多核。细胞越近底部,体积越小,基底层细胞直径为 $8\sim10\mu m$,而核的大小都与表层细胞相似,直径约 $6\mu m$。中层细胞大小介于两者之间。不管表层、中层或底层细胞,胞核的染色质均细致而分布均匀。

2.复层柱状上皮细胞

主要分布于尿道中段,因此尿液中极少见,只是在尿道炎症时可见。

3.鳞状上皮细胞

女性尿液常混入阴道分泌物,故常可见,形态同阴道涂片中的鳞状上皮细胞。男性尿液标本中,只有在尿道慢性炎症时才见较多的鳞状上皮细胞。

4.非上皮细胞

可见白细胞、淋巴细胞、组织细胞、红细胞等。

(二)泌尿道炎症病变细胞形态

在正常尿液中,上皮细胞数量少且形态正常,炎症时细胞数量增多且形态改变。泌尿道常见的炎症疾病有慢性肾盂肾炎、慢性膀胱炎、尿道炎结核等。泌尿道的肿瘤也往往合并感染。炎症感染时涂片中可见红细胞、中性粒细胞、淋巴细胞、浆细胞、组织细胞和各种上皮细胞。各种细胞的数量因病情不同而异。

(三)泌尿道恶性肿瘤细胞形态

泌尿道恶性肿瘤中最常见的是膀胱癌,其次发生的部位是肾盂、尿道及输尿管,其中移行细胞癌占 90%,鳞癌占 6%～7%,腺癌占 1%～2%。

1.移行细胞癌

移行细胞癌依细胞分化程度分为Ⅰ～Ⅲ级。Ⅰ级属于早期,分化程度高,仅部分细胞核出现轻度至中度异形。细胞的大小、形状和排列与正常的移行上皮细胞很相似。Ⅱ级属中度分化异形细胞癌,部分癌细胞呈较典型癌细胞特征,细胞形态多样化,大小不一,核边不规则,呈锯齿或芽突状。Ⅲ级属低分化移行细胞癌,有较多的典型癌细胞,恶性特征明显,胞核明显增大,核边不规则,呈锯齿状,大小不一,高度畸形、深染,胞质量多少不等。染色呈红色,有空泡出现,核胞质比明显增大。癌细胞单个散在或成团脱落,细胞大小形态各异,排列紊乱。

2.鳞状细胞癌

较少见,以高分化鳞癌多见,形态与阴道鳞癌细胞相同。

3.腺癌

少见,多来自肾小管。细胞形态基本与一般腺癌细胞相同。

(四)巩固拓展

细胞病理学检查的质量控制。

为提高细胞病理学诊断的准确性,降低假阴性、减少可疑性、杜绝假阳性,必须对细胞学检查的每一个环节建立严格的质量控制制度。

1.标本采集

只有合格的标本,做出的诊断才具有可靠性。因此标本采集是细胞学质量控制的先决条件。如宫颈刮片应采集宫颈口的柱状上皮细胞和鳞状上皮细胞交界处;痰涂片必须见到一定数量的肺泡吞噬细胞(尘细胞),才是来、自肺深部的痰液;胸腹腔积液涂片应该有明确的间皮细胞。

2.涂片制作

包括涂片、固定和染色的各个环节。质量良好的涂片是细胞学诊断的基础。良好的涂片应具备以下几点:①涂片厚薄适当,细胞分布均匀;②涂片中细胞结构清晰;③没有人为因素引起的细胞形态变化,湿片一定要在干燥前固定,以保持细胞离体前原有的形态;④红细胞过多的涂片,应溶解红细胞,使涂片更为清晰。

3.阅片和诊断

一般制备2~4张涂片,每一张涂片都应该认真、细致地观察全部视野,绝不能因疏漏放过一处可疑的地方,因为癌细胞往往只局限于涂片的某一区域。发现异常细胞,要在高倍镜下反复观察,与同种细胞进行对比,方可做出诊断。

4.复查

一般是请上级医生检查,如在无上级医生的情况下,多请几位同事一同观察涂片,必要时请专家会诊。

5.随访

对细胞学诊断阳性或发现异常细胞的病例,应进行定期随访观察,在实践中总结经验,提高自己的判断能力。

第八节　尿液干化学分析仪及临床应用

一、尿液干化学分析仪

尿液干化学分析仪由机械系统、光学系统和电路系统3部分组成。采用反射光度法原理对配套尿干化学试带进行检测,发生化学反应产生颜色变化的试带,被波长不同的发光二极管照射后,产生反射光,反射光由光电管接受,光信号转化成为电讯号,电讯号传送至模拟数字转换器,转换成数值,经微处理控制器处理,自动显示结果。

使用尿液干化学分析仪应注意如下问题:

(一)检验人员有合格的能力

检验人员必须经规范培训合格才能上岗,上岗前必须仔细阅读仪器说明书,了解仪器的测定原理,熟悉操作方法、校正方法、仪器日常维修和保养要求等。

(二)仪器校正带校准

部分仪器开机后虽会自动校正,但应每天用仪器自带的校正带进行测定,观察测定结果与校正带标示结果是否一致,只有完全一致才能证明仪器处于正常运转状态,同时记录测定结果。

(三)保持仪器洁净

如尿液污染,应立即进行清除。

(四)执行日常保养

按厂商规定,定期对仪器光学部分和机械部分进行保养。

(五)使用配套专用试带

不同型号仪器应使用各自相应的尿试带。

(六)操作温度

检测时,仪器、尿干化学试带和标本的最佳温度为 20~25℃。

二、尿干化学分析仪的临床应用

(一)酸碱度

了解体内酸碱平衡,监测泌尿系统患者临床用药,监测尿毒症 pH 变化对试带其他模块影响。

(二)比重

了解尿中可溶性固体物质的浓度,连续检测可判断肾的浓缩和稀释功能。

(三)尿糖

内分泌疾病如糖尿病及其他相关疾病的诊断与治疗监测等。

(四)蛋白质

肾脏疾病及其他相关疾病的诊断治疗和预后判断等。

(五)酮体

判断糖代谢障碍、脂肪不完全氧化。试带只测尿乙院乙酸和丙酮,不能检测 β-羟丁酸。

(六)胆红素/尿胆原

肝脏、胆道疾病及其他相关的诊疗监测,对黄疸的鉴别有特殊意义。

(七)隐血

肾脏、泌尿道疾病及其他相关疾病的诊疗。

(八)亚硝酸盐

尿亚硝酸盐检测是尿路细菌感染的快速筛检试验。

(九)白细胞

肾脏、泌尿道疾病的诊疗效果判断。

（十）维生素 C

因其对血红蛋白、胆红素、葡萄糖及亚硝酸盐可产生严重的负干扰,故其检测作用在于保证其他检测项目的准确性,防止假阳性和假阴性。

第九节　尿液有形成分分析仪及临床应用

一、尿液有形成分分析仪

（一）原理

1.筛检方法一

采用流式细胞术和电阻抗法原理。先用荧光染料对尿中各类有形成分进行染色,然后经激光照射每一有形成分发出的荧光强度、散射光强度及电阻抗大小进行综合分析,得出红细胞、白细胞、上皮细胞、管型和细菌定量数据,以及各种有形成分的散射图和 RBC、WBC 直方图,尿中红、白细胞信息和病理性管型、小圆上皮细胞、结晶、酵母样细胞等信息。

2.筛检方法二

采用影像分析术和自动粒子识别系统原理。先用 CCD 数字摄像机自动捕获数百幅图像,然后进行数字化图像分析,用自动粒子识别软件进行比较,最后定量报告尿中多种有形成分的数量,包括红细胞、白细胞、白细胞聚集、透明管型、未分类管型、鳞状上皮细胞、非鳞状上皮细胞、细菌、酵母菌、结晶、黏液和精子等。

（二）试剂

按仪器分析所需试剂的说明书准备试剂。

（三）操作

各种仪器操作步骤不尽相同,操作前应首先仔细阅读仪器操作说明书。简单步骤如下:

1.准备标本

充分混匀收集的全部新鲜尿液,倒入洁净的试管中(标本量约 10ml)。

2.启动仪器

打开仪器电源,待仪器动核查通过后,进入样本分析界面。

3.进行质控

如质控通过,则可继续下一步操作;如失控,则分析并解决原因后,才能继续患者标本检测。

4.检测标本

在仪器上输入样本号,按开始键手工进样,或由自动进样架自动进样。

5.复核结果

根据实验室设定的仪器分析结果复检规则(包括显微镜复核),确认仪器分析结果。

6.发送报告

在确认仪器和复检结果的基础上,可发送检验结果报告。

(四)参考区间

各实验室应根据仪器、试剂厂商所提供的参考区间和参考人群,通过必要的验证或评估来确定符合自身特点的参考区间。

(五)注意事项

1.尿标本

自动化仪器检测常采用不离心新鲜尿液标本。

2.尿容器

应确保尿容器的洁净,避免存在任何污染物。

3.干扰结果的自身因素

尿中存在大量黏液、结晶、真菌、精子、影形红细胞等会使管型、红细胞、细菌等项目计数结果假性增高或减低。

二、尿有形成分分析仪的临床应用

(一)红细胞

仪器提供的红细胞形态相关信息,对鉴别血尿来源价值重大;非均一性红细胞参数指标为肾小球性血尿诊断依据;血尿如伴菌尿、尿渗量$\leqslant 700\text{m0sm/L}$、$pH\geqslant 7.0$ 或久置,提示均一性红细胞有可能向非均一性红细胞转变。

(二)白细胞与细菌

两者组合检查对泌尿系统感染的诊断意义重大。存活白细胞,前向散射光强、前向荧光弱;受损或死亡白细胞,前向散射光弱、前向荧光强。WBC-MFsc 指标可帮助了解白细胞状态。

(三)上皮细胞

可标记小圆上皮细胞,但不能准确区分肾小管上皮细胞、中层或底层上皮细胞。当上皮细胞数量明显增多时,须镜检。

(四)管型

能区分透明管型和病理管型,当提示病理管型时,须镜检。

第二章　粪便检验

第一节　粪便标本

一、粪便标本的采集

粪便标本的采集直接影响结果的准确性，通常采用自然排出的粪便。标本采集时注意事项如下：

(1)标本要新鲜，避免污染粪便检验应取新鲜的标本，盛于洁净、干燥、无吸水性的有盖容器内。其量至少为指头大小(约 5g)。粪便标本中不得混有尿液，不可有消毒剂及污水，以免破坏有形成分，使病原菌死亡和污染腐生性原虫。标本采集后一般应于 1h 内检查完毕，以防止 pH 及消化酶等导致的有形成分的分解破坏及病原菌的死亡。

(2)取材要合理选择采集标本时应用干净的竹签选取含有黏液、脓血等病变成分的粪便；外观无异常的粪便须从表面、深处及粪便多处取材。

(3)查溶组织内阿米巴原虫滋养体时应于排便后立即检查。从脓血和稀软部分取材，寒冷季节标本传送及检查时均需保温。检查日本血吸虫卵时应取黏液、脓血部分，孵化毛蚴时至少留取 30g 粪便，且须尽快处理。检查蛲虫卵须用透明薄膜拭子或棉拭子于晚 12 时或清晨排便前自肛门周围皱裂处拭取，并立即镜检。找寄生虫虫体及做虫卵计数时应采集 24 小时粪便，前者应从全部粪便中仔细搜查或过筛，然后鉴别种属，后者应混匀后检查。

(4)做化学法隐血实验时，应于取样前 3 天禁食肉类及含动物血食物，并禁服铁剂及维生素 C。

(5)无粪便排出而又必须检查时，可经肛门指诊或用采便管拭取标本，灌肠或服油类泻剂的粪便常因过稀且混有油滴等不适合做检查标本。

(6)粪便检验后应将纸类或塑料标本盒投入焚化炉中烧毁。搪瓷容器应泡于消毒液中(如过氧乙酸、煤酚皂液或新洁尔灭等)24 小时，弃消毒液后，流水冲洗干净，干燥备用。所用载玻片需用 5% 煤酚皂液浸泡消毒。

二、粪便检验目的

正常粪便主要由消化后未被吸收的食物残渣、消化道分泌物、大量细菌、无机盐及水等组成。粪便检查的主要目的是：①了解消化道有无炎症、出血、寄生虫感染、恶性肿瘤等情况；②根据粪便的性状、组成，间接地判断胃肠、胰腺、肝胆系统的功能状况；③分析有无致病菌及肠道正常菌群有无失调等。

第二节 粪便理学检查

粪便的理学检验包括粪便量、外观、气味、酸碱度、寄生虫、结石等。粪便的理学检查有助于腹泻、吸收不良综合征、痢疾、胆道梗阻、胃肠道出血及寄生虫感染等疾病的诊断,具有一定的临床意义。

一、量

正常成人大多每日排便一次,量约 100~300g,随食物种类、食量及消化器官的功能状态而异。摄取细粮及肉食为主者,粪便细腻而量少;进食粗粮特别是多量蔬菜后,纤维质多致粪便量增加。当胃、肠、胰腺有炎症或功能紊乱时,因炎性渗出,肠蠕动亢进或消化吸收不良,可使粪便量增加。

二、外观

粪便的外观包括颜色与性状。正常成人的粪便为黄褐色成形柱状软便,婴儿粪便可呈黄色或金黄色糊状。久置后,粪便的胆色素被氧化可致颜色加深。病理情况下,粪便的颜色和性状可发生不同的变化,提示相应的病变。

(一)黏液便

正常粪便含有少量黏液,因与粪便均匀混合不易看见,若有肉眼可见的黏液,说明其量增多。小肠炎症时增多的黏液均匀地混于粪便中;大肠病变时,由于粪便已逐渐成形,黏液不易与粪便混匀,多附着在粪便表面,见于各类肠炎、细菌性痢疾、阿米巴痢疾、急性血吸虫病。

(二)脓性及脓血便

说明肠道下段有病变,常见于痢疾、溃疡性结肠炎、局限性肠炎、结肠或直肠癌。脓或血多少取决于炎症的类型和病变的程度。细菌性痢疾时,以黏液及脓为主,脓中带血。阿米巴痢疾时,以血为主,血中带脓,呈暗红色稀果酱样,此时要注意与食入大量咖啡、巧克力后的酱色粪便相鉴别。

(三)鲜血便

直肠息肉、结肠癌、肛裂及痔疮等均可见鲜红色血便。痔疮时常在排便之后有鲜血滴落,其他疾病多见鲜血附着于粪便的表面。过多地食用西瓜、番茄、红辣椒等红色食品,亦可出现鲜红色便。

(四)胨状便

肠易激综合征(IBS)患者常于腹部绞痛后排出黏胨状、膜状或纽带状物,某些慢性痢疾患者也可排出类似的粪便。

(五)柏油样黑便

粪便呈褐色或黑色、质软、富有光泽、隐血实验阳性,多见于上消化道出血。上消化道出血时,红细胞被胃肠液消化破坏,释放血红蛋白并进一步降解为血红素、卟啉和铁等产物,在肠道细菌的作用下铁与肠内产生的硫化物结合成硫化铁而呈黑色,并刺激小肠分泌过多的黏液。上消化道出血 50~75mL 时,粪便呈褐色或黑色,质软,富有光泽,宛如柏油。如见柏油样便,且持续 2～3 天,说明出血量至少为 500mL。当上消化道持续大出血时,排便次数可增多,而且稀薄。因血量多,血红素不能完全与硫化物结合,加之血液在肠腔内推进快,粪便可由柏油样转为暗红色。服用活性炭、铋、铁剂等之后也可排黑色便,但无光泽且隐血实验阴性。

(六)稀糊状或稀汁样便

常因肠蠕动亢进或分泌物增多所致,见于各种感染或非感染性腹泻,尤其是急性胃肠炎。小儿肠炎时肠蠕动加速,粪便很快通过肠道,以致胆绿素来不及转变为粪胆素而呈绿色稀糊样便。遇大量黄绿色的稀汁样便并含有膜状物时应考虑到伪膜性肠炎;艾滋病并发肠道隐孢子虫感染时也可排大量稀汁样便。副溶血性弧菌食物中毒可见洗肉水样便,出血性小肠炎可见红豆汤样便。

(七)米泔样便

呈乳白色淘米水样,内含黏液片块。多见于霍乱、副霍乱患者。

(八)白陶土样便

粪便呈灰白色。由于各种原因引起的胆管梗阻,进入肠内的胆汁减少或缺失,以致粪胆素生成相应的减少甚至无粪胆素产生,使粪便呈灰白色。主要见于阻塞性黄疸、钡餐造影术后,食入过量的脂肪亦可使粪便呈乳白色或白色。

(九)干结便

常由于习惯性便秘,粪便在结肠内停留过久,水分过度吸收而排出羊粪便样的硬球或粪便球积成的硬条状粪便。多见于老年排便无力时。

(十)细条状便

排便形状改变,排出细条或扁片状粪便,说明直肠狭窄,常提示有直肠肿物存在。

(十一)乳凝块

婴儿粪便中见有黄白色乳凝块,亦可能见蛋花样便,提示脂肪或酪蛋白消化不完全,常见于消化不良、婴儿腹泻。

三、气味

正常粪便有一定臭味,主要因细菌分解的产物如吲哚、粪臭素、硫醇、硫化氢、氨、靛基质、挥发性脂肪酸等引起的。肉食者臭味较重,素食者臭味较轻。粪便恶臭且呈碱性反应时,多因未消化的蛋白质发生腐败所致,可见于慢性肠炎、胰腺疾病、消化道大出血、结肠或。直肠癌溃烂。阿米巴性痢疾粪便呈鱼腥臭味。脂肪及糖类消化或吸收不良时,由于脂肪酸分解及糖的发酵而使粪便呈酸臭味。

四、酸碱度

正常人的粪便为中性、弱酸性或弱碱性(pH6.9～7.2)。食肉多者呈碱性,高度腐败时为强碱性,食糖类及脂肪多时呈酸性,异常发酵时为强酸性。细菌性痢疾、血吸虫病粪便常呈碱性;阿米巴痢疾粪便常呈酸性(pH6.1～6.6)。

五、寄生虫

肉眼即可分辨粪便中蛔虫、蛲虫、带绦虫等较大虫体或其节片。过筛冲洗后可发现钩虫、鞭虫等细小虫体。服驱虫剂后应查找有无虫体,驱带绦虫后应仔细寻找其头节。

六、结石

粪便中可见到胆石、胰石、粪石等,最重要且最多见的是胆石。常见于应用排石药物或碎石术之后,较大者肉眼可见到,较小者需用铜筛淘洗粪便后仔细查找才能见到。

第三节　粪便化学成分检查

一、粪便隐血实验

阳性(或阴性)。

当上消化道有少量出血时,因消化液导致红细胞溶解破坏,肉眼或显微镜检查不能发现,采用化学或免疫的方法方能证实出血的实验,称为隐血实验(OBT)。

(一)滤纸法(邻甲苯胺法)

1.原理

血红蛋白中的亚铁血红素有类似过氧化物酶的作用,分解过氧化氢生成新生态氧,氧化无色底物生成有色产物。

2.试剂

邻甲苯胺冰醋酸溶液、3‰过 H_2O_2。

3.器材

竹签、滤纸或棉签。

4.操作

(1)涂片:竹签挑取少许粪便于滤纸上。

(2)加液:滴加邻甲苯胺冰醋酸溶液 2～3 滴。

(3)加液:滴加 3‰ H_2O_2 1～2 滴。

(4)观察:2min 内。

(5)注意 3‰ H_2O_2 不稳定,长时间放置可使反应减弱,最好新鲜配制。试验前 3 天禁食动物食品及维生素 C。

(二)试管法(氨基比林法)

1.原理

血红蛋白中的亚铁血红素有类似过氧化物酶的作用,分解过氧化氢生成新生态氧,氧化无色底物生成有色产物。

2.试剂

显色剂 A(氨基比林)、显色剂 B(H_2O_2、乙醇)。

3.器材

小试管。

4.操作

(1)加液:取小试管 1 支,加入显色剂 A、B 各 0.7mL。

(2)加标本:竹签挑取少许粪便置入试管内,充分混匀。

(3)观察:2min 内。

(三)免疫法(单克隆抗体胶体金法)

1.原理

采用胶体金标记的抗人血红蛋白的单克隆抗体,用双抗体夹心酶联免疫法测定粪便中的血红蛋白,原理与尿 HCG 测定单克隆抗体胶体金法相似。

2.试剂

商品试剂盒。

3.器材

试管。

4.操作

(1)备片:取洁净干燥的试管 1 支。

(2)加液:加生理盐水 1～2 滴。

(3)取材:用竹签挑取外观异常的粪便。

(4)涂片:调成均匀混悬液。

(5)浸带:试带条的反应端浸入粪便悬液标本中。

(6)观察:5min 内观察试带条上有无颜色改变。

(7)判断:阳性反应线和质控线同时呈现红色;阴性:只有质控线呈现红色。

5.注意

(1)不同试剂盒的操作方法有差异,应以所用试剂盒的操作要求为准。

(2)反应线与质控线均不显红色表示试带条失效。

(3)免疫法特异性强、敏感性高,主要用于检测消化道出血,但只能用做筛选。

二、测定方法及评价

1.化学法

隐血实验目前部分采用化学法,如邻联甲苯胺法、还原酚酞法、联苯胺法、氨基比林法、无色孔雀绿法、愈创木酯法等。实验原理为血红蛋白中的含铁血红素有催化过氧化物分解的作用,能催化试剂中的过氧化氢,分解释放新生态氧,氧化上述色原物质而显色。显色的深浅反映了血红蛋白的多少,即出血量的大小。以上实验方法虽然原理相同,但各实验室具体操作细节如粪便取材多少、试剂配方、观察时间等不同,使结果存在差异。多数文献对这些方法灵敏度的研究表明,邻联甲苯胺法、邻甲苯胺法、还原酚酞法最灵敏,可检测出 0.2～1mg/L 的血红蛋白,只要消化道有 1～5mL 的出血就可检出,但容易出现假阳性结果。中度灵敏的实验包括联苯胺法、无色孔雀绿法及氨基比林法,可检出 1～5mg/L 的血红蛋白,消化道有 5～10mL 出血即为阳性。联苯胺法由于有致癌作用,而无色孔雀绿法在未加入异喹啉时灵敏度差,需 20mg/L 血红蛋白才能检出,试剂配制和来源均不如氨基比林法方便。愈创木酯法灵敏度差,需 6～10mg/L 血红蛋白才能检出,但假阳性很少。若此时消化道出血达 20ml,此法为阳性,基本可确诊消化道出血。

2.干化学试纸法

多以邻联甲苯胺或四甲基联苯胺为显色基质,基本原理同上。此法使用方便,患者可自行留取标本进行检查。目前多用于大规模胃肠肿瘤的普查。

以上方法虽然简单易行,但受多种因素影响,缺乏特异性及准确性。①外源性动物食品中含有血红蛋白、肌红蛋白,可使隐血实验呈假阳性。②某些生食蔬菜类(如萝卜、甘蓝等),因含有高浓度过氧化酶,可引起假阳性。③某些药物(如铁剂、铋剂)亦能产生假阳性。④血液在肠道停留过久,血红蛋白被细菌降解,血红素消失,会出现假阴性。⑤大剂量服用维生素 C 及其他还原物质,可抑制化学显色反应。⑥过氧化氢及其他试剂放置过久分解可导致假阴性,在实验时亦需加以注意。

3.免疫学方法

免疫学方法所用抗体分为两大类,一种为抗人血红蛋白抗体,另一种为抗人红细胞基质抗体。免疫学方法具有很好的灵敏度,一般血红蛋白为 0.2mg/L 或 0.03mg/g 粪便就可得到阳性结果,且有很高的特异性。但免疫学法隐血实验主要检测下消化道出血,约有 40%～50% 的上消化道出血不能检出。假阴性原因是:①血红蛋白或红细胞经过消化酶降解或消化殆尽已不具有原来免疫原性;②过量大出血而致反应体系中抗原过剩出现后带现象;③患者血红蛋白的抗原与单克隆抗体不配。因此,当外观为柏油样便,免疫法检查却呈阴性或弱阳性时,需将原已稀释的粪便再稀释 50～100 倍重做实验或用化学法复检。服用刺激胃肠道的药物、饮酒后也可呈阳性。

4.卟啉荧光法

血红蛋白定量实验近年来,某些实验室还采用卟啉荧光法进行血红蛋白定量实验,用热草酸试剂使血红素变为原卟啉进行荧光检测。此法除可测粪便未降解的血红蛋白外,还可测血红蛋白衍生物卟啉,克服了化学法和免疫法受血红蛋白降解影响的缺点。此法对上、下消化道出血同样敏感,但外源性血红素、卟啉类物质具有干扰性,且方法较复杂,故不易推广使用。

三、参考值

阴性。

四、临床意义

(一)诊断消化道出血及鉴别消化道溃疡和恶性肿瘤

粪便隐血实验对消化道出血的诊断有重要价值。消化性溃疡、药物致胃黏膜损伤(如服用吲哚美辛、糖皮质激素等)、肠结核、克罗恩病、溃疡性结肠炎、结肠息肉、钩虫病及胃癌、结肠癌等消化道肿瘤时,粪便隐血实验常为阳性,故须结合临床其他资料进行鉴别。诊断消化性溃疡时,阳性检出率为 40%～70%,呈间断性阳性。消化道恶性肿瘤时,阳性检出率可达 95%,呈持续阳性。

(二)作为消化道恶性肿瘤普查的初筛

尤其对中老年人早期发现消化道恶性肿瘤具有重要意义。

第四节　粪便有形成分检查

一、显微镜检验

(一)备片

取洁净载玻片 1 张。

(二)加液

加生理盐水 1～2 滴。

(三)取材

用竹签挑取外观异常的粪便。

(四)涂片

涂成薄片,厚度以能透视字迹为度。

(五)镜检

先用低倍镜观察有无虫卵、原虫等,再换高倍镜观察细胞,并对数量进行估计,镜检时每张涂片至少应分别观察 10 个低倍镜视野和 10 个高倍镜视野。

(六)报告

(1)以低倍镜报告寄生虫虫卵、原虫和食物残渣等,如"见到某种虫卵""粪便中存在较多的植物细胞和纤维素"等。

(2)以高倍镜视野所见最低值和最高值报告。

(七)注意

(1)观察顺序由上至下,由左至右,避免重复。提倡多做几张涂片显微镜检查,以提高阳性检出率。

(2)必要时可做涂片瑞氏染色后再进行显微镜检查。粪便直接涂片显微镜检查是临床常规检验项目。可以从中发现病理成分,如各种细胞、寄生虫卵、真菌、细菌、原虫等,并可通过观察各种食物残渣了解消化吸收功能。为此,必须熟悉这些成分的形态。

二、细胞

(一)白细胞

正常粪便中不见或偶见,多在带黏液的标本中见到,主要是中性分叶核粒细胞。肠炎时一般分散存在,具体数量多少与炎症轻重及部位有关。小肠炎症时白细胞数量不多(少于15/HP),均匀混于粪便内,且因细胞部分被消化而不易辨认。结肠炎症如细菌性痢疾时,可见一定量白细胞或成堆出现的脓细胞,亦可见到吞有异物的大小吞噬细胞,若加冰醋酸,胞质和核清晰可见。在肠易激综合征、肠道寄生虫病(尤其是钩虫病、阿米巴痢疾)时,粪便涂片还可见较多的嗜酸性粒细胞,可伴有夏科－雷登结晶。

(二)红细胞

正常粪便中无红细胞。肠道下段出现如痢疾、溃疡性结肠炎、结肠癌、直肠息肉、急性吸虫病、炎症、肿瘤时,粪便中可见数量不等的红细胞。上消化道出血时,红细胞因被胃液及肠液破坏而不易辨识,但可通过隐血实验予以证实。细菌性痢疾时红细胞少于白细胞,多分散存在且形态正常。阿米巴痢疾时红细胞多于白细胞,多成堆存在并有残碎现象。

(三)巨噬细胞

在细菌性痢疾和直肠炎症时均可见到。胞体较中性粒细胞大,为其3倍或更大,呈圆形、卵圆形或不规则形,胞核1~2个,常偏于一侧。常含有吞噬的颗粒及细胞碎屑,有时可见含有红细胞、白细胞、细菌等,此类细胞多有不同程度的退化变性现象。若胞质有缓慢伸缩时,应特别注意与溶组织内阿米巴滋养体区别。粪便中见到巨噬细胞是诊断急性细菌性痢疾的依据,也可见于急性出血性肠炎或偶见于溃疡性结肠炎。

(四)肠黏膜上皮细胞

整个小肠和大肠黏膜的上皮细胞均为柱状上皮细胞。正常生理情况下,少量脱落的柱状上皮多被破坏,正常粪便中不易见到。当肠道发生炎症,如霍乱、副霍乱、坏死性肠炎等疾病时,上皮细胞增多,呈卵圆形或短柱状,两端钝圆,细胞较厚,结构模糊,夹杂于白细胞之间。伪膜性肠炎的肠黏膜小块中可见到成片存在的上皮细胞,多与白细胞共同存在。

(五)肿瘤细胞

结肠癌、直肠癌患者的血性粪便涂片中,可见到成堆的具异形性的癌细胞。

三、结晶

在正常粪便中可见到少量磷酸盐、草酸钙、碳酸钙、胆固醇等结晶,一般无临床意义。具有病理意义的结晶有:

(一)夏科－雷登结晶

无色透明的菱形结晶,两端尖长,大小不等,折光性强,常在阿米巴痢疾、钩虫病及过敏性肠炎粪便中出现,同时可见到嗜酸性粒细胞。

(二)血晶

棕黄色斜方形结晶见于胃肠道出血后的粪便内,不溶于氢氧化钾溶液,遇硝酸呈蓝色。

(三)脂肪酸结晶

由胆汁排放减少引起的脂肪酸吸收不良所致,多见于阻塞性黄疸。

四、细菌

正常粪便中细菌极多,占干重的1/3,多属正常菌群。在健康婴儿粪便中主要有双歧杆菌、拟杆菌、肠杆菌、肠球菌,还有少量芽孢菌(如梭状菌属)、葡萄球菌等。成人粪便中以大肠埃希菌、厌氧菌和肠球菌为主要菌群,约占80%;产气杆菌、变形杆菌、铜绿假单胞菌等多为过路菌,不超过10%。此外,尚可有少量芽孢菌和酵母菌。正常人粪便中菌量和菌谱处于相对稳定状态,保持着细菌与宿主间的生态平衡。若正常菌群突然消失或比例失调,临床上称为肠道菌群失调症,需通过细菌培养及有关细菌学鉴定进行确诊,也可做粪便涂片,进行革兰染色后油镜观察以初步判断。正常粪便中球菌和杆菌的比例大致为1:10。长期使用广谱抗生素、免疫抑制剂及患有慢性消耗性疾病的患者,粪便中球/杆菌比值变大。若比值显著增大,革兰阴性杆菌严重减少,甚至消失,葡萄球菌或真菌等明显增多,常提示有肠道菌群紊乱或发生二重感染,应予以重视。

霍乱弧菌肠毒素具有极强的致病力,它作用于小肠黏膜,引起肠液大量分泌,导致严重水电解质平衡紊乱而死亡。用粪便悬滴检查和涂片染色有助于初筛此菌。取米泔样粪便生理盐水悬滴检查可见呈鱼群穿梭样运动活泼的弧菌,改用霍乱弧菌抗血清悬滴检查,即做制动实验时呈阳性反应,弧菌不再运动。对粪便黏液涂片进行革兰染色及稀释苯酚复红染色后,油镜观察。若见到革兰阴性细菌红色鱼群样排列,呈现逗点状或香蕉样形态的弧菌,需及时报告和进行培养与鉴定。

五、寄生虫卵及肠寄生原虫

从粪便中检查寄生虫卵及原虫虫体,是诊断肠道寄生虫感染最常用的化验指标。粪便中常见的寄生虫卵有蛔虫卵、钩虫卵、鞭虫卵、蛲虫卵、华支睾吸虫卵、血吸虫卵、姜片虫卵、带绦虫卵等。肠寄生原虫包括阿米巴原虫、隐孢子虫、酚毛虫、纤维毛虫和人芽囊原虫。关于寄生虫虫卵及原虫的形态学检查和鉴别要点详见寄生虫检验。

六、食物残渣

正常粪便中的食物残渣是已充分消化后的无定形细小颗粒,偶见淀粉颗粒和脂肪小滴等未经充分消化的食物残渣。

(一)淀粉颗粒

一般为具有同心性纹或不规则放射线纹,大小不等的圆形、椭圆形或棱角状颗粒,无色,具有一定折光性。滴加碘液后呈黑蓝色,若部分水解则呈棕红色。腹泻患者的粪便中常易见到,在慢性胰腺炎、胰腺功能不全、碳水化合物消化不良时可在粪便中大量出现,并常伴有较多的脂肪小滴和肌肉纤维。

(二)脂肪小滴

粪便中的脂肪有中性脂肪、游离脂肪酸和结合脂肪酸 3 种形式。中性脂肪即脂肪小滴,呈大小不一、圆形、折光性强的小球状,用苏丹 II 染色后呈红色。中性脂肪大量存在时,提示胰腺功能不全,因缺乏脂肪酶使脂肪水解不全,见于急、慢性胰腺炎、胰头癌、吸收不良综合征、小儿腹泻等。正常人食物中的脂肪经胰脂肪酶消化分解后大多被吸收,粪便中很少见到。如镜检脂肪小滴多于 6 个/高倍视野,视为脂肪排泄增多,如大量出现称为脂肪泻,常见于腹泻患者。此外,食入过多脂肪,胆汁分泌失调,胰腺功能障碍也可见脂肪小滴。

(三)肌纤维

日常食用的肉类主要是动物的横纹肌,经蛋白酶消化分解后多消失。大量食肉后可在粪便中见到少量肌纤维,但在一张盖片范围内(18mm×18mm)不应超过 10 个。肌纤维为淡黄色条状、片状、带纤维的横纹,加入伊红可染成红色。在肠蠕动亢进、腹泻或蛋白质消化不良时可增多,当胰腺外分泌功能减退时,不但肌肉纤维增多,而且纵横纹均易见,甚至可见到细胞核,这是胰腺功能严重不全的佐证。

(四)结缔组织

为无色或微黄色束状边缘不清晰的线条状物,正常粪便中很少见到。有胃部疾患而缺乏胃蛋白酶时较多出现。加入 5mol/L 醋酸 1 滴后,胶原纤维膨胀呈胶状、弹性纤维的丝状形态更为清晰。

(五)植物细胞及植物纤维

正常粪便中仅可见少量植物细胞,形态呈多样化。植物细胞可呈圆形、椭圆形、多角形、花边形等,无色或淡黄色,双层细胞壁,细胞内多数有叶绿体,须注意与虫卵相鉴别。

七、粪便分析工作站

粪便分析工作站包括标本浓缩收集管、自动加样装置、流动计数室、显微镜和电脑控制部分,可自动吸样、染色、混匀、重悬浮、传动,通过观察判断粪便沉渣各种成分并做出定量计数,系统具有图像清晰、可实现粪便显微镜检查部分自动化等优点。

(一)检测原理

粪便分析工作站采用专用的粪便离心管,有标本采集匙、过滤环、残渣收集、生物安全防护、沉渣收集锥形部分等特殊的结构。检验时从专用管内取出标本采集匙,用标本采集匙采集粪便标本后,再放回该管"混合室"内并拧紧。在标本室中加入甲醛盐水和乙酸乙酯处理后与离心管连接,离心管自动封闭。经过振摇,粪便呈混悬液,,经管内过滤环过滤。粪便中大颗粒分子粪渣隔于残渣收集器内,寄生虫卵、幼虫、包囊、细胞则通过滤孔进入离心管内,经离心沉淀后收集于底部呈浓集液。系统根据动力管道产生吸力的原理,在电脑控制台的控制下自动吸样,在蠕动泵作用下,自动吸入沉淀物、染色、混匀、重悬浮,在光学、流动管标准流动计数池内计数。系统每次吸入量和吸入时间恒定,并可对高浓度样本自动稀释,观察分析后自动冲洗。

系统有内置数码相差显微镜和成像系统,根据光学原理提供相差和平场光两种视场,来观察粪便有形成分立体结构和平面结构。计算机数据处理系统通过成像系统进行文字、图像传输,再经激光打印出包括患者资料、检查结果(包含图像)的粪便检验报告单。

(二)检测参数与结果

粪便分析工作站能检出肠道寄生卵、幼虫、原虫、血细胞、食物残渣、结晶、真菌等20多个参数结果,并能在屏幕上显示出数据和图像,图像清晰,可定量报告。检测结果在报告单发送前可编辑。标志清楚,已完成的检测结果、已打印的记录或已存储的图片,均可在相应的位置出现不同的标记。如患者曾做过粪便检验,在系统中可检索出历史结果进行对照。

八、粪便检验质量保证

(一)标本采集与转运质量保证

1.容器特点

采集一般常规检查的粪标本,应使用一次性无吸水性、无渗漏、有盖、无污染物的干净容器,容器大小应适宜。采集细菌培养标本的容器应无菌,标志要明显。

2.标本要求

应根据检验目的选择最有价值的标本,如含脓血、黏液或色泽异常的标本送检。要进行寄生虫和虫卵检查的标本,送检量尽量多,避免因标本量不足而漏检。寄生虫卵检查应尽量用浓集检查法。

3.送检时间

肠内原虫滋养体,应立即检查,冬天应保温送检。一般常规检查不应超过1h送检,寄生虫和虫卵检查不宜超过24h。

4.患者准备

检验前应告知患者停用影响检验结果的药物和食物。

(二)显微镜检查质量保证

1.工作人员

要做好技能培训,提高专业水平和镜检识别能力,正确掌握粪便病理成分的形态学特点和鉴别方法,加强质量意识,重视粪便检验工作。

2.标本涂片

厚薄保证均匀,应以能透视纸上字迹为宜,加盖玻片。视野应清晰,必要时涂片应染色。涂片时使用生理盐水,避免试剂杂菌生长。

3.显微镜观察

应按"城垛式"顺序观察,先用低倍镜观察全片,然后用高倍镜观察 10 个以上视野,以防漏检。

(三)化学检查质量保证

1.检测前

如用化学法隐血实验,患者必须在实验前 3 天停止服用易引起消化道出血的药物,如阿司匹林等。维生素 C、动物血、肉、鱼、肝脏和大量含过氧化物酶等影响实验结果的食物要避免食用。因出血在粪便中分布不均匀,故应在粪便各部位取标本混匀后,1h 内检查完毕。不宜采集直肠指检标本和便池中标本做粪便隐血实验。

2.检测中

强调规范(即按试剂盒说明书)操作,做好质量控制。如加热器材会破坏过氧化物酶;要做阴性和阳性质控对照实验;避免因试剂失效造成假阴性;判断过氧化氢试剂有效性,可将过氧化氢滴血片上,产生泡沫或滴加重铬酸钾硫酸液显褐色为有效,否则必须重新配置;保证实验反应温度。用免疫单克隆抗体法应避免后带现象引起的假阴性,对明显柏油样而检测结果阴性的标本,应适当稀释标本后再检查。

3.检测后

应及时与临床沟通,尤其是有些重要的检验报告,如粪便中检出霍乱弧菌、念珠菌等,要核实检验结果与疾病的符合率,如有不符,应分析检验前和检验中可能存在影响检验结果准确的因素。

第三章 浆膜腔积液检验

正常情况下,人体浆膜腔内含少量起润滑作用的液体。病理情况下,浆膜腔内因大量液体潴留而形成浆膜腔积液,按积液部位不同分为胸腔积液、腹腔积液、心包腔积液和关节腔积液;按积液性质不同分为漏出液和渗出液。浆膜腔积液检验主要包括理学检查、化学检验和有形成分分析,在漏出液和渗出液、癌性和非癌性积液、结核性和非结核性积液的鉴别诊断及寻找致病原因等方面具有重要意义。

第一节 浆膜腔积液标本的采集与处理

1.浆膜腔积液的采集由临床相关科室医生穿刺获得,放置引流的患者直接从引流管内接取,留取中段液体置于无菌容器内。

2.常规检测及细胞学检查留取 2ml,化学分析留取 2ml,厌氧培养留取 1ml,检查抗酸杆菌则留取 10ml。

3.为防止积液凝固,进行细胞涂片检查应加入 100g/L EDTA 钠盐或钾盐进行抗凝处理,每 0.1ml 抗凝剂可抗凝 6ml 浆膜腔积液;生化检查及 pH 测定采用肝素抗凝处理;除留取上述样本,还需另留一管不添加抗凝剂,观察有无凝块。

4.由穿刺取得的标本为防止细胞变性、出现凝块或细菌破坏自溶等,标本需及时送检。若无法及时送检,可加入 10%乙醇置 2~4℃保存,不宜超过 2 小时。

5.检验后标本和容器均需消毒处理。

第二节 浆膜腔积液理学检验

一、原理
因漏出液与渗出液产生机制不同,其理学性质如颜色、透明度、凝固性等也有所不同,可通过肉眼和感官方法区别。

二、器材
比重计、折射仪、pH 试纸或 pH 计。

三、操作
1.肉眼观察浆膜腔积液颜色并直接记录。

2.观察透明度时可轻摇标本,肉眼观察浆膜腔积液透明度的变化。

3.倾斜浆膜腔积液试管,肉眼观察有无凝块形成。

4.测比密前,标本应充分混匀,其方法与尿比密相同。

5.采用 pH 试纸或 pH 计测量浆膜腔积液的酸碱度。

四、临床意义

(一)颜色

通常漏出液呈清亮、淡黄色液体。红色见于恶性肿瘤、结核病急性期等;黄色见于各种原因引起的黄疸;绿色见于铜绿假单胞菌感染;乳白色见于化脓性感染、胸导管或淋巴管阻塞性疾病;黑色见于曲霉感染;棕色或咖啡色见于恶性肿瘤、内脏损伤、出血性疾病、穿刺损伤和阿米巴脓肿破溃入浆膜腔等;草绿色见于尿毒症引起的心包积液。

(二)透明度

通常漏出液是清晰透明。透明度与积液所含细胞、细菌及蛋白质的含量有关。渗出液因含细菌、细胞、蛋白质呈不同程度的混浊;漏出液因含细胞、1 蛋白质少,无细菌而清晰透明。

(三)凝固性

渗出液含有纤维蛋白原等凝血因子易自行凝固或有凝块产生,漏出液不凝固。

(四)比重

渗出液因含蛋白质、细胞较多而比重常大于 1.018;漏出液因含溶质少,常小于 1.015。

(五)酸碱度

通常漏出液 pH 为 7.40~7.50。降低见于感染性浆膜炎及风湿性疾病等继发性浆膜炎。

第三节　浆膜腔积液化学检验

一、浆膜腔积液黏蛋白定性试验

(一)原理

渗出液中含大量浆膜黏蛋白,在酸性条件下可产生白色雾状沉淀,即 Rivalta 试验阳性。

(二)操作

取 100ml 量筒,加蒸馏水 100ml,滴入冰醋酸 0.1ml,充分混匀(pH3~5),静止数分钟,将积液靠近量筒液面逐滴轻轻滴下,在黑色背景下,观察白色雾状沉淀发生及其下降速度等。

(三)试剂与器材

量筒、冰醋酸和蒸馏水。

(四)结果判定

在滴下穿刺液后,如见浓厚白色云雾状沉淀很快地下降,而且形成较长的沉淀物,即 Rivalta 试验阳性;如产生白色浑浊不明显,下沉缓慢,并较快消失者为阴性反应。

阴性:清晰不显雾状。

可疑:(+)渐呈白雾状。

阳性:(±)呈白雾状;(++)呈白薄云状;(+++)呈白浓云状。

（五）临床意义

主要用于漏出液和渗出液鉴别，漏出液为阴性，渗出液为阳性。

二、浆膜腔积液蛋白质定量试验

（一）原理

采用双缩脲法，同血清总蛋白测定。

（二）临床意义

1.主要用于漏出液和渗出液鉴别

漏出液＜25g/L，渗出液＞30g/L。

2.炎症性疾病（化脓性、结核性等）

浆膜腔积液蛋白质含量多＞40g/L；恶性肿瘤为20～40g/L；肝静脉血栓形成综合征为40～60g/L；淤血性心功能不全、肾病综合征蛋白浓度最低，多为1～10g/L；肝硬化患者腹腔积液蛋白质多为5～20g/L。

三、浆膜腔积液葡萄糖测定

（一）原理

采用己糖激酶法，同血清葡萄糖测定。

（二）临床意义

通常，漏出液葡萄糖为3.6～5.5mmol/L。降低见于风湿性积液、积脓、结核性积液、恶性积液或食管破裂等。胸腔积液葡萄糖含量＜3.33mmo/L，或胸腔积液与血清葡萄糖比值＜0.5，多见于类风湿性积液、恶性积液、非化脓性感染性积液和食管破裂性积液等。

四、浆膜腔积液酶类测定

（一）乳酸脱氢酶测定

1.原理

采用酶速率法，同血清乳酸脱氢酶（LDH）测定。

2.临床意义

主要用于漏出液与渗出液鉴别诊断。漏出液＜200U/L，渗出液＞200U/L。积液与血清LDH之比＜0.6时，为漏出液；积液与血清LDH之比＞0.6时，为渗出液。渗出液中化脓性感染增高最为显著，均值可达正常血清30倍，其次为恶性积液；结核性积液略高于正常血清。恶性胸腔积液LDH约为自身血清3.5倍，而良性积液约为2.5倍。

（二）腺苷脱氨酶测定

1.原理

采用酶速率法，同血清腺苷脱氨酶（ADA）测定。

2.临床意义

主要用于鉴别结核性和恶性积液。结核性积液ADA活性明显增高，常＞40U/L，甚至超过100U/L，抗结核治疗有效时，ADA活性随之减低。

（三）淀粉酶测定

1.原理

采用酶速率法，同血清淀粉酶、测定。

2.临床意义

主要用于判断胰源性腹腔积液和食管破裂性胸腔积液。胸腔积液淀粉酶升高（＞300U/L），多见于食管穿孔及胰腺外伤合并胸腔积液，原发性或继发性肺腺癌胸腔积液 AMY 显著升高。

胰腺的各类炎症、肿瘤或损伤时，腹腔积液 AMY 水平可高出血清数倍至几十倍。也可见于胃穿孔、十二指肠穿孔、急性肠系膜血栓形成和小肠狭窄等。

第四节　浆膜腔积液有形成分分析

一、原理

根据浆膜腔积液中的各种细胞形态特点，通过计算一定体积的浆膜腔液体内细胞数或将标本染色分类计数，计算出浆膜腔积液中各种细胞的数量或百分比。

二、试剂与器材

（1）试管、吸管、玻棒、改良 Neubauer 计数板、盖玻片和显微镜。

（2）冰醋酸、白细胞稀释液、瑞氏染液或瑞－吉染液。

三、操作

（一）细胞总数及有核细胞计数

计数方法与脑脊液相同，如细胞数较多的应用稀释法进行检查。

（二）细胞形态学检查及分类

1.直接分类法

高倍镜下根据有核细胞的核有无分叶分别计数单个核细胞和多核细胞，计数 100 个有核细胞，以比例或百分比表示。

2.染色分类法

穿刺液应在抽出后立即离心，用沉淀物涂片 3～5 张，也可用细胞玻片离心沉淀收集细胞，以瑞氏或瑞－吉染色法进行分类。必要时，制备稍厚涂片，湿固定 30 分钟，做苏木素－伊红（HE）或巴氏染色查找癌细胞。恶性肿瘤性积液主要为腺癌，其次为鳞癌、间皮瘤等。漏出液中细胞较少，以淋巴细胞和间皮细胞为主；渗出液中细胞种类较多。

（三）其他有形成分

1.结晶

胆固醇结晶见于脂肪变性的陈旧性胸腔积液、胆固醇性胸膜炎所致积液；积液中伴嗜酸性粒细胞增多时，可见有夏科－雷登结晶。

2.染色体

染色体检查是诊断恶性肿瘤的有效检查方法之一，癌性积液细胞染色体变化主要有染色体数量异常、染色体形态异常的标志染色体。

3.病原微生物检查

①细菌：对怀疑为渗出液的样本，应进行无菌操作离心沉淀后细菌培养和涂片染色检查。

临床上可见的细菌有结核杆菌、大肠埃希菌、铜绿假单胞菌等。②寄生虫及虫卵：积液离心沉淀后，涂片观察有无寄生虫及虫卵。乳糜性积液注意观察有无微丝蚴；棘球蚴病所致的积液中可见到棘球蚴头节；阿米巴病的积液中可见阿米巴滋养体。

四、临床意义

(1)通常漏出液$<100\times10^6/L$，渗出液$>500\times10^6/L$。少量红细胞多见于穿刺损伤，对渗出液和漏出液的鉴别意义不大；大量红细胞提示为出血性渗出液，主要见于恶性肿瘤（最常见）、穿刺损伤及肺栓塞等。

(2)中性粒细胞增多($>50\%$)常见于急性炎症（如类肺炎性胸腔积液）。

(3)淋巴细胞增多($>50\%$)常见于漏出液、结核、肿瘤、冠状动脉分流术、淋巴增生性疾病和乳糜性积液。

(4)嗜酸性粒细胞增多($>10\%$)常见于气胸、肺栓塞、外伤性血胸、胸管反应、寄生虫病和Churg—Strauss综合征。

(5)源自实体肿瘤的肿瘤细胞常见于转移性肿瘤。原始细胞常见于造血系统恶性肿瘤。

(6)胆固醇结晶见于陈旧性胸腔积液和胆固醇胸膜炎积液；含铁血黄素颗粒见于浆膜腔出血。

(7)乳糜性积液离心后沉淀物中可查有无微丝蚴；包虫性胸腔积液可查有无棘球蚴头节和小钩；阿米巴性积液可查有无阿米巴滋养体。

五、注意事项

标本采集后及时送检，收到标本后应立即检查，以免积液凝固或细胞破坏使结果不准确。计数前，标本必须混匀。因穿刺损伤血管，引起血性浆膜腔积液，白细胞计数结果必须校正，以剔除因出血而带来白细胞。涂片染色分类计数时，离心速度不能太快，否则细胞形态受影响，涂片固定时间不能太长，更不能高温固定，以免细胞皱缩。

第四章　脑脊液检验

脑脊液是存在于脑室及蛛网膜下腔中的无色透明液体。脑脊液的量因年龄不同有一定差异,正常成人总量为 120～180ml,平均 150ml,其中 3/4 存在于蛛网膜下腔,1/4 存在于脑室系统。

脑脊液的主要功能:①保存作用:保护脑及脊髓免受外力震荡损伤。②调节作用:调节颅内压力,调节碱贮量维持中枢神经系统 pH 范围稳定;通过转运生物胺类物质,参与神经内分泌调节。③运输作用:为中枢神经系统提供营养物质、转运代谢产物。

由于脉络丛上皮细胞对血浆中各种物质的选择性分泌和过滤作用,血浆中各种成分对血—脑屏障的通透性不尽相同。其中,最易通过血—脑屏障的是氯、钠、镁离子及乙醇;其次为清蛋白、葡萄糖、钙离子、乳酸、氨基酸、尿素和肌酐;极难或不能通过的为纤维蛋白原、补体、抗体、某些药物、胆红素、胆固醇等。病理情况下,因脉络丛上皮细胞通透性发生改变,一些正常情况下不易透过血—脑屏障的物质可以进入到脑脊液,使得脑脊液的容量和成分发生改变。

脑脊液检查项目分为常规和特殊检查项目两大类,常规项目包括:脑脊液压力测定(采集标本时由临床医师测定)、一般理学检查、细胞总数(红细胞和白细胞)、涂片染色细胞分类、脑脊液/血浆葡萄糖比值、氯化物、总蛋白等。

第一节　脑脊液理学检查

一、颜色

(一)无色

水样清晰透明,为正常脑脊液,也可见于病毒性脑炎、轻型结核性脑膜炎、脊髓灰质炎、神经梅毒。

(二)红色

主要见于脑及蛛网膜下腔出血或由穿刺损伤引起。脑及蛛网膜下腔出血多为陈旧性出血,而穿刺损伤引起的出血,多为新鲜出血。由于红细胞在某些脑脊液中 5min 后即可出现皱缩现象,因此不能只根据红细胞是否皱缩来鉴别陈旧性或新鲜性出血,实验室可通过标本抽取时依次分装 3 支试管,观察颜色、外观清晰程度、易凝性、离心后上清液颜色、红细胞形态、隐血试验等综合考虑。

(三)黄色

见于①脑及蛛网膜下腔陈旧性出血:是由于血液在脑脊液中停留时间过久,一般在出血 4～8h 开始溶血,红细胞破坏后释放出血红蛋白进一步代谢,在出血后 5～6h 即可出现黄色,持续时间长达 3 周左右。②蛛网膜下腔梗阻:如脊柱外伤、结核性脑膜炎、椎间盘突出、硬膜外脓肿或血肿、蛛网膜粘连、椎管梗阻(髓外肿瘤、吉兰-巴雷综合征)、神经纤维瘤及脊髓胶质瘤等,此时由于脑脊液长期滞留,蛋白质含量高于 1.5g/L。通常情况下,蛋白质含量高于此值,颜色变黄,且黄色深度与脑脊液中蛋白质含量呈正比。当蛋白质达 30~50g/L 时,脑脊液即可自凝而呈黄色胶冻状。③重症黄疸:黄疸型传染性肝炎、脑硬化、胆道阻塞、新生儿溶血等疾病,因血清游离胆红素明显升高致脑脊液中胆红素增高而呈黄色。

(四)乳白色或灰白色

因脑脊液中白细胞增加所致,常见于化脓性脑膜炎。

(五)棕褐色或灰黑色

由色素增多引起,见于脑膜黑色素瘤。

(六)绿色

由脓性分泌物增多所致,见于铜绿假单胞菌性脑膜炎、急性肺炎双球菌脑膜炎及甲型链球菌性脑膜炎等。

二、透明度

正常脑脊液无色水样,清晰透明。出现混浊,主要是由于感染或出血导致细胞成分增多所致,其混浊的程度与细胞数量相关(当细胞数大于 $300 \times 10^6/L$ 即可出现混浊)。蛋白质含量增加、含有大量微生物也是出现混浊的原因。病毒性脑炎、神经梅毒的脑脊液外观透明,结核性脑膜炎常呈毛玻璃样轻度混浊,化脓性脑膜炎为明显混浊。

透明度的实验室检查方法为:腰椎穿刺 1h 后取脑脊液 3~5ml,置无色透明玻璃试管内,在自然光线下进行观察,并用"清晰透明""微浊""混浊"进行文字性描述报告。

三、凝固性

正常脑脊液静置 12~24h 不形成薄膜、不出现凝集、不产生沉淀。实验室检查方法为:腰椎穿刺 1h 后取脑脊液 3~5ml,置无色透明玻璃试管内,垂直静置 12~24h,观察脑脊液有无凝固和薄膜形成,用"无凝块""有凝块""有薄膜"进行文字性描述报告。

炎症情况下,脑脊液中蛋白质(包括纤维蛋白原)含量增高。当蛋白质含量高于 10g/L 时,即可形成凝块。化脓性脑膜炎的脑脊液静置 1~2h 可形成凝块或出现沉淀物。结核性脑膜炎的脑脊液静置 12~24h 后,标本表面有纤细的网膜形成,取此网膜作结核杆菌检查,可获得较高的阳性率。蛛网膜下腔梗阻时,由于脑脊液循环受阻,梗阻远端脑脊液蛋白质含量可高达 15g/L,此时脑脊液可呈黄色胶冻状。神经梅毒患者的脑脊液可出现小絮状凝块而不形成薄膜。

第二节　脑脊液化学检查

一、蛋白质检查

生理状态下,由于血-脑屏障的作用,只允许少量清蛋白进入脑脊液,所以脑脊液中蛋白质仅微量存在,含量不到血浆蛋白的 1%。在中枢神经系统发生病变时,脑脊液中蛋白质含量可有不同程度的增高。

(一)检测方法和原理

1.蛋白质定性试验

①潘迪试验:脑脊液中蛋白质与苯酚结合成不溶性蛋白盐而产生白色混浊。②罗－琼试验:饱和硫酸铵能沉淀球蛋白产生白色混浊或沉淀。③李文生试验:磺基水杨酸和氯化高汞能沉淀脑脊液蛋白,根据沉淀比例不同,鉴别化脓性与结核性脑膜炎。④Nonne－Apelt试验:用饱和硫酸铵和醋酸两种试剂,分步骤检测球蛋白和清蛋白。

2.蛋白质定量试验

(1)比浊法:如磺基水杨酸法,磺基水杨酸为生物试剂,能沉淀蛋白质(对清蛋白的沉淀能力比球蛋白强),所产生的浊度在一定范围内与蛋白质含量成正比,经与标准蛋白浊度对比进行定量测定。

(2)染料结合法:如丽春红S法,蛋白质与染料丽春红S结合后,再被三氯乙酸沉淀,沉淀特溶解于碱性溶液中显紫色,呈色深浅与蛋白质含量成正比。此类方法还有考马斯亮蓝法、邻苯三酚钼红法等。

(3)免疫学方法:根据抗原抗体结合反应原理进行检测。

(4)双缩脲法:蛋白质被钨酸沉淀,复溶于双缩脲试剂中,其碱性的 Cu^{2+} 与蛋白质的肽键形成紫色复合物,呈色深浅与蛋白质含量成正比。

(二)质量管理

1.质量控制

(1)定性试验:目前这几项定性试验没有进行质量控制,实验室可以通过其他方式定期判断检验程序和结果的可接受性,如与定量试验进行比对,或与不少于5个实验室进行样本交换进行比对,或与权威实验室进行比对,以此来评估检验结果与临床诊断的一致性,比对时限为至少每6个月1次。

(2)定量试验:参见临床生物化学或临床免疫具体试验的质量控制。

(3)注意事项:

1)定性试验:①脑脊液穿刺过程中,如有过多血液混入,须离心吸取上清液进行试验;②试验中所用试管、滴管须保持洁净、避免污染,防止出现假阳性;③苯酚或硫酸铵试剂不纯,可引起假阳性;④室温低于10C,苯酚试剂饱和度减低,会引起假阴性。

2)定量试验:①脑脊液如有大量细胞或浑浊,应先进行离心处理;②如蛋白质浓度过高,应先用生理盐水进行稀释;③经酸沉淀处理后检测沉淀中蛋白质的方法,在操作上应谨防蛋白质沉淀物的丢失。

2.干扰因素

(1)生理性:

增高:①铅毒性;②奋乃静,布洛芬,三氟啦嗪。

减低:头孢塞肟,地塞米松。

(2)分析性:

增高:①胆红素(影响独度法蛋白质测定),球蛋白,血红蛋白,溶血,浑浊;②对氨基水杨酸,氨苄西:林,阿司匹林。

减低:①清蛋白,胆红素;②对乙酰氨基酚,阿糖胞苷。

(三)临床应用

1.参考范围

正常脑脊液球蛋白含量很低,各种定性试验方法均为阴性。定量:0.2~0.4g/L(腰椎穿刺),或0.1~0.25g/L(小脑延髓池穿刺),或0.05~0.15g/L(侧脑室穿刺)。

2.临床意义

脑脊液蛋白质含量随着年龄的增长而升高。在新生儿,由于血-脑屏障发育尚不完善,脑脊液蛋白质相对较高,6个月后逐步降至成人水平。脑脊液蛋白质含量增高见于以下几种情况。

(1)神经系统感染性疾病:脑部感染性疾病时,脑膜和脉丛毛细血管通透性增加,血-脑屏障受损,使蛋白质容易进入脑脊液,清蛋白先增高,随后球蛋白和纤维蛋白增高,如化脓性脑膜炎、结核性脑膜炎明显增高(当蛋白质浓度临界值为0.45g/L时,诊断细菌性脑膜炎的灵敏度为90.8%,特异度为65.0%),病毒性脑膜炎、流行性乙型脑炎、肠道病毒性炎、疱疹病毒性脑炎轻度增高。

(2)颅内和蛛网膜下腔出血:血性脑脊液可使蛋白质含量增高,常见于高血压合并动脉硬化、脑血管畸形、动脉瘤、血液病(白血病、再生障碍性贫血等)、脑动脉炎有脑肿瘤等。

(3)椎管内梗阻:脑与蛛网膜下腔互不相通,血浆蛋白由脊髓静脉渗出,使蛋白质含量显著增高,如脊髓肿瘤、转移癌、粘连性蛛网膜炎等。当蛋白质含量增高到10g/L以上时,脑脊液外观呈黄色胶胨状,且有蛋白-细胞分离现象(Fromn综合征),是蛛网膜下腔梗阻的脑脊液特征。

(4)颅内占位性病变:引起脑脊液循环受阻所致,见于脑肿瘤、脑脓肿及颅内血肿等。

二、葡萄糖测定

正常情况下,受血浆葡萄糖浓度、血-脑屏障通透性及脑脊液中葡萄糖酵解程度等因素影响,脑脊液葡萄糖含量仅约为血糖浓度的60%。

(一)检测方法和原理

1.葡萄糖氧化酶法

葡萄糖氧化酶催化葡萄糖与氧作用,形成葡萄糖酸内酯和过氧化氢,后者与色原性氧受体在过氧化物酶的作用下,产生有色化合物,颜色的深浅与葡萄糖浓度成正比,比色测定。

2.己糖激酶法

在有己糖激酶和Mg^{2+}存在下,葡萄糖被ATP磷酸化为6-磷酸葡萄糖。在NADP+参与下,葡萄糖-6-磷酸脱氢酶将6-磷酸葡萄糖氧化为6-磷酸葡萄糖酸,同时NADP+转变为NADPH+H+。NADPH生成量与标本中葡萄糖含量成正比,在340nm分光光度测定。

(二)质量管理

1.质控方法

葡萄糖氧化酶法和己糖激酶法均为生化定量试验方法。

2.干扰因素

地塞米松可引起脑脊液葡萄糖生理性增高。

3.方法学比较

(1)葡萄糖氧化酶法:特异性高,但某些还原性物质可产生竞争性抑制,使结果偏低、反应特异性减低。

(2)已糖激酶法:特异性、准确性、精密度均高,不受溶血、维生素 C、抗凝药(肝素、EDTA和草酸盐)及药物干扰。

(三)临床应用

1.参考范围

2.5～4.4mmol/L(腰椎穿刺);2.8～4.2mmol/L(小脑延髓池穿刺);3.0～4.4mmo/L(脑室穿刺)。

2.临床意义

脑脊液葡萄糖减低常见于以下几种情况。

(1)中枢神经系统感染性疾病:包括化脓性脑膜炎、结核性脑膜炎、真菌性脑膜炎等。在细菌、真菌或破坏的细胞释放出的葡萄糖酵解酶的作用下,脑脊液中葡萄糖含量降低,以化脓性脑膜炎早期降低最为明显,疾病高峰期可为零;结核性、真菌性脑膜炎葡萄糖含量降低多发生在疾病中晚期,葡萄糖含量降低越明显,预后越差。

(2)中枢神经系统肿瘤:因脑膜肿瘤可阻止葡萄糖通过血一脑屏障,且癌细胞可分解葡萄糖,故脑脊液葡萄糖减低,常见于髓母细胞瘤、多形性胶质母细胞瘤、星形细胞瘤、脑膜瘤及脑膜肉瘤等,严重时可为零。

(3)脑寄生虫病:脑囊虫病、脑血吸虫病、脑弓形体病,葡萄糖含量均可降低。

三、氯化物测定

正常脑脊液中氯化物含量较血液中高,其含量受血中氯含量、血一脑屏障通透性及脑脊液中蛋白质含量的影响。

(一)检测方法和原理

1.硝酸汞滴定法

脑脊液被钨酸去除蛋白后用硝酸汞溶液滴定,指示剂采用二苯卡巴腙,游离的 Hg^{2+} 与 Cl^- 结合形成可溶性但不解离的氯化汞,过量的硝酸汞与指示剂形成蓝紫色复合物示滴定终点。

2.硫酸汞比色法

氯离子与非游离的硫氰酸汞反应形成非游离的氯化汞和游离的硫氰酸离子,后者与铁离子反应形成浅红色硫氰酸铁复合物,颜色深浅与氯离子含量成正比。

3.库仑电量分析法

在库仑电量分析仪上测定从银电极上游离出来的 Ag^+ 与脑脊液中 Cl^- 反应形成不溶解的氯化银。化学计量终点到达后,通过记录的反应时间计算出氯含量。

4.离子选择电极法

是目前测定 Cl^- 最好的方法。

(二)质量管理

1.质量控制

①库仑分析法:如试剂含有杂质,可影响电流效率。可用纯试剂进行空白校正,通过预电解除去杂质。②电极法:氯电极使用一段时间后,电极膜头上会出现黑色的 AgCl,应及时擦去或更换。

2.干扰因素

黄变症可使脑脊液氯化物测定分析性假性增高。

3.方法学比较

(1)硝酸汞滴定法:手工操作,以目测判断滴定终点,精密度低,有主观误差。

(2)硫酸汞比色法:既可手工也可自动化,准确度、精密度良好;高球蛋白会产生混浊干扰测定;方法对温度非常敏感。

(3)库仑电量分析法:Br^- 和 I^- 存在干扰。

(4)离子选择电极法:固体膜电极对 Cl^- 有特殊响应,简便、快速、准确,Br^- 和 I^- 有干扰。

(三)临床应用

1.参考范围

成人:120～130mmol/L,儿童:111～123mmol/L。

2.临床意义

当脑脊液蛋白质增高时氯化物多减低,①细菌性或真菌性脑膜炎:化脓性脑膜炎、结核性脑膜炎时,蛋白质含量增高,为维持脑脊液渗透压平衡,脑脊液中氯化物含量减低,结核性脑膜炎氯化物含量减低更明显。②低氯血症:脑脊液氯化物含量减低。当脑脊液氯化物含量低于85mmol/L 时,有可能导致呼吸中枢抑制。③呕吐、肾上腺皮质功能减退和肾病变。

第三节　脑脊液显微镜检查

一、细胞计数

脑脊液中的细胞根据其结构和生物学特性,分免疫活性细胞、单核吞噬细胞、多形核白细胞、腔壁细胞和肿瘤细胞等多种。

(一)检测方法和原理

1.细胞总数计数

①直接计数:用滴管吸取已混匀的脑脊液少许,直接滴入细胞计数板进行充池,静置 2～3min,低倍镜下计数 2 个池内四角及中央共 10 个大方格内细胞数,此即为 1μl 脑脊液中细胞总数。②稀释计数:如果细胞数过多,可用红细胞稀释液先行稀释,再重复直接计数法操作,通过计算可以得每升脑脊液中细胞的总数。③仪器计数:对于血性标本、混浊标本,在确定没有凝固前提下,置血细胞计数仪上测定,红细胞数与白细胞数总和即:为细胞总数。

2.白细胞计数

①直接计数：对非血性标本，用吸管吸取冰乙酸后全部吹出，使管壁附着少许冰乙酸，然后用同一吸管吸取少量混匀的脑脊液标本，滴入计数板充池，余下同细胞总数直接计数法。②稀释计数：如白细胞过多，可用白细胞稀释液稀释后再计数。

脑脊液的外观颜色、透明度，能间接提示细胞数量的多或少，据此初步选择直接计数或稀释计数方法，但一般情况下多先采取直接计数法，细胞过多再进行对标本的稀释。

(二)质量管理

1.质控方法

目前用于血细胞计数板计数的室内质控物还不成熟，可以通过与不少于5个实验室进行样本交换进行比对，或与权威实验室进行比对，或参加有此项目的室间质评等，比对时限为至少每6个月1次。

应定期检查用于计数的释液液是否含有非标本的背景颗粒。如果采用仪器计数法，实验室应建立显微镜计数低限，即计数仪计数结果如低于此限值，则仪器结果将不准确。

2.注意事项

(1)检测及时性：计数应在标本采集后1h内完成，放置过久，细胞破坏、纤维蛋白凝集致细胞计数不准结果减低。

(2)标本混匀程度：混匀不充分，可使计数结果差异极大(细胞沉定部分结果增高，反之减低)。

(3)血性标本：对白细胞计数结果有影响，须进行计算来校正。

(4)在显微镜下有时对红细胞、淋巴细胞与新型隐球菌识别不清，可采取措施帮助确认。滴加乙酸后，有形成分鉴别有"出芽"的隐球菌保持原形，红细胞溶解消失，淋巴细胞胞核、胞质更加清晰。滴加墨汁后，新型隐球菌有荚膜不着色。

二、白细胞分类计数

(一)检测方法和原理

1.直接分类

白细胞计数后将显微镜转换为高倍镜进行白细胞直接分类。根据白细胞体积和细胞核形态分为单个核白细胞和多个核白细胞。单个核白细胞一般为单核细胞、淋巴细胞，多个核细胞则多为嗜中性粒细胞。此法不易观察细胞细微结构。共计数白细胞和内皮细胞100个，以百分率表示；不足100个，则直接写出单个核白细胞和多个核白细胞的具体数字，如白细胞总数低于30，可予以分类。

2.染色分类

将脑脊液经细胞离心机离心，沉淀物涂片干燥后行瑞氏染色，油镜下分类，结果以百分率表示，如有内皮细胞则进行文字描述。

(二)质量管理

方法学比较：直接分类简便、直观，但细胞识别能力低，只能粗略归类为单个核和多个核两种细胞类别。染色分类法相对操作复杂、费时，但细胞形态观察较为清楚，提高了识别率。

三、细胞学检查

(一)检测方法和原理

1.细胞收集和制片

用细胞离心机离心,将细胞收集于固定的玻片上,此法收集细胞数多,对细胞形态影响小。另外还有沉淀室法、微孔薄膜筛滤法、纤维蛋白网细胞捕获法等。

2.染色方法

不同的检测目的,选用的染色方法不尽相同。检查肿瘤细胞可选用吖啶橙荧光染色法;鉴别腺癌细胞和原始淋巴细胞可使用高碘酸－雪夫染色法;辨认脑脊液中 T 淋巴细胞可应用非特异性酯酶(如:α－乙酸萘酚酯酶)染色法;鉴别脂类吞噬细胞可采用脂类染色法。另外根据需要,还可选用瑞氏－吉姆萨染色、过氧化物酶染色、硝基四氮唑蓝染色法等。

(二)质量管理

质控方法:提高脑脊液细胞学形态识别能力、保证所有检验者对形态学观察一致性的方法包括:经常性参照图谱对照学习;经常性回顾特殊病例保存标本;在专家指导下使用多人共览显微镜共同读片;参加有形态评价项目的室间质评或能力对比;参与权威机构多种形式的病例讨论、分析和继续教育培训。

(三)临床应用

1.参考范围

细胞计数:①无红细胞。②白细胞:成人$(0\sim10)\times10^6/L$;儿童$(0\sim15)\times10^6/L$;新生儿$(0\sim30)\times10^6/L$。

白细胞分类:主要为淋巴细胞及单核细胞,两者约为 7∶3,可含极少数嗜中性粒细胞。偶见内皮细胞、室管膜细胞、脉络膜细胞、软脑膜和蛛网膜细胞。

2.临床意义

脑脊液细胞增多见于中枢神经系统病变,其数量增多程度、出现细胞种类与疾病相关,也与病变性质、病程进展、病情恢复等有关。如化脓性脑膜炎经有效的抗生素治疗后,细胞总数迅速下降;结核性脑膜炎早期以中性粒细胞为主,后期则以淋巴细胞为主。脑脊液白细胞数达$(10\sim50)\times10^6/L$ 为轻度增高,$(50\sim100)\times10^6/L$ 为中度增高,$200\times10^6/L$ 以上为显著增高。

(1)中枢神经系统感染性疾病:急性炎症渗出期呈粒细胞反应;亚急性增殖期呈激活淋巴细胞或单核巨噬细胞反应;修复期呈淋巴细胞反应。

(2)蛛网膜下腔出血:早期表现为均匀血性脑脊液,可见大量红细胞和明显的中性粒细胞增高。出血 $2\sim3d$ 后,可发现含铁血黄素吞噬细胞。

(3)中枢神经系统肿瘤:细胞数正常或稍高,以淋巴细胞为主。采用细胞玻片离心沉淀仪收集细胞,可提高脑脊液肿瘤细胞检出率。找到白血病细胞是白血病脑膜转移的重要证据。

(4)脑寄生虫病:细胞数可增高,分类嗜酸性粒细胞可高达 60% 以上,浆细胞可增高,取脑脊液离心沉淀物镜检可发现病原体。

脑脊液的实验室检查主要在中枢神经系统感染性疾病和中枢神经系统肿瘤的诊疗方面应用于临床。脑脊液中查见肿瘤细胞,有助于中枢神经系统肿瘤的诊断,因解剖和病理上的原因,原发肿瘤除髓母细胞瘤外,阳性率均低,而脑转移癌和脑膜癌阳性率较高。

参考文献

[1]杨学惠.现代检验技术及临床应用[M].北京:科学技术文献出版社,2020.

[2]张向晖.现代检验技术与应用[M].长春:吉林科学技术出版社,2019.

[3]孙永梅,雷朝英,梁洪焕,等.现代检验技术与临床诊断[M].北京:科学技术文献出版社,2021.

[4]杨璨,李倩,刘慧英,等.现代检验技术与疾病诊断[M].长春:吉林大学出版社,2021.

[5]刘华杰.现代检验技术诊断学[M].昆明:云南科技出版社,2019.

[6]赵雨.现代检验技术与临床诊断[M].北京:科学技术文献出版社,2019.

[7]潘新宇,孔令娥,易琴,等.临床检验技术与应用[M].北京:科学技术文献出版社,2020.

[8]胡小行.临床检验技术与诊断[M].北京:科学技术文献出版社,2020.

[9]喻茂文,张敏,章小东,等.实用临床检验技术与实践[M].北京:科学技术文献出版社,2021.

[10]苏丹,王希,黄邦锋.实用临床检验技术与临床应用[M].长春:吉林科学技术出版社,2019.

[11]苏海燕,王璐,王尽辉,等.临床检验技术与诊断[M].天津:天津科学技术出版社,2020.

[12]但刚,王立斌,张素华,等.现代临床检验技术与应用[M].北京:科学技术文献出版社,2019.

[13]侯慧珍,赵莺莺,张凤花,等.医学检验与临床[M].北京:科学技术文献出版社,2021.

[14]刘烨,栗伟,李雪艳,等.实用检验与临床实践[M].武汉:湖北科学技术出版社,2021.

[15]朱武军,朱华芳,马媛,等.医学检验与临床应用[M].天津:天津科学技术出版社,2020.

[16]胡海颖,刘汉起,周显锋,等.现代医学检验与临床诊疗[M].天津:天津科学技术出版社,2021.

[17]赵爱荣.医学检验与临床应用新进展[M].北京:科学技术文献出版社,2020.

[18]尹萌.实用医学检验与临床[M].北京:中国纺织出版社,2019.

[19]隋振国.医学检验技术与临床应用[M].北京:中国纺织出版社,2019.

[20]李杰.医学检验技术与临床应用研究[M].沈阳:辽宁科学技术出版社,2020.